암환자를 위한
완화의학

암환자를 위한 완화의학

통증 및 증상 조절

A Physician's Guide to Pain and Symptom Management in Cancer Patients

Janet L. Abraham, M.D.
김준석 외 옮김

고려대학교출판부
KOREA UNIVERSITY PRESS

암환자를 위한 완화의학
—통증 및 증상 조절

초판발행 2008년 3월 15일 | 초판 1쇄 2008년 3월 15일 | 지은이 재닛 L. 에이브럼 | 옮긴이 김춘석 외
펴낸곳 고려대학교출판부 | www.kupress.com / kupress@korea.ac.kr | 136-701 서울특별시 성북구 안암동
Tel 02-3290-4230, 4232 Fax 923-6311 | 찍은곳 민하디지탈아트
ISBN 978-89-7641-650-6 93510 | 값 27,000원

A Physician's Guide to Pain and Symptom Management in Cancer Patients(2nd edition)
by Janet L. Abrahm, M.D.

역자 서문

오늘날 빠르게 발전하고 전문화되는 의료기술이 분명 많은 환자의 생명에 희망을 다시 불어넣어 왔음을 부인할 수 없으나 의료 서비스의 비인간화 현상, 완치가 불가능한 환자에 대한 관심 부족 등에 대한 조용하지만 부단한 반성이 이제는 의료계에서도 대두되기 시작했습니다. 핵가족화와 여성의 사회진출 증가 등으로 생활양식이 변화되면서, 개인이나 가족 단위로 말기 환자를 돌본다는 것은 현실적으로 큰 부담이 되고 있습니다. 그리고 질 높은 의료 서비스를 받고 삶의 질을 높이려는 요구가 크게 늘어남에 따라, 말기 환자의 관리도 생명유지와 연장의 차원을 벗어나 생존기간 동안의 '삶의 질을 높일 수 있는 의료' 의 중요성이 대두되었습니다.

'삶의 질' 을 높이기 위한 인류 보편의 노력에 부응하며 '완치' 에서 '돌봄' 을 향하는, 의학직 집근 방식의 변화이자 의료의 본래적 의미에 관해 되돌아보게 히는 것이 완화의학입니다. 이제 이러한 변화에 긍정적인 관심과 실천적인 노력을 기울이기 시작해야 할 때입니다.

'암 진단 통보' 를 위한 준비 단계부터 시작되는 완화의학은 완치를 목표로 하는 치료 과정 동안에도 암과 암에 대한 치료에 수반되는 환자의 불편과 고통을 적극적으로 돌보는 노력을 기울임으로써 지속되어야 합니다.

이러한 완화의학 영역과 전문 지식을 자연스럽게 습득할 수 있도록 《암환자를 위한 완화의학—통증 및 증상 조절》을 우리글로 옮길 수 있는 기회를 준 에이브럼 박사에게 감사드립니다. 이 책을 번역하면서 암으로 고통받고 있는 환자를 위해 그리고 환자를 돌보는 의료진을 위해 우리가 중요한 역할을 하고 있다는 자부심도 느꼈습니다. 그러면서도 한편으로는 재닛 에이브럼 박사의 열정까지 옮기기에는 우리의 노력이 부족하지는 않았는지에 대한 아쉬움이 남습니다.

이 책이 암환자를 돌보는 의료진뿐만 아니라 의료에 종사하는 모든 의사 및 간호사에게도 환자를 돌보는 기본 정신을 가다듬는 좋은 지침서가 되기를 소망합니다.

끝으로 마지막까지 정리에 힘써 준 윤호민 선생과 역자를 믿고 출판을 결정해 주고 지원을 아끼지 않으신 고려대학교출판부 관계자에게 감사의 말씀을 전합니다.

2008년 봄

역자 대표 김준석

감사의 말

많은 분들께 빚을 지고 있으며 그들의 도움에 깊은 감사를 드립니다. 이 책《암환자를 위한 완화의학—통증 및 증상 조절》은 제게 많은 가르침을 주었던 환자들과 그 가족들로부터 얻어진 영감과 격려를 통해 씌어졌으며 그들로부터 얻은 지혜는 분명 여러분들과 나누어야만 하는 것들이라고 생각합니다.

다른 의료진들이 암환자들의 고통을 경감시키고 암 생존자들의 통증을 최소화할 수 있도록 돕기 위해 환자들과 그의 가족들 그리고 그들의 기억에 많은 신세를 졌습니다. 그동안 나와 함께 일했던 의학 · 간호학 · 약학 · 임상심리학 분야의 학생들과 제가 환자를 돌보는 데 도움을 아끼지 않았던 수련의, 전공의, 임상강사, 전문 간호사, 사회사업가, 목회자 그리고 병동의 사환들로부터 또한 많은 부분을 배워 왔습니다. 지난 수년 동안 내가 얻어 온 식견들 중 가장 중요한 일부는 그들과의 관계에서 비롯한 것입니다.

그동안 암환자들의 고통과 그들이 떠난 자리에 남은 가족들의 슬픔을 경감시키는 일을 해 올 수 있도록 가르침을 제공해 준 여러 동료와 선생님께 깊이 감사하고 있습니다. 이들 중 누구보다도 우선하여 감사를 드리고 싶은 분들은 Certified Physician Assistant인 Elizabeth Quinlan-Bohn과 Oncology Certified Nurse이자 Certified Registered Nurse Practitioner인 Mary Cooley, Ph.D.입니다. Elizabeth는 호스피스의 정신과 환자를 돌봄에 있어서의 헌신을 보여 주었습니다. 그녀의 온화하고 훌륭한 성품, 비범한 연민과 직업의식 그리고 환자들의 육체적 · 영적 안녕에 집중하는 관심들은 그녀와 함께 일하는 다른 모든 이들에게 늘 귀감이 되어 왔습니다. Mary는 자신의 사무실을 내가 함께 쓰도록 해 주었을 뿐 아니라 애도와 사별 그리고 환자와 그들의 보호자들이 필요로 하는 바에 대한 그녀의 식견까지도 기꺼이 나누어 주었습니다. 그뿐 아니라 Mary는 지난 수년 동안 완화의료에 있어서 나의 임상적 · 교육적 노력을 든든하게 도와주고 있습니다. 또한 Philadelphia Veterans Administration Hospice Consultation Team의 일원으로 근무했던 Jule Callahan, R.N., M.P.H., Debi Selm, M.S.N., O.C.N., C.R.N.P., Kathy Rossetti, M.S.W., Lucy Pierre, M.Div., C.P.E., Lisa Davis, Pharm.D., Motria M. Krawczeniuk, Pharm.D., Denise Daily, R.D. 에게도 존경과 감사를 전하고자 합니다.

기꺼이 자신들의 시간, 정보 그리고 후원으로 함께해 준 Priscilla Kissick (Wissahickon Hospice의 전직 Executive Director)과 Marian Wheeler, Katherine Washburn에 감사드리며 Board of the Project on Death in America 및 Faculty Scholars Program에도 감사드립니다. 또한 Mary Calloway, Drs. William Breitbart, Nathan Cherny, Malcolm Cox, Kathleen Foley, Robert Kaiser, Michael Levy, Ruth McCorkle, Russell Portenoy, Marcelle Shapiro, David Weissman, Charles Von Gunten 같은 분들에게도 더불어 깊은 감사를 전합니다.

편집에 있어서 조언뿐 아니라 이번 계획에 확고한 후원으로 버팀목이 되어 준 남편 David R. Slavitt과 편집자 Jacqueline Wehmueller에게 깊은 감사와 존경을 전합니다.

2판에 부치는 감사의 말

이 책이 처음 출간되고 한 해 지난 2001년 1월 저는 데이너파버 암연구소Dana-Farber Cancer Institute의 Division of Psychosocial Oncology and Palliative Care에서 일하게 되었고 매사추세츠 주 케임브리지로 이사했습니다. 새롭게 시작한 일과 케임브리지로의 이사, 그리고 이번에 새롭게 개정되고 보완된 2판에서 여러분들이 발견하게 될 새로운 식견들에 대해 Dr. Susan Block에게 감사드립니다. Susan은 우리의 Division Chief이며 그녀의 식견과 지도력은 우리가 하는 일들을 가능하게 해 주고 있습니다. 또한 우리의 Pain and Palliative Care Team의 일원들인 Maureen Lynch, M.S., A.P.R.N., B.C.P.C.M., A.O.C.N., Mary Jane Ott, M.N., M.A., R.N.C.S., Bridget Fowler, Pharm.D., Sarah Murphy, L.I.C.S.W., David Giansiracusa, M.D.에게 감사드리고 싶습니다. 우리의 전 · 현직 Fellow인 Vicki Jackson, M.D., M.P.H., Lauren Dias, M.D., Alexie Cintron, M.D., M.P.H., Mary Buss, M.D., Jacob Roth, M.D, 그리고 프로그램의 전 · 현직 조력자인 Cheryl Adamick, Shawn Curtis, Kristen Morda, Nina Gadmer, Don Cornuet, 그리고 우리와 더불어 동반자로서 수고한 병원 목사 Katherine Mitchell, 윤리학자 Dr. Martha Jurchak, 그리고 마취통증의학과의 수장 Dr. Edgar Ross에게도 감사의 말씀을 전하고 싶습니다.

데이너파버 암연구소와 브리검 여성 병원(Brigham and Women' s Hospital, 하버드 의대 부속병원)의 다른 동료들에게도 아주 많은 도움을 받았습니다. 이 책의 1판에서 감사의 말씀을 전했던 Dr. Mary Cooley가 데이너파버 암연구소로 다시 오게 되어 긴밀한 협조를 얻을 수 있었던 점은 제게는 큰 행운이었습니다. 새롭게 다듬어진

2판에서 훌륭한 검토를 맡아 주었던 Dr. Edgar Ross, Dr. Laurie Rosenblatt, Ilene Fleischer, R.N., Diane Bryant, R.N.에게 감사드리고 싶습니다. 우리의 '통증 및 완화의료 프로그램' 에 대한 지지와 협력에 대해 데이너파버 암연구소를 이끌고 계신 Dr. Edward Benz, Dr. Lawrence Shulman, Dr. Jim Griffin, Dr. Lee Nadler, Dr. Robert Mayer, Dr. Philip Kantoff, James Conway, Dr. Patricia Reid Ponte에게 감사드립니다.

이 책이 매우 유용하였다고 알려 주었던 지난 1판의 독자들이 없었다면 이번 2판에 착수할 엄두도 내지 못했을 것입니다. 독자들이 발견하여 알려 준 여러 잘못을 바로잡겠다고 약속했기 때문입니다. 마지막으로 환자와 그들의 가족을 돌보는 데 있어 조력자로서 우리 팀을 흔쾌히 환영해 주었던 데이너파버 암연구소의 의사, 전문 간호사, 간호사 그리고 사회사업가 여러분께 감사를 드리고 싶습니다. 그들과 함께 일할 수 있었기 때문에 내가 일을 계속할 수 있었습니다. 이제 그들을 통해 배운 바를 독자 여러분과 더불어 나눌 수 있기를 간절히 바랍니다.

저의 남편 David R. Slavitt과 편집자 Jacqueline Wehmueller에게 그들의 격려, 인내 그리고 편집상 매우 유익했던 도움을 기억하며 다시 한 번 감사드립니다.

차례

들어가는 말

암의 예방과 치료를 위한 지대한 노력에도 불구하고 매년 암은 수만 명의 환자를 고통으로 몰아넣고 있다. 많은 환자가 치유되지만 그 과정에서 환자는 육체적 · 심리적 · 경제적 손실로 황폐해지게 된다. 또한 완치적인 치료가 불가능한 암환자는 불행하게도 "죄송하지만, 당신을 위해 할 수 있는 치료가 없습니다" 라는 말을 듣게 된다. 하지만 이는 사실이 아니다. 진단 당시이건, 완치적 치료 도중이건, 또 암이 재발되었건간에 우리는 환자의 고통을 막아 주거나 치료할 수 있다.

암환자는 질병 중심의 치료뿐 아니라 질환 혹은 치료가 가져 온 육체적 · 정신적 · 사회적 · 영적 상태에 대한 통합적 치료를 필요로 한다. 환자의 통증이나 문제 있는 증상을 완화시키는 데 전문가인 의사, 간호사, 기타 의료인은 질병이 아니라 환자에게 관심을 가지며 환자의 숨어 있는 관심사에 관심을 가지고 묻지 않은 질문까지 대답해 주고 공포를 대처하도록 도와줄 수 있을 것이다.

그동안 질병 중심의 치료법에 초점을 둔 많은 종양학 교과서가 있었다. 《암환자를 위한 완화의학—통증 및 증상 조절》은 증상 중심의, 환자 중심의 치료법으로 이루어져 있다. 바쁜 의료인들을 위하여 구성된 이 책은 핸드북보다는 철저하지만 교과서처럼 포괄적이지는 않다. 이 책은 특히 환자와 가족과의 관계를 넓히고 그들을 돌보는 데 관심이 있는 의료인들에게 유용할 것이다. 일차 진료, 내과, 가정의학, 노인의학 및 종양학(내과, 방사선, 외과), 또는 호스피스 완화의학 분야에서 일하는 의사나 전문 간호사는 암의 진단에서부터 사망에 이르기까지의 과정에 관한 정보를 찾을 수 있을 것이다. 그리고 각각의 단계에서 발생하는 의사소통의 문제, 환자 그리고 환자가 사랑하는 사람들에게 가장 중요한 관심사를 다루는 문제, 문제가 되는 증상들을 평가하고 다루는 방법, 의료인이 죽어 가는 환자와 애도하는 가족을 전문적이면서도 애정을 가지고 돌볼 수 있는 방법 등에 관해 도움을 줄 것이다.

이 책은 증상 치료나 완화의료에 대하여 윤곽을 그려 낸 뛰어난 연구나 노력을 바탕으로 작업하였다. 도움을 얻은 자료를 각 장의 뒤에 참고문헌으로 달았다. 또한 내가 교수와 의사로서, 그리고 암환자의 가족이나 친구로서 지낸 25년의 세월 동안 환자와 그의 가족으로부터 배운 교훈을 여기에 적었다. 이 책에 나온 임상적인 이야기는 이러한 경험에서 창조된 것이다.

암환자의 고통을 완화시키는 데 성공하려면 우수한 의사소통 기술과 기술적 전문지식이 요구되며, 이 책은 이러한 두 가지 요구사항을 담고 있다. 1부에서 우리가 암환자 및 가족에게 이상적인 돌봄을 제공하기 위해서 필요로 하는 독특한 이슈와 이러한 주제를 어떻게 말할 것인지에 대한 제안을 담는다. 2부는 증상 평가와 관리에 대한 세부적인 내용과 기술적인 측면이다. 여기에는 특히 환자의 마지막 나날에 나타나는 것을 비롯해 암환자에게 흔히 나타나는 증상에 대한 치료 프로토콜을 담고 있다. 1부와 2부 모두에서 임상 시나리오는 환자와 가족에게 나타나는 많은 딜레마를 묘사한다. 본문과 표와는 별도로, 강조할 사항을 '진료 포인트' 로 따로 뽑아 놓았다.

1부 숨겨진 걱정, 묻지 않은 질문

"나에게 무엇이 잘못된 거죠? 내가 죽어 가는 건가요?"

이 질문은 공식적인 암 진단이 내려지기 전에 시작되어, 환자가 완치되었건, 환자가 결국 죽음에 이르게 되는 재발과 재치료의 오랜 기간으로 돌입했건, 치료 도중이건 간에 계속된다. 나의 아버지는 50년간 일반 내과 개원의로 일하셨는데 환자가 말하는 것보다 말하지 않는 것에 귀 기울이는 것이 더 중요하다고 말씀하셨다.

이는 암이 없는 환자와는 관심사가 사뭇 다른 암환자에서는 정말 사실이다. 죽음에 가까이 가는 것, 무기력감의 망령, 비통함, 고통, 위엄성의 상실 등은 진정으로 관심을 가질 필요가 있다. 그러나 환자와 가족은 의사에게 이러한 질병의 고통이나 그것이 만드는 문제점, 그를 치료하기 위한 약물에 관해 털어 놓지 않는다.

한 예로 10년 전 유방암으로 치료받은 벤티밀로〔환자와 의사의 이름은 모두 가명〕 씨가 진료실에 '전반적인 검사'를 위하여 내원하였다. 검사 도중 환자는 전날 장례식에 다녀왔는데 자신의 유방암이 정말로 완치되었는지, 유방암이 몸속에 숨어 있는 것은 아닌지 궁금해 하기 시작했다. 그 두려움을 발견하지 못하였다면 두려움이나 이로 인해 발생하는 스트레스를 없애지 못하였을 것이다.

또 다른 환자인 애시턴 씨는 전이성 폐암환자였는데, '때가 왔을 때' 복용할 수 있는, 자살할 수 있는 약물을 원하였다. 우리가 그의 요구에 대하여 깊이 토론한 결과, 그는 그 자신이 아니라 늙은 아내가 자신을 돌보느라 건강을 해칠 것에 대하여 걱정하고 있었다는 것을 알게 되었다. 그가 호스피스 프로그램에 대하여 이해하고 호스피스 의료팀과 친구, 가족이 함께 작업할 수 있음을 알게 되자 그는 안심하게 되었다. 이 두 경우 모두에서 숨겨진 걱정과 묻지 않은 질문이 결국 고통의 진정한 근원이 된다는 것을 보여 준다.

그림 1 암환자에 대한 포괄적인 관리 암환자에 대한 포괄적인 관리는 질병 지향적 치료뿐 아니라 증상 지향적이며 환자에 초점을 맞춘 치료 역시 포함하는 개념이다. 최초 암 진단 시기에는 질병 지향적 치료가 주된 것이지만 증상에 대한 관심 역시 요구된다. 병이 진행되고 회복이 불가능해지면 환자의 삶의 질을 극대화하고 환자의 바람을 우선으로 하는 방향으로 계획한 치료가 중심이 된다.

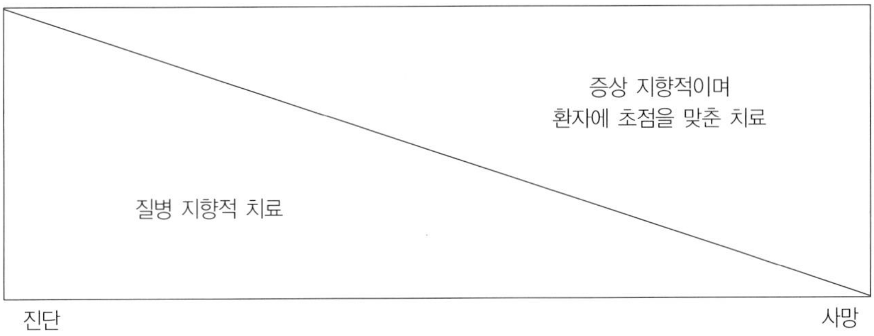

1부는 암환자와 가족의 독특한 걱정에 대하여 다루고 이러한 묻지 않은 질문을 해결하는 방법을 제시해 준다. 수년 동안 나는 환자 및 가족과 많은 어려운 주제들을 토의해 왔고, 그들 중 일부는 훨씬 더 많은 이야기를 해 주었다. 많은 대화 예시를 통해 환자와 관심사를 소통하는 방법, 환자 및 가족으로부터 유용한 반응을 얻어 내는 방법, 또한 그들의 요구를 충족시킬 수 있는 방법에 대하여 내가 배운 것들을 여기에 제시한다.

1장 암진단 초기

이 장은 환자에게 바로 나쁜 소식을 말하거나 진행된 치료 계획을 시작하거나 인생이 얼마 남지 않았다는 예후에 대하여 말하여야 하는 의사에게 특히 유용할 것이다. 대화를 어렵게 하는 것이 무엇인지에 대한 고찰로 시작되어 우리가 모임을 준비할 때 불편하게 만드는 자신의 경험, 느낌, 주체성을 분석하는 방법을 제시해 준다. 우리가 대화에 무엇을 가져가는지를 이해함으로써 우리는 환자 및 가족의 관심사를 다룰 수 있다. 초보자에게 특히 어려운 것은 환자에게 암이 있다는 것 혹은 암이 재발한 것을 알리는 것이다. 1장에서는 나쁜 소식을 전달하는 것과 환자의 반응을 다루는 방법에 대하여 고찰한다. 좀더 숙련된 의사에게는 의사가 사전동의서나 소생술 혹은 예후에 관한 주제를 언급하는 데 왜 주저하는지에 관한 내용이 관심 있을 것이다. 환자와 가족에게 이러한 주제를 언급하는 방법을 제시하고, 또한 윤리 자문위원회의 역할에 관해서도 다룬다.

2장 환자의 마약성 진통제에 대한 거부감 줄여 주기

숨겨진 걱정과 묻지 않은 질문은 환자로 하여금 통증 조절을 위해 마약성 진통제를 받아들이도록 할 필요가 있을 때에 특히 문제가 된다. 수많은 장벽이 극복되지 않는 한 환자는 약물을 받아들이지 않을 것이며 심한 통증으로 끊임없이 고통받을 것이다. 2장에서는 중독이 된다거나, 통증이 심해지면 후에 사용할 약물이 없다거나, 변비가 생긴다거나, 종교의 가르침에 위배된다거나 하는 등 환자와 가족이 마약성 진통제에 대해 가지는 오해를 다룬다. 이 장에서는 이러한 걱정의 사례와 이를 극복하는 방법을 제시한다. 또한 순응도에 장애가 되는 다른 것들에 대해서도 고찰한다. 여기서, 우리는 죄책감, 부정, 분노를 직면하리라 예상할 수 있는데, 이런 것을 책에서 언급한다. 마지막으로 교육자들이 환자의 순응도를 증대시킬 수 있는 방법을 설명한다.

3장 삶의 끝자락

죽음이 임박하면서 다른 의사소통 문제가 표면에 오른다. 3장에서는 이 중 가장 흔한 것들을 다룬다. 의사, 환자 및 가족 사이에서 실질적인 질환의 상태, 치료의 목표, 기대되는 치료법의 결과 등에 대한 오해에서 많은 어려움이 비롯된다. 또한 환자, 가족, 의사가, 환자가 경험하고 있는 다양한 증상들 및 합리적인 치료법에 대하여 정하고 있는 우선순위가 달라 발생하는 결과에 대해서도 다룬다.

환자와 가족이 안락한 돌봄으로 전환할 수 있도록 도와주는 것 또한 또 다른 도전 중 하나이다. 항암요법의 괴로움이 어떻게 대부분의 환자와 가족으로 하여금 직업, 지역사회, 심지어는 가정 내에서 벌어지는 일들을 포기하게 만드는지에 대해서도 설명한다. 만일 환자와 가족이 그들의 인생에서 중요한 활동을 재개한다면 그들의 삶은 항암치료 없이도 충만해질 수 있으며 환자가 더 이상 항암치료로부터 이득을 얻지 못한다는 것을 스스로 받아들이기 쉬워질 것이다. 나는 또한 소생술과 관련된 주제를 다시 다루는 방법에 대하여 제시하고 있으며 매우 진행된 암에도 불구하고 어린 자식을 가지고 있고 소생술을 받기를 원하는 환자와 기적을 바라는 환자 및 가족 이 두 가지 종류의 환자에 대하여 고찰한다. 환자와 가족이 완화의료를 받아들이기를 원하면 호스피스 프로그램은 의사들과 행정 요원들이 가지는 가족 불안전성을 덜어 줄 수 있다. 또한 호스피스 프로그램을 제공할 수 있는 암 이외의 환자 중 호스피스 적합 대상자 기준을 세부적으로 기술한다(호스피스 서비스에 대한 세부 기술은 7장과 8장에 있다).

죽어 가는 환자를 돌보아 주는 병원 내 담당의사는 간혹 "우리가 정상적으로 하는 것을 그만두어야 할 때를 어떻게 알 수 있는가?" 하고 묻는다. 이 장에서는 그들의 질문에 대하여 대답하고 있으며 '애도 집담회' 에 대한 우리의 경험에 대하여 고찰한다. 이렇게 최선의 돌봄을 제공하려는 노력에도 불구하고 어떤 말기 환자는 스스로 목숨을 끊게 도와주기를 요청하기도 한다. 이러한 요구들에 대한 숨겨진 관심사에 대하여 고찰하고 그들을 다루는 데 있어 유용할 대화나 정보를 제공한다. 마지막으로 이러한 스트레스가 많은 일을 하는 의사가 자신을 보호할 수 있는 전략을 소개한다.

2부 통증과 증상 조절

2부는 증상 평가 및 조절에 관한 핸드북이다. 다섯 개의 장들로 이루어져 있으며 통증 평가와 약물 및 비약물적 치료법, 통증 이외의 증상 발견 및 평가, 치료법, 환자와 애도하는 가족의 마지막 나날을 다루는 방법을 고찰한다.

4장 통증 환자의 평가

철저한 통증 평가는 통증의 원인이나 개개인마다 통증 경험을 악화시키는 인자들을 밝힐 수 있으며 약물 및 비약물 치료법에 의해 통증을 완화시킬 수 있다. 이 장에서는 포괄적인 통증 평가의 항목들을 고찰하고 다양한 평가도구의 예를 소개하며 통증의 종류에 대하여 정의하고 수많은 암 관련 통증 증후군에 대하여 기술한다. 이 장의 마지막에서는 환자가 불안, 우울, 섬망, 사회 혹은 영적 고통으로 힘들어 하는지를 결정하는 방법을 소개한다. 이들은 통증 경험이나 환자와 가족의 삶의 질을 악화시킬 수 있다.

5장 암성 통증에 대한 약물 치료

이 장은 암성 통증 치료의 꽃인 약물 치료법에 대하여 기술한다. 경구, 경점막, 경피, 항문, 정맥, 피하, 혹은 척추를 통한 비스테로이드성 소염진통제와 마약성 진통제 요법에 대하여 논하고 이러한 약물과 투여경로를 선택하는 방법을 제시한다. 또한 특별히 암성 통증에서 methadone의 이용에 대하여 기술한다. 또한 흔한 마약성 진통제의 부작용인 변비, 오심, 진정, 섬망, 호흡 억제에 대하여 논한다. 그 다음으로 보조 진통제 치료를 소개하는데 신경병증성 통증에 대한 약제(steroid, 항경련제, 삼환계 항우울제, baclofen, clonidine, ketamine), 골성 통증에 대한 치료(NSAIDs, steroid, 방사선치료, bisphosphonates, calcitonin, 척추 성형술, kyphoplasty, 고주파수 치료 등), 신경이완제, 근이완제 등이다. 또한 외용제, 경구제의 마취약, 신경차단술 등도 포함한다. 특히 노인에서 인지기능이 저하된 경우나 물질 남용의 과거력이 있는 환자에 대한 특별한 고려점 또한 언급한다.

NSAIDs와 마약성 진통제의 용량, 제형 등에 대한 표 및 변비약, 항구토제, 정신자극제, 섬망 치료제, 보조 치료제 등에 대한 표가 제시된다.

흔한 임상적 상황에 대한 매우 실용적인 제안 또한 제시되는데 어떻게 마약성 진통제를 시작할 것인가, 약물 용량과 경로, 약제 변환을 어떻게 안전하게 할 것인가, 극심한 통증을 어떻게 빨리 완화시킬 것인가 등이다.

6장 통증과 증상 조절의 비약물 치료 전략

국립 보완 대체 의학 센터는 보완 대체 치료의 5가지 영역을 지정하였다. (1) 대체의학 체계, (2) 수기요법, (3) 심신 의학, (4) 생물학적 방법, (5) 기치료이다. 이 책에서 Atkins나 Ornish 식이요법, 약초 치료, 비타민 메가요법, 전통의학에서는 입증이 되지 않은 특수한 물질 등의 생물학적 치료는 논의하지 않는다. 또한 기공, 치료적 접촉, Reiki 등의 기치료도 다루지 않지만 이러한 영역에 관심 있는 사람들을 위하여 참고문헌은 제시한다.

여기서는, 암환자에서 통증이나 고통을 줄이는 데 효과가 있는 증거가 있다고 여기는 비약물적 치료법들에 대하여 논의한다. 대표적인 예가 기존의 의학적 접근과는 완전히 독립적인 철학과 실행을 포함하는 대체 의학 시스템 2가지인 침술/침압과 요가 등이다. 또한 도수 치료 및 심신 요법에 대하여 논한다. 피부적 중재, 마사지, 진동요법, 경피적 전기 신경 자극TENS, 자세 및 운동요법 등이다. 마지막으로 집중력 전환, 이완이나 호흡, 명상, 최면, 바이오피드백, 영적 상담과 같은 인지 및 행동 중재나 교육 등의 심신 중재법에 대하여 고찰한다. 최면 시술자로서, 이러한 기법에 특히 익숙하며 그렇기 때문에 이용을 제한해 온 몇 가지 오해들에 대하여 논의한다. 여기서 암환자에게 유용할 것으로 보이는 이완 운동요법의 예를 제시한다. 또한 예술 치료, 음악 치료, 언어 치료 등에 대해서도 고찰한다.

7장 기타 증상관리

이 장은 증상 평가 및 관리 핸드북이다. 여기서는 불안, 우울, 구강 합병증(아구창, 입마름증), 소화기 합병증(복수, 설사, 오심과 구토 등), 호흡 증상(호흡곤란, 기침, 객혈, 딸꾹질 등), 피부 질환(균상의 병변, 욕창, 가려움증) 및 불면증 등에 대하여 논한다. 또한 흔히 치료 가능한 쇠약감과 피로감의 원인들인 Eaton-Lambert 증후군, 빈혈, 대사이상, 식욕부진, 영양실조 등도 다룬다. 환자와 가족은 흔히 장관 및 정맥 영양이 환자의 원기를 회복하고 생명을 연장할 것이라고 믿는다. 나는 왜 이러한 것이 언제나 사실은 아닌지 또한 장관 및 정맥 영양이 진행성 암환자에서는 흔히 적용되지 않는지 그 이유에 관하여 설명한다. 나는 또한 쇠약감과 피로감으로 고통받는 환자에 대하여 능력이 떨어짐에도 불구하고 그들이 성취할 수 있는 것을 최대화하게끔 그들의 행동을 수정하도록 돕는 대처 방안을 소개한다.

덧붙인 표는 환자의 문제들에 대하여 권장되는 약물 및 용량이다. 이 장에서는 호스피스의 철학, 팀 구성원, 제공되는 서비스, 메디케어 호스피스에 포함되는 것 등의 호스피스에 대하여 논의한다. 마지막으로 완화의료 자문팀의 역할에 대하여 고찰한다.

8장 삶의 마지막 나날 그리고 유족

이 장에서는 죽어 가는 사람들과 사별 가족을 돕기 위한 방법과 과학을 고찰한다. 죽어 가는 사람들을 돌보고 가족을 지지해 주는 통합적인 프로그램의 다양한 측면에 대해 기술하며 나아가 사별 가족을 돌보는 것을 포함하여 호스피스팀의 임무를 탐구한다. 암환자의 가족은 종종 언제 환자가 죽음을 맞이할지 알고 싶어 한다. 이 장에서는 환자가 전환기를 맞아 삶이 얼마 남지 않았음을 인지할 수 있는 단서를 제공한다. 또한 통증 치료에 대한 가족의 윤리적 관심사를 재조명하고 이중 효과 원칙을 고찰한다. 또한 미국에서 수많은 사망 환자를 돌보고 있는 입원팀을 지지하는 것이 중요함을 언급한다.

전반부 '임종환자' 에서는 죽어 가는 환자에서 나타나는 증상들의 개요와 통증, 사전천명, 말기 안절부절증, 호흡곤란, 섬망, 심한 객혈, 구역, 구토, 간대성 근경련증 등의 흔한 말기 증상들에 대한 몇 가지 치료법을 제시하고 특히 약물 요법은 표로 나타낸다. 또한 마지막 나날에 보이는 초조에 대한 알고리즘을 제공한다. 환자가 죽음을 맞이할 때 함께 있어 보지 않은 의사를 위하여 전반부의 마지막은 새로 사별한 가족을 지속적으로 위안하는 방법에 대한 고찰로 마친다.

후반부에서는 사별 가족과 친지들을 어떻게 도울지 등의 생존자들을 다루는 것에 대하여 다룬다. 여기서는 상실, 애도, 비탄의 소견에 대하여 논의하며 애도와 우울의 차이점을 구분한다. 또한 대표적인 사별 프로그램을 기술하며 이를 통해 살아남은 자들을 지지하고 그들이 어떻게 느낄지에 대해 교육하며, 공식적인 상담이나 비공식적인 지지 그룹으로부터 도움을 받을 사람들을 구분하는 방법에 대해 기술한다. 이 장에서는 또한 우리 사별 프로그램에서 사용되는 사별 관리 자료를 제시한다.

마지막으로, 병적인 애도에 대해 고찰한다. 병적 애도는 너무 오랫동안 슬퍼하거나 상실에서 회복하지 못하는 것이다. 이런 상황에 잘 빠지는 인자, 극심한 위험에 처한 사람들을 감별해 내는 선별 검사 도구 및 그들을 지지하고 치료하는 방법을 제시한다.

이 책의 끝에 부록 둘을 덧붙인다. 첫 번째는 의사에게 도움이 될 책, 핸드북, 저널, 환자교육자료, 비디오, 웹사이트, 시디롬, 조직들에 대한 정보이다. 두 번째는 의학 지식이 없는 환자와 가족을 위한 책, 조직, 지지그룹, 비디오, 웹사이트, 시디롬 등이다. 나는 그동안 그러한 자료를 제공해 달라는 요청을 많이 받아 왔기 때문에 환자나 가족, 친지에게 유용한 것을 집어넣었다.

Part 1

숨겨진 걱정, 묻지 않은 질문

Hidden Concerns, Unasked Questions

1장 암 진단 초기

어려운 대화 – 세 가지 예

'무슨 일이 일어났는가?' 대화

'감정' 대화

'정체성' 대화

나쁜 소식 전하기

팀 모으기

자신, 환자 그리고 가족을 편안하게 만들라

환자 및 가족이 알고 있는 정도를 파악하라

그들이 무엇을 알기 원하는지 파악하라

그들이 이해할 수 있는 용어로 이야기하고 잘게 나눠 말하라

반응에 대처하기

침묵의 역할

그들의 감정에 반응하라

그들에게 계획을 말하라

그들로 하여금 당신이 이야기한 것을 요약하도록 하고, 또 다른 질문이 있는지 물어 보라

심리적 지지를 제공하라

돌봄의 사전계획에 관해 논의를 제기하는 법

죽음이라는 'D' 단어를 사용하라

영적 근심을 가진 환자

왜 많은 의사들이 돌봄의 사전계획에 대해 논의하기를 어려워하는가?

의사들이 죽을 운명에 대한 자신의 감정에 직면하게 된다

의사들은 환자에게 고통을 주게 되는 것을 싫어한다

의사들은 죄의식을 느끼거나 비난받을 것을 두려워한다

의사들은 죽음을 실패로 받아들여 무력함을 느낀다

의사들은 환자의 소망에 대해 알고 있어서 그들에게 질문할 필요가 없다고 생각한다

언제 논의를 시작하고, 무슨 말을 해야 하나?

심폐소생술에 대한 논의

예후에 대한 논의

환자가족과 돌봄의 사전계획에 대해 토의하는 법 – 해야 할 것과 하지 말아야 할 것

윤리 자문

요약

참고문헌

처음에 암 진단을 환자에게 어떻게 알릴 것인가와 그 소식에 대한 그들의 반응을 어떻게 적절히 처리할 것인지에 따라 의료인과 환자, 그리고 그 가족과의 관계형성은 많은 영향을 받는다. 그들이 갖는 공포감에 대해 우리가 어떻게 대처하고 감정적 지지를 해 줄 것인가 하는 부분은 그들과의 상호 접촉 과정 중 우리가 제공하는 비언어적인 내용들에서 곧잘 드러난다.

환자와 그 가족들은 의료인이 질병 경과 과정에 어떠한 도움을 줄 수 있을지에 대해 알 필요가 있다. 특히 그 질병이 죽음까지 이를 수 있는 경우라면 더욱 그러하다. 의학적인 치료가 효과가 없는 경우에도 포기하지 않았다는 확신을 그들에게 줘야 하고, 질병의 매 단계에서 최대한의 삶의 질을 제공하기 위해 우리의 전문기술을 이용해야 한다.

그러므로 우리가 져야 할 책임의 한 부분은 환자의 존엄, 희망, 그리고 목표를 이해하고자 하는 우리의 관심을 명확히 표명하는 것이다. 그리하여 가장 적절한 치료를 선택할 수 있고 심폐소생술, 기계적 환기장치나 관을 통해 음식을 공급하는 것 등에 의해 지속적인 도움을 얻고자 하는 그들의 희망을 이루어 줄 수 있다.

따라서, 나는 첫 장에서 어려운 대화의 구성 요소에 대해, 또 어떻게 '나쁜 소식'을 전하고, 환자와 그 가족들의 반응에 대처할지에 대해 살펴보겠다. 또한 심폐소생술이나 다른 추가적인 치료 계획에 대해 어떠한 방식으로 대화를 시도해야 할지, 왜 그러한 대화가 수행하기 쉽지 않은지에 대해서 언급하려 한다. 적합한 몇 가지 예문뿐만 아니라 오히려 환자에게 혼란만 줄 수 있는 예문들도 포함하였다.

어려운 대화 — 세 가지 예

나쁜 소식을 요령 있게 동정심을 가지고 전달하기 위해서는 어떠한 것이 가장 어려운 대화인지에 대해 준비할 필요가 있다. 무엇을 말할 것인지 연습하는 과정에서, 환자와의 만남에서 생기는 감정에 대한 인식과 처하고 싶지 않은 상황을 만드는 요소들에 대해 주의 깊게 분석할 필요가 있다. 무엇이 대화를 어렵게 만드는가? 하버드 협상 프로젝트의 구성원들은(매우 유용한 책인 《긍정에 이르기 *Getting yes*》를 냈다) 어려운 대화에 있어 중요한 요소들을 《어려운 대화 – 가장 중요한 것을 토론하기 *Difficult Conversations : How to Discuss What Matters Most*》(Stone et al. 1999)에서 소개하고 있다. 이 책은 직장인들을 대상으로 하지만 그 원리자체는 의료인에게도 동등하게 응용될 수 있다〔《대화의 심리학》, 김영신 옮김, 21세기북스, 2003〕.

스톤과 그의 동료들에 의하면 어떤 종류의 어려운 대화라도 세 가지 성격으로 나눌 수 있다고 한다. 즉, '무슨 일이 일어났는가?', '감정', '정체성'에 관한 대화이다.

내가 유 쉰과 그의 아내 제니와 가졌던 만남을 예로 들어 이러한 대화들에 대해 설명하겠다.

세 가지 대화

'무슨 일이 일어났는가?' 대화 – The 'What Happened?' conversation

주어진 사실에 대해, 당신의 이야기들이 다른 사람이 이해하는 것과 다른 것인가?
확신이 아니라 호기심을 가질 수 있는가?

'감정' 대화 – The 'Feelings' conversation

어떤 감정을 느끼는가? 슬픔? 분노? 죄의식? 좌절감?

'정체성' 대화 – The 'Identity' conservation

당신이 도전해야 할 상황에 처해 있다고 생각하는가?
당신의 균형감각을 잃었는가?

(출처 : Stone et al. 1999)

유 쉰(남성 · 33세)은 소장에 비호즈킨성 림프종을 앓고 있었다. 10년 전에 그는 제니와 결혼했고, 슬하에 4, 6, 8세의 세 자녀를 두고 있었다. 종양에 대해 수술적인 절제는 불가능하다고 판명되었다. 여러 가지 용법에 걸친 화학항암치료에 반응은 있었으나 그때마다 심각한 위장관의 출혈이 동반되었다. 나는 그가 재활시설을 갖춘 병원으로 전원(轉院)되는 날 입원한 병원을 방문하였다. 종양 괴사로 인한 장관의 출혈과 천공으로 그는 세 번째로 병원에 입원하게 되었다. 다시 그에게 화학항암치료를 시작한다면 분명 천공이 생길 것이었다. 외과의사들은 수술이 도움이 되지 않는다고 생각했다. 병실에 들어가기에 앞서, 나는 유 쉰과 제니에게 더 이상 치료를 할 수는 없다고 말하자고 모질게 맘 먹었다.

우리는 그들이 기대하고 있던 전원 계획에 대해 잠시 대화를 나눴다. 제니는 그가 언제쯤 다시 치료를 시작할 수 있을지에 대해 물었다. 나는 치료를 계속한다면 그가 출혈로 사망하거나 장천공이 다시 있을 것이라고 대답할 수밖에 없었다. 그렇게 대답했던 것이 유감스러웠긴 했지만 그를 위해 내가 할 수 있는 다른 어떤 것도 없었다. 유 쉰은 그 사실에 대해 냉철하게 받아들였지만 제니는 화난 목소리로 림프종이 치료에 반응이 있는데도 왜 치료를 그만두어야 하는지에 대해 물었다. 그녀는 유 쉰의 치료를 포기한 것에 대해 나를 책망하였다. 나는 그들을 제대로 바라볼 수조차 없었다. 나는 그녀에게 유 쉰을 도울 또 다른 방법을 찾게 될 것이고 그렇게 되기를 바란다고 말하였다. 그 뒤 나는 유 쉰에게 그의 상태가 조금 더 좋아 보여서 기쁘다고 했고 다음 번에 그가 내 사무실을 방문해서 차후 병 관리에 관한 이야기를 나누기로 하였다. 나는 더 이상 그 자리에 오래 머무를 수 없었다.

'무슨 일이 있어났는가?' 대화

그 방을 떠났을 때의 느낌을 나는 정확히 기억하고 있다. 나는 환자와 그 가족들이 분노하게 될 그런 나쁜 소식들을 전달하곤 했지만, 혼란스럽지는 않았다. 당시에 난 이 대화에 있어서의 차이점이 무엇인지를 이해하지 못했다.

후에 스톤과 그의 동료들의 저술을 읽고 나서 나는 어떠한 일들이 벌어졌는지 실감할 수 있었다. 스톤은 같은 '사실fact' 에 대해 여러 해석이 가능하다는 점을 들었다. 여기서 사실이란 무엇일까? 나는 장 천공으로 인한 출혈과 그에 따른 사망의 위험이 따르는 최상의 치료기술을 유 쉰에게 시도하였다. 림프종의 위치가 소장이었던 것은 불행이지만 그것 때문에 나를 비난하는 것은 적절치 못했다. 생각건대 제니는 유 쉰의 실제 몸 상태와 치료가 계속될 경우 발생할 위험성에 대해 부정하고 있었던 것이다.

하지만 스톤과 그의 동료들이 주의 깊게 설명한 대로 "당신은 당신 자신의 이야기만을 알고 있다". 제니가 화를 냈던 상황 속에서, 내가 전한 사실들에 대해 그녀가 어떤 반응을 느끼는지 좀 더 말해 달라고 부탁하지 못했다. 오늘에 이르러 나는 왜 그녀는 치료를 계속할 수 있다고 생각했는지 알지 못한다. 그녀는 출혈이 체내에서 종양이 쏟아져 나온다는 좋은 징조라 생각했을지도 모른다. 그리고 수혈을 통해 종양조직이 깨끗하고 안전한 피로 대체될 것이라고 생각했을 것이다. 또한 여성으로서 한 달에 한 번씩 경험하는 생리처럼, 유 쉰의 출혈이 그렇게 위험한 것이라고 생각지 않았을 것이다.

그녀가 왜 그렇게 화를 냈는지를, 또 유 쉰의 치료와 그 반응에 대한 그녀 나름의 해석을 내가 좀더 깊이 관찰하고 생각했더라면 어땠을까? 좀 더 나은 결과를 얻었을 것이다. 적어도 나는 화학항암치료를 왜 그만둘 수밖에 없는지에 대한 설명을 했다 할지라도 "그를 위해 할 수 있는 건 더 이상 없다" 라고 그때 말해선 안 되었던 것이다. 어쨌거나 그것이 당시에 그들이 버림받았다고 생각했던 이유였을까? 나는 앞으로도 결코 알지 못할 것이다.

스톤과 그의 동료들은 이러한 경우에 나의 '확신'을 대신하여, 그녀가 나타낼 반응에 대한 원인과 이유에 대해 '호기심'을 가질 것을 권하고 있다. 나는 그녀가 나에게 무엇을 말하려고 했는지 좀더 귀 기울였어야 했다.

'감정' 대화

핵심은 제니가 화를 낸 것에 있는 것이 아니라 내가 유 쉰에 대해 느끼는 감정에 있다고 생각한다. 그리고 그것은 우리를 '감정' 대화로 이끄는데, 이것은 우리가 표면적으로 나오지 못하게 하고 꼭 집어 말하지 않으려 하는 우리 안에서 일어나는 감정을 말한다. 나는 유 쉰과 제니 그리고 그들의 아이들을 생각하며 슬픔을 느꼈던 것을 확신한다. 나는 또한 죄책감, 부적절함, 그리고 쓸모 없음이라는 감정을 느꼈으며 이것들이 나를 유 쉰과 제니로부터 감정적으로 단절시켜 놓은 것 같다.

우리가 만나기 전에 내가 어떻게 느끼고 있는지 비추어 봤더라면 나는 적어도 명랑한 체하는 대신 내가 느끼는 슬픔을 그들과 나눴을 것이다. 나의 몸동작이 내가 느끼는 것을 표현하는 듯했고, 그들은 그들이 보는 것과 내가 말하는 것 사이에 단절을 느껴 그것이 나에 대한 그들의 불신에 영향을 준 것 같다.

나중에 나는 내 동료들과 죄책감, 부적절함, 그리고 쓸모 없음에 대해 이야기할 수 있었다. 나는 자신의 환자 한 명의 성공을 이야기하는 3년차 전임의 동료에게 위로를 해 달라고 했다. "당신의 환자들은 늘 잘되는 것 같다" 라고 말하며 "내 환자들에게 나는 무엇인가 무척 잘못하고 있는 것 같다" 라고 말했다. 그는 웃으며 나의 어깨에 그의 팔을 두르고 "재닛, 나는 잘되어 가는 환자들에 대해서만 이야기해"라고 말했다. 그는 나를 식당으로 데려가 커피를 사주며 내 감정들에 대해 신중히 탐구할 수 있도록 도와줬으며 우리가 하는 일에서 일어날 수 있는 감정에 대처할 수있는 방법들에 대해 이야기하였다.

'정체성' 대화

아마도 나의 감정만이 개입된 문제라면 처리할 수 있었을 것이다. 그러나 나를 꺼져 버리게 만든 것은 제니의 비난이 의사로서의 내 자신에 대해 느끼는 불신을 불러일으켰기 때문이다. 스톤과 그의 동료들은 이렇게 말한다. "정체성 대화는 안을 본다. 그것은 우리가 누구인지 그리고 우리가 우리를 어떻게 보는지에 대한 것이다. 무슨 일이 일어났는가의 문제가 어떻게 나의 자존심, 내가 보는 나의 자화상, 그리고 이 세상에서 내가 어떤 사람인지라고 하는 나의 인식에 영향을 줄 수 있는가? 그것은 나의 미래에 어떠한 영향을 줄 것인가? 나는 자신에 대해 어떤 회의를 가지고 있는가? 결국, 어려운 대화를 하기 전과, 하는 도중과, 한 후에, 정체성 대화는 내 자신에 관한 혼잣말에 해당한다."

나에게 일어난 것은 스톤과 그의 동료들에 의하면 내가 균형을 잃었다는 사실이다. 나의 능력, 믿음직함, 관대함, 전문성이 모두 공격의 대상이었다. 나는 유 쉰의 슬픔이나 제니의 분노에 비틀거린 것이 아니라 그의 슬픔과 그녀의 분노가 자극한 나의 불확실성 때문에 휘청거렸다. 이런 불균형을 모른 채 나는 다른 것을 다 놔두고 실무적 기능만을 사용하며 유 쉰과 제니의 배신감과 버려짐의 감정만 부추기면서 나머지 대화를 했다. 그때 내가 균형을 잃고 있음을 알았더라면 나는 감정적으로나 지식적으로나 잠자코 있었을 것이다.

내 환자들과 했던 대화들은 나쁜 소식을 전할 때도 훨씬 덜 감정적이었다. 재발된 고칼슘혈증에 대한 대화는 어려운 대화가 아닐 것이다. 고칼슘혈증은 내 안에 있는 슬픔, 부적절함, 쓸모 없음 혹은 죄책감이라는 감정이나 내가 의사로서 합당한

지에 대한 물음을 자극하지 않는다. 하지만 종양내과 전임의 1년차로서 유 쉰이 제기한 딜레마는 이러한 모든 감정들을 자극하였다. 그래서 아마도 내가 그 방에서 대화하는 것을 두려워했을지도 모른다.

지금의 나는 그러한 짐을 주는 대화를 앞서 알아차릴 수 있는 데 익숙하다. 나는 내가 말한 사실들을 환자나 그들의 가족들이 어떻게 해석하는지 물어보며 그 증례가 나의 감정과 내가 누구인지 느끼는 것에 대해 어떻게 영향을 주는지 생각해본다. 이제는 환자 면담 전에 나의 동료들과 직원들과 사실들과 감정들에 대해 이야기하면서 나 자신을 준비시킨다.

다른 방법은 우리에게 너무 고통스러운 대화는 단순히 피하는 것이다. 혹은 무의식적으로 엄격히 환자들에 대한 감정을 제한하는 것이다. 이러한 어려운 대화에서 무엇이 어렵게 하는지에 대해 개인적인 탐색을 하지 않는다면 우리는 환자들이 꼭 알아야 하는 안 좋은 경과에 대해서 마지 못해 이야기하게 될 것이다. 환자에게 몇 주나 몇 달밖에 살지 못한다는 말을 하면서 그것이 감정적 균형에 어떻게 영향을 미치며 그것이 의사로서의 정체성에 어떻게 도전하는지 알아야 한다. 그렇지 않는다면 이러한 대화를 나눴던 것을 생각하며 느끼는 고통으로 인해 우리를 무엇보다 필요로 하는 바로 그 때 우리가 환자를 저버릴지도 모른다.

나쁜 소식 전하기

내가 잊을 수 없는 또 다른 경험이 있다. 처음 만난 사람에게 급성 백혈병이 있다고 말해야 했을 때였다. 나는 혈액종양내과의 1년차 전임의였으며 에타 브라운 씨를 만나기 위해 응급실로 호출됐다.

"나는 괜찮아요. 당신은요?"

브라운 씨(여성 · 56세)는 2주 동안 지속되는 심한 무기력과 당일 시작된 피부발진으로 내원하였다. 실험실에서 그녀의 말초혈액 도말검사를 검토하라고 하였는데, 나는 급성 백혈병 환자에서 보이는 미분화 세포가 있음을 확진했다. 피부발진은 미세출혈반이었으며, 다른 증상은 없었고 신체 검사상 다른 특이 소견은 없었으나 골수흡인검사에서 급성 골수성백혈병이 확진되었다.

나는 그녀의 진단명에 심하게 놀랐다. 내 자신을 가다듬고 내가 생각하는 가장 명랑한 얼굴을 하고 병원으로 들어가 그녀의 침대 옆에 앉았다. 그녀의 손을 잡으며 가장 위로섞인 매너로 말했다. "미안하지만 골수검사에서 당신의 혈액 속에 암이 있다고 나왔습니다. 우리는 이것을 급성 백혈병이라 하죠. 그것이 무기력함과 피부발진을 일으키고 있습니다. 우리는 그것에 대한 좋은 치료책을 가지고 있고, 질환을 소강시킬 방법이 얼마든지 있습니다."

나의 얼굴은 나의 말들과 모순되었나 보다. 왜냐면 그녀는 확실히 염려하면서 "나는 괜찮아요. 당신은요?" 하고 물었던 것이다.

브라운 씨가 나중에 말한 사실이지만 그녀는 얼마 동안 아파 온 상태였다. 교회까지 걸어갈 때 심하게 약해지고 숨이 차는 것에 무서웠던 것이다. 그녀는 피부발진이 생기면서 곧 죽을 것이라는 확신을 했으며 내가 백혈병에 대해 이야기할 때까지 두려움에 대해 이야기하지 않았다. 나의 말이 즉각적인 사형 선고로부터 그녀를 구제하였으며 굉장히 안도했다. 그녀는 이제 무엇이 잘못되었는지 알아차렸으며, 그것에 대항하여 싸울 수 있도록 준비할 수 있었다. 그녀는 그날 밤 오랫동안 느꼈던 것보다 더 나은 감정을 느꼈다고 말했다.

반대되는 일이 더 흔할지 모른다. 그리고 더 고민스러울지도 모른다. 알레씨오 씨가 그랬다. 그는 폐렴으로 입원한 환자였다. 감염이 폐암의 기도 폐쇄에 의해 일어난 것임을 발견하고 의료진이 나를 호출했다. 그에게 암에 대해 이야기할 때 그는 불신감, 부정, 그리고 심한 노여움을 느꼈다.

그때만 해도 나는 두 가지의 다른 반응을 성격의 차이에 기인한 것으로 보았다. 하지만 나중에 나는 임상 종양학자 닥터 버크만Dr. Robert Buckman의 책 《나쁜 소식 전하기 – 의료인을 위한 가이드*How to Break Bad News : A Guide for Health Care Professionals*》를 보고 더 알맞은 설명을 찾아낼 수 있었다. 저자가 말하기를 환자의 반응은 그들의 기대와 의사가 말하는 것 사이의 차이에 따라 다르다는 것이다. 브라운 씨는 내가 전한 소식보다 더 안 좋은 상황을 기대했기에 안도를 느꼈다. 알레씨오 씨의 경우, 본인의 기대와 엄청나게 달랐으며 그의 반응은 그가 느낀 충격과 같았다.

《나쁜 소식 전하기》는 제목에서 말하듯이 환자들에게 비통한 소식을 어떻게 전하며 환자들의 반응에 대해 어떻게 대처하나에 대해 말하고 있다. 이러한 논의에서 어떠한 근본적 요소들이 관여하는지 서술하고 있고 모든 중요한 요소들이 포함되도록 단계마다 일정한 절차를 포함하고 있다.

진료포인트 나쁜 소식 전하기

- 자신, 환자 그리고 가족을 편안하게 만들라
- 환자 및 가족이 알고 있는 정도를 파악하라
- 환자 및 가족이 무엇을 알기 원하는지 파악하라
- 환자 및 가족들이 이해할 수 있는 용어로 이야기하라
- 앞으로 많은 토론이 가능하다는 것을 알게 하라
- 그들의 감정에 반응하라
- 그들로 하여금 당신이 이야기한 것을 요약하도록 하고, 또 다른 질문이 있는지 물어 보라
- 심리적 지지를 제공하라

닥터 버크만은 의사와 환자가 주고받는 다음의 상황을 목격하고 책을 쓰게 되었다(나는 지금껏 그것이 꾸며낸 것이겠거니 하고 바란다). 비뇨기과 의사가 병실 문 앞에서 두 환자를 데리고 있었다. 그는 두 남자 모두 오늘 퇴원할 수 있으며 그들의

전립선 조직검사결과가 나왔다고 하였다. 그는 한 남자에게 그의 조직검사는 그냥 염증을 보인다고 하였다. 다른 사람에게는 조직검사가 암을 보이고 있으며 주말께 외래 예약을 잡아서 다시 이야기하자며 자리를 떴다.

내 스스로 그렇게 냉정했던 적을 기억할 수 없지만 내가 전하는 소식이 환자나 가족들에게 미칠 영향을 최소화하기 위해 만남을 조심스럽게 계획하지 않은 때가 있었을 것이라 생각된다.

팀 모으기

어떻게 나쁜 소식을 전하며 환자 면담시 누구를 데려와야 하나? 배역이 바뀌었다고 생각해 보자. 당신은 얼마 전 대장의 폴립을 제거하였다. 당신은 병리학적 결과를 어떻게 받고 싶은가? 전화로? 사무실에서? 누구와 함께 있기를 원하는가? 가족 중 하나? 믿음직스런 친구? 혹은 난소암으로 항암치료 중 다시 병기결정을 위해 CT를 찍었다 하자. 그 결과를 의사가 말해줄 때 항암치료시 있던 간호사가 그 자리에 있기를 바라는가? 당신과 당신 남편을 상담해 주던 사회복지사와 함께하기를 원하는가? 각자 다르게 대답할 것이다.

그렇기 때문에 환자를 만나기 전에 환자가 이 문제에 대해 생각할 수 있는 것이 중요하다. 계획하는 데 적은 시간을 들이고도 환자들은 자신과 함께 자신에게 맞는 사람들이 있을 수 있도록 계획할 수 있다. 검사를 예약하면서, 우리는 환자에게 결과를 보러 올 때 혹시 결과에 문제가 생기면 심리적 지지를 줄 수 있는 누군가를 데려오라고 할 수 있다. 검사결과가 나쁘다는 것을 알 때는, 해당과 관계자에게 시간을 내서 들어와 우리를 지지하고 가족들과 상담하게 하여 우리가 다음 환자를 볼 수 있도록 할 수 있다.

입원한 경우에는 사회복지사에게 부탁하여 거기에 있어야 할 모든 사람들과 환자 치료에 관여한 모든 사람들이 편한 약속 시간을 잡아서 모이도록 할 수 있다. 사회복지사에게 모두들 앉을 수 있는 방을 찾을 수 있도록 하여야 환자와 의사만 앉아 있고 다른 사람들은 서 있는 사태를 방지할 수 있다.

닥터 버크만의 책은 대화에 대해 매우 유용한 몇 개의 상식적인 제안을 알려 주고 있다. 이제부터 살펴 보자.

자신, 환자 그리고 가족을 편안하게 만들라

팀과 환자와 그의 가족이 기다리고 있는 약속장소를 들어가기 전에 잠깐의 시간을 내라. 곧 할 얘기들을 자신에게 리허설하고 죄책감은 버리고 깊게 심호흡을 한두 번 한다. 그리고 환자와 그의 가족에게 어떻게 하면 가장 도움이 될 수 있는지에 집중하라.

만남을 시작하면서 몸짓으로 당신은 이 세상의 시간을 다 갖고 있음을 암시하라. 이것은 내가 아주 바쁜 소화기내과 의사인 내 오빠에게 배운 것이다. 잇따라 방문하며 오빠를 지켜보니 그는 환자의 침대나 의자 옆에 오후에 캠프를 나온 것처럼 다리를 쭉 뻗고 의자에 앉아 있었다. 그가 물어 봐야 할 질문을 했으며 자유로이 대답할 수 있는 질문도 있었다. 그는 환자들이 하고 싶은 말을 다 하게 하였고 환자를 검진하고 떠났다. 15분 이상 걸리는 만남은 없었으며 우리가 환자들을 떠날 때 그들은 그와 함께 보낸 시간에 대해 만족해 하는 것 같았다.

환자 및 가족이 알고 있는 정도를 파악하라

당신과 가족이 편안하게 앉고 나서 티슈 박스를 근처에 놓고 환자가 무엇이 잘못되었는지 이해하고 있는지를 탐색해 보라. 당신은 외과의사가 환자에게 무엇을 말하였는지 알게 될 것이고 그러한 대화에서 환자가 무엇을 기억하는지 알아내는 것은 당신의 몫이며 그나 그녀가 함축된 의미를 이해하는지 알아 봐야 한다. 당신은 이렇게 말할 수 있다. "검사결과가 드디어 나왔으며 그 결과에 대해 우리가 어떻게 할지 말해 줘야 할 것 같다. 당연히 나는 당신이 갖는 질문들에 대해 모두 대답해 줄 것이다. 그 전에 무엇을 알고 있으며 당신의 무엇에 문제가 있다고 생각하는지 알려 주면 도움이 되겠다."

대부분 누군가가 환자에게 암이 있으며 어떠한 종류이고 병기와 암 발생 부위가 어떤지를 혈액종양내과의인 내가 보기 전에 알려 주었을 것이다. 환자들 중에는 어디가 문제인 것 같으냐고 하면 그들이 들은 내용을 글자 그대로 말하는 경우가 있다. 그들은 또한 진단명이 내포하는 뜻을 아는 것 같다. 또 다른 사람들은 같은 정보를 받고서도 이렇게 말했다. "그들은 내가 종양이 있다고 하던데 당신은 내가 암이 있다고 생각하지 않죠? 그렇죠?" 이러한 환자는 들은 것을 이해하지 못했거나 (너무 당황스러워서 의사에게 그 사실을 인정하지 못한 경우) 그 의미가 너무 지나치다고 생각한다. 그와 나눌 대화는 첫 번째 유형의 환자와는 많이 다를 것이다. 이러한 두 번째 유형의 환자에게 나는 암이 무엇이라 생각하며 그가 암을 갖게 된다면 어떠한 의미인지를 물어본다. 이 방법을 통해 그가 갖고 있는 두려움을 진정시키고 그가 가지고 있는 잘못된 생각들을 교정하려 한다. 그러나 또한 나는 그가 암을 가지고 있으며 그것으로 인해 일어날 일들에 대해 그에게 도움이 될 것이라고 말한다.

그들이 무엇을 알기 원하는지 파악하라

다음으로 닥터 버크만은 환자들이 당신이 어떻게 소식을 전하기를 원하며, 그들이 무엇을 알기 원하는지 우리가 알아야 한다고 한다. 닥터 다이안 마이어는 우리가 이렇게 점검해 보기를 제안한다. "내 경험에 비춰 볼 때 어떠한 환자들은 나와 얘기할 때마다 아주 자세한 내용을 알고 싶어하고 다른 환자들은 큰 그림을 설명해 주기를 바라며 그들이 자유롭게 질문할 수 있도록 해 주기를 바란다. 전반적으로 당신은 어떤 편을 선호하는가?"

우리가 세세히 혹은 광범위하게 설명해야 한다는 것을 알았다면 다음으로 우리는 우리가 어떠한 그림을 그려야 하는지 알아야 한다. 예로 브라운 씨는 자신이 얼마나 오래 살 수 있냐고 물었다. 이것은 어쩌면 명백한 질문일지 모르지만 아이가

"나는 어디서 왔어?" 라고 하는 질문과 같은 것이다. 많은 부모들은 이런 질문에 새들과 벌들에 대해 이야기하여 아이를 당황하게 만들다가 볼멘소리만 들을 것이다. "우리가 필라델피아에서 왔는지 혹은 샌프란시스코에서 왔는지만 알면 돼요. 어느 도시에서 왔는지 적어 내는 게 학교숙제라니까요."

브라운 씨는 그때로부터 3개월 후 배 여행이 예약되어 있었으며 자신이 갈 수 있을지 알고 싶어했다. 그녀는 최종적 예후에 대해서는 논하고 싶지 않았다. 그래서 나는 환자나 가족들과 면담할 때 그들이 알고 싶어하는 질문을 좀더 세밀하게 하도록 하며 왜 알고 싶어하는지 물어본다. 그렇게 해야 내가 정확한 질문에 답할 수 있는 것 같다.

그들이 이해할 수 있는 용어로 이야기하고 잘게 나눠 말하라

일단 질문에 대해 다룰 줄 안다면 나머지 단계는 일반적인 환자 교육과 다를 게 없다. 수술, 대장내시경, 혹은 궤양에 대해 설명하고 특정 약을 먹어야 한다고 설명할 때 이해할 수 있도록 필요하다면 시각적 모델을 이용할 수 있다. 나쁜 소식을 전할 때는 정보를 적은 양으로 나눠야 한다. 그녀가 암이라는 소식이 맘에 와 닿는 순간 다른 얘기들은 기억나지 않을 것이다. 몇몇 종양내과의들은 첫 만남을 테이프에 녹음하여 환자들에게 줘서 그들이 나중에 시간 날 때 들어 보고 재검토하도록 해 주는 것이 좋다고 하기도 한다.

반응에 대처하기

침묵의 역할

이때쯤 되면 나는 말하는 것을 멈추고 반응이 있기를 기다린다. 내가 앞서 이야기했듯이 환자들은 그들의 기대와 내가 말한 것들 사이가 동떨어짐에 따라 다른 반응을 나타낸다. 오랫동안 아팠거나 통증이 있었던 경우 하지만 전에 아무 이상이 없다고 했을 경우, 브라운 씨처럼 고통받던 원인이 무엇인지 알아내어 다행이라고 생각할 수 있다. 물론, 암이라고는 꿈에도 생각지 못했던 사람은 더 힘들 것이다.

환자나 보호자가 무슨 말을 하기 1분 전은 너무 길게 느껴진다. 그러나 나의 침묵은 굉장히 중요하다. 방금 나쁜 소식을 들은 환자들은 무감각해지고 충격에 쌓이게 된다. 들은 정보가 와 닿기까지 30-40초가 걸릴 수 있으며 당신이 한 말이 속에서 다시 반복되고 그런 다음에 자기의 감정과 생각을 말할 때까지 시간이 걸린다. 더 많은 침묵의 시간을 줄수록 그들은 더 오래도록 필요한 만큼 시간을 써서 당신이 말한 것을 정리할 것이다. 당신은 당신의 다리에 손을 얹거나 그들의 손이나 팔에 당신의 손을 얹을 수 있다. 그들의 손이나 팔이 빠져나가는 것을 주의해서 보라. 그때 그 시간만큼은 그러한 접촉이 반갑지 않을 수도 있기 때문이다.

그들의 감정에 반응하라

그들의 첫 반응은 언어적 혹은 비언어적일 수 있다. 못 믿겠다는 사람도 있다. "잘못된 게 틀림없어요. 분명히 실험실에서 검사가 뒤섞인 거예요. 난 괜찮은데. 내게 이상이 있을 리가 없어요." 다른 사람들은 굉장한 고통과 함께, 울며 혹은 완전히 침묵하며 당신을 바라볼 수도 있다. 침묵한 환자에게 물어보기보다는 "내가 어떻게 도와 드릴까요?" 혹은 "우리가 당신을 위해 지금 무엇을 해야 할까요?"라고 말하여 반응을 좀 더 제한할 수 있다. 환자는 이렇게 답할지도 모른다. "다음 검사들을 예약해 주세요. 이것이 얼마만큼 퍼졌나 알아야 하는데 기다릴 수 없어요" 혹은 "내 남편에게 전화해 주세요. 나와 함께 오고 싶어했지만 나는 괜찮을 거라고 아무 일 없을 거라며 그를 같이 못 오게 했어요"라고 말이다.

환자나 가족들이 화났을 때는 폭풍이 지나기를 기다린다. 가족들은 그들의 화를 비록 진찰 당시에는 눈에 띌 만큼이 아니었어도 '오진'한 다른 의사들에게 표출하기도 한다. 환자들은 나에게, 혹은 의사에게 오게 만든 가족들에게 또 이런 일이 일어나게 한 신에게 화낼 수 있다. 어떤 환자들은 자기 자신에게 화를 낸다. 그들은 당신이 그 소식을 말했을 당시는 화난 것처럼 보이지 않을 수도 있지만 다음에 방문했을 때 우울하거나 움츠린 모습을 보일지도 모른다. 어떤 이는 자신이 태만하고 진찰을 미룬 나머지 그것이 암을 발생시켰으며 진단을 늦춘 것이라 느껴 자책하기도 한다.

나는 눈물 어린 환자에게 건네 줄 티슈를 가지고 있으며 환자의 팔이나 어깨에 손을 얹어놓는 등의 비언어적 지지를 하려고 한다. 눈물을 그치게 하는 시도는 하지 않을 것이고 그 자리를 떠나려고 하지 않을 것이며 환자의 감정이 어떻게 되어가든 그 자리에 있을 것이라고 안심시킬 것이다. 눈물은 대개 곧바로 멎으며 나는 확신과 인간적 유대감을 발견하게 된다.

나는 닥터 버크만이 '감정이입의 반응empathic response'이라 말한 것을 울고 있거나 화가 난 환자에게 하려고 한다. 우선 그 감정을 확인하고 나서 그 감정의 근원을 확인하기 위해 도움을 줄 수 있는 질문을 하며 그 후에 나는 감정과 그 원인의 연결고리를 만들 수 있는 이야기를 한다.

전립선암환자인 제이슨은 암이 발병된 것에 대해 자신을 비난하는 것처럼 보였다. 나는 그에게 말했다. "당신이 얼마나 화나 있는지 압니다. 어떻게 이 병에 걸렸다고 생각합니까?" 그는 대답했다. "내가 흡연을 했잖아요. 모든 사람들이 흡연은 암을 일으킨다는 사실을 알고 있어요." 나는 제이슨의 잘못된 생각을 고쳐 주고 안심시키려 노력했다. 그러나 내가 그를 부정하면 우리의 대화는 조기에 단절되었을 것이다. 대신에 "그리고 당신의 병을 일으킨 원인이라고 생각한 것이 또 무엇이 있죠?" 라고 질문을 계속해서 그의 걱정의 근원을 깨달았다.

나는 그가 무슨 말을 할지 몰랐다. 그는 몇 년 동안 아내의 강요에도 불구하고 의사에게 가지 않았다고 말할 것이다. 그는 교회 예배에 빠진 일, 정상적인 식사를 하지 못한 것, 술을 너무 많이 마신 것 등등을 늘어놓을 것이다. 내가 앞으로 어떤 말을 들을 것인지 절대 모른다. 내가 기대하듯이 듣고 있을 때 그는 자신이 많은 문제점들을 가지고 있었으며 아내에게 성실치 못했던 점에 격노하였으며 그의 암은 그에 따른 벌이라고 말했다. 그는 이렇게 말을 끝냈다. "그걸로 된 게 아니겠어요?"

나는 많이 당황했지만 대답했다. "내가 이해하기론 당신은 자신에게 화가 나 있고 흡연이 암을 발생시켰다는 생각과 여러 가지 문제점이 전립선암이라는 벌을 받을 만했다는 생각 때문에 화가 나 있습니다. 그렇지 않나요?" 나는 진정했으며 제이슨 또한 그랬다. 나는 이제 담배와 전립선암 사이의 연관성에 대한 그의 잘못된 인식을 바로잡아 줄 수 있다는 생각이 들었다. 또한 내가 충분한 시간과 위안을 시킬 수 있는 능력이 있다면 제이슨이 품고 있던 용서와 벌에 대한 이슈를 파헤치기 시작할 수도 있고 그렇지 않다면 내가 그의 고통에 대해 진심으로 걱정하고 있음을 표현하고 그가 도움을 받을 수 있는 영적 상담자를 찾아줄 수도 있을 것이다.

그들에게 계획을 말하라

환자가 자신에게 전해진 암이라는 소식과 그것이 내포하는 의미를 이해하고 그에 대해 반응할 시간을 가지고 그들이 가지는 근심을 공유하였을 때 당신은 다른 검사나 소개 혹은 항암치료의 종류 등의 다음 계획으로 진행할 수 있다. 나는 이것이 단지 많은 토론 중의 시작이라고 환자에게 말하며 우리 모든 의료진이 환자나 가족들의 질문에 답할 것이며 그들이 필요한 지지와 상담을 제공하거나 조정해 줄 것이라고 말한다. 환자에게 다음에 방문했을 때 할 질문을 잊어버리지 않도록 그들이 궁금해하는 질문점을 노트에 기록하거나 주변에 항상 녹음기를 준비하기를 권유한다. 또한 그들에게 진료시 함께 오지 않았으나 여러 가지로 궁금해 할 가족이나 친구들의 질문도 포함해서 하라고 용기를 준다.

그들로 하여금 당신이 이야기한 것을 요약하도록 하고, 또 다른 질문이 있는지 물어 보라

이 첫 상담을 마무리 지으려고 나는 대개 이렇게 말한다. "우리가 오늘 많은 문제에 대해서 살펴봤다고 생각합니다. 제가 몇몇 불확실한 의학적 용어를 사용했기 때문에, 우리가 무엇을 논의했는지에 대해 나에게 요약해 준다면 도움이 될 것입니다." 환자가 그들의 질환에 대해 무엇을 알고 있느냐는 첫 질문에 대한 대답을 비롯한 여러 말은 환자와의 다음 만남에 있어 중요한 정보를 준다. 나의 최선의 노력에도 불구하고 어떤 환자들은 그들이 암인지 아닌지 혼란스러워한다. 대개 그들에게 진단을 되풀이해서 말해 주고 그들에게 내가 계획한 검사와 치료에 대해 말한다. 그리고 그들에게 다음 만남이 있을 때까지 떠오른 질문을 써 오라고 요구한다.

대부분의 환자들은 적어도 그들의 진단을 이해하고 다른 검사의 필요성을 이해한다. 나는 환자들에게 그들의 질문이나 그의 가족 혹은 친구들의 질문에 기꺼이 대답해 줄 수 있다는 것을 상기시키며 새로운 정보가 나타나면 다음에 다시 그것에 대해 이야기할 수 있다는 것 또한 상기시킨다. 보통 30분 정도의 계획으로 환자를 만나지만, 이러한 대화들이 길어 보일지 몰라도 대개는 15분에서 20분 이상 걸리지 않는다.

심리적 지지를 제공하라

내가 환자를 처음으로 대면하는 때는 대부분 그들이 암이 있다고 들은 후이다. 그들은 때때로 두려움에 떨거나, 공포에 질려 있기도 하고 어떻게 질병이 진행될 지에 대해 걱정하고 근심하거나 혹자는 치유될 것이라며 낙천적으로 생각하기도 한다. 우리의 첫 번째 인터뷰는 심리적인 도움을 시작할 수 있는 훌륭한 기회를 제공한다.

우리는 장기적인 병력기록을 확장시키는 선상에서, 암이 어떻게 발견되었는지를 드러내고 그 경험의 감정적 충동을 탐사하는 질문들을 덧붙이면서 이 작업을

✻ 진료포인트 새로운 환자의 평가

- 의학 기록
- 전문가의 의견을 구하기
- 치료의 영향력
- 환자의 질병 상태와 그로 인한 영향력
- 최근의 심리적 상태
- 최근의 기분 상태
- 전반적인 기능의 수준
- 기타 중요한 생활 사건들

(출처 : Faulkner and Maguire 1994)

한다. 우리는 암환자와의 커뮤니케이션 분야의 전문가인 영국의 Faulkner와 Maguire가 1994년 제안한 질문을 사용한다.

조 팔레모 씨(남성 · 65세)의 경우를 생각해 보자. 몇 년 동안 전립선비대증의 증세를 경험하고 있었다. 혈중 PSA는 경계수치였으며 지금도 오르지는 않았다. 직장 수지 검사를 통해 조의 내과전문의는 조직검사를 통해 암으로 판명된 결절을 발견했다. 또 다른 검사는 암은 전립선 밖으로는 전이되지 않았다는 것을 발견했다. 조의 내과 전문의는 조가 외과적인 수술보다는 방사선 치료를 받는 것에 더욱 관심을 보였기 때문에 닥터 큐에게 그를 소개시켰다.

일반적인 내과적 병력 청취 도중에 닥터 큐는 조에게 얼마나 증상이 오랫동안 지속되어 왔는지, 또한 그것들이 어떻게 문제가 되었는지, 또한 결절은 언제 발견되었는지에 대해 물을 것이다. 그 후 조직검사결과를 검토하고 병기를 연구할 것이다. 닥터 큐는 그 후 그에게 제시한 치료의 위험성과 이점에 대해 설명할 것이다.

그러나, 이러한 전형적인 과거력은 닥터 큐에게 단지 새로운 진단과 치료 계획에 대처하는 한 사람으로서의 조에 대한 대강의 윤곽만을 제공한다. 그녀는 조의 심리적인 상태에 대해 전혀 모른다. 그는 그의 진단과 병기결정을 위한 과정을 받아들일까? 그의 두려움과 희망은 무엇일까? 계획된 치료과정 중에 좀더 구체적인 심리적 도움이 필요할까? 환자에 더욱 잘 알기 위해 Faulker와 Maguire(1994)는 병기 기록에 덧붙여 다양한 분야를 탐사해 볼 것을 제안한다.

전문가의 의견을 구하기　병기 기록 후에 닥터 큐는 조가 의사에게 자신의 암에 대해 조언을 얻고자 했으므로 그의 경험을 다시 살펴봐야만 한다. 그녀는 조에게 진단을 따르는 것에 대한 어떠한 망설임을 느끼는지 아니면 못 느끼는지에 대해 묻는다. 예를 들면, 그는 그의 혈중 PSA 경계수치의 값을 구하기 위한 앞선 연구가 없었던 것을 후회하지 않았을까? 연구가 진행되었을까? 그가 그것을 거절했을까? 그것을 거절하는 것에 대해 그는 어떤 느낌이 들었을까? 닥터 큐는 또한 조의 내과전문의가 그의 결절을 발견했을 때 무엇을 느꼈는지, 또한 그의 병기과정에 대해 어떻게 느꼈는지, 그리고 방사선 치료를 기대하는 그의 걱정과 희망은 무엇인지에 대해 검진할 수 있다. 무엇이 그를 생체검사법을 하는 비뇨기과 전문의에게서 돌아서서 방사선 치료를 받고 싶게끔 했을까? 혹 전립선 암 치료를 극복한 누군가를 그는 알고 있을까? 그런 사람에게는 무슨 일이 일어났으며 조는 그것을 통해 무엇을 느꼈을까?

Faulkner와 Maguire는 다음과 같이 제시한다. 그 치료를 시작한 후에 뒤이은 방문을 통해 치료에 대한 육체적인 부작용에 대해 보다 많은 질문을 할 수 있다. 예를 들면, 닥터 큐는 일반적으로 설사, 배뇨장애, 피부의 변화, 직장에서 느껴지는 고통 및 피로감에 대해 죠에게 물을 것이고, 신체 전반을 진찰할 것이다. 더군다나 그녀가 다른 분야에 대한 질문을 한다면 얼마나 많은 부분을 알게 될지를 고려해 보자(Faulkner and Maguire 1994, 36-42쪽).

치료의 영향력; 환자의 질병 상태와 그로 인한 영향력　조에 대한 치료의 영향력 검증을 위한 전형적인 질문은 이렇다(Faulkner and Maguire 1994, 36쪽). "그 치료는 얼마나 당신에게 영향을 주었나? 무엇이 당신의 일상적인 삶에 영향을 주었나? 일을 계속 하기 위한 당신의 능력에, 또한 일상적인 사회생활과 취미생활 등을 영위하기 위한 당신의 능력에 어떠한 영향을 주었는가?" Faulkner와 Maguire는 또한 조와 그의 배우자와의 관계(성관계를 포함하여), 그의 감정, 그리고 그의 집중력들을 검진하는 질문들을 언급한다. 환자들이 어떻게 생각하는지를 체크하는 것이 닥터 큐가 조의 잘못된 생각을 떨쳐 버리게 하고 치료의 목적을 분명히 하는 데 도움을 줄 것이다.

닥터 큐는 조와 그의 아내 보니에게 그가 얼마나 잘 견디는지에 대해 묻는다. 보니는 닥터 큐에게 3주간의 일상 치료 후에 그가 암 진단을 받았다는 현실감은 이제 막 수면 밑으로 가라앉기 시작했다고 말하면서, 그가 수면 위로 떠오르기 시작하는 다루기에는 어려운 감정들을 가지고 있다고 자신의 생각을 전한다. 조는 점점 심해지는 불면증과 식욕감퇴를 호소했으며, 친구들과 포커를 치는 것을 비롯해 그가 즐기던 것을 더 이상 기대할 수 없었다.

최근의 심리적 상태; 최근의 기분 상태 무엇이 잘못됐을까? 조는 최근 새로 암을 진단받은 환자들처럼 여러 가지 심리적인 문제에 봉착하게 되었을 것이다(Faulkner and Maguire 1994, 1-6쪽).

1. 미래에 대한 불안감 완치될 수 있을까? 내가 얼마나 살 수 있을지 알 수 없는 상태에서 어떤 계획을 세워야 할까?
2. 삶에 대한 고찰 내 생애에서 내가 어떤 일을 했는지에 대해서 어떤 생각을 가져야 할까? 나는 인생을 살면서 어떤 것들을 남겼나? 사람들은 나를 기억할까?
3. 통제력의 상실 내 병이 완치될 수 있도록 내가 할 수 있는 일은 없는 것일까? 만약 없다면 어떻게 해야 하나?
4. 열린 마음의 필요성 나의 병에 대해 누구에게 말해야 될까? 그들은 어떤 생각을 가지고 있을까?
5. 정서적 지지의 필요성 나는 사람들의 짐이 되길 원하지 않는다. 나의 가족이나

친구들이 나를 정서적으로 충분히 지지해 줄 수 있을까?

6. **의료적 지원의 필요성** 내가 항암치료 전문의에 대해서 의지해야 할까? 아니면 일차 진료의에게 의지해야 할까? 그들이 나에게 해 줄 수 있는 치료가 더 이상 없으면 어떻게 해야 할까?

위와 같은 문제들이 해결되지 않은 상태에서는 환자들은 만성적인 불안 또는 우울증에 시달리게 된다. 7장에서도 논의하겠지만, 조가 갖고 있는 증상들에 의한 전형적인 우울증은 적절한 치료를 받게 되면 치료된다고 알려져 있다. 조의 이런 증상들로 닥터 큐는 그의 심리적인 스트레스를 알 수 있게 될 것이고, 조가 필요로 하는 도움들을 제공해 줄 수 있을 것이다

✻ **진료포인트** 새로 암을 진단받은 환자들의 심리적인 문제점

- 미래에 대한 불안감
- 삶에 대한 고찰
- 통제력의 상실
- 열린 마음의 필요성
- 정서적 지지의 필요성
- 의료적 지원의 필요성

(출처 : Faulkner and Maguire 1994)

전반적인 기능의 수준; 기타 중요한 생활 사건들 전립선 암으로 방사선 치료를 받는 것은 조가 정상적인 생활을 유지하는 것에 있어서 심각한 방해가 되는 몇몇 신체적 불편을 초래할 수 있다.

조는 처음에는 집에서 어떤 장소로 갈 때, 화장실까지의 거리가 2분 이내에 도착할 수 있는 곳으로만 다녀야 할 만큼 자주 대변을 보기 시작했다. 몇 주 뒤에, 조는 친구들에게 포커 게임 장

소를 영원히 그의 집으로 옮겨야 하는 이유를 설명하기 싫어서 포커 치는 것을 포기하고 그냥 집에만 있기 시작했다고 보니가 말했다. 보니는 조가 완치된다고 하여도, 훨씬 더 많은 것을 포기해야 하는 것은 아닌지 두려워한다. "만약 삶이 이런 식이라면, 사는 것이 무슨 소용이 있겠어요?"

닥터 큐는 조가 어떤 일을 하는지, 어느 정도의 사회적 활동을 유지해야 하는지에 대해서 한 번도 검토해 보지 않았더라면 조와 보니가 치료 후에 나타나는 사회활동의 변화에 대해서 알아차리지 못했을 것이다. 그녀는 이제 그들에게 치료를 제공할 때 이런 부작용들을 경감시키는 방향으로 할 수가 있다. 죠는 이제 곧 그가 정상적인 생활로 돌아간다는 것을 알게 되면 훨씬 덜 우울해질 것이다.

그러나 Faulkner와 Maguire는 사람들의 기분 변화는 그들이 받는 치료와는 관련이 없다고 주장한다. 사람들의 기분이 변하는 진짜 이유는 치료와 관련되지 않은, 예를 들면 실직이나 가까운 친구나 친지의 중병이나 죽음 등에 의한 것이라는 주장이다. 당신이 알게 된 중요한 인격이나 기분 변화의 원인을 추적해 보면 고통의 진짜 원인을 알게 될 것이다.

조에게서도 볼 수 있었듯 나쁜 소식에 대한 셀리나 바셋의 반응은 지연되어서 나타났다. 첫 번째 만남에서는 나타나지 않았지만 후에 집이나 직장에서 그 반응이 나타났다. 그녀의 고통은 진단하기 어려웠는데 그 이유는 그녀의 지연된 반응이 대사적 또는 암의 합병증에서 나타날 수 있는 증상, 징후 등과 유사했기 때문이다.

심리적인 고통의 후기 증상

셀리나 바셋(여성 · 41세)은 법인 변호사로 금요일 날 정기검진을 위해 산부인과를 방문하였다. 그녀의 주치의는 우측 유방에 작은(1.5cm) 덩어리를 발견하였다. 세침흡인검사를 하려했으나 잘 되지 않아, 주치의는 바로 수술을 권해 주었다. 바셋 부인은 수술을 하기 전에 종양내과 선생님과 협진을 요구하여서 그녀를 그날 바로 만날 수 있었다.

그녀를 진찰한 다음, 나는 그 작은 덩어리가 암일 가능성이 있어 떼어 내 보아야 한다는 그녀의 산부인과 주치의의 말에 동의하며, 반복하여 설명해 주었다. 그녀는 수술을 하겠다고 했고, 미루지 못할 중요한 일이 있어 목요일에 유방 종양 절제술을 하기로 했다고 나중에 나에게 연락이 왔다.

그런데, 화요일에 그녀의 남편에게 그녀의 행동이 이상해진다는 전화를 받았다. "아내가 같은 질문을 계속하고 산만해 보이고 괴로워 보여요. 왜 그러는 것인지 선생님의 의견을 듣고 싶습니다."

처음엔 그녀가 고칼슘혈증이 있거나, 종양이 뇌로 전이가 된 것인지 고려해 보았지만, 아닌 것 같았다. 그녀의 종양은 아주 작았으며, 발견된 지 4일밖에 지나지 않은데다 그 전 진찰에서나, 임상검사상 이상 소견이 전혀 없었기 때문이다. 또한, 그녀의 남편은 이런 것들을 진단할 다른 증상들을 말해 주지 않았다.

바셋 부인은 급성적인 불안 증상과 격정성 우울증에 시달리고 있는 듯 했다. 그녀의 유방에 있는 덩어리가 만약 암이라면, 독립적이고 건강하고 성공한 직장인인 그녀를 순식간에 언제 죽을지도 모르는 '환자' 로 전락시킬 것이다. 그녀가 이런 두려움을 나와 그녀의 산부인과 주치의와 남편과 상의하지 않는 동안, 심리적 고통은 더욱 커졌을 것이고, 그녀의 남편이 설명했던 행동들이 나타나게 된 것이다.

바셋 부인과 같은 환자들은 Xanax®(alprazolam)와 같은 항불안제의 단기 복용으로 호전될 수 있으나, 과거의 나쁜 소식들을 잘 받아들이지 못하거나, 보조적인 심리적 도움이 없을 경우, 심리치료사나 정신과 전문의와 협진하는 것이 도움된다.

심리치료사들은 환자들과 그들의 가족이 질병과 이에 대한 치료를 받아들이는데 여러 중요한 역할을 한다. 그들의 역할은 지속적인 치료를 지지하는 것, 식견 있는 조언자가 되어 주는 것, 유용한 기술들을 가르쳐 주는 것 등이 포함된다.

심리치료사들은 환자가 진단을 받았을 당시뿐만 아니라 치료를 받는 기간 내내 지지해 주어야 한다. 많은 환자들은 치료사들에게 불편함을 상담하면서 편안해진다고 한다. 환자들이 실망과 두려움을 함께 나눌 수 있는 치료사라면, 기꺼이 상담을 원한다. 심리치료사는 질병과 이에 대한 치료의 스트레스를 극복하는 많은 환자들에게 지속적인 치료를 제공한다.

또한 심리치료사들은 환자가 암과 암의 치료, 일어날 수 있는 정서적이고 심리적인 반응에 대해 이해하는 것을 도와 준다. 그리고 그들은 환자 본인이나 가족, 친구들보다 환자의 통증이나 증상들을 더 빨리 인식하여 주치의가 효과적으로 환자를 치료할 수 있도록 도와 준다. 또 환자들에게 그들의 증상을 드러내는 것이 중요하고 그것이 그들을 보다 편안하게 해 준다는 것에 대한 확신을 준다.

마지막으로 심리치료사들은 암을 극복하는 법에 대해 환자들에게 가르쳐 준다. 많은 심리치료사들은 이완요법, 상상요법 또는 최면요법 등의 인지 요법을 통하여 환자들의 우울, 불안, 통증 등을 조절한다. 그들은 또한 환자들에게 그 자신을 통제할 수 있는 방법과 주치의와 가족들과의 관계를 좀더 편안한 방향으로 이끌어 주는 방법을 알려 준다.

바셋 부인은 Alprazolam을 복용하면서 효과를 보았고 정신과 의사의 제안을 기꺼이 받아들였다. 국소 유방암 진단을 받고 수술 후 지속적으로 보조적 방사선 치료를 받는 중에도 심리치료사와의 만남을 지속했다. 그녀가 말하길 심리치료사들은 그녀가 보조적인 항암 요법들에 대해 고민할 때 그에 대한 정보 제공과 심리적 지지를 통하여 그녀가 결정을 내리는 데 큰 도움을 주었다고 한다. 또한 바셋 부인은 그녀의 주치의나 가족, 친구들에게 귀찮게 폐를 끼치는 것보다는 오히려 심리치료사와 공통의 관심사에 대한 대화를 나누는 것이 훨씬 자유롭다고 했다. 또한 주치의와의 대화는 한정되어 있어서 항암 치료후의 자신의 성생활에 대한 대화까지는 하지 못한다고 말했다.

돌봄의 사전계획에 관해 논의를 제기하는 법

죽음이라는 'D' 단어를 사용하라

바셋 부인은 보조 치료를 받기로 결정하였다. 암이 재발되는 경우 자신이 알기를 원하며 재발을 방지할 수 있는 모든 노력을 할 것임을 후에 나에게 말하였다. 만약 그 치료들을 받지 않고 나중에 암이 재발된다면 가족들이 "왜 엄마는 그 치료를 참고 견뎌 내지 못했을까? 왜 엄마는 가족이 노력하도록 충분히 배려하지 않았을까?"라고 생각할 것이라고 생각하였다.

그녀는 그녀의 결정을 그녀의 가족이나 심리치료사가 아닌 간호사 모니카와 상의하였다. 모니카가 후에 그들의 대화에 대해서 나에게 자세히 얘기하였다. 모니카의 아버지는 폐암으로 항암 치료를 받았고 치료 도중 감염에 대한 저항력이 약해졌을 때 심한 폐렴에 걸려 며칠 동안 인공호흡기에 의지한 경험이 있었다. 비록 이것이 모니카의 일은 아니었지만 바셋 부인이 항암제치료를 받기로 결정하였다고 그녀에게 말했을 때 모니카는 바셋 부인에게 돌봄의 사전계획advanced care planning에 대한 이야기를 꺼냈다. 모니카는 사전의사결정서advance directives가 무엇이며 만약 그녀가 의사표현을 할 수 없게 되는 경우 변호사가 그녀를 어떻게 대변할 수 있는지 설명하였다.

모니카는 바셋 부인에게 소생술을 받기를 원하는지에 대해 물어보았다. "나는 그녀가 힘든 시기를 겪을 것을 알고 소생술과 생명 유지에 대한 그녀의 생각이 무엇인지 확실히 알아야 한다고 생각하였습니다. 바셋 부인이 의료팀의 관리 하에 있기를 원하는 듯이 보여서, 그녀가 항암 치료를 할 때 일어날 수 있는 생명을 위협할 만한 부작용이 생기는 경우 원하는 사항을 문서화하기 원할 것으로 생각하였습니다. 그러나 그녀가 나에게 확실한 대답을 했는지는 알 수 없었습니다."

모니카에게 그녀가 바셋 부인에게 정확히 무엇을 물어보았는지 질문하였다. 모니카는 말했다. "그녀에게 모든 것이 행해지길 원하는지 물었고 그녀는 그렇다고 하였습니다. 그 다음에 소생술과 다양한 생명유지 수단들에 대해 자세하게 설명하였고 바셋 부인은 '그것들을 원치 않아요. 어머니가 발작을 일으켰고 어머니가 죽는 것을 지켜보는 동안 우리 가족은 심한 충격을 받았습니다. 나는 나의 가족이 그러한 일로 고통받기를 원치 않습니다' 라고 대답하였습니다. 나는 당황해서 다시 물었습니다. '당신은 모든 것이 행해지기를 원하나요?' 그녀는 다시 그렇다고 하였습니다. 바셋 부인은 평상시 명료한 사람인데 어떻게 완전히 상반된 것을 원할 수 있을까요?"

바셋 부인은 그런 것이 아니었다. 단지 모니카의 질문을 같은 식으로 해석하지 않았을 뿐이다. 모든 행위가 이루어지길 원하는지 물었을 때 바셋 부인은 암 치료에 가능한 모든 수단들이 행해지기를 원하는지 질문받았다고 생각하였다. 바셋 부인이 이해하지 못한 것은 그녀가 죽음에 이르렀을 때 무엇을 원하는지였다. 그래서 나는 모니카에게 물었다. "당신은 죽음이라는 'D' 단어를 썼습니까? '만약 죽음에 이르렀을 때 심폐소생술을 사용하길 원하십니까? 일단 시작하면 생명을 유지시키기 위해 며칠 혹은 심지어 몇 주 동안 생명유지장치를 사용해야 한다는 것을 이해하십니까? 라고 말했습니까?"

모니카는 내가 사용한 단어에 대해 놀란 듯이 보였지만 죽음이라는 말을 하지 않았음을 인정하였다. 나는 여러 가지로 해석할 수 있는 "모든 것이 행해지길 원합니까?" 라는 질문을 하기보다는 오히려 죽음이라는 단어를 사용해야 한다고 제안하였다. 그 후 바셋 부인은 죽음에 이르렀을 때에 대하여 생각을 집중해서 비록 심폐소생술을 원하지는 않았지만 합병증을 치유하는 기간 동안은 생명유지장치를 사용할 수도 있다고 받아들였고 모니카의 아버지처럼 폐렴이 생기는 경우 일주일이나 이 주일정도 호흡기를 사용할 수도 있다고 하였다.

바셋 부인을 보았을 때 그녀의 의지를 알 수 있었다. 그녀는 암 치료나 죽음에 이르지 않도록 막기 위해 필요한 모든 일이 행해지길 원하였으며 심지어 원상 회복을 위한 기관삽관까지 기꺼이 허용하였다. 그러나 그녀가 심폐정지 후에 시행하는 심폐 소생술이나 생명을 연장시키기 위한 별도의 처치는 원하지 않았다. 그녀의 어머니와 겪은 일을 알기에 나는 그 결정에 놀라지 않았다. 그러나 오히려 그녀의 다음 이야기에 놀라고 또 그때는 이해할 수 없었다. "나는 천국에 못 갈지도 모릅니다. 하지만 적어도 내 가족이 지옥을 경험하게 하지는 않겠습니다."

영적 근심을 가진 환자

수년 후, 윤리 세미나를 진행하였던 예수회 수사는 바셋 부인과 같은 많은 가톨릭 신자들이 인위방법(수단)에 의해 자신의 삶이 유지되는 것을 거부하는 경우 도덕적 딜레마를 겪게 된다고 설명하였다. 환자들은 그것이 자살과 같은 것이며 이 용서 받지 못할 죄로 인해 벌을 받을 것이라 생각하며 감춰진 도덕적 딜레마가 많은 환자에게는 불필요한 불안을 일으킨다고 하였다.

사실 가톨릭 교회는 이 문제에 대해 충분히 이해하고 있다. 1957년 가톨릭 교회는 극단적인 수단으로 삶을 연장시키기를 원치 않는 사람들에 대한 이해를 표명하였고 1994년 교리문답에서 다시 이를 확인하였다. 소생술을 거부하거나 인공장치에 의한 삶의 유지를 거부하는 것이 교회에 의해 받아들여질 수 있다; 그것은 죄가 아니며 자살로 여겨지지 않는다. 교리문답에는 "부담스럽고 위험하고 특이하고 기대하는 결과에 어울리지 않는 의학처치의 중단은 정당할 수 있다. 그것은 과도한 치료에 대한 거절이다. 이것은 죽으려고 하는 것이 아니다. 단지 죽음을 막을 능력이 없음을 받아들이는 것이다" 라고 기술되어 있다(*Catechism of the Catholic Church* 1994, Subheading I, Respect for Human Life, 2278, 2279).

내가 바셋 부인과 의논할 때 이것을 알고 있었다면 그녀가 내게 하지 못한 질문에 대답해 주고 그녀가 느끼는 죄의식을 없애 주고 고통을 줄여 줄 수 있었을 것이다. 사실 이슬람의 가르침이나 많은 정통 유대인 랍비도 같은 원칙을 가지고 있다. 불치병환자가 누그러지지 않는 통증을 참아야 되고 기계적 장치에 의해 삶이 지속되어야 할 필요는 없다. 그러나 일부 정통 유대인 랍비와 근본주의 이슬람 지도자는 이것을 인정하지 않는다. 그들은 모든 삶은 신으로부터의 선물이기 때문에 심지어 한 호흡을 줄이는 것도 받아들일 수 없다고 말한다. 불교의 경우에는 죽음 그 자체의 질보다는 죽어가는 것의 질을 더 중요한 문제로 여긴다. 죽음과 그 후의 환생을 위한 영혼을 준비하기 위해 정신은 맑은 상태로 유지되어야만 한다. 그러므로 수단과 방법을 가리지 않고 삶을 유지해야만 한다고 생각하지 않는다.

왜 많은 의사들이 돌봄의 사전계획에 대해 논의하기를 어려워하는가?

모니카가 바셋 부인의 사전의사결정서에 대해 의논해 왔을 때 반가웠다. 집중 항암 치료를 시작하는 환자나 말기 암환자와의 이런 논의가 결코 일상적인 것은 아니다. 비록 지금은 그런 일이 더 수월해지기는 했지만 처음에는 단지 기관삽관한 상태로 비난하듯이 나를 올려다보면서 필기용지 위에 "나는 이렇게 사는 것은 결코 원치 않소. 당신은 항암 치료의 다른 부작용들은 얘기해 주었지만 이것은 말해주지 않았소. 왜 내가 무엇을 원하는지 물어보지도 않은 거요?"라고 쓰는 상황을 피하기 위해 나는 환자들과 향후 관리계획에 대한 논의를 했었다.

왜 의사들은 돌봄의 사전계획에 대한 논의를 기피하는가?

- 의사들이 죽을 운명에 대한 자신의 감정에 직면하게 된다.
- 의사들은 환자에게 고통을 주게 되는 것을 싫어한다.
- 의사들은 죄의식을 느끼거나 비난받을 것을 두려워한다.
- 의사들은 죽음을 실패로 받아들여 무력함을 느낀다.
- 의사들은 환자의 소망에 대해 알고 있어서 그들에게 질문할 필요가 없다고 생각한다.

다행히도 나에게는 그런 일이 다시 일어나지 않았으나 의문은 남아 있다. 그 문제를 끄집어 내는 것이 왜 그렇게 어려운가? 이 어려운 대화를 하는 동안 어떤 감정들이 일깨워지나? 우리 자신에게는 어떤 효과를 나타내는가? 문헌에 따르면 돌봄의 사전계획에 대한 이러한 주저함은 많은 제한 요인을 가지는데 다음 부분에서 논의할 것이다.

의사들이 죽을 운명에 대한 자신의 감정에 직면하게 된다

돌봄의 사전계획에 대한 논의를 어떻게 할 것인지 의사들이 자신에게 질문을 하지만 많은 의사들이 죽을 수 밖에 없는 자신의 운명을 인정할 준비가 되어 있지 않다. 내 자신도 10년 전에야 비로소 사전의사결정서나 건강관리를 위한 대리위임 문서를 완성하였다. 필라델피아에서 뉴욕까지의 잦은 여행과 뉴저지의 위험한 고속도로를 경험하는 상황에서 내가 의식을 잃었을 때를 대비해 나의 의지를 적은 분명한 문서를 요구하는 뉴욕주 법률에 따라 문서를 완성하였다. 내 자신의 문서를 완성한 이후 환자들과 진행 계획을 의논하는 것이 전보다 더 쉬워진 것을 느꼈다.

의사들은 환자에게 고통을 주게 되는 것을 싫어한다

사망에 대한 논의는 환자와 그들의 가족을 힘들게 하거나 겁에 질리게 한다. 환자와 나의 스트레스는 대단한 것이어서 매번 나 자신을 지지하여야 한다.

의사들은 죄의식을 느끼거나 비난받을 것을 두려워한다

환자가 죽을 가능성이 높아지면서 의사들은 두 개의 상반된 위치에 놓이게 된다. 하나는 환자를 잘될 것이라고 안심시키고 다른 한쪽은 결국 그들이 죽게 될 것을 상기시킨다. 이러한 얘기를 듣기를 원치 않는 환자는 죽음에 대한 그들의 취약성으로 인해 우리를 비난할 수도 있고 자신의 병에 대한 분노를 나쁜 소식을 전하게 되는 의사에게 전가시킬 수 있다. 이러한 비난에 대한 두려움은 환자와 사전의사

결정서를 상의하는 의사에게 주요한 방해물 중의 하나라고 닥터 버크만은 말한다.

심지어 환자가 의사를 비난하지 않아도 환자의 죽음이 의사의 잘못이라는 죄의식을 의사들은 느끼게 된다. 많은 의사들이 내가 의대에 들어갔을 때 경험했던 것과 같은 것을 겪었다고 믿는다. 세 명 중 한 명은 학교에서 열심히 공부하지 않고 잘 몰라서 누군가에게 해를 끼치게 될 것이라고 들었다. 우리의 실수와 태만으로 심지어 누군가를 죽게 만들지도 모른다. 그러므로 우리가 죽음에 대한 논의를 꺼리는 것은 놀라운 일이 아니다.

Dr. Jerome Groopman은 AIDS나 암으로 죽어 가는 많은 환자를 돌보았는데 그의 저서 《생애의 측정 *The Measure of Our Days*》에서 내가 두려워하고 많은 의사들도 똑같이 느끼는 감상을 이렇게 적었다. "나는 비록 Matt가 죽게 된다는 것을 알았지만 그에게 할 수 있는 모든 것을 하였다. '나는 여전히 깊은 슬픔과 죄의식을 느꼈다.' 그의 담당의사인 우리는 어린 그의 목숨을 구하지 못하고 Matt를 잃고 말았다" (Groopman 1997). 헤이스팅스 의료윤리 센터의 소장인 Daniel Callahan은 이러한 의사들의 죄의식은 의사인 우리들이 의료기술의 진보가 무한히 죽음을 미뤄 줄 것이라는 착각을 하고 있기 때문이라고 설명한다(Callahan 1993).

의사들은 죽음을 실패로 받아들여 무력함을 느낀다

사전의사결정서에 대한 논의는 의사들을 무기력하게 한다. 우리는 어떤 시점에서 환자의 생명을 연장시키기 위해 더 이상 할 수 있는 일이 없다는 사실을 받아들인다. 인턴으로 일하는 첫 주 동안 이것과 똑같은 것을 느꼈을 의사를 만났다. 회진하는 동안 그 레지던트는 우리에게 환자 한 명이 죽을 것 같다고 얘기하였다. 만약 그런 일이 생긴다면 인턴이 가족에게 전화해서 그 사실을 알려야 하였다. 그 레지던트가 가고 난 후 그날 밤 당직인 동료가 자신에게 "내 근무 중에는 아무도 죽지 않을 거야!" 라고 중얼거리는 소리를 들었다. 그리고 아무도 죽지 않았다. 그는 다음날 아침까지 환자를 생존시켰고 더 이상 책임지지 않아도 되었다.

우리를 공부하게 하려는 생각으로 선생님들은 우리에게 죽음은 적이며 누군가 죽게 되면 전쟁에서 지는 것이라고 하였다. 그것은 '어떤 환자가 패장을 선택하겠는가?' 라는 의미이다.

그러나 내 경험상 대부분의 환자는 장군 같은 의사를 원하지 않는다. 그들은 지식이 많고 경험 있고 신뢰할 수 있는 그러나 항상 의문과 두려움을 가지고 문제를 해결하려고 하는 의사를 원한다. 그들은 자신의 한계와 의학의 한계를 아는 의사를 원한다.

사실 많은 환자들은 그들이 받아들일 수 없는 방법으로 생명이 유지될 수 있다는 것에 불안해 한다. 이것은 안락사를 합법화하도록 하는 움직임을 추진하는 하나의 힘으로 작용한다. 그리고 우리가 그들에게 소생술이나 인위적 수단에 의한 생명연장에 대해 질문하였다는 이유만으로 환자가 우리나 의학에 대한 신뢰를 잃을 것이라는 것은 터무니없다.

의사들은 환자의 소망에 대해 알고 있어서 그들에게 질문할 필요가 없다고 생각한다

최근에 일부 의사들은 이러한 논의가 불필요하다고 여겼다. 환자에게 직접적인 질문을 하거나 사전의사결정서를 만들지 않아도 환자가 충분히 자신의 의지대로 할 수 있다고 생각하였다. 그러나 연구 결과 이 가정은 틀렸음이 나타났다. 이 연구들에서 의사와 환자가족 모두 환자가 느끼는 삶의 질에 대해 정확히 알지 못하였다. 그들은 환자가 실제로 표시한 것보다 훨씬 낮은 삶의 질을 선택할 것이라 생각하였다. 마찬가지로 의사와 환자가족은 생명을 연장시킬 수 있는 치료에 대한 환자의 의지도 제대로 알지 못하였다. 따로 개별적인 질문을 하였을 때 의사들은 환자를 위해 환자 본인이 원하는 것이 아닌 그들 스스로가 원하는 것을 선택하였다.

언제 논의를 시작하고, 무슨 말을 해야 하나?

분명 각 논의는 환자와 그 가족의 요구에 맞게 질문되어야 한다. 그러나 환자와 가족의 신뢰를 유지하면서 필요한 정보를 얻을 수 있게 해 주는 몇 가지 원칙이 있다. 이것을 다음 부분에서 살펴보겠다.

심폐소생술에 대한 논의

'일보 직전'(Near Miss)의 논의

DNR 논의의 시기 조절은 물론 많은 인자에 의해 좌우된다. 예로 어느날 아침 사무실에서 두 명의 새로운 환자를 만났다. 전이성 비소세포 폐암환자인 해리(남성 · 65세)와 유방암 보조 치료를 위해 온 마벨(여성 · 65세)이다. 나는 마벨보다 해리와 얘기할 때 더 많이 힘이 들었다. 왜냐하면 우리가 그녀의 생각을 알아보기 전에 그녀에게 일어날 일에 대해 별로 걱정하지 않았기 때문이다.

그러나 공교롭게도 내가 해리와의 첫 번째 상담을 소홀히 하고 두 번째 방문을 하기 전 그는 폐렴으로 중환자실에 입원하였다. 비록 기관삽관은 하지 않았지만 그는 양압 환기의 도움을 받아야만 하였다. 그가 병원에서 회복하는 동안 나는 해리와 그의 아내를 만나서 돌봄의 사전계획에 대해 상의하기로 결정하였다. 내가 제안했고 그들은 동의하였는데 놓치기 일보직전의 시점이었다. 나는 방사선 치료가 이 병의 재발을 막아 주기를 바라면서 호흡 상태가 호전되지 않으면 일어날 수 있을 일에 대해 얘기하였다. 이 일보직전의 토의로 그들은 해리가 또 다른 호흡곤란이 올 수 있고 중환자실 안에서의 삶에 수반되는 것에 대해 분명히 이해할 수 있게 되었다. 해리 부부는 그 일을 겪은 후 나와 그들의 선택에 대해 상의할 수 있게 된 것을 기쁘게 생각하였다. 해리는 다음과 같이 말하였다. "그것은 급류를 헤쳐가는 느낌이었고 다행스럽게 나는 그것을 해냈습니다. 만약 급류에 다시 휩쓸리게 된다면 더 나은 계획이 필요할 것 같습니다."

그러나 무엇을 제공할 것이고 또 소생술에 대한 어떤 경험도 없는 사람에게 그 결과가 어떠할지를, 중환자실에서는 어떤 느낌일지를, 어떻게 설명하겠는가? 우리가 설령 환자와 그 가족이 알아들을 수 있는 용어로 설명한다고 해도 우리가 행할 모든 절차를 환자에게 나열해 보이는 것은 좋은 방법은 아닌 것 같다. 미국에서의 죽음이라는 연구에 참여하고 있는 스티븐 판틸랏 박사는 그러한 접근법의 문제점을 설명하는 매우 유용한 비유를 알려 줬다.

그는 내가 처음으로 컴퓨터를 사려고 하고 두 명의 다른 영업사원을 만나는 것을 가정해 보라고 하였다. 그리고 나에게 어느 영업사원이 내 요구에 가장 잘 맞는 컴퓨터를 사도록 나를 도와줄 수 있을지 결정해 보라고 하였다.

> 영업사원 1 "원하는 기억 장치와 RAM용량은 어느 정도입니까? 얼마나 많은 포트를 원하요? 모뎀이나 무선 장치를 사용합니까? 통신망에 접속하실 생각이십니까?"
> 영업사원 2 "왜 컴퓨터를 사용하려고 하십니까? 인터넷을 사용할 생각이십니까? 발표를 위해 프레젠테이션을 작성하거나 발표 중 비디오나 다른 매체를 사용하나요? 다른 작업을 하는 동안 이메일을 확인하기를 원합니까?"

우리가 모두 영업사원 2를 닮았기를 바란다. 또한 우리는 환자는 알지 못하는 특별한 지식과 경험을 가지고 있다. 그러나 향후 관리 계획은 단순히 죽음의 순간에 환자가 심폐 소생술을 원하는지를 결정하는 것보다는 많은 것을 포함한다. 거기에는 삶 속에서 그에게 중요한 것이 무엇인지, 무엇이 그의 삶을 살아갈 가치가 있게 만드는지, 그가 받아들일 수 없는 것은 무엇인지가 포함된다. 그들은 알지 못하지만 우리는 그들이 인공호흡장치를 사용하거나, 혼수상태이거나, 사지마비로 살아야 할 수도 있다는 것을 안다. 그리고 비록 병이나 손상으로 제한될지라도 그들의 삶이 가치 있다는 것을 확신하는 선택을 하도록 도와야 한다.

항암 치료를 시작하게 될 환자와 돌봄의 사전계획을 세울 때 나는 향후 계획이 환자를 효과적으로 도와줄 것이고 내가 환자의 가치관과 그가 받아들일 수 있는 결과를 아는 것이 필요하다고 설명한다. 단지 심각한 부작용의 가능성이 높아진 것 때문이라고 그를 안심시키고 치료가 어렵게 될 것이라고 말하지는 않는다. 환자나 가족의 대답에 반응하기 위해 멈춘 채 이렇게 말하면서 토의를 시작할 것이다.

> 이제 당신은 치료를 시작하게 될 것입니다. 항암 치료를 할 때 나타날 수 있는 부작용을 알고 있다고 우리가 논의한 것처럼 그 부작용들은 일시적으로 당신에게 참을 수 없는 아픔을 줄 수도 있고 당신을 죽게 할 수도 있습니다. 우리가 그 일을 대신하도록 기계를 사용하지 않는다면 코와 목안의 관을 삽입한 호흡기를 연결해야 할 지도 모릅니다.
>
> 그런 일을 당한 사람을 알고 있나요? 어떤 기분이 들었나요? 그런 일에 잘 대처할 수 있다고 생각하나요? 우리와 얘기하는 것이 불가능해지면 어떤 느낌이 들 것 같나요? 중환자실에서 그런 종류의 기계에 의존해야 한다면 어떤 기분이 될 것 같나요? 당신이 아는 사람 중에 중환자실 환자였던 사람이 있습니까? 그를 방문했을 때 어떤 기분이 들었습니까?
>
> 만약 당신의 삶을 유지하기 위해 그러한 일들이 필요하다면 할 수 있을 것 같습니까? 잠시 동안, 아니면 얼마나 오래요? 우리가 만약 당신의 호흡을 유지하기 위해 호흡기가 필요하다면 당신이 그 기계를 견디기 더 쉽게끔 우리가 할 수 있는 것이 어떤 것이 있을까요?

보통 두 번째 방문 때는 사전의사결정서에 포함된 다른 부분에 대해 토의한다. 만약 환자의 병이 중하거나, 항암 치료가 힘이 드는 경우 이번 방문에서 환자의 의지에 대해 알아야 할 필요성을 느낀다. 그러나 림프종이나 폐암환자 중 일부의 경우 토의를 계속한다. 환자의 대답에 따라 나는 다음의 일부 혹은 모든 얘기를 한다.

> 오늘 가시기 전에 저에게 특히 적극적인 종류의 치료에 대한 느낌을 알려 주시면 좋겠습니다. 그것은 당신이 갑자기 심정지, 호흡정지 혹은 혼수상태에 빠지거나 먹고 마시고 이야기할 수 없게 되었을 때 필요한 것입니다. 스스로 말할 수 없게 되었을 때 원하는 것을 지시해 줄 유언장은 쓰셨습니까? 혹은 원하는 것을 알고 당신을 위해서 이러한 결정을 해 달라고 누군가에게 부탁해 놓으셨습니까?

✳ 진료포인트 돌봄의 사전계획을 위한 토의

- 환자와 토의할 때 먼저 시작하라.
- 묻지 않는 질문을 예상하고 답하라.
- 환자의 삶의 가치관뿐만 아니라 절대로 받아들일 수 없는 것이 무엇인지 알아 본다.
- 토의에 참여하는 환자에게 이것이 치료가 효과 없음을 의미하는 것은 아니라고 안심시키라.
- 죽음을 막기 위해 하는 처치와 일단 심정지나 호흡부전이 일어난 후 생명을 소생시키거나 유지시키려고 하는 처치와는 차이점이 있음을 명확히 하라.
- 환자가 소생술에 관하여 바라는 것이나 소생술 이후의 삶을 어떻게 기대하고 있는지 명확히 질문하라.
- 소생술의 과정과 그 후유증 그리고 호흡기에 의한 삶의 유지에 대한 비현실적인 기대나 오해를 고치라.
- 건강관리를 위한 지속되는 위임장, 유언장과 다른 문서화된 사전의사결정서의 유용성과 한계를 논의하라.
- 첫만남에서 결정하지 못하는 환자를 격려해서 다음 방문 때 다시 그 문제를 상의할 수 있도록 하라.

만약 환자가 예라고 대답하면 유언장을 복사하고 건강관리를 위해 지속적으로 작용하는 위임을 받을 사람의 이름을 적도록 한다. 만약 환자가 이것들 중 어느 한 가지도 가지고 있지 않다면 당신은 정상적인 것이라고 얘기하면서 토의를 진행한다. 또한 환자의 결정에 도움을 줄 경험을 해 봤을 것이라고 환자에게 말해 준다.

> 암의 치료에 대한 얘기를 한 직후에 이런 얘기를 꺼내는 것이 이상하게 여겨질 것이라는 것은 알지만 바로 그것이 우리가 지금 그것에 대해 얘기해야 하는 이유입니다. 나는 항상 치료를 시작하기 전에 이것에 대해 상의합니다. 많은 사람들이 이미 이것에 대해 많은 생각을 하고 있고 그것을 상의할 기회를 갖기를 원합니다. 하지만 그 얘기를 끄집어내기를 두려워합니다. 그들은 종종 기계에 의존해서 한동안 생명이 유지된 사람들을 알고 있고 그 문제에 대해 확실한 생각을 가지고 있습니다. 다른 많은 사람들은 그것에 대해 생각해 보도록 처음으로 요청을 받습니다. 그들은 시간을 두고 생각하기를 원하며 그것을 가족과 상의하는데 당신은 그것에 대해 어떤 생각을 가지고 있습니까?

만약 환자가 아니오라고 답하면 다음과 같이 진행한다.

심폐 소생술에 대해 들어 보신 적이 있으십니까? 아니면 TV에서라도 누군가가 죽음으로부터 다시 깨어나는 것을 보신 적이 있습니까? 응급실에서 의사가 환자를 살리기 위해 전기 충격기를 사용하고 심장박동을 규칙적으로 유지하려고 약을 투여하고 관을 통해 영양분을 보급하고 숨쉬는 것을 돕기 위해 기계를 사용하는 것을 보신 적이 있으십니까? 그것이 우리가 토의를 해야 할 것들입니다

당신이 아는 누군가에게 그런 일이 일어났습니까? 무슨 일이 있었습니까? 무엇을 결정하셨습니까? 이 대화에 배우자도 참여해야 될까요?

당신의 의지에 따라 행할 수 있도록 우리에게 알려줄 문서를 어떻게 써야 하는지, 당신을 위해 선택해 줄 수 있는 사람이나 건강관리에 대한 당신의 위임권을 가진 사람을 어떻게 선택하는지에 대한 더 많은 정보를 원하십니까?

만약 대답이 예인 경우, 환자에게 표준양식을 주고 담당자가 그녀와 함께 검토하게 한다. 다른 일반적인 양식인 〈다섯 가지 소망Five Wishes〉은 우편(P.O. Box 1661, Tallahassee, FL 32302-1661) 또는 웹사이트(www.agingwithdignity.org)를 통해 구할 수 있다.

만약 질문에 대한 대답이 아니오이면 다음과 같이 진행한다.

나는 물론 치료가 잘 되기를 바랍니다. 그리고 이런 심각한 일들이 일어날 것이라고는 생각지 않습니다. 그러나 만약 그런 일들이 생기는 경우라면 어떤 치료가 당신에게 합당하리라 생각하십니까?

이런 접근법은 환자들이 자신의 고민을 나와 토의할 수 있다는 것을 알게 해 준다. 나는 그들에게 동일시하거나 혹은 하지 못한 여러 상황의 예를 알려 주고 그들은 나에게 제대로 알려 주는 것이 중요하다는 것을 안다.

위의 계획에서 당신은 내가 토의를 시작하는 출발점으로 항암 치료의 부작용을 사용한다는 것을 알 수 있을 것이다. 비슷한 불량한 예후를 가진 말기 폐질환, 심부

전, 간경화, AIDS, 전이성 암을 가진 환자를 돌보고 향후 관리계획을 세우는 것이 중요한 당신은 얘기를 이러한 질병의 심각성으로부터 시작해도 된다.

> 엘리엇 부인, 우리는 당신의 폐 질환이 얼마나 많이 진행되었는지 여러 번 얘기했습니다. 오늘 당신의 기분이 좋길 바랍니다. 이 치료를 효과가 나타날 때까지 계속할 생각입니다. 그러나 당신의 현재 상태가 위중하기에 우리가 상의해야 할 중요한 것이 있습니다.

예후에 대한 논의

여러 연구에서 전이성 암환자의 의지를 확실히 하는 것이 특히 중요하다고 말한다. 그러나 환자와 가족들은 병의 예후에 대한 현실적인 이해를 하기 전에는 소생술이나 인위적 생명유지에 대한 의미 있는 토의에 참여하려 하지 않는다. 그러나 예후는 불확실성에 싸여 있다. 그리고 그런 중요한 문제에 대해 정확한 예측이 불가능할 때 자연스런 경향은 함께 토의하기를 회피하는 것이다(Levy 1999). 더욱이 의학에서는 일반적으로 우리가 정확한 것보다는 낙관적인 견해를 가지게 한다(Christakis 1999).

우리는 자신의 예후를 알고 싶어 하는 환자는 그것에 대해 질문할 것이라고 생각한다. 사실 환자들은 포기하는 환자보다는 좋은 환자나 잘 견디는 환자가 되기를 원하기 때문에 그런 것들은 우리에게 묻지 않고 참는 것으로 알려져 있다. 그들은 자신의 해결되지 않는 통증에 대해 우리에게 말하지 않고 그들 중 15%만이 향후 지침을 완전히 하였다고 자발적으로 말한다(Lamont and Siegler 2000).

예후에 대한 논의는 보통의 사무실 방문으로 쉽게 해결되지 않고 가정의, 노인전문의와 정신과 의사 같은 의료훈련의 기술이 필요하다. 나는 완화의학을 시행하기 시작한 때가 되서야 비로소 나는 가족과 면담하는 것, 정신적 긴장상태에 있는 사람과 면담하는 것 그리고 사람들이 슬픔이나 분노를 잘 견뎌 내도록 돕는 것을 배웠다(Tulsky 1995; von Gunten et al. 2000). 잘 준비되지 않은 우리 중 몇 명은 전문지식 부족으로 환자나 환자 가족에게 해를 입힐지도 모른다는 생각으로 예후에 대한 언급을 회피하게 된다.

그렇지만, 비교적 건강상태가 양호한 상태이지만 생각하기에 살날이 얼마 남지 않은 환자와의 예후에 대한 상담은 중요하다. 소생술에 대한 환자의 선택이 치료의 결과 특히 기능이나 인식력의 나쁜 결과와 예후에 대한 그들의 이해 모두에 의해 영향을 받는 것으로 나타나는 연구들도 있다(Fried et al. 2002).

통계상으로 암으로 입원한 환자의 소생술은 결과가 좋지 않다. 가장 좋은 결과는 MD Anderson 암 센터에서의 결과이다. 심정지를 나타낸 244명 환자의 통계에서 심정지가 예상된 171명 환자 중에서는 아무도 퇴원하지 못했고 심정지가 있으리라 예상하지 못한 73명 환자 중 16명만이 퇴원하였다. 그래서 암환자 244명 중 단지 16명(6%)만이 퇴원할 수 있었다. 그 환자들이 집으로 돌아갈 수 있었는지에 대한 언급은 없었다(Ewer et al. 2000). 다른 연구들도 비록 이 환자들 중 60%의 사람이 병원에서 성공적으로 소생술을 받을 수 있었지만 심정지를 일으킨 전이성 암환자 중 거의 대부분은 집에 돌아가지 못한다고 말한다. 그 환자가 암에 대한 직접 치료를 받거나 또는 고식적 치료만을 받던지 하는 것은 문제가 되지 않는다. 심정지를 일으킨 전이성 암환자들은 잘 지내지 못한다(사실 병원에서 소생술을 받은 암환자 중 13%만이 집으로 돌아 갈 수 있다)(Faber-Langendoen 1991; Rubenfeld and Crawford 1996; Schapira et al. 1993). 이러한 정보를 환자와 나누는 것이 소생술에 대한 결정을 하는 데 도움이 된다. 특히 소생술에 대한 그들의 생각이 텔레비전에서 본 것에 기초해 있다면 더욱 그러하다.

이것을 다른 방향에서 생각해 보면 환자들은 그들의 병이 너무 위중해서 1년 생존율이 희박하다고 생각하지 않는다면 소생술을 받도록 선택한다는 것이다. 6개월 생존율이 10% 이상이라고 믿는 환자는 소생술을 원한다. 10% 이하라고 생각하는 환자는 압도적으로 소생술 대신 편안하게 쉬는 것을 선택한다(Weeks et al.

1998). 환자가 합리적인 향후 관리계획을 세울 수 있도록 소생술의 가능한 결과를 명확히 알려 주고 예후에 대해 정확히 말해야 한다.

환자나 가족이 예후에 대해 비현실적인 생각을 가진 경우 사전의사결정서를 논의할 때 예후에 대한 정보를 꼭 덧붙인다. 과거에 합병증이 없는 심부정맥으로 소생술을 받고 후유증 없이 집으로 돌아간 경험이 있거나 가까운 친지나 친구가 소생술을 받은 환자들은 특히 소생술에 많이 동의한다. 성공적인 소생술과 심정지 이후 퇴원할 기회가 감소하는 전이성 암환자에게 이것을 이해 시키는 것은 어렵다. 그들이 하는 얘기를 모두 듣기보다 다음과 같이 말해야 할지도 모른다.

> 우리가 전에 얘기한 것처럼 당신의 암은 퍼져 있습니다. 당신의 삶이 가능한 오래 활기 있고 충만하도록 우리가 할 수 있는 모든 것을 다해 당신을 도울 것입니다. 우리가 함께 도와서 당신에게 도움이 되는 치료를 받도록 할 것입니다.
>
> 당신은 멈출 것 같은 당신의 심장을 잘 뛰게 하거나 호흡기에 의지해야 하는 것 같은 극단적인 치료에 대한 느낌을 즉시 나에게 알려 줘야 합니다. 당신과 가족이 이 일에 대해 이미 조금은 알고 있으리라고 생각합니다. 서로 상의했거나 혹은 서로에게 상처를 주고 싶지 않아서 그 얘기를 꺼내는 것을 두려워하고 있는지 모릅니다.
>
> 당신이 결정을 내리려 할 때 소생술의 결과에 대해 알아야 합니다. '만약 내가 병원에서 죽음에 이르게 되면 소생술을 받을 것이고 그 후 집에 갈 것이다' 라고 생각하고 있을 것입니다. 하지만 우리가 당신의 심장을 다시 뛰게 할 기회는 많지만 불행히도 당신이 집에 돌아갈 수 있도록 충분히 회복시켜 줄 가능성은 희박합니다. 믿기 힘들다는 것은 알지만 그것은 사실이며 당신도 이것을 알기를 원한다고 생각합니다.

단지 소생술의 일부로서가 아닌 죽음을 막아 줄 수 있는 기관삽관에 대한 환자의 의지도 확실히 해야 한다. 바셋 부인의 경우에서와 같이 소생술을 원치 않는 많은 사람들이 가역적인 과정에서 회복하기 위해 일시적으로 호흡기계의 보조를 받는 것은 허락한다. 그러므로 이것도 논의에 포함해야 한다.

나는 당신이 호흡기기의 도움을 받으며 살아야 한다면 어떤 기분일지 알아야 합니다. 그 치료는 감염에 대한 저항력을 감소시켜서 심한 폐렴에 걸리게 될 수도 있습니다. 회복하는 동안 기관삽관이나 호흡기계의 도움을 받아야 할 수도 있습니다. 당신은 먹지도 말하지도 못할 것입니다. 그러나 다른 방법으로 우리와 의사소통은 할 수 있습니다. 그래도 괜찮겠습니까?

많은 환자들이 이런 기계에 의한 생명연장을 걱정한다. 그래서 다음과 같이 덧붙인다. "나는 이 호흡기계를 당신의 고통을 연장시키는 데는 결코 사용하지 않을 것입니다. 만약 병이 너무 심각해서 호흡기계로 더 이상 당신을 도울 수 없다고 여겨지면 우리는 당신이 자연스럽고 평화롭게 죽을 수 있도록 할 것입니다."

만약 환자가 중환자실에 가기 전에 이러한 논의를 할 수 없었다면 중환자실에서라도 이 문제를 논의하는 것이 필요하다. 생명을 유지시키는 치료에 대한 환자의 선택은 그들의 내과적 또는 심리적 조건이 많이 좋아질지라도 일정하게 유지된다.

이 문제를 상의한 환자의 반 이상이 내가 처음 질문했을 때 이미 대답할 준비가 되어 있고 나머지는 그들이 마음을 정했을 때 나와 더 상의할 수 있다는 것을 알고 있다. 많은 환자들은 내가 토론을 더 진행시키기 전에 나를 멈추고 그들의 마지막 시간이 온다면 평화롭게 있을 수 있도록 해 달라고 말한다. 사실 환자들은 이러한 주제에 대해 내가 생각한 것보다 덜 과묵하다. 내가 새로이 위탁받은 환자와 병원에서 이러한 얘기를 하고 있을 때 옆 침대의 환자들이 종종 소생술에 대한 그들의 의지를 자발적으로 말한다. 어떤 사람은 심지어 이렇게 말하기도 한다. "우리 주치의에게 대신 말해 주시겠어요? 내가 이 얘기를 꺼내려 할 때마다 그녀는 회피하는 것 같아요."

내가 이 일을 하면 할수록 훨씬 수월해진다. 요즘에 나는 사람들에게 그들의 성생활에 대해 질문하는 것보다 죽음에 임박했을 때 소생술을 원하는지 묻는 것이 더 편하다고 느낀다!

환자가족과 돌봄의 사전계획에 대해 토의하는 법
—해야 할 것과 하지 말아야 할 것

소생술이나 인공적인 생명유지에 대한 그들의 소망을 표시한 사전의사결정서가 없이 환자의 생명유지치료를 할 때는 더 어려운 상황이 생기게 된다. 그들 가족과 이 문제를 상의해야만 한다. 존과 조든 씨 가족과의 경험은 이러한 상황에서 일어날 수 있는 많은 문제와 그것들을 다루는 방법을 보여 준다.

예비 모임의 역할

예비 모임이 중환자실에 입원하기 전 몇 달 동안 내가 돌보던 환자인 존의 치료에 대한 난처함을 해결하는 열쇠가 되었다. 이 예비 모임으로 진료팀이 의견의 일치를 보았고 그들의 고민을 존의 아내 알래나와 어떻게 얘기할 것인지를 결정하였다.

존(남성 · 56세)은 고질성의 진행성 췌장암환자였다. 그가 폐색전증이 생겨 기관삽관을 했을 때 그는 항암 치료에 관련된 여러 감염성 합병증으로부터 회복하면서 6주를 보냈고 퇴원해서 재활원으로 보내질 정도로 충분히 안정되었다. 그의 아내는 그가 새로운 치료가 가능하기를 바라면서 그들의 고향으로부터 1,600km 이상이나 먼 곳으로 그를 데려왔다. 이 낯선 도시에서 그를 죽게 하지 말 것과 그가 더 나빠지면 그를 집에 데려갈 것을 아내에게 그는 약속하도록 하였다. 우리는 그의 통증조절을 도와 달라는 요청을 받고 기관삽관 몇 주 전에 존을 만났다. 우리는 많은 시간 동안 그의 아내와 얘기를 하였다. 알래나는 그를 사랑하는 것과 존이 사회적 · 재정적 문제에서 자신을 구해 주었다고 말하였다.

중환자실 담당 의사와 사회복지사는 존의 아내가 혼란스러워하므로 우리가 가족면담에 참석하기를 원하였다. 존은 필기구를 이용해서 그녀와 의사 소통을 하였는데 그는 계속 집으로 데려가 달라고 하였다. 그의 아내는 존이 집에서 임종을 맞을 수 있도록 의료용 비행수단을 사용할 수 있도록 해 달라고 모든 사람에게 애원하였다. 우리는 중환자실 담당의사, 사회복지사, 존의 간호사들에게 그의 아내를 만나기 전 약 15분 정도의 짧은 예비 모임을 갖자고 얘기하였다.

예비 모임에는 원칙적으로 주치의, 상담사, 사회복지사, 간호사와 그 가족에 대해 잘 아는 성직자가 참석하게 된다. 이 모임을 갖는 동안 참석자들은 환자의 건강 상태나 예후, 환자나 그의 가족과의 대화를 통해 알아낸 그의 가치관이나 목표에 대해 그들이 알고 있는 것을 다시 검토한다. 그들은 또한 그의 가족의 목표와 가치관과 환자의 그것 사이에 큰 차이가 없는지 살펴본다. 만약 대리인이 정해져 있지 않다면 환자를 위해 최선의 대리 결정권자를 정하도록 한다.

마지막으로 참석자 각자의 의제를 다루고 환자나 가족의 의견을 잘 조화시킨다. 그런 다음 환자의 가족으로부터 들어야 할 빠뜨린 정보가 있는지 알아본다. 참석자들이 충분히 알았다고 느낀다면 그들은 가족면담 동안 얘기할 돌봄의 계획에 대한 의견일치를 볼 수 있다.

우리의 예비 모임에서 중환자실 팀원들은 존의 아내와의 만남에서 결정될 일에 동의하지 않을 것임이 드러났다. 우리가 의견일치를 보기 위해 우리는 먼저 각자가 생각하는 것이 존의 치료에 가장 중요하다는 것을 증명해야만 하였다. 사회복지사는 그들 부부의 관계와 그가 죽기 전에 행해져야 할 일이 가장 중요하다고 하였다. 사회복지사는 존의 아내의 요구가 어리석고 그들이 서로에게 할 말을 하기 위한 시간을 가질 수 있도록 그녀를 도와주는 데 초점이 맞춰지길 원하였다. 존의 간호사들은 집에 돌아가려는 부인을 도와서 존의 소망을 이루게 해 줘야 한다고 하였다. 그러나 담당의사는 의사로서 중환자실에서 받는 정도의 치료를 받을 수 없는 곳으로는 존을 보낼 수 없다고 생각하였다.

이 토의를 하기 전에 사회복지사와 간호사들은 왜 주치의가 존을 집에 보내려 하지 않는지 이해하지 못하였다. 그러나 토의 후 담당의사의 의견을 가족면담에서 가장 중요하게 다루어야 한다는 데 동의하였다. 그리고 주치의는 그의 책무를 다하는 것이 얼마나 중요한지 존의 아내에게 제대로 전할 수 있는 말을 찾아야 한다는 것을 깨달았다. 우리는 처음 사회복지사가 그녀의 생각을 존의 아내에게 전하고 그 다음 담당의사가 존을 고향에 있는 비슷한 수준의 시설로 옮겨야만 한다는 것을 설명하기로 결정하였다.

우리는 이제 존의 아내를 만날 준비가 되었다. 존의 아내는 사회복지사의 이야기를 듣고 자신들의 좋은 시간은 존이 회복하고 있었을 때였으며 지금은 악몽의 시간이라고 말하였다. 존의 아내는 존을 집에 데려갈 수 있도록 비행수단을 준비해 주고 적절한 가정 방문서비스를 제공받게 해 달라는 그녀의 부탁만 반복하였다. 그러나 담당의사가 그녀에게 그들의 생각을 얘기한 후 존의 아내는 마침내 우리가 그를 집에 보내는 것을 주저하는 이유를 이해하였다.

"당신은 존에 대한 당신의 책임에 대해 우리에게 잘 설명했습니다. 당신은 그가 여기서 죽게 하지는 않겠다고 약속했고, 그 약속을 지키기 위해 할 일을 하고 있습니다. 그러나 나 또한 그에 대해 책임이 있습니다. 이곳과 같은 정도의 편안함을 제공할 수 없는 곳으로 존을 보낼 수는 없습니다. 만약 당신이 중환자실에서 그를 기꺼이 받아들여 돌보고 집에 돌아갈 수 있게 해 줄 의사를 구한다면 나는 기꺼이 거기에서 치료받을 수 있도록 집으로 가는 비행수단을 준비할 것입니다."

존이 중환자실에 입원한 이후 처음으로 존의 아내는 그녀와 그녀 남편에 대한 사람들의 깊은 동정심을 느끼게 된 것 같았다. 그녀는 담당의사가 환자이송을 꺼렸던 이유를 즉시 이해하고 중환자실에 있을 수 없다면 남편을 집에 데려가지 않겠다고 동의하였다. 예비 모임은 존의 아내와의 성공적인 상담에 결정적이었다. 우리는 목표를 설정했고 담당의사가 존의 아내를 이해시킬 수 있도록 도왔다.

우리 완화의료팀이 존의 아내와 존을 중환자실 입원 전에 미리 만났던 반면 조단의 가족은 만나지 못하였다. 그의 가족들은 심지어 조든이 암환자이며 항암 치료를 받고 있다는 것조차 몰랐다.

사전지식이 없는 가족에서 상담의 어려움

조든(남성 · 70세)은 거대세포 림프종 치료를 시작하고 있었다. 그는 증손자까지 거느린 대가족의 가장이다. 그는 그가 아프다고 가족들이 자신을 특별대우하는 것을 원치 않으며 만약 내가 그의 가족 누군가에게 이 사실을 말한다면 불가피하게 특별대우를 받을 것이라고 느끼고 있었다. 그는 소생술이나 인공수단에 의지해 사는 것에 대한 나의 질문에 명확한 답은 하지 않았고 생각해 본 후 다음 번 만남 때 알려주겠다고 했지만 다음 번 만남 때는 폐혈증과 폐렴으로 기관삽관을 한 상태였다

이제는 그의 가족이 그가 원하는 바를 결정하도록 나를 도울 수 있는 유일한 사람이 되었다. 이 토의는 어려웠고, 환자를 돌봐 주는 사람들이 종종 가족에게 "당신은 우리가 무엇을 해주길 원하나요?"라고 질문을 함으로써 더 어렵게 만들었다. 처음 내가 조든을 만났을 때 사람들은 그들이 의사에게 어떻게 말해야 하는지 결정하느라 목사와 고뇌에 찬 상담을 하고 있었다. 가족에게 나의 소개를 한 후 뭐가 잘못되고 있는지에 대해 그들에게 말하였다. 그리고 그들이 원하는 바가 아닌 조든이 원했을 것 같은 일을 말해 달라고 하였다.

"당신은 우리가 무엇을 해 주길 원하나요?" 이 질문은 잘못된 표현일 뿐 아니라 불필요하게 가족에게 부담을 주고 고통을 가중시킨다. 이것은 의사들의 몫이다. 환자의 의지를 수행할 책임이 있고 환자에게 가장 이로운 것이 무엇인지 잘 알 수 있는 위치에 있기 때문이다. 환자가 원하는 것이 무엇인지에 집중할 때 우리는 자율과 선행의 윤리적 원칙을 고수하고 유지한다. 자율이란 어떤 치료이건 그것을 거절하거나 받아들일 절대적인 권리가 환자에게 있다는 것을 의미한다. 그들이 원하는 것을 알 수 있다면, 그것을 말할 수 없는 때가 되었을 때, 우리는 대리인이 되어 줄 수 있을 것이다. 선행이란 환자가 가장 관심 있는 것에 대해 우리가 행동하는 것을 의미한다. 앞으로의 길고 짧은 예후에 대한 지식으로, 우리는 가장 관심 있는 것을 아는 데 있어서, 가족보다는 분명 더 나은 위치에 있다. 만약 가족이 환자가 원하는 것을 이해할 수 있도록 우리를 도와준다면, 가장 좋은 계획을 제시할 수 있을 것이다. 가족구성원들이 지침을 줄 수는 없을지라도, 적어도 우리는 결단할 수 있는 사람들이고, 보통 이것이 편할 거라는 확신을 줄 수 있을 것이다.

나는 결코 환자 가족이 나에게 무엇을 원하는지 묻지 않는다. 잠시 당신이 가족의 일원으로 다음과 같은 질문을 받았다고 생각해 보라. "우리가 당신 어머니의 호

흡기를 떼어 내기를 원하십니까?" 자 이제 굉장한 부담을 느끼면서 그것에 대답해 보려 하면 당신은 즉시 내가 왜 그것을 피하려 했는지 알 것이다. 그것은 명백히 내가 당신에게 큰 짐을 지운 것과 같다. 당신은 또한 그런 질문을 받을 가족이 했을 대답을 이해할 수 있을 것이다. "나는 호흡기를 떼는 것을 책임질 수 없습니다." "우리는 지금 결정하지 못하겠습니다. 뭔가 일이 일어나거나 그분과 상의할 수 있을 때까지 우리는 기다려야 합니다."

어떻게 효과적인 가족면담을 이끌 것인가? 먼저 가족 모두가 잘 들을 수 있도록 한 방 안에 편안하게 앉도록 한다. 각자 한 명씩 지명하여 환자의 지금 상태와 또 그 결과에 대해 어떻게 생각하는지 물어 본다. 또 그들의 가장 큰 관심이 무엇인지 질문할 것은 없는지 물어 본다. 모든 사람으로부터 들은 후에 질문에 대답하고, 잘못 알고 있는 것을 고쳐 주고 현실적인 치료의 목표에 대해 당신이 생각하는 바를 그들에게 설명해야 한다.

✻ 진료포인트 가족 면담

- 환자의 치료에 관련된 모든 사람과 예비 만남을 가져서 가장 좋은 선택에 대한 공감을 형성하고 대리 결정권자를 정하라.
- 모든 참석자를 위한 자리를 마련하라.
- 가족에게 환자의 상태를 묻고 무엇이 문제라고 생각하는지 질문하라.
- 가족에게 무슨 일이 일어날 것으로 예상하는지 질문하라.
- 가족에게 일어나기를 바라는 것과 일어나지 않기를 바라는 것에 대해 질문하라.
- 가족 각자가 하고 싶은 말을 하게 하라
- 환자, 대리인, 진료팀 사이에서의 일의 우선순위의 차이점에 대해 묘사하라.
- 가족에게 가능한 것과 일어날 수도 있는 것에 대해 설명하라.
- 공감을 얻도록 하라.

특별한 수단을 사용한 환자의 생명연장에 대한 토의를 시작하기 위해 당신은 다음과 같이 말해야 할지도 모른다.

유감스럽게도 당신의 부모, 자녀, 배우자, 형제 등은 만약 그의 삶이 이런 기계들에 의해서만 유지되어야만 하는 때에 그가 선택할 것이 무엇인지 나에게 얘기하지 않았습니다. 죽음에 이르게 되었을 때 그를 소생시켜야 할지 아니면 평화롭게 놔둘 것인지 말하지 않았습니다. 나는 담당의사로서 그의 소망을 이루는 것이 나의 책임이라고 생각합니다. 그가 무엇을 원할지 결정하는 데에 당신의 도움이 필요합니다.

만약 그가 우리와 함께 여기에 앉아 있다면 무슨 말을 할 것이라고 생각하십니까? 당신들 모두가 〈응급실 ER〉과 같은 의료프로그램을 시청하고 있을 때 그가 무슨 기분이 드는지 당신들 중 누군가에게 얘기하지 않았습니까? 친척이나 친구가 소생술을 받았거나 기계에 의지해서 삶을 유지할 때 그것에 대해 그가 무슨 말을 했었습니까?

한편 사람들은 다음과 같은 말을 합니다.

"내가 식물인간이 된다면 나는 결코 살고 싶지 않다."

"내가 만약 죽게 된다면 나를 그냥 놔두세요. 적어도 나의 품위를 지킬 수 있게 해 주세요. 죽기 전에 4개월 동안 기계에 의존해서 그저 그런 상태로 지내기는 싫습니다."

✻ 진료포인트 가족과의 돌봄의 사전계획 세우기

- 환자의 소망을 모를 때는 가족면담을 하라. 시기적절한때 환자의 소망을 결정하는 것을 돕도록 부탁하라. 가족에게 "내가 무엇을 하기를 바랍니까?"라고 묻지 마라.
- 환자의 소망을 알고 있다면 가족들에게도 같은 얘기를 했는지 물어 보라. 만약 모두 알고있다면 이러한 소망을 존중할 것임을 가족들에게 확신시키라.
- 만약 가족이 당신이 알고 있는 환자의 진술된 소망에 동의하지 않는다면 성직자, 사회복지사, 간호사가 포함된 치료팀이 이 불일치를 해결할 수 있을지 결정하라.
- 만약 문제가 이런 방법으로 해결될 수 없거나 치료팀 구성원 사이에 의견차이가 있을 때는 윤리자문을 구하도록 하라.

조든 가족과 내가 이런 면담을 가졌다. 가족들은 부담과 걱정을 덜고 조든이 했던 말 중에 나에게 도움이 될 만한 것들을 기억해 내려고 노력하였다. 마침내 손자 중 한 명이 "고모가 심장발작을 일으켰을 때 할아버지가 결코 기계에 의존해서 살고 싶지는 않다고 말씀하시던 게 기억 나요"라고 말하였다. 이 말을 들은 가족들이 그들이 들었던 얘기 중에서 보충할 만한 증거를 보탰다. 그래서 나는 그의 소망을 실현시켜 줄 수 있었다.

조든 가족의 도움으로 나는 그의 대리 결정권자로서 임무를 수행하였다. 그러나 어떤 환자들은 그들의 자율을 가족을 통해서 표현한다. 이런 경우, 개개인은 결정을 내리지 못한다. 중요한 일은 가족합의에 의해 결정되고 식견이 있거나 영향력 있는 또는 가족을 이끄는 힘이 있는 가족구성원에 의해서 정보를 얻는다. 오직 환자나 가족에게 조심스럽게 질문하거나 그 문화의 보통 윤리 규범을 잘 아는 사람(또는 성직자나 그 가족을 잘 아는 식견 있는 임상의사)에게 자문을 구함으로써, 가족 의견 결정과정을 나타나게 할 수 있다.

물론 환자가 생명유지장치를 원치 않아도 상관하지 않고 할 수 있는 모든 것을 다하겠다고 말하는 경우도 있다. 이런 반응은 대개 소생술 직후, 환자가 아직 생명유지 장치를 오래 하지 않고 가족도 빠르고 완벽한 회복 외에는 다른 결과를 예상하지 못했을 때 나타난다.

성직자, 사회복지사, 상담자가 종종 이런 가족을 지원하고 그들이 환자에게 줄 수 있는 마지막 선물이 그를 편안히 잠들 수 있게 하는 것이라고 이해시키기도 한다. 만약 이런 상황에서 가족들이 여전히 환자의 소망을 따르는 것을 주저한다면 이런 전문가들이 가족을 지원하고 당신이 상호간에 동의할 수 있는 계획에 도달할 수 있도록 도울 수 있다.

윤리 자문

가족 간의 또는 간호사와 의사 같은 진료팀 사이에서 갈등이 있는 경우 윤리 자문이 필요할 수도 있다. 많은 병원들은 사전의사결정서, 생명유지 치료를 진행할 것인지 멈출 것인지의 선택, 한정치산자의 동의, 말기 환자 치료의 무익, 불리한 사건의 폭로 등을 결정할 수 있는 관리상의 방침을 개발하기 위한 윤리 위원회를 두고 있다. 일부 병원에서는 또한 특별히 의료윤리에 대해 훈련받은 사람을 고용해서 여러 가지로 대립된 의견을 일치시킬 수 있도록 돕는 자문 서비스를 제공한다.

Dr. Albert Jonsen은 생명윤리학의 선구자로서 윤리원칙을 임상문제에 적용할 때 매우 유용한 원칙을 제공하였다(Jonsen et al. 1992). 해결하기 어려운 경우일 때 그는 (1) 의료 적응증 (2) 환자의 선택 (3) 삶의 질 (4) 문제의 맥락을 살펴보라고 제안한다.

이런 정보를 얻기 위해서 의료팀을 포함한 모든 의료봉사팀과 환자, 가족을 만나 봐야 한다. 윤리 자문(의사, 간호사 또는 의료윤리를 교육받은 비임상의)은 처음 환자의 병력, 병상기록, 논쟁 중의 사실, 갈등을 일으키는 가치, 이용 가능한 의료선택, 불일치의 이유를 명확히 하기 위해 병원의 의료제공자를 면담한다. 만약 의료제공자(즉 의사와 간호사) 내에서의 논쟁이라면 상담자는 각 그룹을 분리해서 면담할 것이고 의료 제공자나 환자 또는 그 가족사이의 갈등이라면 의료 제공자들을 함께 만나게 될 것이다.

의료제공자의 면담 후, 윤리자문은 건강관리 대리인을 포함한 환자와 환자 가족을 만나는데 먼저 현재의 갈등이 일어나게 된 내력을 살피고 다음으로는 그들이 사실로 받아들이는 것, 그들의 선택이라고 생각하는 것, 일어나기를 혹은 일어나지 않기를 바라는 것, 환자의 의지라고 느끼는 것, 의료제공자와의 불일치 이유에 대해 살펴본다.

상담사가 이 두 그룹의 면담을 끝낸 후에, 두 그룹 사이의 의견일치를 이끌어 내 갈등을 풀기 위해 두 그룹 간의 모임을 이끌어 낸다. 참조에 있는 내용들이 윤리자문에 대한 더 많은 정보를 제공할 것이다.

요약

이 장에서 설명한 것처럼 심각한 질병을 진단받은 처음 며칠 동안 환자와 그의 임상의에게 많은 일들이 생긴다. 우리는 어떤 대화가 하기 힘들고 또 그 이유는 무엇인지 알기 위해 노력해야 한다. 환자에게 좋지 않은 소식을 명확하고 동정심 있게 전하고 절망, 분노, 침묵의 반응이 나타날지라도 받아들일 수 있도록 우리 자신을 준비해야 한다. 왜 의사들이 사전의사결정서, 소생술, 예후에 대한 언급을 회피하려 하는지 이해하기 시작할 때 우리는 돌봄의 사전계획을 더욱 잘 세우고 매우 제한적이지만 예후에 대해 이야기할 수 있을 것이다. 환자의 우선순위와 목표를 알면 환자와 더 이상 의사소통이 되지 않을 때에도 이것을 존중해 줄 수 있다. 목표들이 서로 다를 때에는 윤리자문팀이 문제를 해결하도록 도와 줄 것이다. 이런 의사소통 기술로 종양 전문의를 훈련시키는 새로운 프로그램이 그들이 항암 치료를 할 때 이런 대화를 잘 이끌어 나갈 수 있는 임상의가 되도록 해 줄 것이다.

참고문헌

Back AL, Arnold RM, Tulsky JA, et al. 2003. Teaching communication skills to medical oncology fellows. *J Clin Oncol* 21:2433–2436.

Breitbart W, Payne D, Passik SD. 2004. Psychological and psychiatric interventions in pain control. In *Oxford Textbook of Palliative Medicine*, 3rd ed, Cherny NI, Calman K (eds). Oxford: Oxford University Press.

Buckman R. 1992. *How to Break Bad News: A Guide for Health Care Professionals*. Baltimore: Johns Hopkins University Press.

Callahan D. 1993. *The Troubled Dream of Life*. New York: Simon & Schuster.

Catechism of the Catholic Church. 1994. Part Three, Life in Christ, Section 2, Chapter 2, Article 5. Pauline, St. Paul Books and Media.

Danis M, Garrett J, Harris R, Patrick DL. 1994. Stability of choices about life-sustaining treatments. *Ann Intern Med* 120:567–573.

Emanuel LL, Danis M, Pearlman RA, Singer PA. 1995. Advance care planning as a process: structuring the discussions in practice. *J Am Geriatr Soc* 43:440–446.

Everhart MA, Pearlman RA. 1990. Stability of patient preferences regarding life-sustaining treatments. *Chest* 97:159–164.

Faulkner A, Maguire P. 1994. *Talking to Cancer Patients and Their Relatives.* Oxford: Oxford Medical Publications.

Fischer GS, Tulsky JA, Rose MR, Arnold RM. 1996. Opening the black box: an analysis of outpatient discussions about advance directives. *J Gen Intern Med* 11(suppl 1):115.

Groopman J. 1997. *The Measure of Our Days: New Beginnings at Life's End.* New York: Viking Penguin.

Hanson LC, Tulsky JA, Danis M. 1997. Can clinical interventions change care at the end of life? *Ann Intern Med* 126:381–388.

Lamont EB, Siegler M. 2000. Paradoxes in cancer patients' advance care planning. *J. Palliat Med* 3:27–35.

Lesko LM. 1997. Psychological issues. In *Principles and Practice of Oncology,* 5th ed, DeVita VT, Hellman S, Rosenberg SA (eds). Philadelphia: Lippincott-Raven.

Morrison RS, Morrison EW, Glickman DF. 1994. Physician reluctance to discuss advance directives. *Arch Intern Med* 154:2311–2318.

National Comprehensive Cancer Network (NCCN). 2003. NCCN Clinical Practice Guideline: Palliative Care (Version 1.2003). *JNCCN* 1:394–420.

Quill TE, Brody H. 1996. Physician recommendations and patient autonomy: finding a balance between physician power and patient choice. *Ann Intern Med* 125:763–769.

Responsa of Rav Moshe Feinstein, Volume 1, Care of the Critically Ill. 1996. Translated and annotated by Moshe Dovid Tendler. Hoboken, N.J.: KTAV Publishing House.

Rinpoche S. 1993. *The Tibetan Book of Living and Dying,* Gaffney P, Harvey A (eds). New York: Harper San Francisco.

Schneiderman LJ, Kaplan RM, Pearlman RA, Teetzel H. 1993. Do physicians' own preferences for life-sustaining treatment influence their perceptions of patients' preferences? *J Clin Ethics* 4:28–33.

Stone D, Patton B, Heen S. 1999. *Difficult Conversations: How to Discuss What Matters Most.* New York: Viking.

HOW PROGNOSIS AFFECTS THE DNR TALK

Christakis N. 1999. *Death Foretold: Prophecy and Prognosis in Medical Care.* Chicago: University of Chicago Press.

Ewer MS, Kish SK, Martin CG, et al. 2000. Characteristics of cardiac arrest in cancer patients as a predictor of survival after cardiopulmonary resuscitation. *Cancer* 92:1905–1912.

Faber-Langendoen K. 1991. Resuscitation of patients with metastatic cancer: is transient benefit still futile? [see comments]. *Arch Intern Med* 151:235–239.

Fried TR, Bradley EH, Towle VR, Allore H. 2002. Understanding the treatment preferences of seriously ill patients. *N Engl J Med* 346:1061–1066.

Levy MM. 1999. Making a personal relationship with death. In *Managing Death in the Intensive Care Unit,* Curtis JR, Rubenfeld GD (eds). Oxford: Oxford University Press.

Rubenfeld GD, Crawford SW. 1996. Withdrawing life support from mechanically ventilated recipients of bone marrow transplants: a case for evidence-based guidelines. *Ann Intern Med* 125:625–633.

Schapira DV, Studnicki J, Bradham DD, et al. 1993. Intensive care, survival, and expense of treating critically ill cancer patients. *JAMA* 269:783–786.

Tulsky JA, Chesny MA, Lo B. 1995. How do medical residents discuss resuscitation with patients? *J Gen Intern Med* 10:436–442.

von Gunten CF, Ferris F, Emanuel LL. 2000. Ensuring competency in end-of-life skills: communication and relational skills. *JAMA* 284:3051–3057.

Weeks JC, Cook EF, O'Day SSJ, et al. 1998. Relationship between cancer patients' predictions of prognosis and their treatment preferences [see comments]. *JAMA* 279:1709–1714.

ETHICS CONSULTATIONS

Dubler NN, Liebman CB. 2004. *Bioethics Mediation: A Guide to Shaping Shared Solutions.* New York: United Hospital Fund of New York.

Jonsen AR, Siegler M, Winslade WW. 1992. *Clinical Ethics,* 3rd ed. New York: McGraw-Hill.

2장 환자의 마약성 진통제에 대한 거부감 줄여 주기

잠재된 근심에 접근하기

임상의사로서 가장 어려운 임무 중 하나는 의사의 충고를 받아들이도록 환자에게 설득하는 일이다. 이것은 환자에게 고통을 주지 않는 질병, 예를 들어 고혈압 같은 질환을 가지고 있는 환자에게 약물을 복용하도록 할 때 특히 어렵다. 하지만 나는 수많은 환자들 중 일부가, 심지어는 심각한 통증을 가진 환자들조차 마약성 진통제의 처방을 수용하는 것에 대해 거의 비슷하게 거부하는 것을 경험해 왔다.

앞선 연구에 의하면 환자, 가족, 그리고 임상의들이 마약에 대해 많은 공포와 오해를 가지고 있으며 이 약제들이 처방되지 않거나 자주 사용되지 않는 데 일조하고 있다고 지적해 왔다. 경험상으로도, 환자와 가족들은 마약성 진통제 사용을 권유하였을 때 그러한 걱정에 대해 이야기를 시작하는 일이 거의 없었다. 그러나 이 침묵의 의문이 그들로 하여금 가능한 구제를 받지 못하도록 할 수도 있다. 그러므로 처방된 약품에 대한 순응도를 높이고자 한다면 환자와 가족 모두 이러한 두려움을 가지고 있다는 가정하에 이것을 해소해 주어야 할 필요가 있다는 생각이다.

중독에 대한 걱정

어떤 임상의들은 마약중독에 대한 위험률이 5-10%나 된다는 잘못된 인식으로 암성 통증을 호소하는 환자들에 대한 마약성 진통제 처방을 계속 꺼린다. 하지만 자료에 따르면 실제 위험률은 그보다 훨씬 낮아서, 통증을 가진 환자 1만 명 중 2명 미만의 환자만이 마약류에 대한 중독을 나타낸다고 지적하고 있다.

환자와 의료진의 마약성 진통제에 대한 두려움

- 마약성 진통제에 중독될 것이라는 두려움
- 효과적인 진통제가 소진되어 말기에 이르러 조절되지 않는 심한 고통만이 남게 될 것이라는 두려움
- 부작용에 대한 의료진들의 대처능력을 의심
- 마약성 진통제의 치료적인 목적으로의 사용에 대한 잘못된 종교적 신념

장기간 마약성 진통제를 복용하는 환자들은 그것에 대해 신체적 의존을 나타내게 된다. 만일 약제를 갑자기 중단하면 금단증상을 경험하게 될 것이다. 그러나 중독이란 단순히 신체적으로 의존하게 되는 것만이 아니다. 중독된 환자들은 정신적인 효과를 얻기 위해 마약을 사용하기 원한다. 그들은 기분이 '뜨길' 원한다. 그들

은 마약이 주는 해방감을 얻고 '일상에서 탈출' 해 보려는 노력으로 마약을 찾게 되고 마약이 그들과 다른 이들에게 해를 가하는 상황에서도 계속 사용한다.

한편 통증을 가진 환자들은 단순히 그들의 본래 일상으로 돌아가고 싶어 하기도 한다. 통증이 사라지면 그들은 더 이상 진통제를 요구하지 않는다. 하지만 임상의가 마약을 잘못 처방함으로써 통증을 가진 환자들이 약을 찾아 다니는 행동양식을 보이도록 조장할 수 있으며 이러한 상태를 마약 가중독이라고 한다. 예를 들어 심한 통증을 호소하는 뼈로 전이된 유방암환자에게 Percocet을 6시간마다 처방하였다면 이 환자는 그러한 행동을 보일 것이다. 통증의 소실은 Oxycodone으로 이루어졌다. 기껏해야 3-4시간 효과가 지속되는 Percocet은 통증이 조절되지 않은 채 2시간 정도만 견디게 해 준다. 이 환자는 간호사에게 '2시간 먼저' 약을 요구하기 때문에 마치 '중독' 된 것으로 보일 수 있지만, 사실 그녀는 단순히 심한 통증을 느낄 뿐이다.

대부분의 환자들은 약을 찾는 행동을 보이기보다는 임상의들과 같은 걱정을 함으로써 마약성 진통제 복용에 거부반응을 나타낸다. 1980년대에 있었던 'Just Say No!' 캠페인은 언론 기사와 더불어 통증을 호전시키기 위해 마약성 진통제를 사용하기로 한 환자들의 결정에 심각한 저해요소였다. 그리고 현재 또는 과거 마약성 진통제에 중독되었던 아들이나 딸을 둔 환자들은 극심한 통증을 조절하기 위해서조차 마약성 진통제의 사용을 꺼릴 수 있다. 이들은 마약성 진통제를 복용하였을 때 자식들에게서 보았던 똑같은 파멸을 자신이 경험할 것이라는 두려움을 표현해왔다.

임상의 시절 초기에는 환자들의 마약성 진통제 복용에 대한 거부감(그리고 마약 투여에 대한 가족들의 불쾌감)을 깨닫지 못했는데, 이해할 수 없을 정도로 통증 치료에 반응이 없는 환자를 만나고 나서야 이것을 깨달았다.

✻ 진료포인트 중독에 대한 두려움 극복하기

- 모든 환자나 가족이 마약성 진통제에 대해 걱정하고 있다고 가정한다.
- 환자에게 약제 중독이 되지 않을 것이라고 안심시킨다. 마약성 진통제를 복용하고 있는 암성 통증 환자 1만 명 중 2명 미만에서 '중독'이 생긴다는 연구 결과들을 예로 든다.
- 통증이 사라지면 더 이상 마약성 진통제를 복용할 필요가 없음을 이야기하여 환자와 가족들을 안심시킨다.
- 중독자들은 일상에서 벗어나고자 약을 사용하지만 환자들은 일상으로 돌아오기 위해 약이 필요한 것이라고 이야기한다.
- 마약성 진통제의 필요성과 일반 약물의 필요성 간의 유사성을 설명한다.

마약성 진통제를 '마약' 취급하지 마라

푸 씨(남성 · 68세)는 전이성 전립선암을 앓았다. 그의 아내는 그가 내 진료실에 찾아올 때 늘 동행했다. 그는 통증으로 침상생활 중이었다. 나는 여러 차례에 걸쳐 그의 마약성 진통제 용량을 늘렸지만 통증은 감소하지 않는 듯 보였다. 나는 방문 간호사가 푸 씨의 집에서 약병의 뚜껑이 하나도 열려 있지 않았다는 것을 전해 줄 때까지는 당혹스러울 수밖에 없었다. 간호사가 왜 그랬냐고 묻자 부인이 대답하였다. "당신은 어떻게 내가 남편에게 마약을 줄 거라고 생각해요?"

물론 환자나 그의 아내 모두 나에게 마약성 진통제에 대한 걱정을 드러내지 않았다. 내가 처음 마약성 진통제를 권유했을 때 그러한 두려움을 스스로 드러낸 환자나 가족은 없었다. 그러므로 그들이 뚜렷이 밝히지는 않아도 그러한 걱정들을 가지고 있다는 가정하에 치료를 진행할 것을 제안한다. 여러분들이 이 얼음 덩어리를 깨려면 내가 성공적으로 사용했던 방법을 채택하는 것도 좋을 것 같다. "만일 이 약을 드신다고 해서, 당신이 텔레비전을 훔치게 되지는 않을 것입니다."

난 평소에 잘 웃지만, 걱정을 들을 때는 절대로 장난스럽게 듣지 않는다. 그럼으로써 가족 구성원이 가진 두려움의 원인과 실체에 대한 진솔한 토론에 대한 기회를 얻을 수 있는 것이다. 그들은 이미 마음을 읽고 있음에 놀라게 되고 그들을 잘 이해해 주는 당신의 능력은 그 외에 당신이 해야 할 말들을 그들이 더욱 주의하여 듣게 만들 수도 있을 것이다. 환자가 중독에 빠지지 않을 것이라는 것, 즉 약물을 쾌락을 위해 복용하지 않을 것이라고 설명을 해 주는 것이 중요하다. 앞서 거론된 연구들(마약을 복용하고 있는 암성 통증 환자 1만 명 중 2명 미만에서 '중독' 이 생긴다는 사실을 보여 주는 연구들)을 예로 드는 것 또한 확신을 더해 줄 수 있을 것이다.

대다수의 논리적인 사람들도 신체적 의존을 일으키는 약제의 복용으로 어떻게 '중독' 되지 않는지 이해하기 힘들어 할 것이다. 중독은 그 자체만으로 매우 함축된 부정적 의미(TV 훔치기!)를 가지고 있기 때문에 마약성 진통제를 복용하는 환자들은 중독자에 포함되지 않는다는 것을 설명하는 것이 특히 중요하다. 그들 스스로가 중독자라고 낙인 찍을 필요가 없다.

환자들이 이 차이를 쉽게 이해할 수 있도록 나는 그들의 친척 중에 강심제나 인슐린을 투여받고 있는 사람을 예로 들며 그 유사성에 대해 이렇게 이야기한다.

> 당신의 숙모가 당뇨 때문에 매일 인슐린 주사를 맞고 있습니다. 만일 그녀가 그러지 않는다면 얼마나 아프게 될지 당신은 압니다. 인슐린이 그녀에게 중요하듯이 이 마약성 진통제는 건강을 위하여 중요합니다. 그렇습니다. 그녀의 몸이 인슐린에 대해 그렇듯, 몸은 마약성 진통제에 의존되어 있습니다. 당신들 중 아무도 갑자기 약을 끊을 수 없으니까요. 그렇지 않으면 아플 것이기 때문입니다. 그러나 그것은 중독자라는 이야기가 아닙니다. 그녀를 인슐린 주사에 대한 중독자라고 생각하지 않습니다. 통증의 호전을 위해서 마약성 진통제가 필요한 당신을 스스로 중독자라고 생각해서는 안 됩니다.

이 약물들이 서로 비교할 만한 대상이 아니고 마약성 진통제와 인슐린에 의존을 나타내는 기전이 서로 다름을 알고 있지만 이 비교는 마약성 진통제에 대한 계몽과 환자들이 약 복용에 대해 스스로 생각해 보는 것을 도울 수 있다.

환자가 단기간의 마약성 진통제만을 필요로 할 때가 순응도를 높이기에 가장 좋다. 이러한 환경에서는 약물이 환자에게 더 이상 필요치 않을 때 가능한 빨리 감량할 것임을 알려 줄 수 있다. 예를 들어, 골 전이로 방사선치료를 받는 환자에게 이렇게 말해 줄 수 있다. "방사선 치료가 진행될수록 통증이 점점 줄어들 것입니다. 만일 당신에게 더 이상 마약성 진통제가 필요치 않다면 저는 그것을 완전히 중단할 것이며 다른 약물로 대체할 것입니다." 환자들이 '치료가 진행될 때까지만' 통증호전을 위해 마약성 진통제를 복용한다는 것을 알고 있다면 그들의 자존심을 보존하는 데 있어서도 훨씬 용이하다. 마약성 진통제를 점차적으로 또한 안전하게 중단할 것이라는 확신을 주는 것은 환자들로 하여금 당신의 권유를 받아들이는 데 있어 마지막 장애물을 제거하는 것이다.

진통제 효과 소실에 따른 두려움

마약성 진통제 복용에 거부감을 가진 환자들은 생각할 것이다. "지금 이 정도의 통증은 참을 수 있다. 하지만 후에 통증이 더 심해지면 어떻게 해야 하는가?" 현재 그들의 통증은 그저 중간 정도일 수 있고, 만일 지금 마약성 진통제를 복용하면 현존하는 가장 강력한 약물을 써 버리게 되는 것이라는 두려움을 갖고 있다. 아마 환자가 이렇게 이야기하는 것을 들은 적이 있을 것이다. "하지만 제가 지금 이 약을 먹으면 통증이 더 심해졌을 때 어떤 약이 남아 있나요?" 그리고 가족구성원의 과거 경험이 이러한 근심을 더욱 부추길 수 있다. 한 환자의 장모는 15년 전 통증이 조절되지 않아 고통을 호소하며 암으로 사망하였다. 어머니의 고통을 지켜 본 그의 아내는 내가 과연 질환의 경과에 따라 남편을 편하게 해 줄 수 있을지에 대해 회의적이었다.

환자와 그 가족들에게 수많은 진통제가 사용될 수 있으며 지속적으로 제공될 수 있음을 설명할 수 있다(이것은 뒤의 장에서 자세히 논하기로 한다). 통증이 악화되어도 그것을 호전시킬 수 있는 강력한 약물이 항상 존재한다는 사실을 알게 되면 그들은 기꺼이 수용하며 약물을 복용할 것이다.

모두 알다시피 안타깝게도 다수의 환자들은 이러한 근심을 털어놓기를 꺼린다. 참여와 동화를 유도하기 위해서는 이렇게 말할 수 있다. "당신은 진통제를 모두 써버릴 수 없습니다. 약의 공급처는 항상 어디에든 많습니다. 지금까지 저용량의 마약성 진통제를 처방해 왔고 언제나 그보다 많이 드릴 수 있습니다. 당신에게 필요하다면 차후 더 강한 진통제로도 교체할 수 있습니다."

질환 초기에 마약성 진통제를 복용할 것을 권유함으로써 당신은 그들에게 수개월 내지 수년 동안 거의 정상적이고 기능적인 삶을 보장할 수 있다. 그들의 암 증세가 경미하고 통증을 완전히 제거할 수 있기 때문에 정상적으로 직무를 수행할 수 있고, 인생을 즐길 수도 있다. 이 기간 동안 이들은 겉보기에 통증이 없고, 미래에도 효과적 통증치료가 가능할 것이라는 확신을 갖게 된다.

부작용에 대한 오해

환자들은 발치(拔齒) 후에 복용한 것처럼 약한 마약성 진통제를 복용한 상황에서 겪은 부작용 때문에 마약성 진통제 사용을 꺼릴 수 있다. Codeine을 사용한 내 동료의 경험을 잘 기억하고 있다. 그녀가 인턴 과정을 마칠 때쯤 얼음판에서 넘어진 후 수개월간 너무 많은 환자들을 들어 올린 결과 L5-S1 추간판이 탈출되었다. 어쨌든 그녀는 일어설 수 없었고 그 당시 혼자 지내고 있던 그녀는 병원에 입원하게 되었다. 첫 번째 morphine을 주사한 후 통증은 사라졌으며 그 뒤로 meperidine (Demerol)을 1-2회 더 주사하였다. 다음 날 아침 일어났을 때 심한 통증을 느꼈지만, 단지 codeine만을 처방받았다. Codeine이 심한 구역을 유발한다고 생각한 그녀는 가능한 가끔씩만 약을 복용하였다. 그녀 말에 의하면 더욱 심각했던 것은 2주간의 입원 기간 동안 장 운동이 전혀 없었다는 것이었다. 하지만 완하제를 요구할 생각도 하지 않았으며 어느 누구도 권유하지 않았다. 변비는 추간판 탈출증으로 더욱 악화되었지만 그녀는 마약성 진통제를 먹으면 안 되는 약으로 확신하게 되었다. 그녀는 지금 임상 의사이다. 동일한 경험을 가진 환자들이 중등도 이상의 통증에 괴로워하면서도 왜 마약성 진통제를 거부하는지 쉽게 이해할 수 있다. 게다가 조절되지 않는 변비, 구역, 또는 '취한 듯한' 느낌으로 인한 불쾌함은 환자들이 거부반응을 나타내기에 충분하다. 그러므로 우리는 그러한 부작용들을 충분히 숙지하고 있으며 할 수 있는 한 예방하기 위해 노력하고 예방치 못한 부작용에 대해서는 치료를 제공할 것이라는 사실을 환자가 알게 해 줘야 한다(변비 예방, 구역의 치료, 그 외 마약성 진통제의 부작용에 대해서는 5장에서 충분히 논하기로 한다).

변비　　변비 발생에 대한 예측은 매일매일 배변을 하는 것이 행복감을 느끼는 데 중요한 노인들에게서 더욱 심각한 문제이다. 내 환자였던 살리에리 씨는 90mg의 지속성 경구 morphine을 하루 두 번 복용하는 것으로 통증이 잘 조절되었다. 그러나 보통의 방법으로는 동반되는 변비를 완화시키지 못하였기 때문에 심한 통증에도 불구하고 ibuprofen 이상의 진통제 사용을 거부하였다. Senokot®(senna)을 사용하여 변비를 호전시킨 뒤에야 결국 morphine을 복용하는 데 동의하였다. 건강식품점에서 이 약의 활성 성분인 senna를 찾을 수 있었기 때문에 그는 이 약의 복용을 받아들인 것이다.

그 외의 부작용들　　또한 환자들에게 다른 부작용에 대해 알려 줄 수 있다. '취한 느낌', 진정 또는 구역 등이 그것이다. '취한 듯한 느낌'은 보통 치료 초기 수일 만에 사라진다. 각각의 마약성 진통제는 서로 다른 부작용을 나타내기 때문에 여타의 부작용들은 약제를 바꾸면서 해결될 수 있다. 예를 들어 마약성 진통제 유발성 악몽이나 환각은 약제를 다른 것으로 바꾸면서 호전될 수 있다. 문제가 지속될 경우 의료진에게 반드시 알리도록 권고하여 골치 아픈 부작용 없이 통증을 비슷하게 호전시킬 수 있는 다른 성분을 사용할 수 있도록 하자(5장 참조).

종교적 가르침에 대한 오해

급기야, 환자와 가족, 심지어는 전문 의료진들조차 약물, 통증, 자살, 안락사 등의 문제에 대한 종교적 가르침을 오인하거나 잘못된 가르침을 받게 되어 진통제 사용을 경계하게 될 수 있다. 로마 가톨릭 같은 종교에서는 자살, 안락사, 부정한 약물의 사용에 대해 엄격하다. 환자와 가족들은 이러한 금지 사항이 통증 완화를 위해 처방받은 마약성 진통제에도 해당된다고 잘못 받아들인다. 통증은 완화하지만 자살을 저지르거나 안락사를 유도함으로써 삶을 단축시킬 수도 있는 마약성 진통제를 복용(또는 처방)할 수 없다고 믿을 것이다.

1957년 피우스 12세Pius XII에 의해 처음으로 가톨릭 교회의 입장이 발표되었고 1994년 교리에서 다시 언급되었다(*Catechism of the Catholic Church* 1994, Subheading I, Euthanasia, 2279).

> 비록 죽음이 임박하였다 하더라도 아픈 환자를 위한 평상적인 진료가 합법적으로 침해당할 수는 없다. 죽음이 종말로서, 또는 수단으로서 의도되지 아니하고 단지 미리 예견되고 부득이하게 감내해야 하는 경우에 한해서 죽어 가는 고통 속의 환자의 증상을 완화하기 위한 진통제의 사용은 비록 삶을 단축시킬 위험이 있다 하더라도 윤리적 승인을 받을 수 있을 것이다. 완화의학은 또 다른 형식의 조건 없는 자비이다. 그렇기 때문에 그것은 권장되어야 한다.

이 가르침은 부정한 약물의 사용을 금지하는 것과 반대다(*Catechism of the Catholic Church* 1994, Subheading II, Respect for the Dignity of Person, 2291).

> 이 약물들을 사용하는 것은 인간의 건강과 삶에 막중한 손상을 입힌다. 엄격히 치료적인 배경 이외에 이 약물들을 사용하는 것은 중대한 도전이다. 은밀히 약을 생산하고 밀매하는 일은 수치스러운 실태이다. 그것은 악에게 직접적으로 협력하는 것이며 사람들로 하여금 도덕규범에 반하여 행동하도록 조장하고 있다.

교회에서는 진통제가 삶을 단축시킬 수 있다고 하더라도 이를 통증 완화를 위해 사용하는 것은 윤리적으로 인정하고 있다. 이것을 소위 이중효과double effect 학설이라고 한다. 통증의 완화가 약 처방의 의도였다면 원치 않는 삶의 단축은 받아들일 수 있다는 것이다. 이런 상황에서는 엄격한 약물 사용이 더 이상 적용되지 않는다. 고통을 덜어 주기 위해 약을 주는 의사와 가족들은 부정하게 약을 주거나 일종의 안락사에 연루되는 것이 아니다. 그 약을 복용하는 환자도 자살을 시도하는 것이 아니다.

임상의, 간호사, 그리고 기타 의료진들은 이러한 것을 교육하는 데 익숙지 않을 것이다. 수많은 내 환자들을 보살펴 왔던 병동 간호사는 연수교육에 참석하여 통증에 대한 자료를 받아 보고 이것을 주제로 토론을 시작했을 때 울음을 터뜨렸다. 그녀는 10년 이상 말기 환자들에게 고통을 덜어 주기 위해 약을 주었지만 그때마다 자신이 치명적인 범죄를 저지르고 있다고 생각하였다고 말했다. 그녀는 확실히 깨달은 듯했다. 또 내가 가톨릭 신자인 환자들과 가족들에게 이 문제에 대한 교회의 교리를 제시할수록 그들 역시 확실히 깨닫는 듯했다.

대부분의 정통 유대교와 이슬람교의 지도자들도 이 이중효과 학설을 지지한다. 진통제는 삶이 단축될 위험이 있다고 하더라도 투여할 수 있다. 이 모든 경우에서 가장 중요한 것은 약 처방의 의도가 무엇인가이다. 이슬람교 지도자 중 한 사람이 이야기했듯이 "의도라는 것은 법적 근거에 우선한다". 하지만 이슬람교 교리에 따르면 "모든 것을 꿰뚫어 보고 모든 것을 가슴에 품고 계시는 신의 예리한 눈을 피할 수는 없다"(Qur'an 40:19)라고 한다. 진통제가 필요한 어떤 이슬람교 교도는 라마단의 달(9월, 이슬람교 교도가 해돋이로부터 해지는 시간까지 단식을 하는 기간) 동안에는 비경구 약물조차도 거부할 것이다. 그들은 이 기간 동안 금식의 부담으로 인한 고통을 코란이 구제할 것이라는 사실을 알지 못한다.

이 투철한 소신을 극복하면 가톨릭 교도, 유대인, 이슬람교 교도는 그들에게 필요한 구제를 얻을 수 있을 것이며 본인과 가족들이 하는 일이 옳다는 영적 확신을 얻을 것이다. 엄격한 불교도는 더욱 진지한 저항을 보여 준다. 깨달음을 얻고자 하는 이들은 명상에 방해가 된다면 진통제를 거부할 것이다. 여기서 괴로운 사람은 이것을 삶의 일부로 받아들이는 환자들보다는 오히려 의료진일 것이다.

순응도를 높이기 위한 다른 기술

환자와 가족들의 두려움을 떨쳐 주고, 묻지도 않은 질문에 대답도 해 주고, 마약성 진통제에 대한 잘못된 소신을 바로잡아 주기까지 하여도 여전히 마약성 진통제 복용에 거부감을 보이는 환자들은 있다. 많은 환자들은 현재의 괴로운 증상들이 그들의 현재 상태이며 호전될 수 없다는 생각에 마약성 진통제를 시도하는 데 대해 소극적이다. 다른 환자들도 우리가 밝혀내야 할 숨은 의도를 품고 있다.

✻ 신료포인트 순응도 높이기

- 지금 마약성 진통제를 복용하는 것이 나중에 더욱 심한 통증이 발생하더라도 호전을 어렵게 하지 않음을 주지시킨다.
- 마약성 진통제로 인한 부작용은 다른 약물을 추가하거나 다른 종류의 마약성 진통제로 바꿈으로써 해결될 수 있다는 것을 알려 준다.
- 이중효과 학설을 설명해 주고 마약성 진통제에 대한 잘못된 종교적 신념을 바로잡아 준다.
- 통증이 조절되어야만 얻어질 수 있는 진정한 기능적 목표를 확인시켜 준다.
- 아직 통증이 있다는 것을 인정함으로써 당신을 괴롭게 하고 싶어 하지 않는 환자에 대한 더욱 정확한 평가를 위해서 가족과 친구들의 도움을 요청한다.
- 통증과 질환의 중등도와는 상관이 없음을 환자에게 이해시킨다.
- 죄의식, 부정, 분노를 드러내기 위하여 주의 깊은 질문을 사용한다.

기능적인 목표 이루기

조절되지 않는 통증이 대부분의 암환자들의 장애에 주요한 원인임에도 어떤 환자들은 암 자체가 육체 활동 제한의 모든 원인이라고 생각한다. 그들은 더 이상의 선택에 여지가 없기 때문에 새로운 제약을 받아들이고 그 상황에서 어떻게 살아갈지 배워야 한다고 생각하며 통증이 없던 이전의 삶이 어땠는지 기억하지 못하기도 한다. 그래서 아무런 이득 없이 부작용만을 감수해야 한다고 생각하기 때문에 진통제를 복용하는 게 큰 이득이 없다. "침상에 누워 통증 없이 취한 상태로 지내는 것이 뭐가 좋은가?"

하지만 사실은 이 환자들 대부분에게 암 자체보다도 통증이 문제다. 만일 이들이 마약성 진통제를 복용하여 통증이 호전된다면 더 이상 침상에 누워 있을 필요가 없으며 가족과 지역 사회에서 훨씬 더 효과적인 임무수행을 할 수 있다. 하지만 그들은 옹색한 한계를 넘어 스스로 기능적인 목표를 세우는 능력을 이미 잃어버렸다. 나는 그런 환자들이 목표를 세우도록 도와줄 것을 제안한다. "지금 통증 때문에 못 하는 일 중 어떤 일을 하고 싶어요?" 라고 물을 수 있다. 환자에 따라 다음과 같이 제안해 보자.

"당신 남편에게 아침을 지어 주고 싶은가요?"
"아이들을 야구장에 데리고 가고 싶나요?"
"낚시하러 가고 싶으세요?"
"교회에 가서 봉사활동을 할 수 있겠어요?"

환자들은 이 중에서 하나를 고르든지 아니면 다른 합리적인 목표를 제시할 것이다. 그 목표를 세운 덕에 환자들에게 진통제 복용을 고취할 수 있다. "내가 처방한 약을 복용하면 당신은 그렇게 할 수 있을 겁니다." 나는 이 방법이 실제로 통증만 없으면 기능이 가능한 환자들에게 매우 성공적인 동기유발 기술이라는 것을 알게 되었다. 주위의 무관심과 신체적 장애로 절망을 느껴 자살까지 생각하는 환자들에게조차도 현실적인 목표 설정과 적절한 진통제의 복용이 뒷받침된 이 방법은 효과적이었다. 종교집단의 지지를 잃어버린 환자들도 그것을 다시 찾을 수 있었다.

통증이 있음을 인정하도록 환자를 설득하기

좋은 환자들　어떤 환자들은 단순히 좋은 환자가 되길 바란다. 심각한 통증에도 불구하고 당신을 만날 때 용기 있고 즐거우며 행복해 보이고 싶어 하며 당신을 기분 좋게 해 주고 싶어 한다. 이들의 속임수는 환자와 더불어 고통으로 밤을 지새운 절망에 빠진 가족들의 호출이 없는 이상 성공하게 된다.

나는 이들이 어떤 면에서는 우리가 처방한 약물이 효과가 없다고 이야기하면 의사가 화내거나 자신들을 거부하게 될지 모른다는 두려움을 가지고 있다고 생각한다. 우리가 진료를 거부한다고 생각하진 않겠지만 감사 대신 불평을 가지고 찾아오는 자신들을 반기지 않을 것이라고 느낄 것이라는 이야기다.

이렇듯 좋은 환자 역할만을 고집할 때에도 가족들은 큰 도움이 된다. 환자와 가족들 모두 함께 통증 조절에 대해 추기 면담을 하는 것이 유용하다는 것을 알게 되었다. 이것으로 환자를 편하게 해 주는 것이 더 중요하다는 사실을 가족들도 알게 되고 약물이 효과적이지 않을 때 더욱 쉽게 나에게 알려 주게 될 것이라고 생각한다.

내 환자의 가족들 중 상당수는 환자 진료 스케줄에 앞서 환자가 집에서 어떻게 지내고 있는지 미리 알려 주기도 한다. 그들은 언제나 그들이 전화한 것을 환자에게 알리지 않기를 요구하며 환자 진료 동안 가족들이 주장했던 문제점에 대해 쉽게 접근하게 된다. 환자들은 간혹 가족들이 그 문제에 대해 이야기하라고 부추겼다면서 "제 생각에는 선생님이 신경쓰실 정도로 나쁘지는 않다고 보는데요"라고 이야기한다. 진료가 끝나면 통증 조절 계획이 어떻게 바뀌었는지 가족들에게 추적 전화를 할 것임을 알려 준다. 또한 문제에 대해 이야기하는 것이 전혀 귀찮지 않다는 것을 이야기해 준다.

통증의 강도와 질병의 중등도는 일치하지 않는다 어떤 환자들은 통증이 심하면 병이 중한 것으로 생각하고 통증이 심해지면 더 일찍 죽을 것이라는 두려움 때문에 실제로 어느 정도의 통증을 느끼는지 이야기하지 못하기도 한다. 그런 환자들이 통증이 어느 정도였는지 이야기하지 못하는 것도 이해가 간다.

마약성 진통제에 대한 환자의 잘못된 신념을 극복해야 하는 것처럼 드러나지 않는 통증에 대한 잘못된 생각이 있다는 것을 미리 예견해야 한다. 신경이나 골절 등의 아주 작은 이상에도 아주 심한 통증이 일어날 수 있음을 인식시켜야 한다. 이 이야기로 그들은 통증의 정도와 질환의 진행 및 예후와는 관계가 없다는 것을 이해하게 된다. 그 후에는 통증이 얼마나 심한지 정직하게 이야기할 수 있을 것이다.

숨겨진 문제 찾아내기

결국 어떤 환자들은 처방 진통제에 대하여 설명할 수 없는 약제저항이 나타난다. 나는 주로 죄책감, 부정, 분노로 구성된 그들의 숨겨진 문제를 발견하였다.

죄책감 어떤 환자들은 우리의 노력에도 불구하고 통증 조절을 위한 어떤 시도에도 반응이 없다. 나는 그 다양한 이유에 대해 놀랐다. 한 베트남 전쟁 참전 용사는 나에게 말했다. "나중에 타는 것보다는 지금 불타겠다." 그가 보상해야 할 것이 무엇인지 말하지 않았지만 그는 분명히 지금 겪는 고통으로 그가 죽은 뒤 받게 될 벌의 영겁에서 구제받을 것이라고 느끼는 것 같았다. 1주일이 조금 지나서 이야기를 나눈 결과 그는 진통제를 처방하는 데 동의하였고 수주일 후 고통 없이 삶을 마감하였다.

여기서 중요한 것은 환자가 나를 믿고 감정을 드러내 이야기할 정도의 확신을 주는 것이다. 만일 처음부터 그가 느끼는 압박감을 이해했더라면 심리학자나 성직자의 도움을 받아 그의 영적 고통을 해소하고 공유하며 구제할 수 있었을지 모른다.

부정 어떤 환자들은 암으로 인해 생긴 장애의 정도를 부정하는 데에 통증을 이용하는 것 같다. 광범위하게 전이된 유방암을 앓으며 몇 달째 침상에서 지내던 한 환자의 가족들은 그녀의 통증을 줄이는 데 무능력해 보이는 나 때문에 매우 힘들어 했다. 어떤 약제를 사용하던 간에 통증은 항상 '10' 점이었고 '극심' 했다. 통증이 없다면 무엇을 하고 싶냐고 묻자 그녀는 진지하게 버몬트에서 스키를 타고 싶다고 하였다. 이 대답은 그녀의 주된 방어 기전인 부정이 사라지지 않으면 통증호소도 중단되지 않을 것이라는 것을 내게 알려 주었다. 그 후 그녀는 통증이 아니라 암 자체가 자신에게 끼친 결과를 극복해야 했다.

일단 이것을 그녀 가족들에게 설명한 뒤에 그들은 진통제의 효과를 평가하는 도구를 사용할 수 있었다(4장을 보라). 기능 척도(먹는가? 자는가? 다른 사람들과 어울리는가?)는 마약성 진통제가 어느 정도 작용을 한다는 것을 보여 준다. 그녀의 가족들은 이 척도를 이용하여 약을 조절함으로써 점차 편해지고 그들이 할 수 있는 안락함을 모두 얻을 수 있었다.

분노 어떤 환자들은 우리에게, 또는 약물에 화가 나지만 그들의 감정을 깊이 숨기건 우리에게 말하건 간에 얼마나 그들이 적대적인지는 깨닫지 못한다. 그들은 진정으로 기분이 나쁘고 우리가 그들의 압박감을 풀어 주길 원한다. 그래서 그들은 우리가 분노를 원천 봉쇄해 줄 때까지 '통증' 을 지속적으로 호소한다.

결국 해부학적 원인을 찾을 수 없지만 통증을 호소하는 환자들의 분노를 찾아내기 위해 "무엇이 통증을 유발한다고 생각하지요?" 라고 묻는 것이 좋은 방법임을 깨달았다. 원인을 찾아내기만 하면 제거하기는 쉽다.

통증의 호소에 가려지는 분노

랑게 부인은 접합부위에서 발생한 국소 재발성 대장암을 완전히 절제한 지 한 달 후에 지속적인 복통을 호소하였다. 놀랍게도, 통증의 원인이 무엇이라고 생각하느냐는 질문에 그녀는 이렇게 대답하였다. "내 생각에는 닥터 쇼어가 내 몸 속에 남겨 두고 당신들 모두가 나에게 숨기고 있었던 암이 통증을 유발하는 것 같아요. 첫 번째 수술을 받았을 때 의사는 내게 '완벽히 제거했다' 고 말했지요. 하지만 그것은 거짓말이었어요. 암은 다시 생겼고 나는 또 수술을 받아야 했어요. 당신이 이제 암은 남아 있지 않다고 이야기한다면 내가 그 말을 믿을 것 같아요?" 모든 의사에 대한 분노와 실망, 불신에 대한 솔직하고 개방적인 이야기가 이어졌다. 그 이후 방문에서 우리는 이야기를 계속 나누었고 통증은 호전되었다.

원인을 찾아내고 그녀의 적대감을 표현하도록 격려한 것이 그녀의 증세를 호전 시키는 데 잘못된 그 어떤 마약성 진통제보다 효과적이었다.

이런 환자에게는 통증이 어느 정도 그 목적을 잘 수행하며 그들은 통증이 호전되기를 바라지 않는다. 그들의 복잡한 문제를 이해하기 위한 당신의 노력이 필요하다. 그렇게 하면 그들은 기꺼이 수많은 그들의 문제를 해결해 주도록 허락할 것이다.

동료들 교육하기

마약성 진통제 복용 여부에 대한 이 모든 문제는 단지 환자와 가족들뿐 아니라 의사와 간호사, 환자들이 병원에서 만나게 되는 관계자들 또는 진료실의 다른 의사들도 같이 공유하게 된다. 당신이 환자와 가족들에게 마약성 진통제의 중요성을 설명하고 편하게 처방할 수 있다 해도 이러한 노력은 치료진 중 한 사람이 참여하지 않음으로써 물거품이 될 수도 있다.

의사와 간호사들은 진행된 질병을 앓고 있는 환자에게 효과적인 양의 마약성 진통제를 처방할 때의 법적 책임에 대해서 그들이 가지고 있는 그릇된 인식을 숨기고 있을 수도 있다. 환자들이 필요로 하는 고용량으로 인해 처방의가 조사를 받거나 기소되고 징계될 수도 있다는 생각이 있을지도 모른다. 그러나 죽어 가는 환자에 대한 소극적 치료가 오히려 법적 책임을 낳을 수도 있다. 미연방 고등법원은

Vacco v. Quill 판결에서 최대한의 통증과 증세 완화의 권리를 인정하였고 이는 설령 목숨이 위태롭더라도 고통을 줄이기 위해서라면 어떤 약물이라도 사용할 수 있다는 의견이었다. 1999년 오리건 주의 의학 연구자 위원회는 6명의 환자에게 소극적인 치료를 했다는 이유로 의사를 징계하였다. 캘리포니아 주에서 소극적 치료를 받은 환자의 가족들에 의해 제기된 소송은 통증조절과 임종진료에 대한 지속적 의학 교육이라는 결과를 낳았다. 수간호사나 인턴들 역시 본의 아니게 통증조절 계획이나 환자의 의사에 대한 신뢰에 장애가 될 수 있다.

교육받지 못한 직원이 얼마나 환자를 고통스럽게 하는가

내가 아는 가장 슬픈 이야기 중 하나는 진행성 다발성 골수종을 앓고 있지만 담석으로 인한 담즙 울체라는 전혀 상관없는 상태로 입원한 환자의 이야기이다. 하인스 씨는 알코올 남용이라는 과거력을 가지고 있었다. 그의 아들 중 한 명은 헤로인 중독이었고 이 일은 하인스 씨의 가족 모두에게 충격이었다. 약간의 시간이 걸렸지만 나는 결국 그에게 통증을 조절하기 위해 90mg의 서방형 morphine을 하루 3회 복용하는 것이 필요하다는 사실을 하인스 씨에게 설득시켜 주었다. 담도 폐쇄로 입원하기 전에는 그는 활동적이고 통증이 없으며 약물이 부작용도 없던 사람이었다.

하지만 입원하여 침대에 누워 꼼짝도 못 하는 그를 찾아갔을 때 그는 매우 우울한 상태였고 화가 나 있었다. 그는 나에게 소리쳤다. "이제 절대로 morphine을 복용하지 않을 겁니다!" 나는 물었다. "왜 그러세요? 무슨 일이죠?" 그는 대답했다.

"내가 인턴에게 평소에 먹던 약이 무어냐고 물어보자 그녀는 말했어요. 'Morphine을 너무 많이 드시는 거 아니예요? 저는 이렇게 morphine을 많이 복용하는 사람은 처음 보네요. 정말 이게 다 필요한가요?' 그리고 나는 그녀가 내 병실 밖의 간호사에게 똑같이 이야기하는 것을 들었어요. 그들은 모두 세상에서 가장 최악의 사람인 양 나를 쳐다봤어요. 그들은 내가 중독자인 것으로 알았나 봐요.

그들이 맞나요? 당신이 morphine을 다른 약과 같이 보이도록 만들었나 보군요. 당신은 내게 투여한 양이 비정상적이라고 생각하는 것 같지 않았고 그렇게 고용량인 줄은 꿈에도 몰랐어요. 하지만 나는 내 아들의 전철을 밟고 가족들을 부끄럽게 하기 싫습니다. 그래서 더 이상 morphine을 복용하지 않겠어요. 차라리 통증을 견디겠습니다."

짧은 한 번의 대화로 그 인턴은 내가 하인스 씨에 대해 들였던 공을 본의 아니게 무너뜨려 버렸다. 그는 기분이 최악이었으며 자신을 잘못 이끌고 배신한 나에게 화가 나있었다. 다행히도 그와 나는 수년간 지속된 사이였다. 그래서 나는 그에게 그가 복용한 용량이 그와 같은 상태의 환자들에게는 전혀 비정상적인 용량이 아니며 훨씬 많은 양을 복용하고 있는 다른 환자들도 많이 있으며 그 인턴이 아직 그렇게 고용량의 morphine을 복용하는 환자를 치료해 보지 않았다면 통증을 호소하는 암환자에 대한 경험부족 때문이지 그의 성격 탓이 아니라는 확신을 줄 수 있었다. 나는 그 인턴과 간호사에게 이야기를 해 주겠노라고 약속하였고 그는 morphine을 계속 복용하는 데 결국 동의했다.

암성 통증에 대한 이해와 치료방법의 수많은 진보에도 불구하고 아직도 갈 길이 멀다. 우리의 동료 의사들이 마약성 진통제와 그것을 복용하는 환자들에 대한 오해와 두려움을 숨기고 있더라도 놀라서는 안 된다. 나는 이러한 의사들 중에, 또는 환자를 돌보는 다른 인력들 중에 이러한 기저감정을 드러내는 발언들에 대해 조화되려고 노력하였으며 그러한 상황이 내 입장을 설명하고 교육하는 기회로 삼았다.

세월이 흘러 나는 환자들이 입원하면 요양을 담당하는 간호사들에게 노력을 집중했다. 나는 환자의 차트 앞에 "만일 마약성 진통제를 처방하거나 투약하기 불편하다면 나를 호출하세요"라고 써 붙이는 다소 원시적인 방법을 사용했다. 이것은 수많은 토론을 불러일으켰으며 곧 몇 개의 강의와 수업이 간호부에서 생겨나기 시작했다. 이 강의에서 이 장에서 다루었던 모든 문제들을 이야기했으며 간호사들에게 문제가 생기면 함께 풀어갈 것을 부탁했다.

우리는 이제 병원 내 담당의사, 주치의(attending physician. 미국에서의 전통적 병원시스템에 있는 제도로서 병원 소속이 아니면서 자신의 환자를 계약된 병원에 입원시켜 주치의로 진료하는 것—옮긴이) 그리고 간호사에게 시각통증등급과 기본적인 통증조절의 원칙이 씌어진 주머니만 한 '흔히 사용되는 마약성 진통제—동등 진통 용량' 표를 제공한다. 우리 완화의료팀은 모든 병원 관계자들에게 제공될 통증조절에 관한 소책자를 고안했다. 간호사와 전문가가 이번에는 선생님이 된다. 통증조절에 문외한인 새로운 직원이 오게 되면 간호사나 지식이 풍부한 전문가가 이들을 교육하는 위치에 서게 된다. 완화의료팀은 그들을 지원하지만 잘 교육된 간호사와 전문가는 통증조절 업무의 선봉에 선다.

요약

우리가 환자들의 통증을 덜어 주고 싶어도 마약성 진통제에 대한 그들의 두려움과 오해가 우리의 충고를 받아들이지 못하게 한다. 우리가 처음 마약성 진통제를 처방할 때 이러한 문제들에 접근하고 환자들이 기능적인 목표를 세우는 것을 돕고 통증을 표현하도록 하며 그들의 숨겨진 문제를 찾아내고 동료 의사들을 교육하면서 우리가 제공하는 도움을 환자와 그 가족들이 받아들이도록 하는 데 최선을 다할 수 있다. 병원 내 담당의사와 간호사들을 통증조절팀에 불러들임으로써 우리의 통증조절 계획의 효율을 증대시킬 수 있다.

참고문헌

Abrahm JL, Snyder L. 2001. Pain assessment and management. *Primary Care: Clinics in Office Practice* 28:269–297.

Calman K. 2004. Cultural and spiritual aspects of palliative medicine. In *Oxford Textbook of Palliative Medicine,* 3rd ed, Doyle D, Hanks G, Cherny N, Calman K (eds). Oxford: Oxford University Press.

Catechism of the Catholic Church. 1994. Part Three, Life in Christ, Section 2, Chapter 2, Article 5. Pauline, St. Paul Books and Media.

Kanner RM, Foley KM. 1981. Patterns of narcotic use in a cancer pain clinic. *Ann NY Acad Sci* 362:161–172.

Meisel A, Snyder L, Quill TE. 2000. Seven legal barriers to end-of-life care: myths, realities and grains of truth. *JAMA* 284:2495–2501.

Miaskowski C, Cleary J, Burney R, et al. 2005. *Guideline for the Management of Cancer Pain in Adults and Children.* APS Clinical Practice Guidelines Series, No. 3. Glenview, Ill.: American Pain Society. www.ampainsoc.org.

Rhiner M, Coluzzi PH. 1995. Family issues influencing management of cancer pain. In *Cancer Pain Management,* 2nd ed, McGuire DB, Yarbro CH, Ferrell BR (eds). Boston: Jones and Bartlett.

Vacco v. Quill, 177 S. Ct. 2293 (1997).

Von Roenn JH, Cleeland CS, Gonin R, et al. 1993. Physician attitudes and practice in cancer pain management. *Ann Intern Med* 119:121–126.

Weissman DE, Dahl JL. 1990. Attitudes about cancer pain: a survey of Wisconsin. *J Pain Symptom Manage* 5:345–349.

3장 삶의 끝자락

좋은 죽음의 구성 요소

우리는 질병이 이미 많이 진행된 일부 환자의 경우, 병세를 호전시킬 수 없다. 하지만 우리는 그 환자들이 죽어 가는 동안 환자에게 보살핌과 편안함을 제공하기 위해 노력할 수 있다. Marilyn Webb은 그녀의 저서 《좋은 죽음—삶의 결말을 새로 만들기 위한 미국에서의 새 연구*The Good Death: The New American Search to Reshape the End of Life*》의 결말부에서 좋은 죽음을 맞이한 환자들에게서 그녀가 발견한 열 가지 구성 요소를 나열하였다.

- 열린, 진행형의 대화
- 환자 결단력의 보존
- 숙련된 증상 조절
- 영적 지원
- 지나친 치료의 제한
- 감정적 지지
- 재정적 지원
- 가족의 지원
- 환자의 삶의 질을 유지하기 위한 노력
- 완치를 위한 치료가 더 이상 요구되지 않을 때라도 환자를 포기하지 않는 의료진

나는 또한 암 진단에 적응해 가는 처음 시기와 마찬가지로 죽음이 다가오는 과정에서도 대화가 흔히 환자를 돌보는 데 있어 중심이 된다는 것을 발견해 왔다. 가족적 지원을 제공하고, 신뢰감 회복을 위하여 다른 의사가 포기한 환자와 가족을 돕고, 불필요한 치료를 제한하는 것 또한 매우 중요하다. 이 장의 앞 부분에 논의된 논점들 가운데 이런 요소들을 포함시켰다.

질병 말기에 발생하는 문제들의 상당수는 대화—의사와 환자 사이의 대화, 의사와 가족 간의 대화, 그리고 환자와 가족, 친구들 간의 대화—속의 문제들에서 기인한다. 이런 어려움들 중 일부는 우리들(의사, 환자, 가족 구성원, 친구) 각자가 환자의 질병 상태와 남아 있는 치료법에 대하여 다른 시각을 보일 때 발생할 수 있다. 다른 어려움들은 우울한 정보로부터 또 다른 구성원을 보호하기 위한 가족 구성원들의 노력의 결과로 뜻하지 않게 발생하고, 때론 고통의 진정한 원인이 명확히 이야기되지 않음으로써 문제들이 발생한다. 다른 한편으로 우리가 사용하는 단어들

이, 특히 왜 편안한 돌봄comfort care이 남아 있는 유일한 합리적 선택인가를 설명하고자 할 때, 우리가 느끼는 것 또는 우리가 말하려 노력하는 것과는 상반된 의미를 전달할 수 있다는 점에서 우리 의료인들은 비난받을 수 있다. 이런 대화의 문제들 각각을 다룰 것이다.

또 이 장에서 나의 경우에 가장 고민이 컸던 문제, 즉 환자 스스로 목숨을 끊는 것을 도와 달라거나 삶을 마감하게 해 달라는 환자의 요구에 대처할 것이다. 왜 환자들이 우리에게 이것을 요구했는지를 조사하고 우리가 그들의 바람에 부응하든 그렇지 않든 간에 우리가 어떻게 반응할 수 있는지를 제시하려고 한다.

의사, 환자, 가족 그리고 친구들의 상반된 견해 다루기

감정 불일치의 결과

존 삼촌은 말하기 어려움과 우측 근력 악화 때문에 신경과 의사를 방문했고, 많은 뇌전이가 있음이 발견되었다. 광범위한 조사에도 불구하고 원발성 종양이 발견되지 않았다. 그는 완화적인 두개부 방사선 치료를 받았고, 약간의 증상 호전이 있었다. 종양의사로 나는 의료진으로부터 가족과의 대화에 도움을 줄 것을 요청받았다.

나는 가족, 친구들에게 존 삼촌이 적절한 치료를 받고 있지만 그것이 삶을 연장시킬 수 있을 가능성, 심지어 6개월 이상 살 수 있을 가능성은 적다고 설명했다. 삼촌의 일반내과 의사, 종양 내과 의사, 방사선 종양 의사, 신경과 의사 그리고 나는 더 이상의 항암 치료를 위한 적응증은 없으며, 증상 조절이 목표여야만 하고, 내과 의사가 이 과정을 관리하기에 가장 적임자라는 사실에 모두 동의했다. 남편과 나는 삼촌을 방문하면서 그가 편안해 하고 있지만 약간 혼란스러워 하고, 식사를 하기 위해 나오는 것과 같은 작은 움직임에도 힘들어 하는 것을 발견했다. 그러나, 주된 고통의 원인은 그가 친구와 다른 가족 구성원으로부터 받은 충고가 암시해 주는 대로 그가 암과 싸우기 위해 무언가 해야만 한다는 느낌이었다.

어떤 이들은 바로 가까운 대학병원 암센터에서 임상 시험에 등록해야 한다고 제안했으며 어떤 이들은 미국 국립보건원이 유일한 곳이라고 강력히 주장했다. 또 어떤 이들은 효과가 있다고 확신하며 '자연식'이나 '식사요법'을 찬양하면서 대체의학 팸플릿이나 카탈로그를 보내왔다. 삼촌은 나에게 걱정과 공포를 나타냈다. "매우 혼란스럽단다. 가족과 친구들은 계속해서 나에게 무언가 해야만 한다고 말하고 각자들 다른 생각을 가지고 있구나. 너는 내가 어떻게 해야 한다고 생각하니?" 나는 그에게 우리는 그의 종양을 낫게 할 수 없고, 재발을 막을 수도 없다고 설명드렸지만 그는 계속해서 물었다. "하지만 내가 무언가를 해서는 안 되겠니?"

말기 암 진단에 대한 반응의 스펙트럼

우선 왜 삼촌이 그의 모든 의료진의 일치된 충고를 물리치려 하는지 이해할 수 없었고, 그의 잘못된 생각을 지지하는 우리 가족들과 친구들에게 화가 났다. "무엇이 이런 대화의 단절을 생기게 하는 걸까?"

나중에 깨달은 답은 암환자들이 말기 질환을 선고받았을 때 흔히 경험하는 감정 단계를 토대로 우리 가족의 행동을 분석함으로써 찾을 수 있었다. Dr. Elizabeth Kübler-Ross는 이런 단계를 그의 저서 《죽음과 죽어 감*On Death and Dying*》에서 처음 소개했다[《죽음의 순간》, 김진욱 옮김, 자유문학사, 2000]. 감정의 단계들은 부정, 분노, 타협, 우울, 그리고 수용으로 이루어진다. 이 책에서 Dr. Elizabeth Kübler-Ross는 일부 환자의 경우 모든 단계를 경험하지 않고, 일부는 이들을 다른 순서로 경험하기도 하며, 심지어 동시에 경험하기도 한다고 주의를 주었다. 나중에 그녀는 사람이 죽음에 직면하면서 발생하는 감정 과정에 대한 그녀의 개념을 확장시켰다. 하지만 그녀가 처음 제시한 설명은 여전히 환자의 감정을 이해하는 데 유용한 근간이 되고 있다.

우리 가족들과 친구들이 이러한 감정 단계를 밟아 가고 있다는 것에 주목하기 시작했다. 하지만 우리는 다른 순서로 그 단계를 경험하고 있었다. 대화에 있어 우리의 문제는 우리가 같은 시간대에 결코 같은 감정 단계에 있지 않다는 데서 생겨났다. (나는 말기 질환 환자를 돌보는 일부 의사들 역시 어느 정도 이런 단계를 경험하고, 이와 같은 감정 단계의 불일치가 환자와 가족에게 치료 목적을 이해시키는 의사의 능력을 저하시킬 수 있다고 생각했다.)

부정 ("뭐라고 내가 암환자라고? 나는 단지 검사를 위해 여기 왔는데 당신은 지금 내가 죽을 거라고 말하다니!") 삼촌은 자신이 암환자라는 사실을 부인하지 않았다. 하지만 그는 그 무서운 예후를 부정하고 있었다. 증상과 장애에도 불구하고, 그는 방사선 치료 후에도 완전히 좋아질 수 없고, 완치될 수 없으며, 죽을 수 있다는 사실을 순순히 받아들일 수 없었다.

분노 ("왜 나야?") 분노는 신과 의사 그리고 환자 자신("내가 왜 대장내시경을 받지 않았던가?") 또는 환자 자신이 매우 듣고 싶지 않은 무언가를 환자에게 말하는 누구에게라도 향할 수 있다. 이것은 내 남편 프레드(가명)에게 생겼던 일이다. 전화 통화 도중 삼촌은 프레드에게 계속해서 그의 예후를 말해 달라고 부탁했고, 프레드는 결국 그렇게 했다. "프레드." 삼촌은 큰 소리로 울부짖었다. "지금 뭐라는 거야? 내가 크리스마스까지 살 수 없을 거라고?! 크리스마스가 이제 6개월밖에 안 남았는데! 넌 의사도 아니야! 어떻게 네가 그런 말을 할 수 있어!" 그리고 그는 전화를 끊었다.

우리는 모두 나쁜 소식 전달자에게 무슨 일이 일어날지에 대해 익숙하다. 그래서 나는 우리 삼촌에게서 이런 반응을 예상했었다. 하지만 나 역시 가족으로부터는 그것을 예상하지 못했다. 우리가 곧 깨달은 대로 그들 역시 부정했다. 아마도 삼촌이 그랬던 것보다 덜할지는 모르겠지만 나와 내 남편이 삼촌 예후에 대해 그러했던 것보다는 분명 심하게 부정했다. 그들은 우리가 뻔뻔스럽게도 삼촌이 그의 병으로 비교적 짧은 시간 내에 죽게 될 거라고 말했다며 몹시 화를 냈다. 남편은 어쩌면 삼촌이 크리스마스에 생존해 있을지도 모른다는 희망을 무모하게 없애 버린, 감정이 없는 동물이라는 의견도 있었다.

다른 친척들과 달리 나와 내 남편은 이미 말기 예후에 대한 감정 반응의 두 단계—부정과 분노—를 지나 심지어 타협의 단계(삼촌이 모든 치료를 충실히 견뎌 낸다면, 종양이 기적적으로 사라질지도 모른다)를 넘어서 있었다. 우리는 그때 약간의 우울과 수용의 단계를 경험하고 있었다. 우리는 삼촌의 냉혹한 예후를 받아들이고 비통해 하기 시작했기 때문에 남편과 나는 삼촌의 남아 있는 삶을 가능하면 편안하고 가치가 있도록 만드는 데 초점을 맞추었다. 나머지 가족들은 여전히 부정의 단계에 있었고 그런 문제에 대해 이야기할 준비가 되어 있지 않았다. 그들은 여전의 그의 질병과 싸우는 것에 초점을 맞추고 있었고, 삼촌이 적어도 병의 진행을 미룰 수 있을 만한 치료를 찾도록 독려했다.

삼촌은 여전히 그의 궁극적인 예후에 대해선 확신하지 못하면서도 그의 종양이 어떠한 항암요법에도 반응하지 않을 것 같다는 사실을 받아들였다. 각자 다르게 주장함으로써 가족 구성원들은 삼촌이 지지의 중요한 목적임을 부인하고 있었다. 방사선 치료와 Dexamethasone의 부작용을 극복해 나가는 과정을 삼촌과 함께 공유하는 대신 그들은 삼촌이 완치를 위해 가능한 모든 것을 하고 있지 않다고 암시함으로써 삼촌을 더욱 힘들게 만들고 있었다.

공간과 시간상 거리의 효과

또 다른 법칙 하나가 여기 작용하고 있다. 가족 구성원들이 요구하는 치료의 강도는 환자와 떨어진 거리, 그리고 마지막 방문 이후 시간의 길이에 따라 직접적으로 달라진다.

삼촌은 매사추세츠에 살았다. 수년간 그를 본 적이 없는 플로리다에 사는 그의 친척들은 모든 것을 해 보길 원했고 삶을 연장하는 치료를 위해 어떤 비용도 아끼지 말기를 원했다. 워싱턴 D.C.에 살고 있는 친척은 다소 덜한 강도의 진단적 · 치료적 시술을 요구했다. 그를 가장 최근에 보았던 우리는 호스피스 치료가 가장 적합하다는 것을 알았다.

일단 무엇이 우리의 다양한 위치에 내재하고 있는지를 이해하게 되자 나는 다른 가족 구성원들에게 왜 그들의 노력이 역효과를 낳는지를 설명할 수 있었고, 그들이 삼촌으로 하여금 기적적인 치료를 찾도록 부추기는 걸 그만두도록 납득시킬 수 있었다. 가족들이 삼촌 생각엔 이미 충분히 답해졌다고 여겨지는 질문들을 더 이상 하지 않게 되자 삼촌의 불안은 감소했다. 삼촌은 그가 처한 상황에 대처하는 데 도움을 얻고자 정신과적인 상담을 요청했고, 그가 죽기 전 이루고 싶은 남은 목적들에 초점을 맞추기 시작했다.

고립—보호의 의도되지 않은 결과

마지막 몇 달이 다가오고 있다는 것이 더욱 분명해질수록, 환자와 그 가족들은 흔히 임박해 오는 상실로부터 서로를 보호하려고 노력한다.

사라지는 장벽의 사례

어느 날 아침 나는 대장암과 간으로의 광범위한 전이를 보이는 환자인 존 바바르에게 전화를 걸어 항암치료가 더 이상 효과를 보이지 않으며, 간 내 전이가 더욱 커졌다는 것을 알려야 했다. 이제 종양의 성장을 멈출 수 있는 다른 치료는 없다고 덧붙였다. 나는 그가 수개월 내에 사망할 것 같이 느껴졌다. 존은 스스로 약해지고 있음을 느껴 왔고 거의 식욕도 없다면서 그리 놀라운 건 아니라고 했다. 그는 그 불행한 뉴스에 괜찮다고 말했지만 나에게 이 소식을 가족들에게 알리지 말아 달라고 부탁했다.

이와 비슷하게 내가 환자와 이야기할 수 있기 전에 나쁜 소식을 가족들에게 먼저 전해야만 할 때에도 일부 가족들은 나에게 그 소식을 환자에게 알리지 말아 달라고, 만약 그렇게 하면 나를 고소하겠노라고 협박까지 하면서라도 부탁한다. 이런 상황이 이해되건 아니건 간에 이런 양쪽의 상황에서 잠재된 동기는 사랑하는 사람을 보호하고자 하는 것이다. 환자와 가족들은 흔히 이러한 보호적 본능을 인식하지 못한다. 그들은 만약 진실이 알려지면, 가족들이 비통함으로 무너져 내리거나 또는 환자가 모든 것을 포기하고 황급히 죽으려 들 것이라고 우려한다.

존의 신뢰를 배신하려 하기보다, 나는 그가 절망적인 예후를 가족에게 말하지 않고 숨기는 것은 그의 아내와 아이들에게 오히려 더 큰 상처를 주는 일이라는 걸 이해하도록 돕고자 노력했다. 아마도 아래처럼 이야기했던 것 같다.

"나는 지금 당신이 느끼고 있는 고통으로부터 당신 아내와 아이들을 보호하고자 한다는 걸 알고 있습니다. 그리고 그런 충동을 확실히 이해할 수 있습니다. 하지만 당신 가족은 매우 영리하고 무슨 일이 일어나고 있는지에 대한 예감을 틀림없이 갖게 될 것입니다. 체중 감소, 늘어가는 통증 그리고 날로 허약해지는 것을 무시하기란 어렵습니다. 하지만 그런 것들이 발생하지 않은 것처럼 가장함으로써, 가족들이 느끼고 있는 것에 대해 당신과 이야기하는 것을 불가능하게 만듭니다. 그들은 대화를 하려 들지 않을 것입니다. 왜냐하면 그들도 당신이 그들을 보호하고자 하는 것처럼 당신의 느낌을 보호하고 싶어 하기 때문입니다.

가족들을 차단함으로써, 당신에게서 가족들을 고립시키게 되고 그들이 두려움과 비통함에 홀로 직면하도록 만들 것입니다. 그들은 당신을 편안하게 해 주고, 당신에게 남은 생에 얻고자 하는 것들을 이룰 수 있도록 돕고 싶어 합니다. 가족들이 당신에게 하고 싶은 얘기들이 있을 겁니다. 그리고 당신이 가족들에게 하고 싶은 이야기들, 전에는 하기 힘들었지만 지금은 말하기 쉬워진 이야기들이 있을 겁니다.

당신이 죽어 가고 있다는 사실만큼 중요한 무언가에 대해 가족들에게 이야기하지 않을 때, 그것은 마치 당신이 가족들을 둘러싼 창문도 유리창도 없는 방을 쌓고 있는 것과 같습니다. 하지만 가족들에게 지금 상황이 얼마나 심각한지 이야기한다면, 그것은 가족들이 그 문제에 대하여 당신과 이야기해도 좋다는 것을 알게 해 줍니다. 당신은 가족들을 둘러싼 방의 벽에 문을 만들어 줄 수 있고, 가족들은 그 문을 열고 나와 당신과 만나게 될 것입니다. 그렇게 되면 가족들로부터 고립되는 대신, 당신은 당신의 사랑과 관심을 가족들과 공유하고 서로를 편안하게 해 줄 수 있습니다."

존은 내가 했던 말을 곰곰이 생각해 보았고, 그러고 나서 진료실 밖에서 기다리고 있는 그의 가족들에게 그가 슬픈 소식을 전할 때 함께해 달라고 부탁했다. 그는 어찌되었건 만약 그 스스로 이야기하지 않으면 변하는 것은 아무것도 없을 것이기 때문에 내가 그들에게 말하는 것을 원하지 않았다고 했다. 그는 자신이 죽어 가고 있기 때문에 가족들이 자책하고 슬퍼하며, 자신을 다르게 대하는 것을 원치 않았다. 그러나 그는 이제 가족들이 아마도 그의 병이 많이 악화된 것을 알고 있을 거라는 걸 깨달았고, 모든 문제를 공개할 수 있는 기회를 환영했다. 내가 그의 아내와 아이들을 진료실 안으로 부르기 전, 그는 이렇게 농담을 건넸다. "곧장 가서 문을 여세요, 선생님. 나는 그 비열한 장벽 모두를 부술 준비가 되어 있답니다."

환자를 포기하지 않기

때로 의사들은 말기 암환자에게 불필요한 고통의 원인이 될 수 있다. 일반내과 의사인 내 동료에게서 이런 슬픈 예 하나를 들었다.

포기

수년 전 그 내과 의사는 스미스 씨라는 환자의 일상 검진 과정에서 전립선 결절을 발견했고 그를 비뇨기과 의사에게 의뢰했다. 비뇨기과 의사는 그를 전립선 암으로 확진하고 적합한 수술을 시행했으며 매달 호르몬 치료를 받도록 했다. 내 친구는 이 기간 동안 스미스 씨를 볼 수가 없었지만 우리가 만나기 며칠 전 스미스 씨와 그의 아내가 내 친구의 진료실로 다시 찾아왔다. 스미스 씨는 통증은 없었지만, 그와 그의 아내는 매우 우울해 보였다. 몇 차례 질문 끝에 다시 그에게 의뢰된 상황이 부분적으로 원인이 되었음이 분명해졌다. 비뇨기과 의사는 그들에게 말했다.

"스미스 씨 , 당신의 마지막 뼈 스캔은 진행성 질병 상태를 보여 주고 있습니다. 유감입니다만, 더 이상 제가 해 줄 수 있는 것이 없군요. 제 생각엔 앞으로는 내과 의사에게 치료를 받는 것이 좋을 것 같습니다."

불행히도 이것은 드문 이야기가 아니다. 예를 들어, 환자들은 대학병원에서 실시하는 수많은 치료적 임상 시험에 참가한다. 하지만 그들이 더 이상 어떤 새로운 프로토콜에 적합하지 않다면 지역사회 의사에게 되돌려 보내진다. 환자들은 때로 그들의 보험이 더 이상의 치료에 대해 치료비를 지불할 수 없을 때 항암치료 중간에라도 미국 재향군인협회가 운영하는 병원에 있는 나에게 온다.

설령 분과 전문의가 환자 치료를 계속하고자 하더라도, 오늘날의 의료환경에선 가능하지 않을 수 있다. 만약 스미스 씨가 (비용) 관리형 건강보험managed care plan에 가입돼 있다면, 그의 병이 어떠한 항암 치료에도 적응증이 되지 못할 단계에 도달했을 때 그는 비뇨기과 의사 진료를 더 이상 받지 못하도록 압력을 받았을 수도 있다. 그리고 만약 그의 주치 내과 의사가 비용 관리형 건강보험에서 선임한 의사가 아니라면, 스미스 씨는 원래 주치의에게 되돌려 보내지지 않고 대신 새로운 일차 진료의에게 보내졌을 것이다. 스미스 씨는 비뇨기과 의사를 마지막 방문한 후 종양이 더 진행해서라기보다는 더 이상 할 수 있는 것이 없다는 사실 때문에 슬픔에 잠겨 있었다. 그들이 신뢰했던 의사조차도 더 이상 그들을 보고 싶어 하지 않았다. 그들이 내 친구를 다시 찾아왔을 때, 그들은 완전히 절망에 빠져 있었다.

내 친구는 스미스 씨의 치료를 다시 맡게 되어 매우 기쁘고, 그가 그들을 위해 할 수 있는 중요한 일이 있을 거라며 그들을 위로했다. 그는 비뇨기과 의사가 암에 대한 적극적인 치료에 전문가인 반면, 내과 의사인 그는 이 단계에서 발생할 수 있는 암과 관련된 어떠한 증상도 조절할 수 있도록 적극적인 치료를 제공할 수 있을 거라고 말했다.

내 친구는 또 그들이 의사를 바꾸도록 요구받았을 때 어떻게 느꼈었는지 더 이야기해 달라고 부탁했다. 스미스 씨는 그가 버림받았고, 가치가 없으며, 희망이 없다고 느꼈다고 말했다. 같은 상황하에서, 다른 환자들도 불안, 우울과 같은 유사한 증상을 보여 줄 것이다. 만약 이것이 심각하다면, 정신과 의사나 심리학자, 목회자, 또는 심리학적 훈련을 받은 사회 사업가에게 의뢰하는 것이 필요할 수 있다.

여러 달이 걸리겠지만 여러분은 대개 스미스 씨와 같은 환자의 신뢰와 희망을 다시 찾아 줄 수 있을 것이다. 계속해서 그들의 느낌에 대한 관심을 기울이고, 의학적 문제뿐 아니라 정신적이고 영적인 관심사에 대한 세심한 주의를 통해, 그들이 가치감과 희망을 되찾는 것을 도와줄 수 있으며 그들에게 남아 있는 효과적인 치료를 설명해 줄 수 있을 것이다.

우선순위의 증상 목록

"나는 당뇨나 심부전을 가진 환자의 치료 목적이 무엇인지 알고 있습니다. 하지만 암이 전신에 퍼져 버린 환자의 증상을 조절하는 데 내가 어떻게 해야 방향을 잡을 수 있겠습니까?"

여러분이 진행성 암환자 치료를 맡게 되었을 때, 여러분은 노력을 어디에 집중해야 하는지 의아해 하고 있는 자신을 발견하게 될지도 모른다. 환자와 가족들은 신체적, 사회적, 영적, 감정적 문제들을 포함한 언뜻 보기에는 극복할 수 없는 문제 목록을 가지고 찾아올 수 있다. Dr. Russell Portenoy(현재 Albert Einstein College of Medicine의 신경과 교수이며, 뉴욕에 있는 Beth Israel Medical Center에서 The Department of Pain Medicine and Palliative Care의 과장으로 있다)와 Memorial Sloan-Kettering Cancer Center의 통증 및 완화 치료 담당자들은 나에게 이런 문제들에 직면해 어떻게 우선순위를 매길 수 있는지 알려 주었다.

의사, 환자와 가족들은 우선 어떤 증상이 가장 문제인지와 무엇이 치료에 반응할 수 있을지 그리고, 만약 있다면, 환자가 여전히 어떤 적극적인 진단 검사 및 치료를 받고 싶어 하는지를 결정해야 한다. 그들은 환자에게 있어 중요도와 반전이 용이한 순서대로 문제의 순위를 매기기 위하여 이런 정보들을 사용한다. 이런 우선 순위의 증상 목록을 하나의 지침으로 사용함으로써, 당신의 노력은 가장 고통이 크고 또 가장 회복이 쉬운 문제들에 집중될 수 있다.

환자의 문제 목록

스미스 씨의 전립선 암이 진행함에 따라, 그의 증상 목록은 다음과 같았다.

- 통증
- 변비
- 구강 건조증
- 전신 쇠약

내 친구는 스미스 씨에게 통증은 만족스러울 정도로 완화시킬 수 있다고 안심시켰다. 이 책에서 나중에 기술하겠지만, 적절한 치료로 암환자의 90%에서 통증을 완화시킬 수 있을 것이다. 고칼슘혈증, 비활동성, 또는 아편 유사제 때문이든 간에, 변비는 완전히 조절 가능할 것이다. 구강 건조증은 만약 환자가 항콜린성 작용 약물(Benadryl® 같은) 복용을 중단하거나 침샘 분비를 자극하는 약물, 예를 들어 pilocarpine 또는 맛이 신 사탕 같은 것을 추가하면 증상을 줄여 줄 수 있다(나중에 이런 문제에 효과적인 치료법에 대해 좀더 자세히 논의될 것이다). 그러나 전신 쇠약의 경우 빈혈에 의해 유발된 것이 아니라면 회복시키기가 더 어려울 수 있다.

이 중에서 무엇을 해 볼 수 있을까? 나는 스미스 씨에게 우리가 처음 세 증상을 성공적으로 치료할 수 있다고 확신한다고 말해 주었다. 하지만 그의 전신 쇠약 증세는 회복되기 어려울 수도 있다고 덧붙였다. 내 환자들은 대개 그런 솔직함에 감사하고 기꺼이 그들의 힘을 치료에 반응할 수 있는 증상을 개선시키는 데 쏟으려 노력한다.

가족의 문제 목록

가족의 문제 목록은 좀처럼 환자의 문제 목록처럼 솔직하지 못하다. 그들이 말하는 문제 이면에는 감춰진 걱정과 함께 대개는 똑같이 문제의 소지가 있지만 말하기 훨씬 더 어려운 묻지 않은 질문들이 있다. 그런 걱정을 가진 가족 중의 하나가 헤르만 씨 가족이었다.

가족들이 갖는 무언의 기대

헤르만 씨(남성 · 65세)는 치료에도 불구하고 전이성 폐암이 계속 진행되는 환자였다. 그는 스미스 씨와 같은 문제(통증, 구강 건조증, 변비, 전신 쇠약)를 갖고 있었지만 내가 시작한 치료법에 매우 만족스러운 듯 보였다. 나는 매주 한 번 있는 그의 방문을 기대하고 있었다. 그러나 한번은 그의 아내와 딸이 함께 방문했는데 그들은 그의 호전을 전혀 기뻐하지 않았다. 딸은 그들의 걱정을 소상히 말했다.

"아빠는 충분히 먹지 않고 많이 쇠약해지셔서 하루 종일 침대에 누워 계세요. 우리는 선생님이 왜 아빠의 식욕을 높일 수 있는 무언가나 아니면 아빠의 위 속에 영양 튜브feeding tube를 넣어 주시지 않는지 이해할 수가 없어요. 우린 아빠가 더 많이 드실 수 있다면 더 힘을 얻고 훨씬 더 좋아질 수 있을 거라고 믿어요. 또 엄마는 아빠가 밤새 절반은 화장실에 가는 걸 도와 달라거나 몸을 움직이는 데 무언가 필요하다면서 엄마를 옆에 깨워 두신다고 말씀하셨어요. 엄마는 이런 게 아빠가 당신이 주는 약을 먹어도 여전히 통증이 있기 때문이라고 생각하세요.

우린 아빠의 암을 멈출 방법이 없다는 걸 알아요. 하지만 아빤 하루 종일 침대에만 누워 계세요. 우리는 아빠가 좋아하는 음식들을 가져다 드리지만, 아빤 그저 조금 맛만 보실 뿐이에요. 선생님 무언가 방법이 없나요?"

나는 들은 대로, 여러분이 가족의 우선순위 문제 목록이라고 부르는 것을 마음속으로 만들어 보았다.

환자의 문제 목록	가족의 문제 목록
• 통증	• 전신 쇠약
• 구강 건조증	• 식욕 없음
• 변비	• 불면증
• 전신 쇠약	• 통증

여러분이 보다시피, 가족의 우선순위 문제 목록은 헤르만 씨의 문제 목록과 상당히 다르다. 통증과 전신 쇠약이 문제 목록에 올라 있지만 중요도에서 그들의 순서는 뒤바뀌었다.

헤르만 씨의 활동 부족은 그에게 문제가 되지 않는다. 하지만 그것은 환자의 불면이 가족들을 고통스럽게 하듯이 가족들을 매우 고민스럽게 하고 있었다. 환자는 배고픔이나 목마름에 대해 아무런 불평도 하지 않았지만 가족들은 그에게 영양 튜브를 넣어 달라고 요청했다. 어떻게 헤르만 씨가 불필요한 시술이나 투약을 받지 않으면서 환자 가족의 요구에 부응할 수 있을까?

열쇠는 서로 다른 우선순위 문제 목록의 드러나지 않은 걱정을 이해시키는 것이다. 가족들 고통의 드러나지 않은 원인은 무엇일까? Dr. J. Andrew Billings의 저서 《말기 암의 외래환자 관리*Outpatient Management of Advanced Cancer*》는 '원인 돌리기'의 개념—환자의 행동이 실제로 무엇을 의미하는가보다는 오히려 가족이 환자의 행동에서 생각해 낸 어떤 의미—에 대한 논의를 통해 유용한 답을 제공한다. 헤르만 씨는 배고프지 않아서 먹지 않았지만 가족들은 그가 식사를 못 하는 것을 그들이 준비한 음식에 대한 거절의 의미라고 받아들인다. 그리고 나아가서 그것을 준비한 사람들에 대한 거절의 의미로 받아들인다. 이와 똑같은 반응은 아이들이 부모님의 선택과는 다른 음식을 선택하는 가족 상황에서도 분명히 드러난다. 채식주의 아이들을 둔 고기를 먹는 부모들은 종종 그들 자녀의 음식 선택에 대하여 격분하게 된다. 왜 그럴까? 아이들이 고른 음식이 몸에 좋지 않아서가 아니라, 부모님이 선택해 준 음식을 거절하는 데에는 자녀들이 부모를 거부하고 그들의 가치를 부정하고 있기 때문이다.

헤르만 씨는 단지 배가 고프지 않을 뿐이다. 하지만 그의 가족들은 거부되었다고 느끼고 소외되었다고 느낀다. 가족들은 또 그가 식사를 하지 못하는 것을 그의 자포자기 상태로 받아들인다. 그것은 가족들에게 그의 죽음이 언젠가는 가져 올 포기에 대한 첫 걸음으로 느껴진다. 그들은 내가 이것을 막아 주거나 적어도 늦춰 주기를 원한다. 침대에만 누워 있는 상황은 그가 포기하고 있다거나 또는 가족들이 그를 떠나 보낼 준비도 하기 전에 그가 가족들을 떠나고 있다는 확신을 더욱 강화시켜 주게 되고, 가족은 그것을 참을 수 없다.

일단 내가 이러한 감춰진 걱정을 이해하게 되자, 가족들의 요구를 있는 그대로 다루기보다는 그들에게 말해 줄 수 있었다.

> 나는 당신이 그를 위해 특별히 준비한 음식을 그가 얼마 먹지 않았을 때, 그것이 얼마나 속상했을지 잘 압니다. 하지만 그가 여러분에게 말했던 그대로 그는 정말로 배가 고프지 않거나 목이 마르지 않을 뿐입니다. 당신 아버지와 같은 정도의 암을 가진 환자들이 배고픔이나 목마름을 느끼지 않고 우리가 필요로 하는 것보다 훨씬 덜 음식으로부터 즐거움을 얻는다는 것은 매우 흔한 사실입니다. 하지만 당신이 만든 음식을 거절했다는 것이 당신을 거부하고 있다는 걸 의미하진 않습니다. 그는 당신을 사랑하고 그가 할 수 있는 한 오래도록 당신과 함께하고 싶어 합니다. 그는 점점 더 약해지고 있습니다. 하지만 그것은 그의 암이 더욱 악화되고 있어서는 아닙니다. 그에게 영양 튜브를 넣는 것이 그를 더 오래 살게 만들지는 못합니다. 더구나 그것은 그에게 남은 시간을 불편하게 만들 수도 있습니다. 그는 그가 원하는 어떤 것도 먹을 수 있습니다. 그리고 설사 그에게 가져다 주는 것을 별로 먹지 않는다 하더라도, 그가 부탁한 어떤 것을 당신이 만들고 가져왔다는 걸 아는 것만으로 그는 정말로 사랑받고, 특별하다는 걸 느끼고 있을 겁니다.

포기가 중요한 문제로 보이는 가족들에게 또한 이렇게 말할 것이다.

> 나는 그가 포기하고 있고, 여러분을 떠나려고 하는 것처럼 보이는 것이 너무나 가슴 아픔 일이라는 걸 잘 알고 있습니다. 하지만 그는 오랫동안 암과 싸워 왔고 이제 그는 지쳐 있습니다. 그는 여러분 모두를 매우 사랑하고, 단지 이제는 더 이상 싸울 수 없다는 까닭에 그 사실이 바뀌지는 않습니다. 이제 우리 모두는 그가 원하는 모든걸 할 수 있고 그에게 남은 시간 동안 가능한 편안함을 느낄 수 있도록 돕는 데 집중합시다.

경험상 환자와 가족들 간 우선순위 문제 목록에서 보이는 차이는 예외적인 일이라기 보다는 보편적인 상황이다. 따라서 앞서 말한 것과 유사한 대화를 흔히 갖게 된다. 그런 이야기를 나누는 동안 거의 항상 가족 구성원들은 그들의 감정을 깨닫고 환자가 처한 상황의 심각함에 대한 부정을 극복하기 시작하고, 식욕을 늘리기 위한 약 처방이나 영양 튜브를 삽입해 달라는 요구는 사라지게 된다.

내가 헤르만 씨 가족의 요구에 응하는 것이 더 간단할 수 있다. 하지만 그렇게 하는 것은 헤르만 씨에게 몹쓸 짓을 하는 것일 수도 있고, 결국 가족들에게도 마찬가지 일 수 있다. 나는 그들이 겪어 나가는 거부와 포기의 감정을 밝혀 내려 하거나 또는 그들이 어떻게 그런 감정을 다루어야 하는지 도우려 하지는 않았다. 그들이 이런 감정을 갖고 있다는 걸 깨닫건 깨닫지 못하건 간에, 헤르만 씨와 함께하는 마지막 며칠은 그들이 말하지 않는 분노와 깊이 연관될 수 있고, 이런 분노로 인해 그가 죽은 후의 애도 과정이 불필요하게 문제화될 수도 있으므로 덮어두지 않고 이런 감정들을 없애 주는 것이 마지막 며칠간 가족 구성원들과 환자와의 상호 작용을 최적화해 주고 종국에 다다를 그의 죽음에 대처할 수 있는 능력을 향상시킬 수 있었다.

의사의 문제 목록

권한의 오류　의사로서 우리들은 환자, 가족의 문제 목록과는 다른 우선순위 문제 목록을 만드는 데 저항감이 없다. 우리는 환자들이 치료의 필요성을 표현하건

안 하건 간에 확실한 치료를 제공해야 한다고 느낀다. 이것은 내 환자 중 한 명을 입원시켰던 외과 수석 전공의와 함께 일하면서 분명히 알게 되었다.

잘못 설정된 노력

잭슨 씨는 복막과 간에 전이된 대장암환자였다. 그는 소장 폐색의 가능성 때문에 병원에 입원하게 되었다. 장 폐색은 보존적 치료에 반응했지만 잭슨 씨는 요양소에 자리가 날 때까지 병원에 머물러야만 했다.

그 외과 의사는 나에게 잭슨 씨가 음식을 잘 못 먹는 것에 대하여 불평을 털어 놓았다. 나는 환자가 내게는 장 폐색이 없어진 이후로 편안하고, 원하는 만큼 먹고 있다고 말했다고 설명했다. 그러나 놀랍게도 내가 3일 후 다시 방문했을 때, 잭슨 씨는 영양 튜브를 하고 있었다.

나는 그 외과 전공의를 찾아가서 내가 말했던 바람과는 반대로 왜 그에게 영양 튜브를 넣었는지 물었다. 우선 그는 잭슨 씨의 부족한 음식 섭취에 대한 그의 우려에 대하여 되풀이해 말했다. 하지만 결국 그는 진짜 이유를 설명했다. 그 진짜 이유란 그 외과 의사의 할아버지가 식도암으로 죽어 가고 있었고, 어떤 것도 삼킬 수 없다는 사실이었다. 따라서 그 외과 의사의 아버지는 좌약으로 약을 투여하고 있었는데, 그는 그것이 매우 체면을 손상시키는 일이라는 것을 알게 되었다. 그는 나에게 단호하게 말했다. "다른 어떤 가족도 내 아버지가 경험했던 대로 똑같이 경험하게 하지는 않을 것입니다."

나는 부드럽게 그에게 내 환자가 온전히 이상이 없는 식도를 가졌으며, 음식을 잘 삼킬 수 있고 단지 식욕이 없을 뿐이라는 것을 상기시켰다. 그러자 외과 의사는 오히려 부끄러워하며 잭슨 씨는 튜브를 필요로 하지 않으며, 그 자신의 가족 상황이 얼마나 그의 판단을 흐리게 했는지 깨닫지 못했다고 했다. 그는 앞으로 그 자신의 필요가 아니라 환자의 필요를 들어 주기 위해 더 열심히 노력하겠노라고 약속했다.

태만의 오류 불필요한 영양 튜브를 삽입하는 것과 같은 권한의 오류 외에, 우리 자신의 요구는 또 심각한 태만의 오류를 범하도록 만들 수 있다. 예를 들어 나는 1장에서 우리가 말기 질환 환자와 향후 지침에 대해 이야기하는 것을 방해하는 장벽들에 대해 이야기했다. 여생이 몇 개월 남지 않은 말기 환자에 대한 감성적으로 강렬하고 흔히 소모적인 치료에 참여하기란 우리 중 많은 사람들에게 있어 훨씬 더 힘든 일이다.

샌프란시스코 캘리포니아대학의 가정 및 지역사회의학 임상 교수인 Rachel Naomi Remen 박사는 대학생, 대학원생 그리고 진료 의사들에게 죽어 가는 사람들의 치료에 있어 감성적, 정신적, 영적 측면에 대하여 가르친다. 그녀는 이 영역에서 우리의 문제는 우리 자신이 상실로부터 회복되어 본 경험이 부족하다는 데서 생길 수 있다고 하였다. 우리는 상실과 연관된 감정을 어떻게 처리해야 하는지 흔히 접해 보지 못했고, 상실과 연관된 감정을 편향시키기 위한 방어기전을 발달시키는 데 익숙해져 있다. 그런 방어기전은 거의 효과적이지 못하다. 우리는 종종 고통스러운 감정을 억제하는 것에만 성공한다. 그러면 그런 감정은 훨씬 더 강력해지고, 우리 의식을 벗어나 인지적인 이해에 저항하면서 우리 행동을 조정하게 되고, 우리는 어떻게 치료해야 할지 알지 못하는 우리 자신의 상처를 열어 보이는 위험을 감수할 수 없기 때문에 우리 환자들의 요구에 대해 눈이 멀게 될 수도 있다.

Remen 박사의 저서, 워크숍, 그리고 교육 과정은 의사들이 자신의 삶 속에서 상실의 결과를 경험할 수 있도록 도와주고 스스로 자신을 어떻게 치료할 수 있는지를 가르쳐 준다. 지난 과거의 일로부터 걸어 나와 지난 일이 초래한 고통을 느끼고 나서 안전하게 고통에서 벗어나 치유될 수 있다는 것을 배우게 되는 것이다. 그런 경험을 거친 의사들은 죽어 가는 환자의 요구에 훨씬 더 민감해질 수 있다. 그들은 다가오는 죽음 앞에서 죄책감을 느끼거나 부끄러움을 가질 필요가 없다는 것을 이해하고, 그들이 항상 병을 치료할 수는 없지만 언제나 도움을 줄 수는 있다는 사실을 진심으로 이해하게 된다.

Eric Cassell은 《고통의 본질과 의학의 목적*The Nature of Suffering and the Goals of*

Medicine》에서 의사들이 죽어 가는 환자의 요구를 인지하지 못하도록 하는 요인들에 대한 부가적인 통찰을 제공한다[《고통받는 환자와 인간에게서 멀어진 의사를 위하여》, 강신익 옮김, 들녘, 2003]. 초기 장애물은 의과대학 시절에 나타나는데, 거기서 우리는 소위 그가 칭하길 "과학의 약속—질병disease을 아는 것은 질환illness과 그 치료법을 아는 것이다"라는 것을 배운다. 그는 많은 의사들—아마도 대부분의 사람들—이 여전히 똑같은 질병을 가진 각기 다른 사람들이 똑같은 질환sickness을 가질 것이라고 믿고 있다고 말한다. 그러나 그는 폐렴과 같은 질병이 다양한 사람들에게 매우 다른 질환을 유발할 수 있다고 설명한다(illness는 병의 상태 기간을 나타내는 말이고, disease는 그 원인을 나타내는 말. 전염되거나, 걸리거나, 의학의 연구 대상이 되는 것은 disease이지 illness는 아님—옮긴이). 게다가 과학은 가치에서 자유롭고 객관적인 반면 의사들은 사람을 치료하는 서비스에 속해 있다고 볼 수 있으며 가치가 매겨지고, 그 본질상 주관적이다. 그는 또 아픈 사람은 치료의 주체이지 대상이 아니라고 말한다. 이 말이 죽어 가는 환자에서보다 더 진실되게 적용될 집단은 없다.

그러나 우리는 환자가 중요시하는 가치를 어떻게 알 수 있을까? 우리는 더 이상 환자와의 종속적 관계라는 사치를 누리지 않는다. 과거에 우리는 환자의 다양한 급성질환을 치료하거나 또는 만성질환에서 그들을 인도하는 과정에서 환자가 한 선택을 통해 그들이 중요시하는 가치를 알게 되었다. 그들이 위험을 감수할 수 있는가? 삶의 질이 가장 중요한 것인가, 아니면 양적인 측면인가? 치료와 관련된 부작용은 어떻게 허용될 수 있는가? 무능력이 그들의 자존심에 영향을 미치는가? 기타 등등.

만약 우리가 죽어 가는 환자와 그 가족들에게 어떻게 해야 가장 잘 봉사할 수 있는지 이해하고자 노력한다면 이러한 지식은 헤아릴 수 없을 만큼 귀중하다. 우리는 예전 의사들이 환자가 달성하고픈 목적에 대해 주의 깊게 질문함으로써 경험상 얻어 낸 정보들을 알아내야만 한다. 그리고 단순히 우리의 가치를 그들의 가치인 양 대신해 버리지 않기 위해 주의를 기울여야만 한다.

'안락한 돌봄'으로의 움직임

변환기

축적된 항암 치료들이 이익을 능가하게 된 시대가 도래하였다. 치료 그 자체에 의해서는 거의 부작용이 없을지라도 치료를 위한 빈번한 외출trips, 지속적인 혈구 수 측정, 신장 및 간 기능 검사는 이전의 보존되었던 에너지를 소모시킨다. 어떻게 하면 환자와 그의 의사들이 화학요법 없이 돌보는care 방향으로 변화하고 환자와 의사와의 관계를 위태롭지 않게 할 수 있을까? 사라 블룸의 사연이 그런 딜레마를 보여 준다.

사라(여성 · 53세)는 심리학을 전공한 미망인이었다. 그녀는 5년 전 대장암으로 진단받고 보조 화학요법으로 치료를 받았으며 지난 3년 동안 전이성 대장암에 대한 치료를 받았다. 그녀의 암은 지속적인 화학요법에도 불구하고 서서히 진행되었고 현재 매주 주입을 통한 투약을 받고 있으며, 간헐적인 설사와 구강 통증을 호소하였다. 매달 복수천자를 받았고 약 6주마다 적혈구 생성인자와 농축 적혈구 수혈을 하였음에도 피로는 점차 증가하였다. 사라는 통증 조절을 위해 사용된 아편양 제제의 인지기능에 미치는 효과에 대해 매우 민감하였다. 그녀의 담당의인 닥터 올린스키는 우리에게 진정작용이 좀더 적은 요법을 알려달라고 하였다. 사라는 성년이 된 세 자녀를 두었으며 그들 중 한 명이 항상 그녀와 진료실까지 동행하였다.

우리 모두와 함께한 다음 진료 동안, 닥터 올린스키는 사라에게 최근 단층촬영 결과 약간의 진행을 보였다고 설명하였고, 그녀가 알고 있는 것처럼 복수를 매 2주마다 천자함으로써 불편함을 줄일 수 있음을 덧붙여 이야기하였다. 그가 생각하기에 그녀는 현재의 치료를 중단하고 "그녀의 기력을 회복"하기 위해 잠시 휴식을 취하고 이후 새로운 방법을 시도해 볼 수 있다고 말하였다. 그녀는 매우 당황하였다. 그녀는 닥터 올린스키가 그녀가 더 이상 실험적인 치료에 적합하지 않다며 지금 그녀를 포기한다고 비난하였다. 그녀는 딸에게 "자신을 밖으로" 데려가 달라고 말하고 닥터 올린스키와 나를 바라보며 "지금 당신들은 나에게 무엇을 기대합니까? … 단지 창문가에 앉아서 죽기만을 기다리라는 것입니까?" 라고 말하였다.

우리는 Schou와 Hewison(1999)의 연구를 통해 사라의 분노를 이해할 수 있다. 이들 사회학자는 방사선 요법을 받는 환자와 그 가족들을 연구하였다. 가족들은 처음으로 의료체계를 상의하는 중이었고 Schou와 Hewison은 어떤 경험적인 요소가 환자의 삶의 질에 기여하는지 혹은 이를 감소시키는지를 밝히고자 노력하였다. 그들의 식견은 화학요법을 받고 있는 사라와 같은 환자에게 동등하게 적용할 수 있었다.

화학요법에 대한 요구는 환자와 그 가족들을 분리시키고 병의 일시적 소강에만 모든 그들의 희망을 집중시키는 경향이 있다. 그들은 다른 어떤 것에 희망을 갖는 법을 잊었는지도 모른다. 물론, 그들이 치료를 시작하기 전에 환자들은 보통 미래를 위한 다양한 계획을 세워 그들의 삶을 채워 간다. Schou와 Hewison이 추측하건대, 우리가 달력이라는 견지에서 생각을 전개하며, 이 달력을 통해 환자와 가족들은 삶을 영유한다. 사회문화적 달력sociocultural calendar, 이는 추수감사절, 그리스마스, 유월절과 같은 휴일을 포함한다. 개인적인 달력, 이는 생일, 기념일, 결혼식, 졸업식을 포함한다. 생활 달력, 이는 교회, 축구 연습, 시사회 같은 것을 포함한다. 일상 생활의 이러한 사건과 함께 일과 여러 관계 속에서 목표를 성취하려는 계획도 포함한다.

화학요법을 시작하면, 이러한 모든 달력은 질환 달력illness calendar과 치료 달력treatment calendar으로 대체된다. 질환 달력은 진단하는 동안 시작되고 환자가 의학적 검진을 필요로 하는 한 지속된다. 그러나, 환자와 가족들의 좀더 직접적인 관심은 그들이 새로운 요법을 시작할 때마다 만들어지는 치료 달력에 있다. 환자와 가족들은 현재의 치료 달력에 완치를 이끌어 내는 마술적 힘을 부여한다. 그러므로 이 달력에서 발생하는 어떠한 혼란에도 매우 괴로워한다. 그들은 모든 것이 잘 되도록 '기한 내에' 치료를 끝내기 위해 노력한다. 백혈구나 혈소판 수치가 매우 낮을 때 환자들은 영양사를 찾아가 일정을 맞추기 위해 할 수 있는 일이 무엇인지를 묻는다. 종양 의사들은 날짜는 대부분 치료 용법에 그리 중요하지 않다고 생각할 수 있다. 그러나, 환자들은 그렇지 않다. 환자들은 좀처럼 중요한 사건 때문에 기분을 좀더 좋게 하기 위해 치료를 지연하도록 요청하지 않는다. 예를 들면, 추수감사절 후까지 화학요법을 지연시키자는 제의는 환자에게 당황스런 거절을 하게끔 한다. 마치 주치의가 환자의 미래를 경솔하게 위태롭게 하는 것과 같다.

닥터 올린스키와 그의 팀은 사라의 화학요법을 재기할 시점에 대한 계획이 필요하였다. 포기하겠다는 감정이 다시 나타나지 않게 하기 위해 치료 시작 전에 의미 있는 생활을 하게 함으로써 그녀를 독려시켜 줄 필요가 있었다. 사라와 그녀의 가족은 중요한 가족 행사나 휴일에 맞춰 치료 기간을 계획하였다. 치료를 다시 시작하였을 때 닥터 올린스키는 사라와 그 자녀들에게 계획에서의 작은 변화가 치료의 효능에 영향을 주지 않을 것이라고 확신시켜 주었다. 이러한 방식으로 닥터 올린스키는 사라가 개인적인 달력을 다시 만들 수 있을 것이며 달력이 채워짐에 따라 치료 달력의 중요성이 작아지는 것 같다.

한편, 우리는 사라가 그녀의 일부인 중요한 사건과 유산에 대해 생각하는 휴식 동안 그녀가 지닌 힘energy을 사용하게끔 격려하였다. 일부 환자들은 그들이 아이들의 졸업에 참석하거나 손주의 출생을 볼 수 있기를 희망한다. 사라의 경우 이러한 사건이란 바로 딸의 결혼식이었고 그녀가 그렇게 오래 살지 못할지라도 그녀는 4개월 전부터 이를 계획하였다. 그러므로 그녀가 결혼식에 참석할 수 없을 경우라도 참석할 수 있다는 것을 확신시켜 주어 다음 치료 전에 그녀의 시간을 이용하게끔 독려하였다. 우리는 결혼선물로 그녀가 가족 스크랩북에 해설을 덧붙이던 것을 비롯하여 아이들과 함께 비디오테이프를 만들도록 도왔다.

우리는 환자들이 어린 아이들이나 손주들 앞으로 좀더 미래에 대한 사건들로 편지를 쓰거나 그들의 사랑을 구체화하는 선물을 구입하면 그들이 '정신'으로나마 존재를 지속하게 될 것이라고 생각한다. 우리에게 인격적으로 존재를 지속할 것이라는 것을 확인시켜 주는 환자들에게 우리는 그들이 희망하는 대로 모든 일이 이루어진다면 환자들이 아이들을 생각해 주고 있다는 것을 알게 됨으로써 아이들은 단순히 일들이 가장 우울하게 보일지라도 즐거운 예외적인 선물을 가질 것이라는 것이라고 답하였다.

치료 중임에도 병이 진행될 때, 사라에서처럼 치료와 관련 없는 활동들에 다시 참여하기 시작하고 그들의 종양팀과 더 넓은 관계를 발전시켜, 후에 종양 의사가 다른 치료의 부담이 잠재적인 이익보다 훨씬 더 크다고 말할 때 그들을 포기하지 않았음을 더 잘 이해할 것 같다. 다음에 닥터 올린스키는 화학요법을 중단하자고 제안하였고, 사라는 치료 중단이 '죽음을 기다리는 것' 이라며 불안해 하지 않았다. 왜냐하면 그녀는 그녀의 날들을 채울 다른 활동을 발견했기 때문이다.

당신과 당신의 환자가 죽음에 다다랐을 때 화학요법에서 또는 다른 항암치료에서 안락한 돌봄으로의 변화는 마지막 중요한 장벽이다. 이러한 변화에 대한 토의는 종종 환자가 입원했거나 암에 대한 더 나은 치료, 기저 감염 혹은 안락 이상의 다른 방법이 더 이상 적절하지 않다는 것이 분명할 때 이루어진다. 전문가는 평상시 돌봄의 적정 수준에 대해 관심을 가지고 가족들과 접근하는 법을 알지 못하므로 그들은 다양한 경험을 한 의사의 지도로부터 이익을 얻을 수 있다.

관심 부족을 암시하는 단어보다는 관심을 나타내는 말들을 사용함으로써 그들 자신을 표현할 때 의사들은 최선을 다한다. 의사들은 안락과 돌봄을 제공하길 원한다. 그렇지만 그들은 단지 돌봄을 그만두는 관점에서만 이야기하는지도 모른다. 환자와 그 가족들과의 대화는 그들이 하기를 원하는 것보다는 하기를 원치 않는 것에 초점을 맞추고 있는 것 같다.

"우리는 항생제와 수혈을 중단하고 싶다", "우리는 더 이상 검사를 하고 싶지 않다"는 식의 말은 가족들이 모든 돌봄이 중단될 것이라는 잘못된 결론을 짓게 한다. 가족들은 그 말에서 '중단'이라는 부분에 초점을 맞추고 반응한다. "그러나, 우리는 모든 것이 행해지길 원합니다. 어떻게 당신은 우리 아버지가 마땅히 받아야 하는 돌봄을 거절할 수 있습니까?"

다음과 같은 말로 대신하는 것은 돌봄과 지지에 대한 좀더 정확한 의미를 전달하고 가족이 '안락한 돌봄' 이 환자에게 최선이라는 것에 동의할 가능성을 높인다. "여기서 우리가 제공하는 모든 도움을 받아 당신이 집에서 하는 것처럼 우리는 당신이 아버지를 간호하기를 원한다. 우리는 그를 편안하게 할 수 있는 모든 것을 할 것이고 그가 더 좋다고 느낄 일만을 할 것이다."

또한 처치 전에 각 치료와 각 진단 검사의 부담과 이익에 대해 평가하는 것이 중요하다. 부담burden/이익benefit 비율은 환자의 목적과 가치, 환자의 정신적 · 신체적 상태, 문제가 가역적일지, 기저 질환이 어느 정도 진행되었는지에 따라 다양할 것이다. 예상하는 것처럼 이러한 부담/이익의 딜레마는 병이 진행함에 따라 더욱 자주 나타난다. 흉막삼출로 인해 호흡 감소가 있는 일부 환자에게 흉관 삽관은 해결책이다. 다른 이에게는 집에서 산소와 morphine의 투여가 좀더 적절한 완화요법일 것이다. 새로 폐암을 진단받은 환자와 광범위한 전이로 침상에만 누워 있는 환자, 이 두 환자들은 같은 암의 침범 정도와 척수의 압박은 없는 T10 척추 부위의 병적 골절을 가지고 있다. 둘 다 그 부위에 방사선 조사는 하지 않았으므로 방사선요법의 대상자이다. 폐암으로부터 다른 합병증을 가지고 있지 않고 활동적인 삶을 영위하고 다른 통증이나 장애의 원인이 없는 환자에게 척수 압박을 방지하기 위해 척추 전이부에 방사선 조사를 해야 하는 것은 선택의 여지가 없다. 그러나 불응성 유방암으로부터 다발성 통증성 골전이가 발생한 환자에게는 통증 처방만이 더 나을 수 있다.

우리는 치료가 적절하다는 것을 어떻게 아는가? 우리는 가능한 냉정하게 환자의 전반적인 상태를 검토해야 한다. 가능하면 환자를 토의에 적극적으로 참석하게 해야 한다. 그때 우리는 환자에게 적합한 삶의 질을 성취하기 위한 모든 평가와 치료를 맞추어 해야 할 것이다.

✲ 진료포인트 안락한 돌봄으로의 움직임

- 염려를 전달하고
- 환자를 편하게 해 줄 모든 것을 할 것이라고 환자와 가족을 안심시키고
- 각각의 치료와 검사에 대한 부담/이익의 비율을 결정하기 위해 환자와 가족과 상담하고
- 적절한 삶의 질을 유지하는 데 이르도록 진단과 치료 계획을 그들과 더불어 계획하고
- 안락한 돌봄을 받아들이는 것의 중요함에 대해 환자와 가족의 종교적 신념을 살피고
- 환자와 가족에게 그들을 포기하는 것이 아니라는 확신을 주고
- 심리적 · 경제적 · 영적 · 실존적 걱정을 서로 논의하고
- 환자와 가족에게 이러한 염려를 다룰 수 있는 호스피스나 개인 전문가에 의뢰한다.

종교적 관점의 영향

환자의 종교적 믿음에 대한 도전은 안락한 돌봄으로 목표를 바꾸기 위한 중요한 서론이다. 때때로 당신은 '나를 집으로 인도하도록' 기도하는, 친애하는 신에게 깊은 신념을 드러낼 것이다. 이러한 환자들은 종종 증상 치료를 받아들이는 것에 행복해 한다. 그러나 다른 사람들은 전환을 거의 불가능하게 하는 종교적 교의를 고집한다. 예를 들면, 일부 환자들은 그들의 종교가 일부 치료 과정을 받아들이는 것을 금지하여 그들의 삶을 줄이고 있다고 느낀다. 1장과 2장에서 보았듯이, 대부분의 기독교, 유대교, 이슬람교의 가르침은 효과 없고 과도하게 힘든 치료를 거절하고 비록 더 일찍 죽음의 위험이 있을지라도 통증 완화를 받아들이는 환자의 권리를 지지한다. 그러나 일부 정통파의 유대교 지도자 랍비와 일부 복음주위 혹은 오순절 교회, 기독교 교파는 신께서 주신 모든 삶을 신성시하고 한순간조차도 그것을 줄일 어느 것도 받아들이지 않는다. 이러한 믿음의 환자들에게 안락한 돌봄을 받아들이는 것은 신에 대한 믿음이 더 이상 있지 않음을 인정하는 것과 같다. 이 경우라면 환자, 가족, 그들의 영적 지도자와 함께 치료의 적절한 목표를 정하는 것이 협의하는 데 도움이 될 것이다. 최악의 경우, 만일 환자가 원하는 것을 묵묵히

따를 수 없다면 당신은 할 수 있는 다른 의사를 알려 주어야 한다.

사후의 본질과 과거활동이 사후에 끼치는 결과에 대한 환자의 믿음은 또한 죽음을 받아들이게 하거나 이를 방해할 수 있고 결과적으로 편안한 가치를 받아들일 능력에 영향을 줄 수 있다. 그들의 삶에 따라 심판받고 천국이나 지옥으로 보내진다고 생각하는 기독교인이나 이슬람교인, 그리고 인과응보(업karma)의 결과가 그들의 환생을 결정할 것이라는 불교인들은 도덕적으로 불충분한 삶을 살아왔다고 스스로 판단한다면 죽음을 두려워할 것이다. 그들이 두려워하는 죽음을 연기하기 위해 어떠한 치료도 구할 것이다. 4장에서 우리는 환자들이 해결하지 못하고, 고통스러워하며 실체적 또는 영적 관점으로 인해 그들의 의학적 위치의 현실을 받아들이지 못하게 하는 것이 무엇인지를 알도록 도움을 주는 질문들을 발견할 수 있다.

소생술에 다시 착수하기

나는 훨씬 진행된 병을 가진 많은 환자들을 접한다. 앞서 종양 전문의가 그들이 중환자실에서 지내다 사망할 수 있음을 설명할지라도 그들은 소생술을 선택한다. 예상되는 것처럼, 좀더 젊은 환자들(특히 젊은 부모들)이 건강대리인health proxy을 지명하는 것을 거부하거나 DNR 상태를 고려하도록 하는 관심사는 보통 고령 환자의 것과는 상당히 다르다. 일부 환자에게 향후 관리 계획에 대한 관심을 방해하는 전투는 낮 동안의 불안이나 불면과 같은 것으로 나타난다. 다른 환자에게는 그들이 기다리고 있는 기적의 진실된 면을 이해하는 데 어려움이 따른다.

젊은 부모들 젊은 성인 환자들(35세 이하)은 종종 성공적인 출세나 성장 중인 가족을 청산하는 힘든 일을 하기 시작한다. 그들은 그들의 짧은 삶을 이해하려고 노력하거나 그들이 아이들을 어떻게 떠날 수 있을지에 대해 고민하는 것 같다. 일부는 그들에게 일어나고 있는 것들을 알게 도울 수 있는 종교적인 전통을 가지고 있지 않다. 실제적인 고통을 가진 환자에게 우리는 그들이 자신의 이야기를 말할 수 있게 하여 도움을 줄 수 있다. 이는 7장에서 논의되듯이 그들이 가졌던 짧은 삶에 의미를 부여하는 것이다.

✲ 진료포인트 어린아이들이 있는 부모들에게

- 아이들에 관하여 배운다
- 아이의 지지체계를 최대화한다
- 질환에 대해 가장 정직한 대화를 한다
- 일반적인 질문을 한다
- 병원 갈 준비를 한다
- 헤어지는 인사를 한다

(출처 : Rauch et al. 2002)

젊은 부모들, 특히 혼자된 부모는 가슴 저미는 거역의 반응을 보인다. 우리는 항상 그들의 아이들에 대한 관심을 가지고 그들을 도울 수 있는지 질문한다. 아이들이 적어도 부모의 중한 질환에 대해 알고 있는 학교 상담사로부터 상담을 받을 수 있다는 것을 그들에게 확실히 알려 주려고 노력한다. Massachusetts General Hospital의 Cancer Center Parenting Program 책임자이자 어린이 정신병 상담업무 child psychiatry consultation service의 관리자인 Dr. Paula Rauch는 병원에서 PACT 프로그램을 개발하였다. PACT는 임종을 맞는 환자의 아이들이나, 또한 암환자로서 그들의 질환에 대해 또 심지어 곧 다가올 죽음에 대해 아이들과 이야기하는 법을 배우고 싶어하는 환자를 대상으로 한다. Rauch의 지침서에는 임상의가 이러한 부모와 아이들에게 해야 할 것을 여섯 단계로 나누었다.

(1) 아이들에 관하여 배우자 아이들에 관해, 부모님에게 묻고 싶은 것을 말하게 하라. 예를 들면, 아이들의 나이와 전에 개인적 또는 가족적 어려움에 어떻게 대처했는지에 대한 것을 포함하여 간단한 것부터 시작하라.

(2) 아이의 지지체계를 최대화하라 아이들을 위한 지지체계의 중요 핵심은 그들의 정상 생활을 유지하게 하는 것이다. 가족과 친구 중에 가능한 한 정상 생활에 가깝게 아이의 일상 생활인 수면, 식사, 학교생활, 친구, 교외활동 등을 지속할 수 있게 도와줄 수 있는 사람이 누구인지 부모가 말할 수 있게 도와라. 만약 아픈 부모가 이러한 부모가 아닌 사람들과 관계를 형성하도록 아이들을 격려한다면 아이들은 그렇게 하는 것을 불효하는 것으로 여기지는 않을 것이다.

(3) 질환에 대해 가장 정직한 대화를 하라 부모는 요구되는 한 충분한 시간을 아이들이 질문하는 모든 질문에 대해 그 나이에 맞는 방식으로 대답해야 한다. 3-7세의 아이들은 자신들이 부모의 질환의 원인이라고 오해한다. 이러한 아이들은 불안해하고 억제된 행동이나 분노의 표출, 적대적 행동으로써 죄책감을 표현할 수도 있다. 부모들은 아이들에게 그들이 생각하기에 암의 원인이 무엇인지 물어서 오해를 교정해 주어야 한다. 어린이는 죽음이 불변이라는 것을 이해하지 못하기 때문에 아픈 부모가 살아 있는 동안 죽음을 이야기할 필요는 없다. 7-12세의 아이들은 그들의 행동이 암을 유발했다는 공포를 가질 수 있다. 암은 전염되는 것이 아니고 모든 암이 흡연에 의해 발생되는 것은 아니다라는 점을 그들에게 알려 주어야 한다. 죽음이 불변임을 알기 때문에 그들의 공포와 그들을 떠나는 부모에 대한 걱정을 이야기할 필요가 있을지도 모른다. 아이들은 그들이 들었으나 이해하지 못한 어떠한 이야기라도 함께 하고 그들이 원하는 어떠한 질문이라도 하도록 격려받아야 한다. 그러나 부모들은 실제 질문이 무엇인지를 이해하는 데 주의해야 하고 당장의 모든 질문에 대답하지 않아도 된다. "이것은 중요한 질문이다. 그것에 대해 생각해 보자"고 말하는 것이 좋다. 그리고 당신이 기억하는 한 오랜 후에 답을 주는 것이 좋다.

(4) 일반적인 질문을 하라 부모들은 종종 Dr. Rauch에게 "우리의 질환을 뭐라고 부르면 좋을까요?" 라고 묻는다. 그녀는 그들에게 완곡한 어구를 사용하기보다는 특별히 암이라고 말하도록 장려한다. 가벼운 상처나 혹으로 부르는 것은 가벼운 상

처나 혹을 가진 아이들을 놀라게 하거나 당황하게 할 수 있다. 또한 부모들은 "아이들과 어느 정도까지 이야기를 나누어야 할까요?" 라고 묻는다. Dr. Rauch는 "아이들은 성인들이 이야기하는 내용이면 무엇이든지 물을 것이라고 생각하라"고 하였다. 아이들은 그들이 함께 있으면서 설명을 듣는 경우보다 홀로 정보를 해석하도록 남겨짐으로써 더욱 무서움을 느끼는 것 같다. 그리고 부모들이 고민을 보여준다면 편안할 것이다. 부모로부터의 다른 질문은 "아이들이 나의 질환에 대해 묻도록 해야 하나요?"이다. 부모는 만일 아이들이 원한다면 말해 줄 수 있다는 사실을 알려 주는 것이 중요하기 때문에 Rauch는 부모들에게 아이들과 토의를 하도록 충고하였다. "당신은 죽어 가고 있나요?"라는 질문은 "부모들이 두려워하는 가장 흔한 질문이다"라고 Rauch는 말했다. 그녀는 부모들에게 만약 부모가 죽었을 때 일어날 일(이를테면 아이들이 누구와 살 것인가와 같은 문제)에 대한 걱정들을 아이들에게 묻도록 하였다. 그리고 질환이 치명적일지라도 그들이 가능한 오랫동안 그리고 가능한 만족스럽게 살 수 있는 모든 것을 하고 있는 중이라는 것을 이야기하도록 충고하였다.

(5) 병원 갈 준비를 하라 부모가 혼란을 겪거나 흥분되어 어린 자녀가 이해할 수 없을 것 같은 상황을 제외하고는 아이들이 원한다면 병원에 가도록 해야 한다. 그러나 아이들은 공포와 기대에 대한 대화를 포함하여 그들이 곧 보게 될 것에 대한 특별한 준비를 하고 있어야 하고 아이들이 가기를 원할 때 데려갈 수 있는 사람이 데리고 가야 한다. 방문 후엔 아이들은 힘들거나 즐거운 혹은 그 또는 그녀가 기대했던 것과는 다른 점에 대해 이야기해야 한다. 방문하기 원하지 않는 아이들에게는 가족 구성원이나 다른 신임받는 어른이 그들이 편지, 그림 또는 선물을 준비하거나 비디오테이프를 만들거나 전화기나 비디오폰으로 전화하는 것을 도움으로써 아픈 부모와 대화를 할 수 있게 해야 한다.

(6) 헤어지는 인사를 하라 Dr. Rauch는 "만일 아이들이 그들이 사랑받았다는 것과 그들이 왜 사랑받았는지를 안다면, 보통 '안녕'이라는 헤어지는 인사는 필요하지

않다"고 하였다. 그러나 그녀는 부모와 그의 아이들이 가능한 언제든 스스로 마지막에 "나는 당신을 사랑합니다"라고 말하도록 격려한다. 필요하다면 아이들은 혼수상태에 있거나 이미 죽은 후에 부모에게 작별인사를 할 수 있다. 아이들은 또한 "미리 슬픈 과정에 대한 지침road map"을 받아야 한다. 그리고 살아남은 부모는 임종 전에 부모가 했던 것처럼 그들이 지내고 있는 것에 대해 이야기하도록 격려함으로써 임종 후에 아이들이 학교생활이나 다른 활동들을 편안하게 지속할 수 있도록 도와야 한다.

이러한 지침을 사용함으로써 임상의는 종종 부모들이 그들이 없을 때 아이들을 돌볼 계획을 세우도록 도울 수 있다. 줄지 않은 슬픔으로 죽음에 직면할지라도 부모들은 아이들이 들어야 하는 것을 말할 수 있다. 때론 적당한 계획이 만들어질 때 이러한 부모들은 건강관리 대리인health care proxy을 정함으로써 이익을 볼 수 있고 적절하다면 소생술이 요구되지 않을 수도 있다.

고령 환자들 가족 관심으로 또한 고령 환자들이 소생을 요구하도록 할 수 있다. 일부는 가족 모임의 중심으로 모든 사람이 충고, 확인, 사랑을 위해 집중하는 여성 가장 또는 남성 가장이다. 그들은 진로를 지시하고 결혼문제를 해결하고 이혼을 치료하고 가족일을 주선하고 화난 십대를 달래고 세대 간 평화를 이끈다. 질환이 그러한 사람을 압도하고 이러한 역할과 그의 책임들을 위임할 충분한 시간을 주지 못하였을 때 그에게 죽음은 선택이 아니다. 그가 믿는 종양 의사에 의해 소생술은 헛된 일이라는 것을 반복적으로 듣더라도 그러한 환자들은 DNR 지시를 받아들일 수 없다. 인공 삽관될 때조차도 대화가 죽음보다 우선시된다. 때로 가족, 환자와 함께 하는 사회사업가에 의해 집중적인 일을 통해 한 명 이상의 가족구성원에게 지도력의 짐이 전해질 수 있다. 환자가 가족구성원이 서로 돌볼 수 있다는 점과 환자의 영혼이 그들을 인도할 것이라는 점을 알게 하도록 격려하는 것은 때로는 환자가 강력하게 느끼는 의무로부터 해방될 수 있게 한다. 이러한 고령의 환자들이 설득되지 않을 경우 당신의 더 나은 판단과는 반대로 그들을 소생시켜야 할지도 모른다.

다른 환자에게는 그들을 괴롭히는 종교적 믿음이 있다. 몰리(여성·77세)는 폐로 전이되어 최대 호흡 보조가 필요한 상황이며 거의 비침습성 양압환기술non-invasive positive pressure ventilation BiPAP이나 인공 삽관이 필요한 지경에 이른 말기 유방암환자이다. 우리는 약물과 이완 요법relaxation technique으로 그녀의 불안이나 불면 어느 것도 완화시킬 수 없었다. 우리가 병원 소속 목사와 함께 몰리의 집을 방문했을 때에 그녀의 관심을 분명하게 알 수 있었다. 몰리는 질문을 받고는 그녀가 신을 믿는다고 말하였다. 그러나 즉시 울음을 터뜨렸다. 그녀는 우리에게 자신이 죽었을 때 자신을 태워 버릴 지옥의 불을 봤기 때문에 잠을 잘 수 없다고 말하였다. 그녀는 우리에게 그녀가 해 왔던 일을 이야기하는 것을 거절하였다. 그러나 병원 소속 목사가 그녀가 믿는 신은 복수를 하는 신인지, 용서하는 신인지를 물었을 때 몰리는 용서하는 신이라고 답하였다. 그때 병원 목사가 그녀에게 회개한 죄인의 이야기를 들려주고 신은 가장 악한 죄인도 신에게 돌아 오는 것으로 기뻐한다는 것을 상기시켰다. 목사는 몰리에게 함께 기도하고 싶은지를 물었고, 그렇게 했다. 몰리는 그날 밤 푹 자지 못하였고, 향후 관리 계획을 짜는 데 더 가까워졌다. 그러나 그녀는 병원 목사와 대화를 시작하였고 이로써 그녀의 불안을 명백히 감소시키고 결국 그녀의 공포와 환상에서 벗어날 수 있었다. 그리고 그녀는 더 이상 그녀 자신의 목사가 방문해도 되는지 묻는 것에 대해 두려워하지 않았다.

또 다른 가족에게는 기적의 희망은 고통의 근원이다.

기적을 인정하기

조나단(남성 · 20세)은 빠르게 진행하는 재발성, 난치성refractory 림프종을 앓고 있으며 이로써 흉막삼출과 폐실질 내 질환으로 점점 호흡곤란이 발생하고 있었다. 나보다 앞서 참여했던 의사는 조나단의 건강 대리인인 그의 어머니를 통해 지속적으로 DNR/DNI(소생술이나 삽관을 하지 않는 것)에 대해 동의를 구하고자 노력하였다. 그녀와 그의 고모, 삼촌은 항상 그의 편에 있었고 내가 처음 그들을 만났을 때 그들은 조나단이 기적에 의해 구원받을 것이라는 매우 강한 믿음을 가지고 있었다. 또한 그들은 더 이상 DNR 질문에 대해 이야기하기를 원치 않았고 우리가 조나단이 받을 만한 치료를 하지 않고 있음을 넌지시 말하였다. 조나단의 가족은 비록 그가 그들에게 불편함을 말하고 있다고 느끼더라도 그는 너무나 병약해서 우리와 말로 대화할 수 없었다.

우리 팀은 우리가 그들과 조나단을 얼마만큼 돌봐야 하는지를 조심스럽게 보여 준다면 가족과 우리의 관계에 도움이 될 것이라고 생각하였다. 우리는 가족 구성원과 매일 두 번씩 모임을 갖기 시작하였고 조나단의 상태에 대해 이해시키고 그들에게 우리가 취하고자 하는 가치와 치료에서의 변화에 대한 계획을 이야기하였다. 우리는 그들이 어떻게 하고 있는지, 조나단에 대해 그들이 바라는 것과 두려움이 무엇인지, 그들이 생각하기에 조나단에게 충족되지 않은 영혼적 욕구는 어떤 것이 있는지를 물음으로써 우리의 돌봄의 관점을 넓혔다는 것을 보여 주었다. 그들의 희망 사항 중 한가지는 조나단이 집으로 돌아오고 우리가 그들에게 호스피스를 소개해 주며 등록한 DNR를 선택하지 않아도 된다는 것을 확인시켜 주는 것이었다. 이것이 그들에게 새로운 소식이고 그들은 호스피스 프로그램에서 제공될 수 있는 지지에 매우 흥미를 보였다.

우리가 예상했던 대로, 조나단의 상태는 갑자기 악화되었고 그는 어떠한 방식으로든 대화할 수 없었다. 나는 새벽 1시에 당직 전공의로부터 전화를 받았고 그는 조나단이 곧 인공 삽관을 하지 않으면 죽을 것 같다고 하였다. 나는 병원에서 조나단과 함께 있는 그의 어머니에게 임박한 죽음에 대해 말하였고 처음으로 그녀에게 그에게 인공 삽관을 할지에 대해 물었다. 그녀는 조용하고 슬픈 목소리로 가족들이 그날 조나단에게 변화가 있었음을 알렸다고 덧붙이며 거절하였다. "우리가 원했던 기적이 왔습니다"고 그녀는 울면서 이야기하였다. "그는 마지막에 평화로웠어요."

우리는 때로 꼼꼼하게 환자를 돌보고 그들의 관점을 존중하고 그들의 요구를 들어 줌으로써 기적을 기다리는 가족의 신임을 얻을 수 있다. 우리가 'DNR 협의 사

항' 을 포기하면 우리의 연민을 확실히 알 수 있을 것이다. 그들의 시간을 우리와 싸우는 데 보내지 않는 가족들은 그들의 성직자나 사회사업가와 함께 사랑하는 사람을 위해 최선의 것을 생각하고 상실감과 믿음을 조화시킨다. 끝에 가까워질 때 그들과 건강관리팀은 매우 다른 행로에 의할지라도 같은 장소에 도착할 수 있다.

가족 걱정(염려)을 예상하기

가족 구성원이 안락한 돌봄을 목표로서 받아들였다면 그들은 죽어 가는 환자를 돕기 위해 가능한 모든 일을 하고 있는 중이라는 것을 확실히 하고 싶어 한다. Billings(1985)는 가족이 불안을 경험할 때 일반적으로 다음 요소가 복합적으로 발생한다고 제안하였다. (1) 문제의 예상(즉, 그들이 상상하는 어떤 일이라도 실제 일어날 수 있다) (2) 극도의 책임감과 결부되어 있는 고독감 (3) 약점과 무력함(폭행과 분노조차도 발생시킬 수 있다).

호스피스 돌봄의 이점

- 호스피스 철학은 말기 질병이 있는 환자를 위한 가장 좋은 삶의 질을 보증할 것이다.
- 여러 전문분야로 구성된 팀 치료는 보통 환자의 집에서 이루어진다. 팀은 간호사, 사회 사업가, 간호 보조자, 목사, 자원봉사자, 그리고 의사(주치의 포함)로 이루어진다.
- 치료는 환자들과 그들 가족들의 목적과 가치에 중심을 둔다.
- 모든 약, 장비 그리고 물품들은 환자의 편의제공을 유지하기 위해 필요하다.
- 필요하다면, 조절되지 않는 증상을 위해서 24시간 가정간호 혹은 입원이 가능하다.
- 가족들이 필요하다면, 일시 간호도 가능하다.
- 환자는 치료에 포함되기 위해서 항상 심폐소생술거부를 요청할 필요는 없다.
- 사별을 위한 지지는 늘 제공된다.

가족이 불안함을 느끼지 않도록 하기 위해, Billings는 의료팀이 (1) 이용가능하고 (2) 일관되고 믿을 만하며 (3) 문제를 예상하고 반응을 알려 주고 (4) 이끌어 내어 권한을 이야기하고(환자의 행동에 의미를 주는 것에 대한 오해) (5) 안심, 격려,

그림 3.1 미국의 Medicare(PartA)에서의 호스피스 대상자 선정 기준, 1998

Heart Disease
- Optimal diuretic and vasodilator Rx
- Class 4 congestive heart failure
- Ejection fraction <20% (if available)
- Refractory angina
- Not a revascularization candidate
- Not a transplant candidate

Pulmonary Disease
- Not a lung transplant candidate
- Disabling dyspnea at rest
- Poor response to bronchodilators
- Hypoxemia at rest while on oxygen (pO_2 ≤55; O_2 sat. ≤88 on O_2)
- Hypercapnia (pCO_2 ≥50)
- FEV1 after bronchodilator ≤30% predicted
- Serial decrease of FEV1 >40 ml/yr
- Cor pulmonale/right heart failure
- Hospitalizations for lung problems

Renal Disease
- Not a renal transplant candidate
- Dialysis refused/NR
- CrCl <10 ml/min (<15 ml/min diabetics)
- With CHF: CrCl <15 ml/min in (20 ml/min in diabetics)
- Cr >8 mg/dl (>6 mg/dl in diabetics)

• **Liver Disease**
- May be awaiting liver transplant
- PT >5 sec over control, or INR >1.5
- Serum albumin <2.5 mg/dl
- One of the following:
  - Ascites despite diuretics
  - Bacterial peritonitis
  - Hepatorenal syndrome
  - Hepatic encephalopathy
  - Recurrent variceal bleeding

• **HIV**
- CD4 <25 cells/μl
- Viral load >100,000 copies/ml

And one of the following:
- Wasting (>33% loss of lean body mass) despite medications
- Cryptosporidium
- CNS or systemic lymphoma
- Unresponsive MAC bacteremia or toxoplasmosis
- PML
- Visceral KS, unresponsive
- Karnovsky perf status ≤50

• **Dementia**
- Unable to walk, dress, or bathe without assistance
- Urinary and fecal incontinence
- Unable to speak or communicate meaningfully, or using ≤6 meaningful words
- Medical complications within the past year:
  - Aspiration pneumonia
  - Pyelonephritis
  - Septicemia
  - Multiple stage 3–4 decubitus ulcers
  - Recurrent fevers
  - Difficulty swallowing food or refusal to eat
  - Refusing tube feeds
  - Weight loss >10% despite tube feeds
  - Albumin <2.5 mg/dl

• **Stroke, Acute Phase**
- Coma or persistent vegetative state for ≥3 days
- In post-anoxic stroke, coma or severe obtundation with severe myoclonus for ≥3 days post anoxic event
- Dysphagia preventing adequate intake without artificial feeding or hydration

• **Stroke, Chronic Phase**
- Poor functional status (KPS ≤40)
- Dementia, with FAST score >7
- Unable to ambulate, dress, bathe without assistance
- Urinary and fecal incontinence
- Speech limited to ≤6 intelligible words
- Poor nutritional status/weight loss >10% in past 6 months or serum albumin <2.5 mg/dl

• **Coma**
- Coma or persistent vegetative state for >3 days, *with any three of the following:*
  - Abnormal brainstem response
  - Absent verbal response
  - Absent withdrawal response to pain
  - Cr >1.5 mg/dl

표 3.1 호스피스 프로그램이 제공하는 돌봄의 수준

	Routine	*Continuous*	*Inpatient*	*Respite*
24-hr "on call"	✓	✓	✓	✓
Home health aide	≤2 hr/day			
R.N. visits	≤3/wk + p.r.n.			
Social worker visits	q2wk			
Chaplain visits	q2–4 wk			
Volunteer	2–4 hr/wk			
M.D.	p.r.n.			
Occupational/physical/ respiratory therapy	p.r.n.			
Continuous nursing		≥8 hr R.N./day		
Inpatient care			p.r.n.	
Respite care				5 days/month

메모: *Continuous home care*는 예를 들면 반복적인 기침, 호흡곤란, 통증 혹은 섬망을 호소하는 환자들에게 필요하다. 이 경우에는 24시간 지속적으로 돌보아야 하고 재택 간병인 서비스를 제공해야 한다.
*Inpatient care*는 드물지만 *Continuous home care*에도 불구하고 집에서 조절하기 곤란한 증상이 반복되는 경우에 필요하다.
*Respite care*는 돌보는 사람이 휴식을 얻는 경우 또는 가정의 여러 사정으로 환자에게 필요한 돌봄을 일시적으로 제공하기 곤란해진 경우, 병원이나 요양 시설에 입원하는 것이다.

희망을 제공해야 한다고 제안한다. 호스피스팀은 돌봄의 계획에서 모든 이러한 부분들을 통합한다. National Hospice Organization(1997)에서처럼 그들의 목표에는 자기확신적인 삶의 마감, 안전하고 편안한 죽음, 감동적인 슬픔이 포함된다.

죽음이 임박할 때까지 기다리기보다는 그들이 예상된 경과를 보여 예상 수명이 6개월 미만으로 생각되는 즉시 호스피스 돌봄을 받을 것을 나는 환자에게 일깨워 준다. 가족들과 호스피스팀은 서로 알게 되는 이 시간을 통해 환자와 가족의 요구에 대한 이해를 높이고 마지막 나날 동안 도움을 제공하는 데 있어서의 효과를 높인다고 보고하였다. 보통 암환자가 호스피스에 적합할 때를 결정하는 것보다는 비악성 말기 질환을 가진 환자의 경우가 더 어렵다. 1995년과 1996년, National Hospice Organization은 임상의가 이러한 결정을 하는 데 도움이 될 만한 지침서를 발간하였다. 1997년 이것은 메디케어Medicare에 의해 적격 기준으로 체계화되었다(그림 3.1).

호스피스 프로그램이 제공하는 임상 간호의 수준은 〈표 3.1〉에 제시되었다.

나의 최선의 노력에도 불구하고 일부 환자들은 단순히 호스피스 돌봄에 동의하지 않는다. 그러므로, 우리의 완화의료팀은 호스피스 원리를 우리의 실제 현장에 통합하였다. 우리는 환자와 가족이 하루 24시간(주말을 포함하여) 언제든 우리와 연락할 수 있고 우리에게 연락하도록 격려하였다. 우리는 가정 간호 서비스를 받고 있는 가족들에게조차도 이렇게 하였다. 팀 구성원 중 한 명은 증상 치료에서 어려운 문제를 가진 환자에게 전화를 하도록 하였고 가족들이 예외의 원조를 필요로 할 때나 삶의 마지막 몇 주만을 남겼을 때 그렇게 하도록 하였다. 우리는 서로 편리한 시간을 정하였고 이것은 우리를 귀찮게 하는 일이 아니라는 점과 만일 그들이 우리에게 일이 잘되고 있는지 매일 봐 달라고 한다면 더 좋겠다고 안심시킴으로써 어떠한 저항도 극복할 수 있었다. 만일 간호가 집에서 이루어진다면 간호사와 통화할 수 있게 하기 위해 전화번호를 기재하였다. 우리는 사회적 · 재정적 · 정신적 문제가 신체적 · 심리적인 문제와 함께 한다는 점을 확실히 하기 위해 노력하였다. 만약 이러한 지역에서 전화가 어렵다면 우리는 환자나 가족에게 사회사업가나 병원 목사를 만나거나 그의 또는 그녀의 랍비, 목사, 신부와 상담하도록 격려하였다.

이 전화 동안, 호스피스팀이 가정에서 각 환자를 방문시 하는 일인 이들 문제를 예상하고 문제점을 열거하려고 노력하였다. 예를 들면 만약 환자가 헛소리를 하는 것 같다면 가족은 섬망(譫妄)을 알아내는 법과 누구에게 전화해야 할지를 듣고 만일 필요하다면 우리가 그들에게 가정에 있는 항정신약물을 투여하는 법을 알려 줄 것이라고 안심시켜 주었다. 또한 우리는 가족 구성원에게 그들이 훌륭한 일을 하고 있으며 이 책임을 맡는 특별한 사람으로서 그렇게 함으로써 그들은 사랑하는 사람을 집에 있게 할 수 있다고 안심시켜 주었다. 우리는 그들이 전문가처럼 되기를 기대하는 것이 아니고, 우리와 방문 간호사가 상세한 기술적 도움을 줄 것이라는 점을 상기시켰다. 그들은 모든 다른 문제를 다룰 수 있기에 충분하다.

가족의 극도의 피로를 막기 위해 우리는 가족 구성원이 최소 하루에 한 시간 또는 두 시간 동안 외출하도록 하였다. 그들은 정신적으로, 신체적으로 건강해야 한다는 점을 상기시키고 진행성 암환자를 하루 종일 간호하는 것은 피로하다는 것을 알려주었다. 종종 마지못해 환자를 혼자 두기도 해서 우리는 그들에게 친구, 친척을 허용하도록 하였고, 만약 환자가 호스피스 프로그램에 등록되었다면 훈련받은 호스피스 자원봉사자가 매일 잠시 동안 환자와 머물러 가족들이 필요할 때 휴식을 취할 수 있도록 하게 하였다. 또한 호스피스는 가족을 위한 일시 간호respite care를 준비할 수 있다. 환자는 며칠 동안(보통 5일) 가정 간호를 받고 가족은 가족 모임, 졸업식이나 결혼식에 갈 수 있거나 일부 충분히 필요한 수면을 취할 수도 있다.

우리는 또한 환자의 증상을 치료할 수 있는 우리의 능력에 대해 가족들이 걱정하지 않게 하기 위해 노력하였고 충분히 환자를 간호하는 책임을 가족이 잘 극복하도록 도왔다. 우리는 호스피스 프로그램의 임무와 증상을 조절하는 우리의 임무를 반복하였고 그들에게 발생하는 그러한 요구에 대해 많은 능력을 가지고 있음을 알려 주었다. 그들에게 우리가 화학요법 치료를 선택하는 만큼 증상 조절을 중요하게 여긴다는 것을 알려 주고 가정간호 간호사나 호스피스팀과 함께 환자에게 우리가 할 수 있는 한 최상의 증상 조절을 받도록 하기 위해 밀접하게 일하고 있음을 알려 주었다.

최종적으로, 우리 팀이나 호스피스팀은 가족들이 그들이 환자의 간호에 대해 해왔던 선택에 안도하도록 노력하여 환자가 죽었을 때 이러한 선택에 대해 죄책감을 갖지 않게 하였다. Dr. Ira Byock은 그의 역작 *Dying well*에서 가족들이 이러한 문제를 해결하는 데 도움이 되는 중요한 기술들을 열거하였다[《죽음을 어떻게 살까》, 홍종현 옮김, 다산글방, 2001]. 예를 들면, 가족이 경관 영양 공급의 중지에 대해 물었을 때 그는 그들에게 "이것은 쓸데없는 물건이고 그래서 당신이 이것을 필요하기에는 충분한 시간이 있다. 우리 중 누구도 다가올 몇 개월, 특히 환자가 죽은 후에 뒤를 돌아보고 우리가 옳은 일을 했었는지를 고민하는 사람은 없다"라고 말하였다.

나는 중요한 결정을 위해 가족에게 물을 때마다 이러한 접근법, "이 문제를 해결하기 위해 입원해야 할까요?" 혹은 "경관 영양 공급을 할까요?" 혹은 "그가 죽어 가는 동안 여기서 그를 편안하게 있도록 할 수 있습니까?"와 같은 접근법을 사용하기 시작했다. 나는 환자가 죽었을 때와 그들이 했던 선택을 다시 생각하게 하는 상상을 가족에게 하도록 한다. "당신은 이 결정에 대해 어떻게 느꼈습니까? 당신은 여전히 우리가 옳은 일을 했다고 생각합니까? 우리가 했던 모든 일이 환자의 가치와 목적에 부합하며 당신의 가치와 목적과도 일치합니까?" 만일 그들이 이러한 질문에 '예'라고 대답할 수 있다면 그들은 환자가 죽은 뒤에 그들의 결정에 대해 훨씬 더 편안함을 느낄 것이다.

병원 내 담당의사의 관심을 예상하기

"당신은 우리가 일상적으로 하는 것을 그만두어야 할 때가 언제인지를 어떻게 아십니까?"

우리의 완화의료팀은 난치성 전이성 부인과 암으로 죽어 가는 젊은 여성 오마의 간호에 대해 상담하고 있는 중이다. 병원 내 담당의사의 간호사는 그녀를 안지는 몇 개월 되었지만 그녀를 몹시 사랑하고 있었다. 그녀와 가족은 그녀의 상태에 대한 도움을 구하기 위해 도미니카공화국에서 왔다. 그러나 가능한 도움을 받을 수 없었다. 암은 모든 이들의 최선의 노력에도 불구하고 계속 자랐다. 복부는 부어 오르고 복통이 있으며 결국 고칼슘혈증이 생겼고, 이는 교정하려는 의학적 노력에도 고쳐지지 않았다.

오마는 가족과 친구들에 의해 만족스러운 지지를 받고 있었다. 그녀의 어머니는 미국에서 머무는 몇 개월 동안 그녀와 함께 있었다. 삶의 마지막 주에 오마는 떨어져 있던 남편과 재결합하였다. 그녀의 가족은 가까이 있도록 허용되어 함께 그녀가 필요로 했던 편안함을 줄 수 있었다. 그리고 그녀는 병원에서 우리의 돌봄을 받으며 평화롭게 죽었다.

그러나 우리는 오마가 더 이상 노력해 볼 만한 항암치료가 없음을 이해하면서 안락한 돌봄을 받아들였을지라도 이것을 이루기가 쉽지 않았다. 병원내 담당의사와 간호사는 우리 완화의료팀의 목적을 이야기할 때 종종 당황하고 우리의 충고를 받아들이기를 거부하였다. 순간, 나는 이유를 이해하지 못했다. 우리의 접근법이 그들과 매우 다름에도 불구하고 이 접근법은 그들이 오마를 위해 찾고 있다고 하는 안락함을 제공하였다.

그녀의 죽음 후에 답을 알 수 있었는데, 그때는 우리가 그들의 요청으로 부인과 종양팀 구성원과 모임을 가질 때였다. 그들은 우리와 그들이 같은 환자를 보았으나 완전히 다른 해결을 필요로 하는 다른 문제를 발견하였다는 것을 이해할 수 없었다. 그들은 오마의 죽음에 슬퍼하였고 미래의 환자를 돕는 법을 더 잘 이해하기를 원한다는 것을 깨달았다. 이는 그들이 처음으로 완화의료팀과 일하는 것이며, 그래서 그들은 우리에게 "우리가 일상적으로 하는 것을 그만두어야 할 때가 언제인지 어떻게 아십니까?"라고 물었다. 그들은 '안락한 돌봄'에 있는 사람들을 돌보는 것에 대해 어떻게 생각하는가? 우리가 권고할 때 무슨 기준을 사용하는가? 예를 들면, 왜 우리는 그들이 칼슘과 포타슘을 측정하는 것을 원하지 않는가? 왜 우리는 분당 150회까지 빈맥이 있는 상황에서 '수액 공급'(즉, 정맥 수액공급을 500ml bolus dose로 빠르게 주입)하는 데 빈대하는가? "왜 그들은 죽기 전 며칠 동안 우리가 관장을 해 주기를 원하는가?"하고 간호사가 물었다.

그들이 우리에게 얻고자 하는 상세한 일상의 치료법은 없다. 그러나 죽어 가는 입원환자를 돌보는 다른 철학은 새롭게 이해할 수 있다. 우리는 부인과 종양팀이 아마도 호스피스팀의 도움으로 집에서 그들을 돌보는 것처럼 환자를 치료한다고 추측하였다. 환자와 가족의 목적과 우선순위—질환이나 대사성 이상소견이 아니라—바로 이것이 중요하다. 우리는 그들이 각각의 가능한 중재 전에 이러한 중재의 이익과 부담이 무엇인가, 어떻게 환자와 가족의 목적을 진행하도록 우리가 도울 수 있을까를 스스로에게 물어 보라고 알려 주었다. 당연하게도 이러한 초점은 그들의 기준 치료 목적과 매우 달랐지만 그들은 이러한 상황에서의 타당성을 받아들인 것 같았다.

우리는 또한 부담/이익의 비율이 우리에게 훨씬 더 친숙한 위험/이득 비율을 평가하는 것과 매우 다르다는 것을 강조하였다. 결국, 최소한의 위험은 정맥천자나 수액 공급에서 일어난다. 그러나 특히 복수, 폐 분비물, 부종이 수액 주입에 의해 더욱 증가될 것으로 생각되는 환자에서 이는 많은 잠재적 부담이 된다.

병원 내 담당의사는 다른 환자의 방에서보다 안락한 돌봄을 받는 환자의 방을 방문했을 때 시간을 더 적게 소요한다(Mills et al. 1994). 이는 그들이 도울 수 있는 법을 알지 못하기 때문일지도 모른다. 부인과 종양팀은 오마에 대한 안락한 돌봄을 제공함에 있어 그 역할에 대해 고민하였다. "만일 우리가 피를 뽑지 않는다거나 그녀의 활력증후을 검사하지 않는다면 우리는 무엇을 해야 합니까?" 그들은 무기력함과 외로움을 느꼈다. 그들은 오마나 그녀의 가족에게 더 이상 줄 것이 없음을 느꼈다.

우리는 관심을 보여 줄 수 있는 여러 가지 다른 방법이 있음을 설명하였다. 훌륭한 안락한 돌봄을 제공한다는 것은, 예를 들면 환자와 가족을 자주 주시하고 무엇이 죽어 가는 환자에게 고통을 일으키는지에 대한 이해를 필요로 한다. 우리는 그들에게 과도한 수액 공급을 하여 생기는 호흡곤란을 방지하기 위해 수액을 중단해야 하는지 묻고 지속적인 마약성 진통제 주입 때문에 변비와 난치성 고칼슘혈증이 그녀의 중요한 불편함의 원인이라고 추측하기 때문에 관장이 필요함을 설명하였다. 또한 병원 내 담당의사의 빈번한 방문과 그녀에 대한 노골적인 관심은 그녀의 가족에게 편안함을 주었을 것이라고 설명하였다. 이 모임의 마지막에서 팀 구성원들은 돌봄을 할 수 있는 다른 방법을 이해하기 시작하였다고 느꼈고 임종을 맞이하는 환자를 돌보는 것에 대한 많은 활동을 약속하였다.

의사의 조력 자살 Physician-Assisted Suicide

요청

가족의 관심사를 예상하고 가족과 가정간호 및 입원환자팀이 숙련된 증상치료 방

법을 제공할 수 있게 하는 것만으로는 삶이 아직 가치가 있다고 일부 환자가 믿게 하기에는 충분치 않을 것이다.

자살을 돕도록 요구하는 환자

나는 단젤로(남성 · 55세)를 돌보는 중이며, 그는 왈덴스트롬 고분자글로불린혈증을 앓고 있다. 혈장분리교환술을 통해 혈액의 점도를 조절할 수 있었다. 그러나, 빈혈, 광범위 비장비대와 응고인자 투여 후에도 호전되지 않는 von Willebrand 유사 질환을 유발하는 후천적 응고억제인자를 가지고 있었다. 그의 유일한 증상은 빈혈이 극도로 심해졌을 때 생긴 쇠약감과 호흡곤란이었다. 비장절제술이 도움이 될지도 모르나 응고병증 때문에 수술은 불가능하였다.

단젤로 씨는 활동적인 원예가로 종종 나에게 집에서 기른 야채와 풀을 가져다 주었다. 그러나 현재 수혈에도 불구하고 그가 더욱 약해지는 것에 주목하고 어느 날 그가 보행보조기를 사용함에도 너무나 허약하여 걸을 수 없다고 느꼈다. 그는 다시 자신의 휠체어에서 벗어날 수 있을지 물었고 나는 그에게 그러기 어렵다고 말하였다. 그가 말했다. "좋아요, 선생님. 그럼 내가 생각하기에 선생님이 나를 영원히 벗어나도록 도울 때가 된 것 같아요. 휠체어에서의 삶은 내 것이 아니에요."

나는 깜짝 놀랐다. 휠체어에 있는 것 외에 그가 살 가치가 없는 삶을 살고 있다고 말하는 것 같았다. 그의 쇠약함을 제외하고는 증상은 쉽게 조절되었고 잘 지내는 것 같았다. 그때 내가 용인할 수 있는 삶의 질의 기준을 단젤로 씨에게 비추어 보면 터무니없게도 일부의 사람들은 돌아다니기 위해 휠체어를 사용해야만 하기 때문에 죽기를 원하는 것 같다. 만일 그들이 병상에 있거나 심한 통증을 가지는 등 또 다른 극단적인 범주에 가까웠다면 나는 그의 요구를 이해할 수 있었을 것이다. 그러나 단젤로에게 휠체어는 단순히 받아들일 수 없는 한계를 만들어 주었다. 그의 삶의 질은 불만족스러웠고 그는 죽기를 원했다.

나는 그의 요구를 따르지 않았고 그를 편안하게 해 줄 수 없었다. 그는 정신과 도움을 거절하였으나 교구신부의 방문은 허용하였다. 몇 주 뒤 그의 부인은 그가 휠체어에서 죽은 것을 발견하였다. 그녀의 요구로 부검한 결과 광범위한 심근경색 소견을 보였다.

의사의 조력 자살을 요구하는 이유 단젤로 씨가 처음이었으나 그 이후 다른 의사들처럼 나도 환자들에게 그들을 죽여 주기를 원하는지 또는 죽도록 도와주기를 원하는지 물었다. 여러 연구에서는 환자들이 그러한 요구를 하게 되는 이유를 밝히고 있다.

환자들이 의사의 조력 자살을 요구하는 이유

- 환자는 전문적인 지식이 부족하다.
- 그들은 의사가 '안내자, 친구, 간호인'의 역할을 해 주기를 기대한다.
- 환자들은 현재 그리고 미래에 적절한 증상 조절에 대해 걱정한다.
- 환자들은 가족이 그들을 돌볼 수 없을 것에 대해 걱정한다.
- 환자들은 가족에게 부담을 주기를 원치 않는다.
- 환자들은 '개성personhood', 가치감, 삶의 의미에서 상실을 경험한다.
- 환자의 관심사에 대해 의사가 주의를 기울이는 것이 부적절하다고 생각한다.

이러한 주제에 대한 1994년 논문에서 Block과 Billings는, 환자는 의사에게 그들을 죽여 달라고 요청하는데 이는 그들이 의사에게 "그들의 마지막 여행에서 안내자이자, 친구, 간호인의 역할을 기대하기 때문"이라고 하였다. "사실 환자들은 빨리 그리고 편안하게 자살하는 데에 대한 전문적인 지식이 부족하다"고 두 사람은 말했다. 의사가 질환의 치료기 내내 그들의 돌봄을 관리하는 중이었기 때문에 그들은 의사가 그들의 자살을 돕기 위해 전문적 지식을 알려 주기를 기대한다.

Block과 Billings은 또한 환자들이 단젤로 씨처럼 그들의 삶을 끝내고 싶어하는 이유를 나열하였다. 일부는 그들이 점점 약해질 때 우리가 증상을 효과적으로 조절하지 못한 것이라고 생각할지도 모른다. 그들은 과거에 건강관리체계에서 안 좋은 경험을 했을지도 모르고 그들의 증상이 불충분하게 치료받았다고 느끼고 장기간 완화되지 않는 고통에 공포를 느꼈을지도 모른다.

그들은 또한 가족이 그들에게 도움이 되지 않을 것에 대해 두려워할지도 모른다. 암 선고와 치료의 부작용은 이미 가족의 감정적, 재정적 자원을 압박해 왔을지도 모른다. 환자들은 가족이 질리거나 화가 났다가 느낄지도 모른다. 환자가 잘 돌봄을 받더라도 장래에 그들은 너무나 큰 부담이 될 것이다. 그들은 그들을 시험에 넣는 모험을 할 수 없다. 실패는 너무나 고통스러울 것이기 때문이다.

또한 그들이 내가 그들을 포기할 것이라고 두려워하기 때문에 나는 환자에게 거의 첫 방문 시부터 나는 '오랫동안' 여기 있을 것이라는 점을 알려 준다. 내가 반은 농담으로, "일단 당신을 내가 맡게 된 이상 당신이 나가기 위해 할 수 있는 일은 아무것도 없다는 점을 명심해라. 당신은 치료에 대한 나의 제안을 받아들이거나 거절할 수 있을 뿐이지, 나를 거절할 수는 없다. 당신은 끝까지 나와 함께 싸울 것이다" 라고 말하면서 종종 내가 그들을 포기하지 않을 것이라는 안심을 주는 것만으로도 충분한 위안을 주었다.

또한 내가 확신하기에, 그들이 죽어 가고 있다는 것을 아는 환자에게는 성장의 독특한 기회가 주어진다는 점이다. 환자들은 변화된 삶의 역할에서 새로운 의미를 찾아야 하고 빌려온 힘을 받아들이고 초월함을 추구해야 한다(Cassell 1991). 그리고 그들은 사회와 가족 내에서 새로운 역할을 채워 나감으로써 그들의 일부 상실감을 대치할 수 있다(Byock 1997). Byock의 *Dying Well*에서, 예를 들면, Mayor Burke는 호스피스 프로그램, 이웃, 가족으로부터 도움을 받아들임으로써 많은 사람들에게 만족감을 주고 중요한 사회역할을 할 수 있다는 것을 이해하게 되었다. 이것이 그들에게 그의 마지막 선물이었다. 그가 말했던 것처럼, "내가 생각하기에 경험해야 하는 결말receiving end이 도래했다" (Byock 1997, 97쪽). 그가 추구했던 위엄은 신체 상태에 있는 것이 아니었고(그의 질환은 근위축성측삭경화증amyotrophic lateral sclerosis이었다) 만일 있다면, 그의 건강이 악화될 때라도 점점 커지는 더 큰 어떤 것에 있었다.

결국, 단순히 우리가 그들의 관심사에 더 많은 관심을 가져 주기를 원하는 환자들은, 우리에게 충격을 주어 그렇게 하도록 하기 위해 안락사를 요구했다. 우리가 그들의 신체적 문제들에 초점을 맞추는 동안, 우리는 그들의 심리적, 정신적 혹은 재정적인 관심조차도 간과하고 있었다. 안락사나 자살동조에 대한 요구는 환자가 그러한 생각을 품고 있다는 것과 그들이 매우 심각하다는 것을 암시한다. 그들의 삶을 끝나게 해 달라는 요구는 환자가 느끼기에 그들의 고통을 끝내는 데 우리의 도움을 얻을 수 있는 유일한 방법인지도 모른다.

다른 기여요인은 신체적 또는 정신적 질환, 환자의 개인적 가치이다. 조절되지 않는 통증, 우울증, 불안, 기질적인 정신 질환(섬망이나 뇌 전이와 같은) 혹은 인격 장애로부터 고통받는 환자는 더욱 죽기를 원한다. 그리고 불행하게도 불충분하게 조절된 통증과 정신과적 질환 모두 말기 환자군에서 흔하다. 덧붙여, 그들의 질환과 관련하여 많은 상실(앞서 언급한대로 '개성 · 인간성'의 상실, 신체적 · 사회적 · 재정적 · 정신적 상실들)에 가슴 아파하는 환자들은 죽음만이 최선의 답이라고 생각할지도 모른다.

우리는 이러한 종류의 절망에 있는 환자를 접할 때 가역적인 이유를 평가하는 것과 더불어, 정신적 · 사회적 · 심리적 문제를 치료하는 데 능숙한 전문가들에게 그들을 의뢰하는 낮은 역치를 가져야 할 것이다. 대부분의 경우, 당신이나 다른 전문가들은 이러한 환자들의 고통을 줄일 수 있을 것이고 그들이 더 이상 죽음을 서두르지 않도록 하게 할 것이다.

환자의 개인적 가치는 또한 안락사나 자살동조의 요구라는 결과를 낳을 수 있다. 증상 조절 중에 있는 것이 특히 중요한 환자는 조절이나 독립(자립)을 그만두는 것이 죽는 것보다 더 나쁘다고 느낄 수 있다. 그들은 어느 누구에게도 의지할 수 없다. 항상 독립적이고 다른 사람들로부터 도움을 받는 것을 어려워하거나 다른 사람들의 무력함에 편안하지 못한 환자들은 그러한 위치에 자신이 놓이는 것을 참을 수 없다. 그들이 당신에게 막도록 요구하는 것이 바로 그것이다. 내가 생각하기에 회고해 보면 단젤로 씨는 그러한 사람일지도 모르겠다.

또한 자기애적인 사람이 있다. 이런 사람은 받아들이는 삶의 관점이 의사의 것과는 다르다. 자기애주의자는 "조절control에 대한 병적인 요구, 권리나 자격을 주지 못하는 것, 충분히 좋은 것이 있을 수 없다고 보는 기본 판단력, 다른 사람을 믿기 어려워한다는 것과 같은 특징을 지닌다. 임상의는 그러한 환자들을 차갑고 불쾌하고 품위를 떨어뜨리거나 도움을 거절하는 환자로 생각할지도 모른다. …〔그러한 환자들은〕 또한 상대적으로 자기주장이 강하여 건강 관리자에게 요구가 많으며, 마지못해 전문적인 식견을 받아들일지도 모른다"(Block and Billings 1994). 그러한 어려운 환자들로부터의 안락사 요구는 다루기 가장 어려운 일 중의 하나이다.

그러한 요구에 답하는 방법 자살을 도와 달라는 요청에 대해 의사의 개인적 반응은 매우 다양하다(Block and Billings 1994). 우리 중 일부는 주제를 피하고 질문 자체를 부인한다. 다른 이들은 환자가 원치 않고, 고통으로 가득한 현실을 억지로 지속하도록 하는 것에 대해 죄책감을 느끼거나 우울해 한다. 때로 특히 환자에 대해 잘 아는 우리 중 몇 명만이 요구에 응한다.

자살 요청에 따르는 것보다는 그러한 요구를 다루는 몇 가지 다른 방법이 있다(Block and Billings 1994). 첫째로 그것을 인정하고 환자를 자극하는 것이 무엇인지에 대해 대화를 나누는 것이다. 그러고 나서 환자와 가족에게 시종 일관된 연민의 모습을 보여 주는 것이다. 다음, 당신이 할 것이나 하지 않을 것 모두 분명히 알려 주어야 한다. 예를 들면, 당신이 통증약을 기꺼이 준다면, 환자는 당신이 실제 그를 죽이기 위해 한 움큼의 약을 투여할 것이라고는 생각하지 않을 것이다.

마지막으로, 안락사나 자살동조 요구에서 비롯된 환자와 당신과의 관계에 변화가 있음을 알려 준다. 만일 당신이 그의 요구를 거절한다면 그는 당신을 어떻게 생각할 것인지, 다른 종류의 요구를 할 것인지, 그의 믿음이 줄어들 것인지를 묻는다. 그리고 만일 그가 현재 그가 다른 의사와 상담을 원한다면 당신은 이해할 것이라는 것을 그가 알도록 해 준다.

의사의 조력 자살과 안락사의 법제화

내가 이 책의 2판(2005년)을 준비할 당시, 의사, 윤리학자, 법률가, 정치인 그리고 일반 대중은 아직도 의사의 조력 자살과 안락사를 합법화하는 것에 대해 뜨거운 논쟁을 하고 있었다. 환자의 자율성이라는 문제는 세상의 주목을 받게 되었고 환자들의 희망사항과는 반대로 그들의 삶을 지속시키려 하는 그들의 관심사의 표현이 점점 늘어 갔다. 그들 스스로를 보호하기 위하여 많은 사람들은 생전발효유언을 끝내고 있고 건강관리health care에 대한 대리위임권을 정하고 있다.

근심스럽게도 이러한 관심사들이 근거 없는 것이 아니라는 몇 가지 연구에서의 증거가 있다. 우리 의사들은 항상 환자들의 소생이나 생명유지 장치에 대한 희망사항을 아는 것은 아니다. 환자들이 생전발효유언을 할지라도 많은 의사들은 생명유지 장치를 제거하거나 보류하라는 그들의 요구를 들어주지 못한다.

치료를 보류하거나 취소하는 것(때로 '수동적 안락사' 라고 불린다)은 만일 그것이 환자가 결과적으로 죽을 것이라는 것을 의미하더라도 합법적이다. 종교 지도자들뿐만 아니라 법률 전문가, 윤리학자들도 그러한 치료를 보류하거나 취소하는 것은 안락사 혹은 의사의 조력 자살과는 구별되어야 한다는 점에 동의한다. 안락사는 현재 미국의 모든 50개 주에서 불법이다. 그리고 31개 주에서는 명시적으로 의사의 조력 자살을 금하고 있다. 오리건 주만이 유일하게 예상 수명 6개월 이내로 제한하여 말기질환으로 고생하는 정신적으로 적합한 성인에게 의사의 조력 자살을 허용하고 있다. 환자들은 두 명의 의사와 상의해야 하고 15일을 기다려야 한다.

American Cancer Society, American College of Physicians와 많은 개개의 완화의료와 통증 전문가, Dr. Kathleen Foley를 비롯한, 코넬 의과대학의 신경학과 신경과학 교수 및 임상약리학 교수, Memorial Sloan-Kettering Cancer Center의 통증 및 완화의학 전 책임자들은 모두 의사 보조 자살과 안락사를 반대한다. 1995년 American Cancer Society 성명서에서 진술한 대로, "우리는 이러한 행동이 윤리적인 전통에 위배되고 의료 전문가의 도덕적 정직integrity을 침범하는 일이라고 생각한다. 우리는 삶의 마지막에서 돌봄을 향상하기 위해 그리고 삶의 마지막에서 돌봄에 관계하는 환자, 가족, 의료전문가에 대한 넓은 교육프로그램을 착수하는 것은 암 돌봄과 관련된 모든 조직의 책임이라고 강력하게 주장한다".

Dr. Foley는 또한 안락사는 법적으로 환자의 증상에 대한 적절한 다른 치료를 대신할 것이라는 점을 염려하였다. 그녀는 완화의료에서 대부분 건강전문가들의 교육상태는 비참하게도 부적절하다는 점을 말하였고, 대부분의 환자에서의 만성적인 통증, 우울, 또는 '실제의' 고통을 깨달을 수 있다고 하였다(Foley 1991, 1995, 1997) 대부분의 환자들은 숙련된 완화의료에서 원인이 무엇이든 이러한 고통을 줄일 수 있다는 것을 이해하지 못한다. Dr. Timothy Quill(1993)과 같이 의사의 조력자살의 합법화를 제안하는 것은 환자의 95%까지 그들이 만족하게 조절된 증상으로 죽을 수 있을 것이라는 것에 동의하는 것이다.

일반의 및 전문의의 몇몇 설문조사에서, 많은 의사들은 만일 합법적이라면 의사의 조력 자살이나 안락사에 기꺼이 참여하겠다고 하였다. 대부분의 의사들은 고통을 줄이는 다른 방법을 모르기 때문에 죽음이 인간이 선택할 수 있는 유일한 것으로 생각하는 것 같다. 이러한 조사에 따르면 호스피스 의사들은 그들이 증상 조절에 대해 거의 알지 못한다고 생각하거나 느끼는 의사들과는 달리, 죽음이 훨씬 인간적인 선택이 아님을 알고 안락사나 자살을 동조하는 데 참여하는 것에 동의하지 않는 것 같다.

이런 이유로 Dr. Foley와 다른 사람들은 고통을 인식하고 이를 줄이는 법에 대한 의사 교육 및 현재 이용할 수 있는 방법으로 증상을 치료하는 효율성에 대한 대중교육이, 훨씬 손쉬운 방법인 자살 동조나 안락사를 하게 하는 법률 제정보다 선행되어야 한다고 주장한다. 우리는 이미 그들 중 95%에서 증상 조절을 이룰 수 있다는 것을 이해해야 하고 또한 우리의 환자들에게 이해시켜야 한다.

그렇다면 다른 5%에게는 무엇을 해 줘야 할까? 일시적으로 억제하는 진정작용은 모든 환자에게 편안함을 제공할 수 있는 방법이다. 숙련된 임상의는 적절한 투약을 통하여 집이나 의료시설에서 이를 제공할 수 있다. 나는 8장에서 여러 방법에 대해 자세히 기술할 것이다. 그러나, 일부에게 이러한 기술은 의사의 조력 자살과 같다. 이는 개인 양심의 문제이다. 많은 훌륭한 의사들은 삶을 끝내도록 도움을 요청하는 일부 사람들에게 도움을 주는 법적 선택 자유가 있어야 한다고 주장한다. 그들은 돌봄을 제공하는 데 있어 더 좋은 교육의 필요성에 대해 Dr. Foley나 American Cancer Society의 의견과 다르지 않다. 그러나 그 돌봄이 만족한 결과를 생산하지 않을 때 환자에게 그들의 삶을 끝내도록 돕거나 그들을 위해서 그것을 끝내 주는 것이 도덕적으로 잘못되었다고 생각하지는 않는다.

그 결과에 상관없이 이 토론은 진행성 암을 가진 환자에게 받아들일 만한 삶의 질을 공급하는 데 있어 그 중요성에 대한 대중적인 토론의 수준을 높였다. 나는 포괄적인 완화의료의 유용성이 향상될 때 안락사나 의사의 조력 자살의 요구가 줄어들기를 희망한다.

자기 관리

진행성 암으로 죽어 가는 단 한 사람의 환자를 보살피는 것조차 지적으로나 감정적으로 지치게 할 수 있다. 당신이 함께 일하는 가족들처럼 당신은 일부 '자기 관리' 기술이 필요할지도 모른다. 극도로 병약한 다수의 환자들과 일하는 병원 직원들이 감정적 평형을 유지하도록 돕는 과정에서 나는 쇠약해지지 않도록 하는 법을 분석할 필요가 있었다. 뒤돌아 생각해 보면 나는 내 초기의 자기관리법이 실패작이었다고 생각한다.

내가 자기 관리에 대한 전략이 필요하다는 것을 깨달은 것은 1971년이었다. 이때 나는 소아과에서 나의 첫 임상실습을 하고 있던 2학년 학생이었다. 그러나 이 소아과는 외래에서 또는 지역사회 병원에서조차도 없었다. 내가 보았던 아이들은 거의 불가피하게 치명적이거나 유사한 중등도와 복잡성을 가진 병이 있는 백혈병을 치료받기 위해 제3 관리구역에 입원되었다. 일반 소아과 병동은 낭성 섬유증이라는 병명의 아이들로 넘쳐 났다. 그 당시 의학에서 여성이 부족하였기 때문에 나는 본능적으로 내가 다루어야 할 것에 대해 우는 것은 '선택이 아니다' 라는 것을 알았다. 그러나 내가 본 대부분의 것은 나를 울게 만들었다. 나는 결국 내가 쉴 때 개인적으로 울 수 있는 공간을 발견하였고 감정적으로 충만된 사건들을 생각할 수 있는 시간들로 보낼 수 있었다. 때로 나는 콘서트 동안 조용히 울곤 했고 콘서트가 끝났을 때 기분이 좋아졌다. 이러한 감정의 배출구를 잘 이용하여 소아과 임상실습 기간 동안 일을 할 수 있었다.

그러나 몇 년이 지나 내가 종양학에서 임상 훈련을 받던 첫 해에 이상한 일이 일어났다. 내가 콘서트에 가는 것을 두려워하는 것이었다. 남편과 나는 둘다 옥외의 오케스트라 공연으로 여름날 저녁을 보내기를 기다렸다. 그러나 나는 가지 말아야 할 이유를 만들기 시작했다. 결국 어느 날 저녁, 나는 "나 오늘밤은 그거 할 기분이 아닌데"라고 말하니, 남편은 몹시 당황하며 "뭐 할 기분이 아니란 말이야? 모차르트 듣는 데 기분 안 난다는 사람이 어딨어?"라고 하였다. 무슨 일이 일어났는지 깨달았던 것이 바로 그때였다. 내가 돌보는 암환자의 비극적 이야기에 의해 생겨났던 곤란한 감정을 다루기 위해 나는 자동적으로 더 쉬운 기전을 작동시켜 왔던 것이다. 보통 교향곡의 느린 부분에서 개인적으로 그 일을 슬퍼했다. 내가 '감당하지' 못한 것은 내가 최근 보아 왔던 환자를 회고하거나 내가 일을 마칠 수 있게 하기 위해 내가 억제했던 완전한 슬픔의 경험이었다.

내가 해 왔던 일을 이해했을 때 나는 사건이 일어난 때와 보다 더 가까운 시점에 나의 슬픔을 다룰 다른 전략을 고안할 수 있었다. 어떤 사람이 죽은 후에, 나는 필요하다면 울었고 나의 슬픔을 완전히 표출하는 데에는 단 몇 분이 걸렸다. 나는 병원 근처에 개인적인 장소를 발견했고 나와 함께 이야기를 나누는 데 자유롭다고 느낀 동료들에게 비밀을 털어놓았다.

애도 집담회

이러한 경험이 주어졌을 때 당신은 내가 얼마나 기뻤는지 상상할 수 있다. 그때는 내가 현재 일하고 있는 브리검 여성 병원(Brigham and Women' s Hospital , 하버드 의대 부속병원)에서 의국장 전공의가 동료인 Dr. Susan Block과 나에게 종양학과 골수이식팀의 의사들을 위해 어떤 지지 근거를 제공할 수 있는지를 물었다. Dr. Block은 환자의 죽음에 대한 의사들의 반응에 대한 연구를 완성하였고 그들이 이러한 죽음에 대해 슬픔이나 죄책감 또는 분노 등의 해결되지 않은 감정을 종종 느끼는 것을 발견하였다. 중환자실과 종양학과에서 실시하는 회진이나 집담회는 의사들의 관심을 환기시키기 위해 그리고 가족뿐만 아니라 간호사와 의사와 같은 직업적으로 돌보는 사람의 슬픔에 대해 교육하기 위해 좀처럼 죽음을 둘러싼 사건을 토의할 여력이 없다.

그러므로 우리는 2주마다 애도 집담회를 실시하고 인턴들을 초대하기 시작하였다. 토의는 물론 내부적으로 진행되었고 음식과 음료가 제공되었다. 음식을 준비한 의국장은 또한 바쁜 인턴들에게 회진에 참석하도록 상기시키고 그들에게 임종시 전공의에게 호출하도록 알렸다. 이 회진은 매우 잘 참석되었고 지속되고 있다. 인턴들은 그들의 관심사를 나눌 수 있고 많은 그의 동료들이 같은 관심사를 가짐을 알게 되고 임종을 맞이하는 환자와 그 가족들을 훨씬 더 편안하게 대할 수 있는 방법을 알게 되었다. 나의 희망은 이러한 토론을 통해 그들이 내가 느꼈던 슬픔으로부터 나를 지킬 수 있게 사용되었던 기능장애 기전을 만들지 않게 되는 것이다.

다른 기술들

완화의학에서 나의 동료들은 우리들 각각 일에 부여된 강렬한 감정을 처리하는 방법을 알려야 한다는 것에 힘들어 한다. 일부는 명상하고 다른 이들은 예배한다. 그러나 모두들 우리의 상실감을 슬퍼하지 않는다면 우리가 더 이상 고통에서 존재할 수 없거나 연민을 줄 수 없음을 깨닫는다. 우리는 우리 자신의 감정과 영혼적 욕구에 매혹될 필요가 있다. 내가 생각하기에 종양학 동료들로 그러하리라. 종양학 전임의에게 제공하였던 훈련의 일부 과정에서는 자기 관리에 대한 관점과 전문성을 선택해야 하는 스트레스를 인지하는 의의를 가르쳐 주었다. 전임의에 대한 나의 충고는 다음으로 요약된다.

자기 보전을 위한 단서

- 죽어 가는 환자를 돌보는 것이 얼마나 어려운 일인지 깨닫는다.
- 당신이 하고 있는 일에 대해 명예롭게 생각한다.
- 팀과 함께 일하는 법을 배운다. 대표를 만들고 책임을 분산시킨다. 다른 팀원이 당신을 돕도록 한다.
- 당신의 감정적인 반응을 모니터하고 당신이 필요할 때 스스로를 위한 시간을 가진다.
- 적당한 목표를 정한다. 의학과 당신 자신의 한계를 인식한다.

요약

환자, 가족, 임상의 간의 대화는 환자가 삶의 끝에 도달할 때 중요하다. 치료의 목적에 대한 오해를 피함으로써, 환자, 가족, 임상의의 우선순위를 명백하게 함으로써, 그리고 환자의 개인적 달력personal calendars을 원상태로 만듦으로써 임상의는 환자와 그 가족들이 안락한 돌봄으로 갈 수 있게 도울 것이다. 소생의 문제를 다시 언급하고 어린 아이가 있는 임종을 맞은 환자, 고령환자, 가족들의 관심과 기적을 기다리는 환자의 관심을 살펴보는 것은 그들이 진실로 알려진 선택을 하도록 도울 수 있다. 환자와 가족이 안락한 돌봄을 받아들인다면, 호스피스 프로그램은 가족의 불안을 감소시키는 데 도움을 줄 것이다. 완화의학팀 외의 의사들 역시 똑같이 우리의 지지와 교육을 필요로 한다. 우리는 다음의 질문에 대답함으로써 이것들을 제공할 수 있다. "우리가 정상적으로 하는 것을 그만두어야 할 시점을 어떻게 아는가?" 우리는 애도 집담회와 같은 포럼을 제안할 수 있는데, 이는 어려운 경험을 나눌 수 있으며 어려운 대화에서의 기술을 제공한다. 호스피스팀(집에서 또는 장기간 보호 시설에서의 환자를 위한)과 완화의학팀(병원 환자를 위한)의 도움으로, 임상의는 환자의 관심에 대한 포괄적인 평가와 정교한 치료를 제공할 수 있다. 환자와 가족들은 그들의 최종 목표에 도달하도록 도움을 받을 수 있다. 그리고 의사의 조력 자살에 대한 요구를 최소화할 수 있다. 자기 관리 기술을 그들 자신을 보충하고 재충전할 수 있는 데 사용함으로써 임상의는 마지막 여행 동안 환자와 동반할 수 있을 것이다.

참고문헌

American Cancer Society Advisory Group on Cancer Pain Relief. 1995. *American Cancer Society Position Statement on Assisted Suicide and Euthanasia*. Atlanta: American Cancer Society.

Angell M. 1997. The Supreme Court and physician-assisted suicide—the ultimate right. *N Engl J Med* 336:50–53.

Asch DA. 1996. The role of critical care nurses in euthanasia and assisted suicide. *N Engl J Med* 334:1374–1379.

Billings JA. 1985. *Outpatient Management of Advanced Cancer: Symptom Control, Support, and Hospice-in-the-Home*. Philadelphia: JB Lippincott.

Blank LL (ed). 1996. *Caring for the Dying: Identification and Promotion of Physician Competency,* (1) Educational Resource Document [250 references and listings of other information resources] and (2) Personal Narratives of Physicians Caring for Dying Patients. Philadelphia: American Board of Internal Medicine.

Block SD. 2001. Psychological considerations, growth, and transcendance at the end of life: the art of the possible. *JAMA* 285:2898–2905.

Block SD, Billings JA. 1994. Patient requests to hasten death: evaluation and management in terminal care. *Arch Intern Med* 154:2039–2047.

Byock I. 1997. *Dying Well: Peace and Possibilities at the End of Life*. New York: Riverhead Books.

Cassell E. 1991. *The Nature of Suffering and the Goals of Medicine.* New York: Oxford University Press.

Cherny NI, Coyle N, Foley KM. 1994. Suffering in the advanced cancer patient: a definition and taxonomy. *J Palliat Care* 10:57–70.

Cherny NI, Coyle N, Foley KM. 1996. Guidelines in the care of the dying cancer patient. *Hematol Oncol Clin North Am* 10:261–286.

Covinsky KE, Landefeld CS, Teno J, et al., SUPPORT Investigators. 1996. Is economic hardship on the families of the seriously ill associated with patient and surrogate care preferences? *Arch Intern Med* 156:1737–1741.
Emanuel EJ, Battin MP. 1998. What are the potential cost savings from legalizing physician-assisted suicide? *N Engl J Med* 339:167–172.
Foley KM. 1991. The relationship of pain and symptom management to patient requests for physician-assisted suicide. *J Pain Symptom Manage* 6:289–297.
Foley KM. 1995. Pain, physician-assisted suicide, and euthanasia. *Pain Forum* 4:163–178.
Foley KM. 1997. Competent care for the dying instead of physician-assisted suicide. *N Engl J Med* 336:54–58.
Hamel RP, Lysaught MT. 1994. Choosing palliative care: do religious beliefs make a difference? *J Palliat Care* 10(3):61–66.
Health Care Financing Administration, Department of Health and Human Services. 1993. *Title 42 of the Code of Federal Regulations, Part 418 (Medicare Hospice Certification).* Baltimore: Health Care Financing Administration.
Hiller RJ. 1991. Ethics and hospice physicians. *Am J Hospice Palliat Care* Jan/Feb:17–26.
Kübler-Ross E. 1969. *On Death and Dying.* New York: Collier Books, Macmillan.
Lynn J. 2001. Serving patients who may die soon and their families: the role of hospice and other services. *JAMA* 85:925–932.
Mills M, Davies HTO, Macrae WA. 1994. Care of dying patients in the hospital. *BMJ* 309:583–586.
National Hospice Organization. 1997. *A Pathway for Patients and Families Facing Terminal Illness.* Arlington, Va.: National Hospice Organization.
Portenoy RK. 1993. Chronic pain management. In *Medical Psychiatric Practice,* vol 2, Stoudemire GA, Fogel BS (eds). Washington, D.C.: American Psychiatric Press.
Quill TE. 1993. *Death and Dignity.* New York: WW Norton.
Quill TE, Brody H. 1996. Physician recommendations and patient autonomy: finding a balance between physician power and patient choice. *Ann Intern Med* 125:763–769.
Rauch PK, Muriel AC, Cassem NH. 2002. Parents with cancer: who's looking after the children? *J Clin Oncol* 20:4399–4402.
Remen RN. 1996. *Kitchen Table Wisdom: Stories That Heal.* New York: Riverhead Books.
Rinpoche S. 1993. *The Tibetan Book of Living and Dying,* Gaffney P, Harvey A (eds). New York: Harper San Francisco.
Schou KC, Hewison J. 1999. *Experiencing Cancer: Quality of Life in Cancer Treatment.* Buckingham, England: Open University Press.
Stuart B, Connor S, Kinzbrunner BM, et al. 1996. *Medical Guidelines for Determining Prognosis in Selected Non-cancer Diseases,* 2nd ed. Arlington, Va.: National Hospice Organization.
Suarez-Almazor ME, Belzile M, Bruera E. 1997. Euthanasia and physician-assisted suicide: a comparative survey of physicians, terminally ill cancer patients, and the general population. *J Clin Oncol* 15:418–427.
The SUPPORT Principal Investigators. 1995. A controlled trial to improve care for seriously ill hospitalized patients. *JAMA* 274:1591–1598.
Teno JM, Clarridge BR, Casey V, et al. 2004. Family perspectives on end-of-life care at the last place of care. *JAMA* 291:88–93.

US Department of Health and Human Services. 1992. *Medicare Hospice Manual*, Section 230.3 (revised). Springfield, Ill.: US Department of Commerce.

Webb M. 1997. *The Good Death: The New American Search to Reshape the End of Life*. New York: Bantam.

Weir RF (ed). 1997. *Physician-Assisted Suicide*. Medical Ethics Series. Bloomington: Indiana University Press.

Part 2

통증과 증상 조절

Pain Control and Symptom Management

4장 통증 환자의 평가

한 장 전체를 암환자의 통증 평가에 할애한 이유는 무엇일까? 통증에 대해 의사들은 이미 많은 것을 알고 있다. 통증은 환자가 도움을 청하거나 가장 흔히 하는 불평 중의 하나이며, 의사들은 일상적으로 진단을 위해 포괄적으로 기술한다.

하지만 종양 환자들에서 통증의 원인은 다르다. 즉 오직 통증의 5%에서 10%만이 암이 없는 환자에서 보이는 흔한 질환이 원인이다. 암성 통증의 90%에서 95%는 암 관련 때문이고, 종양 침습의 직접적인 것(75%) 또는 예를 들어, 항암치료나 방사선 치료로 인한 점막염 같은, 질병 치료와 관련된 것(약 15-20%)이다. 암 진행 정도를 진단하는 데 필요한 시술들도 또한 중대한 고통을 초래한다. 골수 흡인이나 생검을 받은 환자의 거의 70%, 요추 천자 시 14%, 그리고 삽입된 카테터의 10%에서 통증이 보고되었다(Portnow et al. 2003). 25%는 중등도, 25%에서는 심한 통증이었다. 종양 환자의 통증은 종종 질병으로 인한 심리적, 사회적 그리고 영적인 스트레스로 악화된다.

더구나, 많은 통증 증후군들이 전형적으로 암환자에게 나타난다. 예를 들면, 폐암이 있는 영 씨는 암환자 특유의 연관 통증이 있었다. 폐 병변에 방사선 치료를 마친 후 3개월쯤에, 심한 우측 엉덩이 통증이 생겼다. 엉덩이와 골반의 X-ray 소견은 정상이었고, 뼈 스캔에서도 이 부위의 전이는 없었다. 하지만 스캔에서는 T12의 가슴 척추에 전이된 소견을 보였다. 이 부위에 방사선 치료 후, 엉덩이에 있던 연관 통증은 다 없어졌다.

이러한 이유들로, 많은 암성 통증 환자들의 복잡한 통증 문제들은 평가하기가 어렵다. 정확한 통증 평가가 효과적인 치료의 기본이기 때문에, 이 장에서 암환자들의 포괄적인 통증 평가를 다루려고 한다.

암성 통증의 유형

통증이 있는 암환자들은 질병의 경과, 단계, 치료의 어느 과정에 있느냐 뿐만 아니라 그들의 성격과 과거 경험이 다양하다. 통증 평가 시는 질병의 단계뿐만 아니라 현재의 통증 증후군과 과거의 어떠한 통증 병력 또는 약물 남용력을 반드시 고려해야 한다(Foly 2004).

예를 들어, 암 관련 급성 통증이 있는 환자는 보통 심리적으로 통증을 잘 참는다. 이는, 통증은 항 종양치료에 잘 반응할 것이고 치료와 관련된 합병증은 시간이 지나면 완전히 해결될 것이라는 것을 알기 때문이다.

암 관련 만성 통증은 (3개월 이상 통증이 지속되는) 환자에게는 '무의미' 한 통증이다. 통증은 환자에게 고쳐야 할 어떤 경고도 하지 않는다. 그러므로, 이러한 '무의미한 통증' 에 대한 환자의 심리적, 사회적, 그리고 영적 반응들의 평가는 매우 광범위해야만 한다. 이러한 평가들에 대해선 추후 이 장에서 보다 자세히 다룰 것이다. 이러한 환자들에서 통증의 원인은 거의 제거될 수 없기 때문에, 치료는 보통 기능을 최대화하고 증상을 최소화하는 데 초점을 맞춘다.

그룹의 환자들은—비암성 만성 통증 병력에 현재 만성 암성 통증이 있는 환자군과 약물 의존력이 있는 환자군—5장에서 기술한 대로 특별한 조절 테크닉이 필요하다. 마지막으로 임종환자의 유일한 목표는 편안함을 유지하는 것이므로, 우리는 심리적, 영적인 것을 포함한 임종 관련 모든 고통의 원인들에 대처해야 한다.

암성 통증 평가를 위한 지침

임상 지침들

수년간 통증을 연구하고 통증이 있는 환자들을 자문하고 치료해 온 전문가들은 철저한 통증 평가의 중요성을 강조한다. 통증 증후군 원인 진단 시 대부분의 실수와 효과적인 문제 해결의 실패는 다음의 평가 요인들을 하나 이상 간과한 것에서 기인한다.

통증 평가를 위한 임상 지침들

1. 환자가 호소하는 통증을 믿는다.

2. 통증 관련 불만을 자세히 문진하고, 환자의 암 병력에 일시적 문제로 기술한다.

3. 각 통증의 위치, 전이 양상, 악화 요인과 경감 요인 등을 포함한 각 통증의 특성을 평가한다.

4. 통증의 시간적 측면을 명확히 한다. 급성, 아급성, 만성, 우연적, 간헐적, 돌발적, 또는 우발적.

5. 각 통증 관련 불평을 나열하고 우선순위를 결정한다.

6. 이전과 현재의 진통제에 대한 반응을 평가한다.

7. 환자의 심리학적인 상태를 평가한다.

8. 알코올 또는 약물 의존의 과거력이 있는지를 물어 본다.

9. 내과적 신경학적 검사를 신중하게 시행한다.

10. 적절한 진단적 처치를 지시하고 직접 재조사한다.

11. 필요한 조치를 용이하게 받도록 통증을 다룬다.

12. 개개인에 맞는 진단적 치료적 접근을 계획한다.

13. 환자의 순응도를 높이고 불안을 감소시키기 위해 평가에서 치료까지 지속적인 돌봄을 제공한다.

14. 통증 치료에 대한 환자의 반응을 재평가한다.

15. 환자와 가족과 '사전의사결정서'에 대해 논의한다.*

AHCPR 지침들

Agency for Health Care Policy and Research(AHCPR)의 가이드라인인, 《암성 통증

* K. M. Foley, Acute and chronic cancer pain syndromes, in *Oxford Textbook of Palliative Medicine*, 3rd ed., D. Doyle, G. W. C. Hanks, N. I. Cherny, K. Calman (eds). Oxford: Oxford University Press, 2004.

조절*Management of Cancer Pain*》에 소개된 통증 평가 권고 사항은 위에 기술한 것을 포함하고 있으나, 약간의 차이를 보인다.

통증 평가에 대한 6가지 AHCPR 권고 사항들

1. 의료전문가가 통증에 대해 질문해야 하고, 환자의 자기 보고는 평가의 중요한 기본이다.
2. 임상의는 손쉽게 사용할 수 있는 측정도구로 통증을 평가하고, 치료 시작 또는 변경 이후에 정규적으로 통증 경감의 효과를 기록해야 한다. 기록지는 환자 돌봄에 참여하는 모든 임상의가 손쉽게 접근하여 사용할 수 있어야 한다.
3. 임상의는 모든 의료 전달 체계 내에서 효과적인 통증 조절이 지속될 수 있도록, 환자와 가족들이 집에서도 통증 평가 도구를 사용하도록 교육시켜야 한다.
4. 통증의 초기 평가에는 다음이 포함되어야 한다.
    - 통증 강도와 특성의 평가를 포함하는, 자세한 문진
    - 신체 검진
    - 심리사회적 평가
    - 흔한 암성 통증 증후군과 연계된 징후와 증상들의 진단적 평가
5. 임상의는 흔한 암성 통증 증후군을 알아야 한다. 이러한 신속한 인지는 치료를 앞당기고 경감되지 않는 통증의 비율을 최소화시킨다.
6. 통증 양상의 변화 또는 새로운 통증의 발생은 진단을 위한 평가와 치료 계획을 수정해야만 한다.*

이 장의 나머지 부분은 이들 각각의 권고 사항들에 대해 더 자세히 기술하였다.

---

* A. Jacox, D. B. Carr, R. Payne, et al., *Management of Cancer Pain: Clinical Practice Guideline No. 9*, p. 23, Rockville, Md.: Agency for Health Care and Policy Research, U.S. Department of Health and Human Services, Public Health Service, 1994. AHCPR publication 94-0592.

통증에 대해 질문하기

이상하게도 암환자들은, 특히 만성 통증을 갖고 있는 암환자들은, 정규 외래 진료 중에는 거의 통증에 대해 불평하지 않는다. 종종, 그들은 통증이 명확하지 않고, 이는 암으로 인한 어쩔 수 없는 부분이고 우리가 할 수 없다고 생각되는 일에 대해 시간을 소비할 이유가 없다고 생각하는 것이다. 대신 질병의 진행 정도, 예후, 점점 쇠약해지는 것, 또는 복용 약물 관련 문제들을 질문한다. 어떤 환자는 통증을 못 참는다면 우리가 하찮게 볼까 두려워서, 어디가 불편한지를 물어봐도 드러내지 않는다.

그래서, 환자에게 통증이 있는지, 특히 고통의 원인이 되는 병변을 우리가 알고 있다면, 우리가 직접 물어보아야 한다. 환자에게 통증이 있다는 것이 창피한 게 아니며, 기침이나 팔이 부러진 것 같은 이상도 아니라고 가르쳐야 한다. 조심스럽게 질문하고 반응을 살핀 후, 통증은 적법한 불평임을 알려 준다. 성공적으로 불평을 해결해 준 후에, 통증은 암에 걸렸기에 당연히 수반되는 것이라 생각하는 오해를 고쳐 줄 수 있다.

환자를 신뢰하기

암환자들은 우리가 그들을 믿지 않는다고 생각하기 때문에 통증이 있어도 말하기를 주저할 수 있다. 또한 통증 경감을 위해 강한 마약이 필요하다고 요구하기를 주저하는데, 이는 우리가 그들을 마약중독자처럼 취급할까 봐 두려워하기 때문이다. 하지만, 환자가 통증을 호소하는 것을 믿어야 하는데, 그것이 정확한 통증 평가에 중요하기 때문이다.

하지만 이것은 보이는 것처럼 만만한 일은 아니다. 어떤 사람은, 무의식적이긴 하나, 다른 사람들의 통증 호소를 해석하는 방법에 영향을 주는 문화적 방식을 사용한다. 예를 들어, 그들은 환자가 유대인이나 이탈리아인인 경우, 보다 금욕적인 스코틀랜드인이나 스웨덴인보다 통증을 보다 더 과장한다고 생각할 수 있다. 한 연구에 의하면, 적절한 진통제 투여가 비주류 환자보다 비주류가 아닌 환자에서 더 많이 처방되었는데, 하지만 그 연구자들은 이것도 환자나 가족들이 통증을 호소하는 것, 처방받은 마약성 진통제를 복용하는 것, 또는 그것에 돈을 지불하는 것에 주저하는 이유를 설명하지는 못하였다고 밝혔다(Cleeland et al. 1997). 많은 다른 연구들도 유사하게 환자의 통증 호소에 영향을 주는 중요한 변수들을 통제하지 못하였다. 잘 짜인 소수의 연구에서도 통증의 역치, 통증 표현, 또는 대처 능력에 있어서 문화적 차이를 보여 주지 못했다(문화가 통증 평가에 미치는 다른 방법들은 이 장의 후반에서 논의하겠다).

덧붙이자면, 환자가 통증이 있는 것처럼 보이는 표정의 여부가 환자의 불평을 믿게 하는 데 영향을 미칠 수 있다. 예를 들면, 환자가 팔이 부러져 급성 통증을 호소하면 잘 믿게 되는데, 이는 급성 통증이 있는 환자는 통증이 있는 표정을 보이기 때문이다. 그들은 불편해 하고 불안해 보이며 종종 식은땀도 흘린다. 이는 급성 통증이 있는 환자는 교감신경이 흥분되어 땀이 나고 맥박과 혈압이 상승되어 이런 모습을 보이는 것이다. 이런 모습을 보면, 우리는 보통 환자가 통증이 있다고 믿는다.

하지만 통증이 있다고 보이지 않는 '표정'을 보이는 만성 통증 환자는 어떨까? 그들의 불평은 신체 검진이나 X-ray 검사로 나타나는 질병의 심각성과 종종 비례하지 않는다. 심한 관절염이나 압박골절이 있는 진행된 골다공증 환자를 생각해 보자. 그녀의 맥박이나 혈압은 정상이고 특별히 불안해 하거나 땀을 흘리지도 않는다. 이쯤 되면 그녀가 심한 통증을 가지고 있다는 것을 믿기가 좀 힘들지 않을까?

그리고 마약성 진통제로 그녀를 치료하기가 쉽지 않다는 것을 알 수 있지 않을까? 결국 2장에서 기술한 대로, 우리 대부분은 환자가 통증을 갖고 있다는 확신이 없다면, 환자가 처방된 마약성 진통제를 '과하게' 사용할까 봐 의심하기 때문에, 처방하기가 쉽지 않다는 것이다. 이러한 의심 때문에, 우리는 마약성 진통제를 처방하기 전에, 환자가 진짜 통증을 가지고 있다는 확신을 원한다.

하지만 대부분의 다른 약물을 처방할 때에는 이러한 저항은 생기지 않으며, 그 약물을 처방하기 전에 진단명을 아주 확신하는 것도 아니다. 예를 들면, 환자가 앉아 숨쉬기와 발작 야간호흡 곤란은 있으나 X-ray에서는 완전히 울혈성심부전을 확진하지 못한다 하더라도, 적절한 약물을 투여하고 환자의 반응을 살피는 데에는 이견이 없을 것이다. 만약 증상의 호전이 있다면 얼마나 좋겠는가! 만약 호전이 없다면, 단지 다른 가능한 진단을 찾을 것이다.

하지만, 골다공증 환자에서 똑같이 위협적인 통증 증상들이 있고, 객관적인 자료가 그녀의 불평을 대치할 수 없는 상황이라면, 경험적으로 그녀에게 마약성 진통제를 사용하여 치료하는 것을 망설일 것이다. 하지만 만성 통증 환자에서 무엇이 객관적인 조사 결과인가? 그녀의 통증 호소, 또는 만성적인 심한 통증을 가지고 있는 종양 환자의 호소를 대신할 만한 무엇을 찾을 수 있단 말인가? 심한 만성 통증을 호소하는 환자에 익숙해지면 우리는 치료법을 훨씬 더 쉽게 결정할 수 있게 된다.

신경병증성 통증의 문제

시렐리 씨의 주치의는 비록 그가 통증으로 의사를 찾았는데도, 그가 통증이 있다는 것을 믿기 어려웠다. 시렐리 씨는 폐암의 하나인 판코스트 종양을 갖고 있는데, 폐첨부에 위치한 관계로 종종 흉벽과 팔신경얼기를 침투한다. 병동 전공의가 연락했을 때는 병리학적 진단은 아직 안 된 상태라고 미안해 하였다.

"가슴사진에서 우측 폐첨부에 종양이 보이나 시렐리 씨의 협조가 안 되어 철저한 검사나 어떤 조직도 정말 얻을 수가 없었어요."

내가 그의 병동으로 갔을 때, 간호사들이 시렐리 씨는 성질이 급하고 요구가 많으며, 그와는 많은 대화를 나누고 싶지 않다고 하여, 의사들의 인상을 확실히 뒷받침해주었다.

그의 방에 들어갔을 때, 내가 본 것은, 벽에 걸린 TV를 응시하며 침대에 매우 조용히 누워 있는 한 남자였다. 나의 인사말에 대한 답으로, 그는 천천히 머리를 내게 돌렸으나 나머지 그의 몸은 여전히 그대로였다. 그는 지쳐 보였지만 찡그리거나 움추리지는 않았다. 그는 우측 팔꿈치를 구부려 아래팔을 가슴에 얹고 왼손으로 붙잡고 있었다.

나의 질문에, 그는 4개월 전 우측 어깨에 경도의 통증이 있기 전까지는 잘 지내 왔다고 대답했다. 고통이 진행되었고, 우측 손의 악력이 약해져 정형외과 의사를 찾았고, 손상된 회전근띠rotator cuff 치료를 받았다. 통증이 악화되고 어깨 사진에서 폐첨부에 종양이 보였을 때, 정밀검사를 위해 의뢰되었다. 지금 그는 격통excruciating pain을(경도, 중등도, 심한 정도 또는 격심한 정도 중에 선택하도록 하였다) 호소한다. 통증은 지속적이고 깊고, 아프고, 때때로 전기로 '쏘아 떨어뜨리는Shot down' 것 같았다.

그는 통증으로 우측 팔을 움직일 수 없었고 선잠 외에는 잘 수가 없었다. 입맛을 잃었고 집중할 수가 없었다. 통증이 그의 주된 관심사였다. 그는 이 모든 것을 차분하게 그러나 매우 우울한 감정으로 얘기했다. 맥박과 혈압은 정상이었고 땀도 흘리지 않았다. 우측 어깨 부위를 검사하려 했으나 목과 우측 빗장뼈 상부, 우측 어깨, 또는 우측 겨드랑이 검사 어떤 것도 견디질 못하였고, 폐 검사를 위해 앉지도 못했다. 우측 손은 C7-T1 분포에 전형적인 근육이 위축을 보였다.

시렐리 씨의 증상과 징후들은 전형적으로 종양이 우측 팔신경얼기를 침범하여 생긴 만성의 심한 신경병증성 통증이었다. 주치의와 간호사들은 신경병증성 통증에 익숙하지 않았기 때문에, 어깨 부위의 어떠한 검사도 얼마나 그에게 고통을 주는지를 알 수 없었다. 그들은 그를 급성 통증이 있는 환자로 보지 못했기에, 통증에 고통스러워하는 그를 난폭한 사람으로 오인했던 것이다.

시렐리 씨 같이 땀이 나거나 빈맥 또는 고혈압을 보이지 않는 그러나 보통 아픈 부위를 경계하는, 심한 만성 통증 환자는 종종 일반적으로 자발적으로 움직이지 않는다. 그들은 불안하거나 우울해 보이고, 위축되거나 화내고, 다른 사람과의 관계, 수면, 집중력, 또는 식이에서 어려움이 있을 수 있다.

나는 자주 만성 신경병증성 통증이 있는 환자를 접했었기 때문에, 시렐리 씨를 믿을 수 있었다. 주치의와 간호사들에게 진찰 결과를 알려 주었으며, 만약 그의 통증 강도가 덜해지면, 그이 성격도 매우 달라질 것이라고 넌지시 알려 주었다. 그들은 여전히 회의적이었지만 우리가 그의 통증을 믿지 않는다면 진단을 할 수 없을 것이라는 데는 동의하였다. 내가 권유한대로, 그들은 종종 신경병증성 통증에 효과적인 마약성 진통제와 고용량의 steroid를 투여하였다.

48시간도 채 되지 않아, 시렐리 씨는 다른 사람이 되었다. 이제 통증은 약해져, 견딜 수 있는 정도가 되었다. 그는 이제 약간의 고통은 있지만 우측 팔을 머리 위로 어떻게 올리는지 나에게 보여 주었다. 그는 신체 검진과 진단을 위한 CT 스캔과 조직 검사에 쉽게 응했다. 간호사들은 그가 얼마나 붙임성 있고 이야기하기 좋아하며, 병동의 다른 환자들을 어떻게 도와주는지를 알게 되었다. 그는 밤새 잠 잘 자고, 잘 먹고, 다른 사람들과의 사교가 가능해졌다. 만성 통증의 완화는 급격했고, 그의 가족 말에 따르면, 다시 그가 되었다고 하였다.

시렐리 씨의 신경병증성 통증은 기저 병리의 단서였던 것이다. 조금만 일찍 발견했었더라면, 고통도 덜했고, 폐암도 일찍 발견될 수 있었고, 손의 근력도 유지되었을 것이다. 찾아 보면, 만성 통증의 징후들은 종종 다른 증상이 없는 다양한 암환자에서 나타난다. 또한 만성 관절염, 당뇨병성 신경병증성 통증, 또는 대상포진 후 신경통 같은, 비암성의 심한 통증에서도 나타날 수 있다.

통증과 이로 인한 고통의 측정

AHCPR 지침은 "환자의 자기 보고가 평가의 중요한 근본이어야 한다"는 것을 강조한다. 이러한 점에서 통증은 고유한 것이다. 당뇨 환자에게 증상을 물으면서, 의사들은 보통 혈당과 케톤 수치에 따라 인슐린 용량을 조정한다. 하지만 통증 완화 요법의 효과를 알기 위해서는, 환자가 치료 후 통증이 어떻게 변했는지를 우리에게 말하는 것에 의존해야만 한다. 환자 외에 어느 누구도 환자의 통증을 정확히 보고할 수는 없다. 환자를 돌보는 간호사도, 가족도, 친구도 아니다. 아무리 수련을 잘 받아도, 아무리 환자를 잘 알고 있어도, 많은 연구들은 우리가 환자의 통증 강도를 과소 평가하고 있음을 보여 주고 있다.

물론, 사람들은 통증을 경험하는 것이 다르다. 만약 팔이 부러진 다섯 명에게 얼마나 통증이 심한지를 묻는다면, 그들은 다섯 가지의 답변을 할 수 있다. 하지만 만약 통증 완화를 위한 어떤 것도 주지 않고 잠시 후 다시 그들에게 통증 강도를 묻는다면, 각 환자들은 각기 처음과 똑같은 강도를 말할 가능성이 매우 높다. 사실, 많은 연구에서 보여 주듯이, 환자의 통증 보고는 일관되고 재연성이 있고 신뢰할 만하다. 치료 후 통증 평가는 정확하고 그 환자를 위한 특별한 치료의 효과를 보는 데 사용할 수 있다.

통증 평가 도구는 주관적이지 객관적이지 않다. 하지만 여전히 정확하고 환자의 통증 강도를 표현하는 수치를 제공해 준다. 인슐린에 대한 반응을 측정하기 위해 환자의 혈당 수치를 사용하듯이, 의사와 간호사들은 통증 강도 수치가 어떻게 변하는지를 봄으로써, 통증 치료에 대한 반응을 판단할 수 있다(아래에 여러 형태의 평가 도구를 기술한다) .

똑같은 중요도로, 의사와 간호사들은 통증 완화 정도가 그들에게 만족스러운지 여부를 물어볼 수 있다. 어떤 환자에게는 0(통증 없음)부터 10(상상할 수 없을 정도로 가장 심한 통증)까지 척도에서 통증이 6이라면, 괜찮을 수 있다. 이러한 환자들은 고용량의 진통제로 인한 부작용보다 통증을 더 잘 참을 수 있다. 다른 사람의 경우는, 2 또는 3 수준이어야만 한다. 예를 들어, 시렐리 씨는 steroid와 마약성 진통제를 복용한 후로는 "통증이 없다"고 말했는데, 수치로 말하도록 했더니, 그는 2 또는 3이라고 답했다. 경험에 의하면, 그는 만성 통증이 전형적으로 잘 조절된 환자이고, 그에게 '통증이 없음' 은 2 또는 3의 수준인 것이다.

가능하면 빨리 환자의 통증을 경감시킬 수 있도록, 종종 이러한 개념을 동료들에게 설명할 필요가 있다. 간혹 간호사나 병원 직원이 비슷하게 통증 평가의 중요성에 익숙하지 않다면, 당뇨병을 예로 이용하여 다음과 같이 말할 수 있다.

> 만약 당뇨 환자를 간호하다, 주치의를 불러서 "환자의 혈당이 나빠요, 그래서 그에게 인슐린을 주었더니 좀 나아졌어요" 한다면, 주치의는 인슐린이 얼마나 효과가 있었는지 또는 다음 용량은 어떻게 해야 하는지에 대한 감을 잡을 수 없을 것이다. 마찬가지로, "환자가 통증이 심해져서, Percocet®(Oxycodone+Acetaminophen)을 주었더니 이제 좋아졌어요" 라고 하는 것은 이치에 맞지 않는다.
>
> 환자의 통증을 측정하는 도구는 혈당을 측정하는 기계만큼 신뢰할 수 있다. 우리는 단지 환자가 우리에게 통증이 얼마나 심한지를 말하도록 질문해야 한다. 주치의에게 다음과 같이 말할 수 있다면 더 낫지 않을까?
>
> "환자의 통증이 10 중의 9였다. 2알의 Percocet®을 준 후 1시간 뒤 통증 강도가 7이었는데 환자는 그 정도의 경감에 만족하지 못했다." 이것은 주치의에게 보다 많은 정보를 주는데 2알의 Percocet®으론 불충분하며 보다 강한 진통제가 필요하다는 것이다.

또한 당뇨 환자의 혈당 수치를 경과 기록지에 적듯이, 주목할 만한 통증을 호소하는 모든 환자의 매일의 경과 기록지에 양적인 통증 평가도 적어 넣도록 병원 직원들을 격려한다. The Joint Commission on Accreditation of Healthcare Organizations(JCAHO)에는 의무적으로 통증과 통증 경감 정도를 문서화하도록 하고 있고, 많은 병원에서 기존의 TPR(temperature, pulse, respiration) 기록지를 수정하여 사용하고 있는데, 지속적인 환자의 통증강도와 통증 경감 정도에 따른 만족도를 기록한다(그림 4.1). 그 결과, 통증 조절과 환자의 만족도가 현저히 증가된 것이 연구에서 보이고 있다.

그림 4.1 Memorial Sloan-Kettering 병원의 통증 기록 양식이 통합된 생체 활력징후 기록지

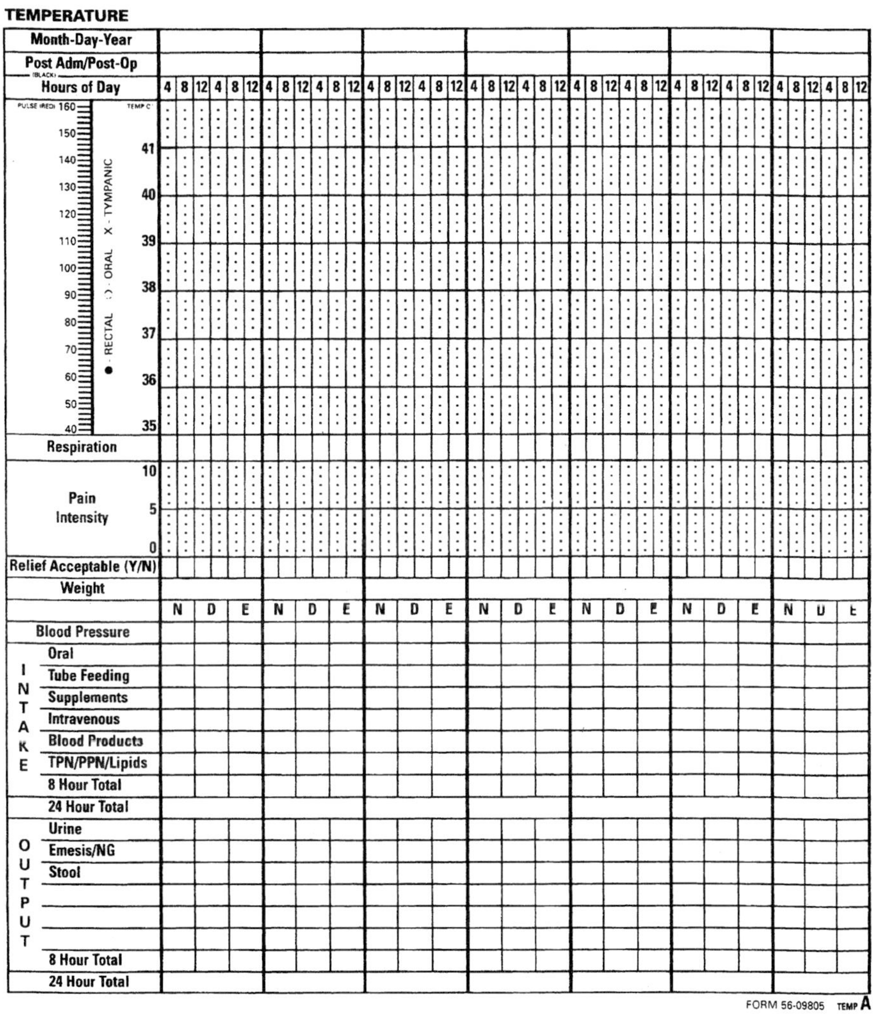

TEMPERATURE

Month-Day-Year							
Post Adm/Post-Op							
(BLACK) Hours of Day	4 8 12 4 8 12	4 8 12 4 8 12	4 8 12 4 8 12	4 8 12 4 8 12	4 8 12 4 8 12	4 8 12 4 8 12	4 8 12 4 8 12
PULSE (RED) 160 / 150 / 140 / 130 / 120 / 110 / 100 / 90 / 80 / 70 / 60 / 50 / 40; ● - RECTAL ○ - ORAL X - TYMPANIC; TEMP C° 41 / 40 / 39 / 38 / 37 / 36 / 35							
Respiration							
Pain Intensity 10 / 5 / 0							
Relief Acceptable (Y/N)							
Weight							
	N D E	N D E	N D E	N D E	N D E	N D E	N D E
Blood Pressure							
INTAKE Oral							
Tube Feeding							
Supplements							
Intravenous							
Blood Products							
TPN/PPN/Lipids							
8 Hour Total							
24 Hour Total							
OUTPUT Urine							
Emesis/NG							
Stool							
8 Hour Total							
24 Hour Total							

FORM 56-09805 TEMP A

출처 : M. Bookbinder, M. Kiss, N. Coyle, et al., Improving pain management practices, in *Cancer Pain Management*, 2nd ed., D. B. McGuire, C. H.Yarbo, and B. R. Ferrell(eds), Sudbury, Mass. : Jones and Bartlett, 1995; reprinted with permission.

그림 4.2 (a) 통증 강도 척도 (b) 통증으로 인한 고통 척도 VAS 척도를 위해서는 10cm의 기준선이 권장되며 이는 도식 평정척도(graphic rating scale) 형태로 이용되는 수치 척도와 기술 척도에도 적용된다.

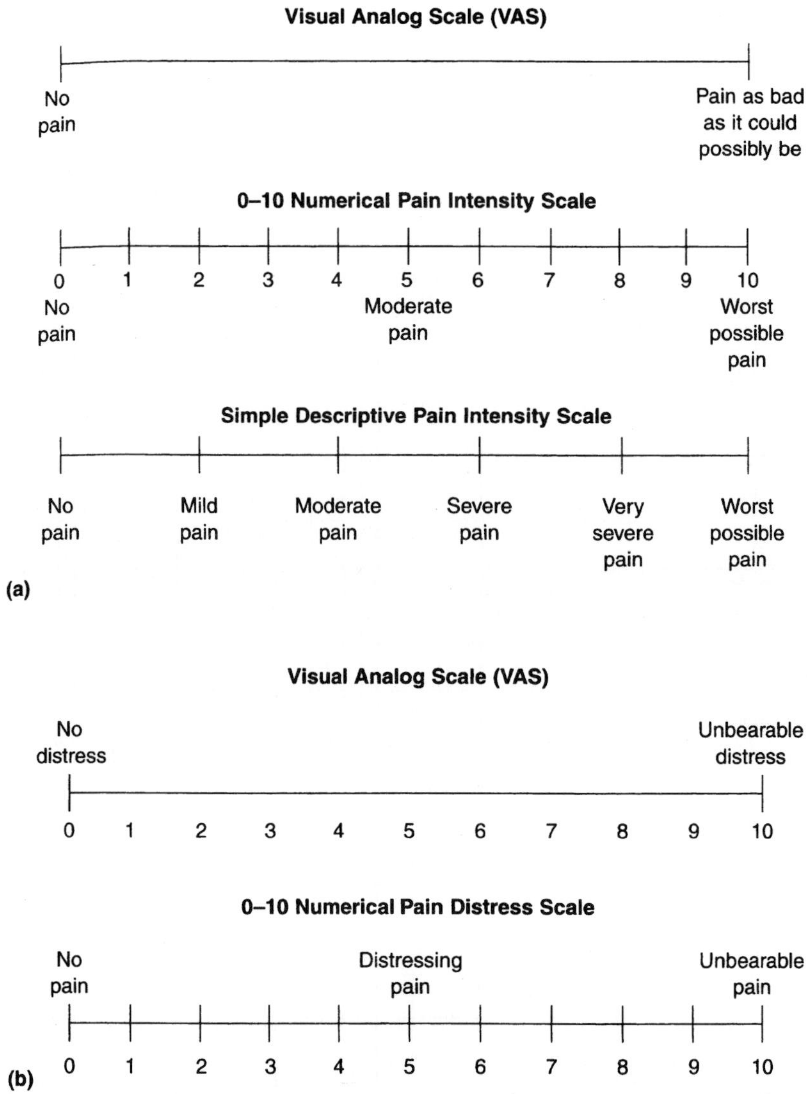

출처 : The Acute Pain Management Guideline Panel, Agency for Health Care Policy and Research, Rockville, Md., 1992 and 1994.

위의 예로 사용된 어휘 척도와 숫자 등급 척도가 환자가 그들의 통증을 측정할 수 있는 수많은 도구 중 2개일 뿐이다. 이 도구들은 많은 연구들에서 광범위하게 검증되어 타당하고 신뢰할 만하다. 기입하기와 이해하기가 쉽다. 환자, 가족, 의사, 다른 건강 전문가들이 사용하도록 고안되었다. 만약 다양한 형태의 척도와 도구들을 제공한다면, 환자와 가족들이 그들에게 맞는 도구를 선택할 수 있고 그리고 어떻게 사용하는지를 가르쳐 주면 된다.

통증 강도 측정 도구

시각 통증 등급 VAS는 10cm의 수평 또는 수직의 눈금이 없이, 각각의 끝에 숫자 또는 증상의 양 극단을 나타내는 단어로 되어 있는 선이다. 예를 들어, 통증의 경우, 한쪽 끝은 '0' 또는 '통증 없음' 그리고 다른 끝은 '10' 또는 '상상할 수 없을 정도의 가장 심한 통증'으로 표시되어 있다(그림 4.2a).

하지만 암환자는 종종 한 개 이상의 통증을 갖고 있다. 통증이 동등한 강도인 경우라도, 한 곳이 다른 곳에 비해 더 '고통스러울 수' 있다. 예를 들어, 시렐리 씨 같은 신경병증성 통증은, 간비대로 인한 내장성 통증보다 보통 훨씬 고통스럽다. 복합통증증후군을 해결하기 위해서는, 다양한 통증의 강도뿐만 아니라 동반되는 고통을 측정하는 것이 도움이 된다. VAS를 여기서도 사용할 수 있는데 양 끝은 각각 '고통 없음' 그리고 ' 참을 수 없는 고통'으로 표시될 것이다(그림 4.2b).

환자가 처음 VAS를 사용 시 보통 교육이 필요하다. 척도 양쪽 끝의 의미를 설명한 뒤, 임상의는 환자에게 현재의 통증 강도를 선 위에 표시하도록 하고, 자를 이용해 '통증 없음' 끝으로부터의 거리를 측정한다. 이 거리가 통증 강도 등급pain intensity rating이다. 이 과정은 수 주에 걸쳐 평균의 가장 심한, 가장 약한 통증 강도 측정에 반복해서 사용할 수 있고, 약물과 비약물 요법의 효과 측정에도 사용할 수 있다.

예를 들어, Acetaminophen만 복용 중인 뼈로 전이된 유방암환자는 매우 심한 통증이 있을 수 있다. 이 경우, 환자는 VAS에서, '상상할 수 없을 정도의 가장 심한 통증' 쪽에 가깝게 표시할 것이다. 만약, 표시한 곳이 '통증 없음' 쪽에서 8.5cm라면, 이 환자의 통증 강도는 8.5점이다. Oxycodone과 2알의 Acetaminophen을 복용 후 한 시간쯤 뒤, 통증 정도를 다시 표시하게 하고 다시 측정한다. 이제 거리가 4cm라면 통증 강도는 4가 되는 것이다. 8.5에서 4로 감소한 것은 약이 꽤 효과가 있음을 보여 준 것이다.

만일 환자가 이 방법을 쉽게 사용하지 못할 것 같으면, 미리 1cm 간격의 눈금에 숫자가 적혀 있는(그림 4.2a와 4.2b에 보이는 것처럼, 0, 1, 2, 등) 도구를 사용한다. 숫자 통증 등급은 환자가 소수점 아래 자리보다는 정수를 선택하는 경향이 있어 시각 통증 등급보다 정확성은 떨어지나 임상에 적합하고 신뢰성이 높다.

대부분의 환자들은 VAS 사용을 어려워 하지는 않는다. 이 도구는 간편하고 환자들도 통증강도 반영에 배정된 숫자의 개념을 이해하고 치료의 효과 정도를 논의할 때 유용하게 사용한다. 때로 이 도구의 단점으로는 오직 통증의 강도만 측정하고, 통증의 성격 또는 통증으로 인한 기능이나 심리적 그리고 사회적 장애 정도는 측정이 안 되는 것이다. 어떤 환자들은 작은 또는 큰 숫자가 통증의 감소 또는 증가를 반영한다는 축약된 개념을 이해하지 못한다. 이런 환자들은 항상 통증 강도는 변하는데도 항상 같은 숫자로만 답한다.

언어 통증 등급 어떤 사람에게는, 숫자보다 언어를 사용한 도구가 통증과 고통의 강도 측정이 간편하고 직관적일 수 있다. 언어 통증 등급은 특히 70세 이상의 환자에서 유용하다. 통증의 강도를 직선에 표시하라거나 숫자로 말하라고 하는 대신 통증이 없음, 약간, 보통, 심함, 매우 심함, 또는 상상할 수 없을 정도의 가장 심한 통증 중 환자가 어느 정도인지를 묻는다. 이 도구는 Simple Descriptive Pain Intensity Scale(그림 4.2a)이다. 다른 어휘 도구는 전혀 없음, 약간, 보통, 심한, 참기 어려움을 순서상으로 나열하여 환자에게 고르도록 한다.

통증으로 인한 고통 정도를 측정하는 어휘 측정도구가 있다. 환자는 고통의 정도를 나타내는 단어, 즉 전혀 없음, 성가심, 불편함, 몹시 불쾌함, 무서움 또는 고통스러움 중에서 하나를 선택한다. 이러한 단어들은 서로 다른 통증 강도를 구별하

그림 4.3 **메모리얼 통증 평가 카드(The Memorial Pain Assessment Card, MPAC)** 카드는 점선을 따라 접히며 각각의 측정 도구는 1, 2, 3, 4의 순서대로 구분되어 환자에게 보이게 된다.

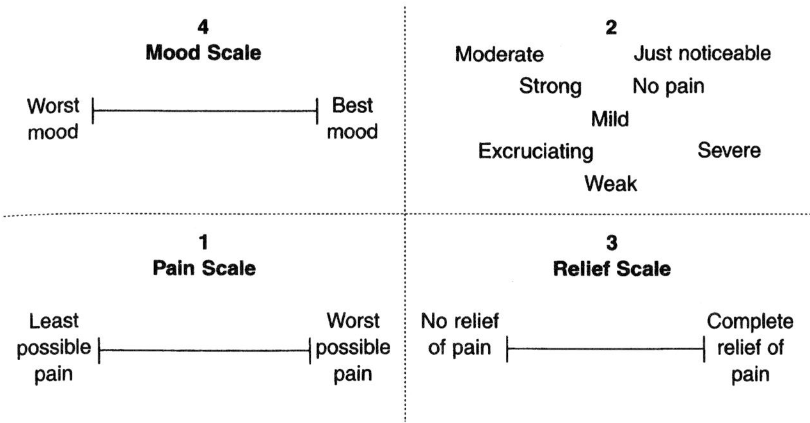

출처 : B. Fishman, S. Pasternak, S. L. Wallenstein, R. W. Houde, F. C. Holland, and K. M. Foley, The Memorial Pain Assessment Card : a valid instrument for the evaluation of cancer pain, *Cancer*, 60;1151-1158, 1987; copyright © 1987 American Cancer Society; with permission of Wiley-Liss, Inc., a subsidiary of John Wiley & Sons, Inc.

는 것으로 이미 광범위하게 검증을 마쳤다. 이 도구의 신뢰성을 유지하려면, 이 어휘를 빈드시 사용해야 힌다.

숫자 통증 등급처럼, 의사들은 언어 통증 등급도 하루 동안의 통증 강도 변화와 고통 정도를 측정하는 데 사용할 수 있다. 환자들은 단지 하루 중 가장 심한 그리고 가장 약한 통증을 잘 표현하는 단어를 선택하면 된다.

통증 평가 양식

소수의 환자에서는 통증과 그로 인한 고통의 정도, 또는 치료의 효과 측정에 숫자 통증 등급 또는 언어 통증 등급을 사용할 수 없다. 그들을 위해 통증 강도뿐만 아니라 일상 활동 기능에 통증이 미치는 영향을 포함하는 복합적 통증 평가 도구를 사용한다. 이 도구들은 또한 사용이 쉽고 작성까지 5-10분이면 충분하다.

메모리얼 통증 평가 카드　MPAC(그림 4.3)는 원래 Memorial Sloan-Kettering

그림 4.4 위스콘신 간이 통증 조사지(Wisconsin Brief Pain Inventory)

STUDY ID# ____________ HOSPITAL# ____________

DO NOT WRITE ABOVE THIS LINE

Brief Pain Inventory (Short Form)

Date: _____/_____/_____ Time: _____

Name: ____________________ ____________________ ____________________

Last First Middle Initial

1. Throughout our lives, most of us have had pain from time to time (such as minor headaches, sprains, and toothaches). Have you had pain other than these everyday kinds of pain today?

   1. Yes 2. No

2. On the diagram, shade in the areas where you feel pain. Put an X on the area that hurts the most.

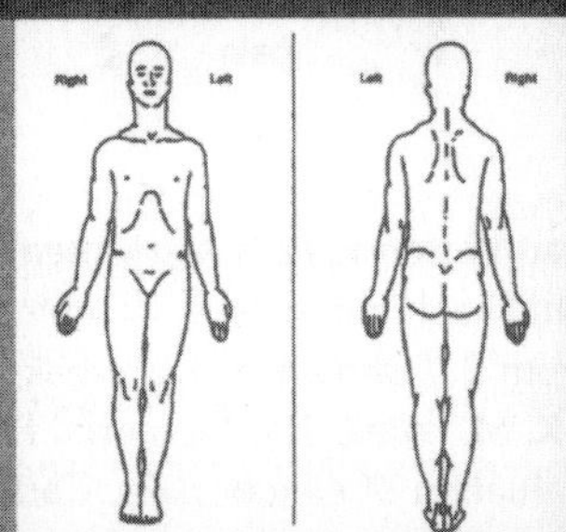

3. Please rate your pain by circling the one number that best describes your pain at its **worst** in the last 24 hours.

0	1	2	3	4	5	6	7	8	9	10
No Pain										Pain as bad as you can imagine

4. Please rate your pain by circling the one number that best describes your pain at its **least** in the last 24 hours.

0	1	2	3	4	5	6	7	8	9	10
No Pain										Pain as bad as you can imagine

5. Please rate your pain by circling the one number that best describes your pain on the **average.**

0	1	2	3	4	5	6	7	8	9	10
No Pain										Pain as bad as you can imagine

6. Please rate your pain by circling the one number that tells how much pain you have **right now.**

0	1	2	3	4	5	6	7	8	9	10
No Pain										Pain as bad as you can imagine

7. What treatments or medications are you receiving for your pain?

8. In the last 24 hours, how much relief have pain treatments or medications provided? Please circle the one percentage that most shows how much **relief** you have received.

0%	10%	20%	30%	40%	50%	60%	70%	80%	90%	100%
No Relief										Complete Relief

9. Circle the one number that describes how, during the past 24 hours, pain has interfered with your:

A. General Activity

0	1	2	3	4	5	6	7	8	9	10
Does not Interfere										Completely Interferes

B. Mood

0	1	2	3	4	5	6	7	8	9	10
Does not Interfere										Completely Interferes

C. Walking Ability

0	1	2	3	4	5	6	7	8	9	10
Does not Interfere										Completely Interferes

D. Normal Work (includes both work outside the home and housework)

0	1	2	3	4	5	6	7	8	9	10
Does not Interfere										Completely Interferes

E. Relations with other people

0	1	2	3	4	5	6	7	8	9	10
Does not Interfere										Completely Interferes

F. Sleep

0	1	2	3	4	5	6	7	8	9	10
Does not Interfere										Completely Interferes

G. Enjoyment of life

0	1	2	3	4	5	6	7	8	9	10
Does not Interfere										Completely Interferes

Pain Research Group
THE UNIVERSITY OF TEXAS
MD ANDERSON
CANCER CENTER

출처 : The University of Texas M. D. Anderson Cancer Center; reprinted with permission.

Cancer Center의 진통제 연구부에서 신약의 상대적 효능을 평가하기 위해 개발되었다. 하지만 기존의 시간이 훨씬 더 걸리는 타당성 있는 통증과 심리적 고통 측정 도구와 상관성이 있다는 것이 밝혀졌다. 가지고 다니기 편하고—코트나 재킷 주머니에 넣어—접어서 각 척도를 환자에게 따로따로 보여 주고, 통증 강도뿐만 아니라 통증의 특성, 통증 경감 정도, 환자의 기분 상태도 측정할 수 있다.

위스콘신 간이 통증 조사지　　복잡한 통증 문제를 풀고 조절하는 데 매우 유용한, 가장 널리 쓰이는 도구 중의 하나로, 위스콘신 종합대학 매디슨 의과대학의 통증 연구 그룹에서 개발한 도구(그림 4.4)이다. 이 간이 통증 조사지는, 환자의 차트에 포함시켜 복사해 사용할 수 있는데, 각 통증의 위치(그림에 표시), 가장 심할 때와 가장 약할 때와 평균, 그리고 '현재right now'의 통증 강도, 통증 치료 후 경감 정도, 그리고 통증으로 인한 기능 정도를 기록한다.

신체적 활동, 기분, 걷기, 다른 사람과의 관계, 수면, 생활의 즐거움에 지장을 주는 것과 같은 기능 정도의 결과는, 환자의 통증이 완화되지 않았다는 매우 예민한 지표가 될 수 있다.

통증의 강도 변화를 '숫자'나 어휘로 표현하지 못하는 환자일지라도, 치료의 효과를 나타내는 기능의 변화 정도는 보고한다. 보호자도 또한 통증 경감 약물 처방의 변경 후, 집에서 평가를 한 후 전화로 의사에게 보고해 줄 수 있다.

예를 들면, 기능의 변화는 시렐리 씨의 통증이 완화된 행동에서 보여진다. 누워만 있고, 우울해 보이고, 매우 성질이 급하고 주의집중 시간이 짧은 내향적이던 사람이 달변의, 도움이 되는, 사교적이고 협조적인 사람으로 변했다. 통증이 없어지자 방해물이 사라진 것이다.

통증 일지

시각 통증 등급VAS, 언어 통증 등급Word Scales, MPAC, 간이 통증 조사지Wisconsin Brief Pain Inventory는 통증 처방 계획 시 충분히 유용한 정보를 제공한다. 하지만 어떤 경우, 처방이 오직 일정 기간만 효력이 있다. 이런 경우 통증 일지가 유용하다. 일지에, 환자는 하루 중 어느 시기에 진통제를 복용했으며, 복용 전후의 통증의 강도, 진통제의 종류, 관련된 느낌 등(예를 들면, 통증이 생겼을 때 어떤 일을 하고 있

그림 4.5 **통증 일기**

Pain Intensity Scale

0 1 2 3 4 5 6 7 8 9 10

No pain — Medium pain — Worst pain

Date	**Time**	**Pain intensity scale rating.**	**Medicine I took.**	**Pain intensity scale rating 1 hour after taking the medicine.**	**What I was doing when I felt the pain.**
1/3/94	*2:35*	*6*	*two aspirin tablets*	*3*	*Sitting at my desk and reading.*

옮긴이 : 통증 일기는 통증이 발생하였을 때 환자 자신이 통증의 강도, 통증 발생 시의 상황 등을 기록하고 약물 복용 전후로의 변화를 기록하는 것으로 적절한 통증 조절에 매우 유용한 정보가 될 수 있다.

출처 : The Agency for Health Care Policy and Research, Rockville, Md.

었는지)을 적는다. 〈그림 4.5〉는 통증 일지의 예이다.

너무 처진다고 호소하는 환자에서는, 일지를 통해 너무 많은 종류의 약물을 복용하는 건지, 또는 정확한 용량인지, 너무 자주 복용하고 있지는 않은지를 알 수 있다. 일지는 또한 종종 잘 조절되는 만성 통증 기저에, 소위 돌발성 통증, 간헐적으로 있는 보통 이상의 참기 어려운 급성 통증이 있는 환자에서 유용하다. 세 가지 형태의 돌발성 통증이 있는데, 다음 정규 약물이 투여되기 전에 생기는 약물 고갈 통증end-of-dose pain, 움직임과 직접 연관된 우연통incident pain, 예측할 수 없이 자연적으로 생기는 특발성 통증spontaneous pain이다.

일지는 환자가 어떤 종류의 돌발성 통증인지를 감별하는 데 도움이 된다. 많은 경우에서, 약물 고갈 통증이거나 우연통을 보일 것이다. 이에 따라 예측되는 통증에 대한 예방 계획을 짤 수 있다. 만약 다음 지속형 morphine 투여 4시간 전에 통증이 생겼다면(예: 약물 고갈 통증), 약물 투여 간격을 8시간으로 줄일 수 있다. 또한 만약 환자가 움직일 때 악화되는 것이 확실하다면(예: 우연통), 단시간 작용하는 진통제를 환자가 침대에서 일어나기 30분에서 1시간 전에 주거나 속효성 진통제를 움직이기 전 5-10분 전에 투여한다.

마지막으로, 일지는 약물로는 해결하기 어려운 반복되는 통증을 가진 소수 환자의 수수께끼를 해결하는 데 꼭 필요하다. 알렉산더 양도 그런 환자이다.

상식적으로 이해 안 되는 통증의 문제

알렉산더 양(여성 · 32세)은 전이된 난소암으로 항암 치료를 받고 있었다. 그녀는 고등학교 졸업 이후 아버지 사업을 돕고 있었고, 혼자 아파트에 살고 있었는데, 항암제의 부작용이 생긴 후에는 부모님 집으로 거처를 옮겼다.

알렉산더 양은 진통제의 용량과 스케줄 변경 같은 노력에도 불구하고 복통이 있었는데, 도저히 만족하게 조절될 것 같지 않았다. 그래서 통증 일지를 권했고, 일지에 지속형 morphine을 아침 6시, 오후 2시, 저녁 10시에 복용한다고 기록했다. 아침 7시, 일하러 가기 전, 그녀는 보통 속효성 진통제를 복용했다. 그녀는 0-10 척도를 사용하여 각 morphine 복용 전과 복용 후 1시간 이후의 통증 강도를 기록했다.

1주간 거의 동일 용량의 morphine을 복용한 후, 외래로 내원하였다. 나는 일지를 검토하였고 통증 강도를 y축으로 하고 하루 시간을 x축으로 하여 통증 강도(0-10)를 그래프(그림 4.6)로 그렸다. 그랬더니, 그녀의 통증 강도는 주말에 가장 심했고, 주 중에는 오후 7시에서 10시 사이에 높아지는 것을 알았다. 나머지 시간에는 통증이 잘 조절되었다.

나는 왜 지속형 morphine의 약리 작용이 주중 낮과 한밤중에는 8시간의 효과가 있는데, 주말과 주 중 저녁에는 그렇지 않은지에 대해 아는 게 없었다. 아마 다른 요인이 있을 거란 생각이 들었고, 예전에는 독립적이고, 활발했던 젊은 여성인 알렉산더 양에게 직장에서 보수적인 가정으로 매일 밤과 주말에 들어오는 것이 힘들지 않았을까라고 생각했다. 그래서 이에 대해 물었고 그녀가 다음과 같이 대답했다.

"아빠 사무실에 있을 때는, 너무나 많은 것이 나를 채워 줘요. 예전처럼은 아니지만 일도 하고, 친구와 같이 방문도 해요. 하지만 집에 오면 할 게 없고 엄마는 '좀 어떠니? 통증은? 뭐 좀 줄까?' 또는 '아가야, 오늘은 의사가 뭐라 하던?' 하고 계속 물어봐요. 아참, 내가 좋아하는 TV프로그램을 보거나, 독서에 집중할 때도 있는데, 그때는 그렇게 아프지 않아요. 회사에 있을 때와 같은 정도예요. 하지만 그 나머지 시간에는 훨씬 더 아파요."

집에서는 아마도 암에 걸렸다는 생각이나 자율성을 잃었다는 생각에서 벗어나지 못하여 통증은 더 심해지고 더 고통스럽게 만드는 것 같았다. 그녀는 도움이 될 만한 일을 발견했기 때문에, 지속적으로 저녁시간과 주말에 비디오를 빌려 영화를 보던지 또는 테이프로 녹음된 책을 듣던지, 그리고 직장 친구들에게 주말에 밖으로 좀 데리고 나가 달라는 부탁을 하라고 조언했다. 다행히 이 전략은 효과가 있었고, 그녀의 통증은 약물 용량이나 시간 간격의 조정 없이 만족스럽게 조절되었다. 통증 일지는, 일단 언제 아픈지를 알면, 왜 아픈지를 해결할 수 있는 열쇠인 것이다.

그림 4.6 알렉산더 양의 통증 패턴

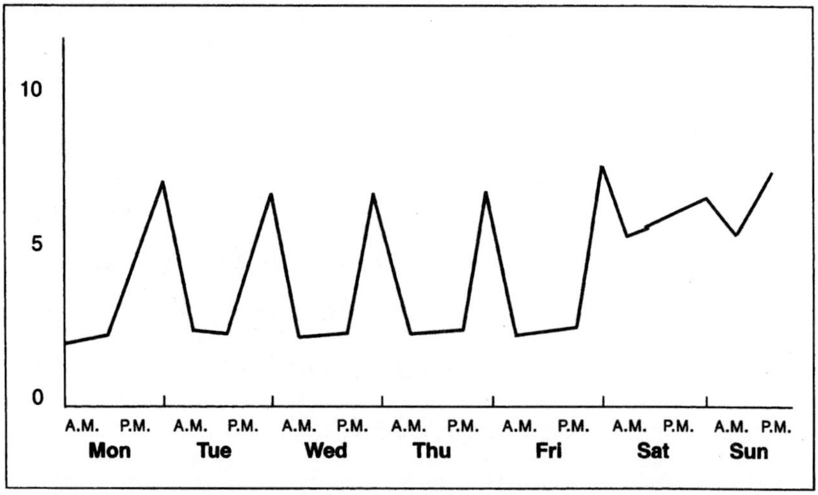

옮긴이 : 주말에 통증이 가장 심해지고 하루 중에도 저녁 시간에만 통증이 악화되며 야간에는 소실되어 이어지는 낮 시간 동안은 통증이 없는 것을 보여 준다.

환자를 포괄적으로 평가하기

좀더 나은 질문은 다음 사항을 포함한다. (1) 통증의 시간적인 측면(급성, 만성, 돌발성 통증인지), (2) 통증의 특성(체성, 내장성, 신경성인지), (3) 암환자에서 전형적으로 보여지는 통증 증후군과의 유사성. 당신이 가능하다고 생각하는 원인에 따라 다른 진단적 검사가 시행된다. 결국 통증에 의해서 유발된 것이 아닌 불안과 고통의 근원을 드러내기 위해 (그러나 잠재적으로 통증이 악화되는) 환자들은 심리적, 사회적, 재정적, 영적인 문제를 평가받아야 한다.

통증의 시간적 측면—급성, 만성 또는 돌발통

암환자들은 일반적으로 만성적인 통증과 돌발 통증이 혼재되어 있다. 부작용을 최소화하면서 통증 완화를 최대화하기 위해 만성 통증의 강도와 돌발 통증의 특징을 알고 적절한 약물로 치료하는 것이 필요하다.

장기 작용 약물(예: methadone) 혹은 단기 작용 약물의 서방형 제재(예: 경피성 fentanyl, 서방형 oxycodone 혹은 morphine)는 가능한 낮은 정도(예: 통증 정도 2 또는 3점)로 만성 통증을 유지하기 위해 사용된다. 이러한 제재에서 마약성진통제의 최대 혈중 농도는 다른 형태의 제재보다 낮기 때문에 진정 작용이 덜 하다.

일단 인식되는 것처럼 약물 고갈 돌발 통증은 장기 작용 혹은 서방형 약물의 투약 빈도를 증가시킴으로써 쉽게 막을 수 있다. 자발spontaneous 통증과 우연한 통증은 순간적, 발살바법Valsalva이나 고창으로 시작될 수 있으며 조절하기 훨씬 어렵다. 예를 들면, 뼈로 전이된 환자는 과도한 진정 작용 없이 만성 통증을 합리적으로 조절할 수 있으나 침대나 의자로부터 일어날 때 심한 통증이 생길 수 있다. 작용 시간이 빠른 약물(hydromorphone, morphine, oxycodone)과 즉각immediate 작용 약물(fentanyl의 경점막형 제재)은 우연통이 예상되는 활동 시 예방적으로 또는 자발성 통증이 발생했을 때 일시적으로 첨가할 수 있다. 그러나 이러한 약물과 관련된 더 높은 최대 마약성진통제 농도는 흔히 진정 작용을 일으킨다. 흔히 환자들은 만족할 만한 통증 완화를 위해 이러한 과도한 진정 작용을 견뎌내야 한다.

통증의 성격—체성, 내장성 또는 신경병증성

암성 통증의 특성을 결정하는 것은 흔히 조직 손상의 위치를 밝히는 데 도움이 되는데, 이는 체성, 내장성, 신경병증성 통증 각각이 특징적인 면을 가지고 있기 때문이다. 체성과 내장성 통증은 암을 가지고 있지 않은 환자에서 흔하다. 그러나 신경병증성 통증을 유발할 수 있는 병변인, 디스크 질환, 당뇨병성 신경증, 또는 대상포진을 가진 환자보다는 암이나 에이즈가 걸리지 않은 환자에게 드물게 일어날 수 있다.

체성 통증 체성 통증은 피부, 피하 조직, 뼈, 근육, 혈관, 결합조직에서 발생한다. 항상 지속적이고 무디며 아픔이 계속되고, 움직임에 의해 증가하고 병변의 위치가 국소화가 가능한 것으로 묘사된다. 관절염을 가지거나 뼈 전이를 가진 환자는 이러한 것과 유사한 말을 써서 그들의 만성 통증을 표현한다. 그러나, 위에서 언급된 우연통은 무디다기보다는 다소 예리하고, 강력한 체성 통증으로서 전이된 뼈를 움직일 때 발생한다.

내장성 통증 내장성 통증은 기관과 체강을 둘러싼 부위에서 발생한다. 심근 경색에 의해 발생한 통증은 내장성 통증의 전형적인 예이다. 흔히 잘 국소화되지 않고 깊은, 불편함으로 느껴지는 통증이며 경련성의cramping, 쥐어짜고squeezing, 꼬이는twisting 또는 찢어지는 듯한tearing 통증으로서 표현한다. 신장으로 암이 전이되거나 간으로 전이되어 간비대가 있는 환자는 이러한 통증을 느낄 것이다. 내장성 통증은 훨씬 표면적인 구조로 국한될 수 있고 만일 강렬하다면 흔히 더 큰 부위로 방사될 것이고, 항상 내장으로 신경을 보내는 같은 척수 신경에 의해 지배되는 근육이나 피부 같은 곳으로 방사된다. 심근 허혈을 가진 환자에서 왼쪽 어깨와 팔의 통증은 이러한 현상의 예이다. 암으로 인한 장 폐쇄로 복통이 있는 경우 또한 내장성 통증이나 이때의 통증은 간헐적이고 주기적인 특성으로 어떠한 원인으로든 폐쇄를 의미한다.

신경병증성 통증 신경병증성 통증은 시렐리 씨가 겪었던 통증으로 말초 신경, 척수, 중추신경계에서 기인한다. 통증 중 가장 고통스러운 유형이다. 신경병증성 통증은 항상 잘 국소화되지 않는다. 흔히 타는 듯한(전형적으로 당뇨병성 신경병증이나 대상포진에서 볼 수 있다) 통증으로 예리한, 쏘는 듯한, 따끔거리며tingling, 전기오는 듯한, 또는 전기 충격을 받은 듯하다고 표현한다. 깊은 신경 손상은 이상감각, 아픈 마비, 지각 과민증hyperesthesia 혹은 감각 소실과 관련될 수 있고, 시렐리 씨에서처럼 위약감과 근 쇠퇴와 관련될 수 있다. 정상적인 접촉이나 옷을 입는 행위로 유발되는 통증인 무해자극 통증allodynia이 또한 발생할 수 있다. 신경병증성 통증은 병변 부위에 국한되나 흔히 방사되거나 먼 부위로 완전히 착각하게 할 수 있다.

✻ **진료포인트** 체성, 내장성, 신경병증성 통증을 구분하는 법

- 체성 통증(예: 관절염, 뼈 전이)은 지속적이고 둔한 통증으로 움직임에 의해 통증이 증가하고 병변 부위를 국소화할 수 있다.
- 내장성 통증(예: 심근 허혈, 간전이)은 잘 국소화되지 않고 깊은 통증이며 쥐어 짜는 듯하거나 꼬이는 또는 찢기는 듯한 통증이다.
- 신경병증성 통증(예: 좌골신경통, 액와신경다발 전이)은 타는 듯하고 예리하며, 쏘는 듯한, 따끔거리며, 전기가 오거나 전기 충격을 받는 듯한 통증이다.

암 관련 통증 증후군을 인지하기

암 관련 통증 증후군을 유발하는 가장 흔한 원인은 신경 손상이다. 암은 대개 신경에 인접한 뼈 혹은 조직을 침범하게 되며 암의 증식에 따라 신경 혹은 신경에 공급되는 혈류를 압박하게 되어 신경병증성 통증을 유발하거나 신경조직을 파괴하게 된다. 따라서 병변이 (1) 뇌신경, (2) 경신경얼기, 완신경얼기, 요천추신경얼기 등, (3) 말초신경, 그리고 가장 위험하다는 (4) 척수—척추체와 경막외 공간의 종양에 의해—같은 곳에 위치하는 경우에는 신경병증성 통증을 확인하는 것이 매우 중요하다(Foley 1987).

뇌신경 경정맥공jugular foramen으로의 전이는 제9 뇌신경(설인신경)부터 제12번 뇌신경(설하신경)까지의 뇌신경 기능 장애와 함께 후두부와 침범받은 곳과 동일한 일측 어깨의 통증을 유발한다. 접형동을 침범한 질환은 부비동염과 유사한 증상을 보이나 종양이 침범한 환자의 경우는 보다 더 심한 두통을 겪으며 제6 뇌신경(외전신경)을 침범하거나 부종을 유발하여 복시를 일으키기도 한다. 뇌신경(특히 제5 및 제9 뇌신경)을 침범하는 종양을 가진 환자들은 두통과 안면부(해당 신경의 피부절 부위)의 통증을 겪게 된다.

신경얼기 종양이 완신경얼기 또는 요천추신경얼기를 침범하는 경우에는 특히 진단이 어려울 수 있으나 일차성 혹은 전이성 종양의 존재를 처음으로 예고해 주는 역할을 할 수도 있다. 완신경얼기의 경우를 보면 시렐리 씨의 경우에서처럼 신

경얼기의 하부 즉 제7 목 신경과 제1 가슴 신경이 가장 흔히 종양에 의한 직접적인 침범을 받는다. 종양에 의한 완신경얼기 혹은 요천추신경얼기의 침범이 있는 경우에는 시렐리 씨의 경우에서처럼 깊고, 쑤시고, 파고드는 듯한 통증을 느끼게 되며 나중에는 해당 신경들이 분포하는 근육들의 위축이 발생하게 된다. MRI 검사를 통해 종양의 침범을 확인하고 치료 계획을 수립할 수 있다.

완신경얼기에서는 방사선 치료에 뒤따르는 섬유화에 의한 통증이 재발성 종양에 의한 경우와 매우 유사하나 다른 분포를 나타낸다. 왜냐하면 쇄골이 완신경얼기 하부의 신경들을 보호하므로 방사선에 의한 손상은 주로 신경얼기의 상부 즉 제5 및 제6 목신경에서 발생된다. 이 경우 EMG(근전도)가 이상 소견을 설명하기에 좋은 방법이 될 수 있다.

말초신경　　유방절제술 혹은 개흉술 후의 통증 증후군들은 말초신경의 문제가 원인이 된다. 이러한 통증 증후군들은 적어도 6개월 이내에 치료를 시작하여야만 효과적이므로 지체없이 발견하는 것이 매우 중요하다.

유방절제술 후 통증 증후군은 유방 종괴 절제술에서 근치유방절제술에 이르기까지 수술의 종류와는 관계없이 모든 수술 후에 발생될 수 있기 때문에 용어 측면에서는 다소 부정확한 면이 있다. 이 증후군은 유방 수술을 받은 여성의 4-10%에서 발생되는 결코 드물지 않은 문제이다. 통증은 수술 직후부터 생기기도 하지만 수술 후 6개월이 지나서야 발생하기도 한다. 유방절제술 후 통증 증후군이 생긴 환자들은 수술 후 감각을 잃었던 팔의 후면, 겨드랑이 및 앞쪽 흉벽 가슴 뒤쪽 등에서 불에 타 들어가는 느낌이나 오므라드는 느낌을 호소할 수 있다. 환자들의 흉벽에는 지각과민성이나 이상감각성 통증이 나타날 수 있다. 환자들은 자신의 팔을 오므린 상태에서 가장 편안함을 느낄 수 있으며 이는 동결견frozen shoulder을 유발하게 된다. 유방절제술 후 통증은 수술 중 절제된 상완늑간신경의 신경종에 의해 유발되는 것이다. 대개 동반되어 겨드랑이 혹은 앞쪽 흉벽에 통증 유발점들이 존재하곤 한다.

이와 유사하게 개흉술 후의 환자들에게도 개흉술 후 통증 증후군이 발생될 수 있다. 환자들은 수술 시의 절개선 주변으로 쑤시고 불에 타는 듯한 느낌과 주변 피부의 감각저하를 호소하게 된다. 반흔의 양 끝에는 매우 예민하게 압통을 느끼는 지점이 있다. 개흉술 후 통증 증후군은 늑간신경의 절단 혹은 당겨짐에 의해 초래하는 것이다.

아마도 충분히 예상하겠지만 이러한 통증 증후군에 의해 유발되는 고통은 매우 격심하며 특히 암이 완치된 환자의 경우에 더욱 심하다. 왜냐하면 이들 환자들에게 있어 통증은 암이 완치되기까지의 과정을 다시 떠올리게 하며 재발의 징후로 받아들여질 수 있기 때문이다. 따라서 조기에 적절히 진단하고 즉시 치료함으로써 이러한 통증을 제거할 수 있다.

척추 병변　　치상 돌기odontoid와 고리뼈atlas에 골절이 있는 환자들은 두개골의 뒤쪽에서 척추로 방사되는 심한 목의 통증과 경직을 호소한다. 이 증상은 뇌막염과 유사하며 부분 탈구나 척수 또는 뇌줄기의 압박에 의해 하반신 마비나 사지 마비로 진행할 위험이 있기 때문에 특히 위험하다.

C7 전이는 대개 목의 통증을 유발하지 않으며, 환자들은 견갑골 사이의 통증을 호소한다. 이러한 통증의 조기 발견은 경추 신경 압박을 예방할 수 있으나 X-ray가 주로 흉추에서만 촬영되거나 그 소견이 정상인 경우 뼈 스캔 검사를 하지 않으면

진료포인트 척수 압박을 알아차리기

- 등의 통증이 유일한 증상일 수 있다.
- 등의 통증 환자가 단순 촬영에서 통증 부위에 전이된 소견을 보인다면 경막 외 공간의 침범 가능성이 70% 정도이며, 신경근병증의 가능성은 90% 정도 된다.
- 신경학적 검사가 완전히 정상이라도 응급 MRI가 필요하다.
- 신속하게 알아차리고 치료하는 것이 보행을 유지하는 주관점이다. 걷는 능력을 잃은 척수 손상 환자의 10%만이 다시 걷게 된다.

병변을 종종 놓치게 된다. 유사하게 T12 병변은 앞장에서 기술한 영 씨의 경우에서처럼 고관절 통증으로만 나타나는 경우도 있다. 또한 고관절, 골반, 흉추 방사선 소견에 이상이 없을 경우 골 스캔 검사가 요망된다. 어떤 병변이든 간에 CT나 MRI가 치료를 계획할 경우에 필요하다. C7과 T12 전이 통증 증후군 또한 알아차리는 것이 중요하지만 그리 흔치는 않다.

암환자에서 경막외 질환은 독특한 통증 증후군을 유발하지 않는다. 주로 척추 전이 부위에서 등의 통증으로 나타나며, 그 부위에서의 척수 신경 부위의 연관 통증은 있거나 없을 수 있다. 통증의 양상이 양성 디스크 질환과 유사하여 위험하게도 진단에 혼란을 가져올 수 있다.

만일 암이 없는 환자가 등의 통증을 호소하고 비정상적 신경학적 소견이 없다면, 대부분의 의사는 MRI만 촬영하지 단순 척추 촬영을 처방하지는 않을 것이다. 의사는 환자를 증상학적으로 치료할 것이다. 그러나 암환자에서 등의 통증은 경막외에 악성 병변이 진행되고 척수 압박이 임박하는 유일한 단서일 수도 있다. 그러므로 암환자에서 등의 통증을 호소하는 경우 암이 없는 환자보다 훨씬 공격적으로 접근해야 한다.

신경학적으로 완전히 정상이라고 해도 암환자에서 등의 통증을 가지고 단순 촬영에서 이상을 보인 환자가 경막 외 전이를 보일 확률은 70% 정도이다. 이는 매우 중요하지만 잘 알려져 있지 않으며 많은 의사들은 향후 진단적 검사를 추구하기 전에 신체 검사의 이상 소견을 기다린다고 한다. 어떤 이들은 뼈 스캔 결과에 의존하려 하지만, MRI에서 나타난 전이성 골질환 환자의 5%에서 정상 소견을 보인다. 다발성 골수종 환자에서 뼈 스캔은 거의 진단적 가치가 없는데 광범위한 골 질환이 있는 경우에서조차 정상이기 때문이다.

즉시 전 척추의 MRI가 요구된다(Janjan 1997). MRI는 CT 척수 조영술만큼 민감도와 특이도가 높으며 불편성과 합병증이 적은 검사이다. 더구나 암이 한 부위 이상을 침범한 환자의 경우 MRI는 추가로 방사선 치료에 포함될 필요가 있는 통증

부위 아래 위 병변 부위를 밝혀낼 수 있다.

신경학적 이상이 생기기 전에 경막 외 전이성 질환을 진단하고 치료해야 한다. 왜냐하면 신경학적 이상이 나타나게 되면 종종 돌이킬 수 없기 때문이다. 환자들이 아직 걸을 수 있는 동안 치료받는다면 90%는 계속 걸어다닐 가능성이 있다. 환자가 하반신 마비가 되면 확률이 40-50%로 떨어지며, 암이 척수를 눌러서 걷지 못하게 되면 10% 의 환자만이 다시 걸을 수 있게 된다.

통증 또는 고통의 심리적 · 사회적 · 재정적 · 영적 원인

통증이 있거나 혹은 통증이 없어도 스스로 고통을 느끼는 암환자들에게 종종 일어나는 심리적, 사회적, 재정상의 그리고 영적인 문제를 찾기 위한 대화를 시작함에 있어 "본인 자신은 괜찮은가요?" 라고 묻는 것은 훌륭한 방법이다. 각각의 분야에 대한 평가는 초기의 통증 사정을 완성한다. 그리고 환자의 통증에 대한 반응은 그들의 가족의 반응과 각자의 통증에 대처하는 능력에 따라 바뀌기 때문에, 가족의 기능이 어떤지에 대한 결정이 이루어져야 한다. 호스피스팀이 돌보는 환자를 위해 간호사나 사회 사업가, 목사는 정기적으로 이것에 관해 평가를 하고 그 결과에 대해 당신과 이야기할 것이다.

Betty Rolling Ferrell(Ph.D, R.N, F.A.A.N, Hope National Medical Center 연구원)이 개발한 모델은 이러한 평가에 대한 틀을 제공한다(그림 4.7). 이 모델은 환자의 삶의 질에 관한 모든 면(신체적, 심리적, 사회적, 그리고 영적)에 대해 통증이 광범위한 영향을 끼침을 조사하였다(Ferrell and Rhiner 1991). 우리는 이미 통증에 의한 신체적 손상을 평가하는 방법에 관해 알아보았다. 여기서는 심리적, 사회적 영적인 원인에 대해 평가하는 방법에 관해 토론하고자 한다.

심리적 원인 　암성 통증의 심리적인 효과는 통증에 대한 감정적 반응(정서적인 면)과 환자가 어떻게 통증에 관해 생각하는가(인식적인 면)라는 두 가지를 포함한다. 섬망, 특히 암환자에게 일어나기 쉬운 기질적인 정신 장애는 통증 자체에 의해

그림 4.7 삶의 질 차원에서의 통증

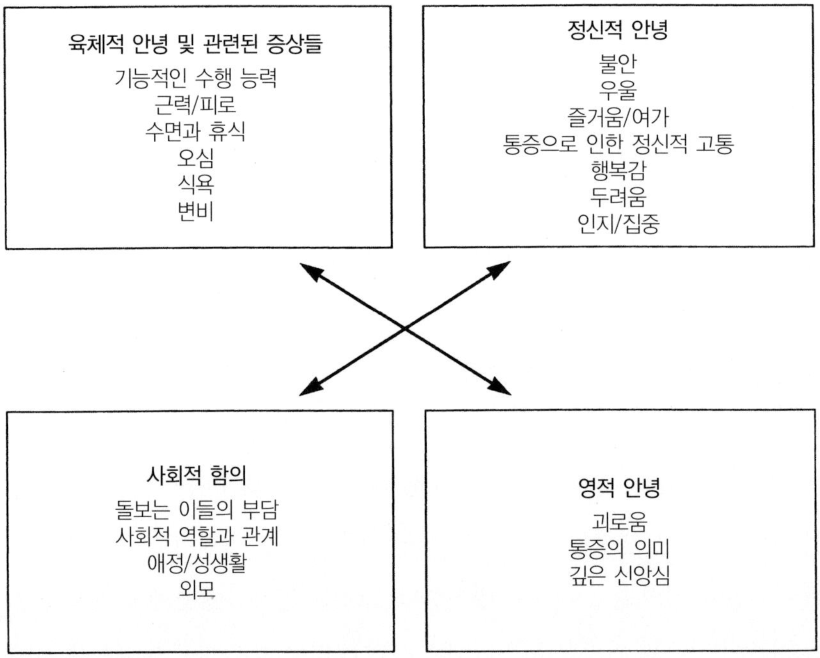

출처 : B.R. Ferrell and M. Rhiner, High-tech comfort : ethical issues in cancer pain management for the 1990s, *Journal of Clinical Ethics*, 2 : 108-112, 1991; copyright 1991 by *The Journal of Clinical Ethics*; all rights reserved.

유발되지는 않으나 통증이 커다란 고통의 근원으로 작용한다.

정서적인 면 조절되지 않은 통증을 가진 사람은 일반적으로 큰 즐거움을 느낄 수 없다. 그들은 행복—순간적일지라도—을 상상하기가 매우 힘들다. 게다가 통증이 있는 환자는 걱정스러워 하거나 우울해 하고 통증 외의 다른 어떤 것에도 주의를 집중하기가 힘들다. 통증은 또한 암환자의 자살 사고에 가장 강력하게 기여하는 요인인 우울증을 악화시킨다. 걱정과 우울증은 물론 통증이 있는 암환자에게 국한되지는 않으며 암환자들의 가장 흔한 심리적인 문제이다. 우울증과 걱정을 가진 환자의 평가와 관리는 7장에서 다룬다.

인식적인 면 통증과 그것의 치료에 대한 가족과 환자의 자세, 믿음 그리고 지식을 포함한 인식적인 면은 새로운 통증의 해석과 예정된 처방의 변화에 대한 용인에 대해 영향을 미친다. 예를 들어, 가족에게 있어 환자의 상태가 나빠졌다는 상황에 직면하는 것이 악화된 통증을 무시하는 것보다 심리적으로 더 쉬울 수 있다. 환자의 사망이 임박했음을 부정하는 것으로서는 환자의 점점 악화되는 통증을 적절하게 치료하지 못할 것이다.

✳ 진료포인트 통증의 인식적인 면에 관한 평가

- 가족의 정보에 관한 욕구, 기꺼이 새로운 기술을 얻고자 하는 마음가짐, 그리고 심리적인 요구에 대해 평가하라.
- 가족 중 간병인 개인의 성격과 그것이 돌보려는 노력에 어떠한 영향을 미치는지를 평가하라.
- 환자와 가족에게, 환자의 고통은 조절될 것이고 가족들의 돌보려는 노력으로 그것을 뒷받침할 수 있음을 재확인할 수 있는 기회를 주라.
- 통증이 환자에게 어떤 의미인지 발견하라. 이는 통증에 대한 감정적인 반응과 그것에 대처하는 능력에 영향을 줄 수 있다.
- 환자가 어느 정도까지 통증이 경감되기를 원하는지 알고, 실제 임상적으로 가능한 정도와 환자의 기대를 일치시키도록 하라.

가족의 협조를 얻는 것은 정보에 관한 욕구, 기꺼이 새로운 기술을 얻고자 하는 마음가짐, 그리고 심리적인 요구에 대한 평가와 함께 시작된다. 의사들은 이러한 과정을 다음과 같이 가족에게서 요구되지 않은 질문을 통해 시작할 수 있다.

"앞으로 그에게 있을지도 모를 통증은 얼마나 힘들까요?"

"우리가 가정에서 엄마의 통증 조절을 도울 수 있을까요?"

"앞으로 누가 우리의 질문에 대답할 것인가요?"

가족 구성원들은 아무리 강력한 통증이라도 우리가 그것을 경감시킬 수 있고, 그것에 굴복하지 않을 것이라는 점에 안심할 수 있을 것이다. 그들은 우리가 그들과 같이 일하고 그들이 환자를 집에서 간호하면서 겪을 스트레스에 대처하는 것을 도울 것임을 알 것이다. 다수의 개인의 성격을 통해 간병인이 앞으로 환자의 고통을 어떻게 다룰지를 짐작할 수 있다. 예를 들어, 젊은 부부는 좌절하거나 분노하기 쉽지만, 나이든 부부에 비해 압도되거나 우울해 하지는 않는다. 여성은 더 많이 고통이나 우울함을 겪거나 표현하는 경향이 있는 반면 환자의 신체적, 감정적 요구에 대해 더 잘 이해한다. 반면 남성은 재정적인 면이나 가사일에 초점을 둔다. 가족 평가에 더하여, 우리는 역시 환자의 생각이나 감정에 관해 알 필요가 있다. 우리는 통증이 그들에게 어떤 의미인지 결정해야 한다. 왜냐하면 이는 통증에 대한 감정적인 반응과 그것에 대처하는 능력에 영향을 줄 것이기 때문이다. 예를 들어, 환자가 그들의 통증을 병이 진행하는 것으로 받아들일 것인가? 이렇게 믿는 사람들은 더욱 우울하거나 걱정스러워 하고 그렇지 않은 사람보다 더 큰 통증을 느낀다. 대신 통증을 도전으로 여기는 환자들은 아마도 통증을 처벌의 관점에서 보는 사람보다 그것에 더 잘 대항하고 덜 우울해 할 것이다. 또한 역시 환자의 치료적 기대를 확인해야 한다, 광범위한 골 전이가 있는 환자는 만약 서방형 morphine만을 복용한다면 부작용 없이 완전한 통증 경감을 이루기 힘들 것이다. 그러나 환자는 여러 약물을 투여받는 것에 대한 기대나 의문을 가질 것이다. 일단 환자를 혼돈스럽게 만드는 원인이 밝혀진다면 환자의 기대와 의사의 기대가 더 잘 일치할 수 있을 것이다.

섬망의 소개 섬망은 암환자에게 영향을 미치는 가장 흔한 기질적인 정신 장애이다. 통증에 의해 유발되지 않아도, 그것을 치료하는 약제에 의해 발생할 수 있고, 조절되지 않는 통증으로 표현될 수 있다. 대사의 붕괴와 임종과정 자체에 의해서도 섬망이 일어난다. 먼로 씨는 여러 원인에 의해 섬망을 겪었던 환자였다.

섬망의 문제

다발성 골수종에 걸린 먼로 씨(여성·62세)는 초등학교 교사이다. 그녀는 등의 통증과 빈혈을 호소하여 다발성 골수종으로 진단을 내린 내과 의사의 권유로 나를 찾아왔다. MRI 검사 결과 통증은 경막외 척수의 압박 때문이었다. 그리고, 이러한 문제로 방사선 치료를 받은 적이 있었는데 이 시점에 섬망이 처음 발현하였다.

먼로 씨는 조카딸 사라와 함께 나에게 방문하였는데 조카딸은 대학을 다니고 있는 동안 그녀와 함께 지내고 있었다. 사라의 말에 의하면 이모가 평소와는 너무 다른 듯했다고 말하였다. 예전의 이모의 모습은 매우 차분하고, 친근하고, 관대하며, 다정하였다고 한다. 학생들은 그녀를 사랑했고 동료들은 그녀를 존경했다고 한다. 하지만 요즘 들어 그녀의 행동이 너무 이상했다고 한다. 그리고 대부분의 경우 그녀는 나이 들어 보이는 때도 있다가 또 어떤 날은 행복해 보였다가 또 어떤 때는 우울하고 슬퍼 보이기도 했으며 어떤 날은 특별한 이유 없이 매우 화가나 보이기도 했다고 한다. 그녀는 이전에는 한 번도 잊어 본 적이 없는 일들을 잊어버리는 경우도 있었다. 그리고 점점 더 기억이 가물가물해지는 듯 보였다. 사라는 밤새도록 이모와 함께 학교에서 있었던 일들과 다음 수업에 대한 계획들에 대해 이야기를 나누었던 때를 몹시 그리워하였다.

사라가 이모로부터 발견해 낸 것들은 모두 섬망의 초기 징후였다. 먼로 씨는 기억 장애가 있었고, 생각하는 능력과 판단하는 능력이 저하되었으며 하루 동안의 정신 상태는 정상에서부터 비정상인 상태까지 다양하였다. 칼슘, 나트륨, 그리고 혈당 수치는 정상이었기 때문에 우리는 섬망이 나타나는 이유가 척수 압박으로 진단되던 당시부터 복용하기 시작한 고용량의 corticosteroid 때문일 것으로 믿었다. Steroid로 인한 섬망은 결코 드물게 나타나는 현상은 아니다. 한 연구에 의하면 전체 암환자의 4분의 1만큼이나 많은 수의 환자들에서 고용량의 prednisone이나 dexamethasone을 사용하는 경우 섬망이 나타났다고 하였다.

방사선 치료가 끝났기 때문에 그녀에게 투여되는 corticosteroid의 양도 점차 줄었고 정신 상태도 빠르게 회복되었다. 하지만 병이 진행하면서 나중에는 치료에도 반응을 하지 않는 진행성 골 질환으로 인하여 복용하게 된 진통제가 morphine이었다. 진통제의 효과를 더욱 증가시키기 위하여 더 많은 용량을 복용하던 그녀는 그로 인해 나타나는 여러 가지 문제점들을 스스로 확인할 수 있었다.

"제 자신이 점점 미쳐가고 있다는 생각이 들어요." 한번은 나에게 찾아와서 이렇게 말하였다. "몇 달 전에 악몽을 꾸었는데… 그 악몽이 전혀 말이 안 되는 내용은 아니었어요. 결국 그것이 제게 있어서 큰 부담으로 작용하였고 제게 생긴 암이 점점 더 악화되고 있다는 생각과 전혀 좋아지지 않을 것이라는 생각에 견딜 수가 없었어요. 몇몇 나쁜 꿈들은 말하기조차 곤란할 정도에요. 최근 들어서는 사라가 보지 못하는 사람들과 이야기를 나누고 있는 제 자신을 발견하기도 해요. 그런데 제게 보이는 사람들은 실제 세상에 존재하지도 않는 이미 몇 해 전에 죽은 사람들이죠. 대체 저에게 무슨 일이 일어나고 있는 거죠?"

또 다시 그녀는 환각에 의해 더욱 분명해진 섬망에 의해 고통받고 있었다. 일전에 꾸던 악몽도 morphine 때문이었다. 그리고 그 정도는 복용량을 늘릴수록 더욱 심해졌다. 그녀의 그러한 증세는 opioid로 약을 바꾼 후부터 사라졌다.

섬망에 의한 마지막 발작은 그녀가 집에서 죽어 가는 중에 나타났다. 어느 날 새벽 3시경에 사라가 눈물을 흘리며 나에게 전화를 하였다. 그 전날까지만 해도 그녀는 편안하게 휴식을 취하고 있었다고 한다. 지금은 사라가 그녀에게 진통제를 주려고 하자 먹기를 거부하며 자신을 독살하려 한다고 사라를 비난하였다. 사라는 이모가 자기를 알아보기나 하는 건지에 대해서도 확신할 수가 없었다. 먼로 씨는 매우 안절부절한 상태로 침대보를 집어 던지는가 하면 작은 것 하나하나에 흠을 잡기도 하였다. 심지어 조카딸에게 소리를 지르고 욕도 하였으며 가까이 오는 것조차도 꺼렸다. 사라는 경찰을 부를 참이었으나 지금 벌어지고 있는 상황에 대해 내가 무언가 알고 있지 않을까 하는 마음에 전화를 걸어 왔다.

나는 먼로 씨에게 나타나는 증상과 징후들로 미루어 볼 때 매우 심한 형태의 섬망일 수 있다고 사라에게 말해 주었다. 그녀의 정신 상태는 혼란스러웠고 말은 일관성이 없었다. 그러한 증세는 밤에 더욱 심해졌고 나중에는 자신의 그러한 문제를 알지도 못하는 듯 보였다. 나는 이 모든 것이 사라의 잘못이 아니라고 안심시켰고 죽어 가는 환자들의 4분의 3에서 이러한 섬망을 경험하게 된다고 말해 주었다. 나는 사라에게 호스피스 간호사를 부르도록 충고하였고 그녀가 호스피스 간호사를 기다리는 동안 투여해야 할 약제에 대해서도 알려 주었다. 이에 먼로 씨는 적절히 반응하였고 그로부터 3일 뒤 먼로 씨는 집에서 편안하게 세상을 떠났다.

먼로 씨가 병에 의해 고통받는 동안 섬망에서 나타날 수 있는 여러 증상들을 볼 수 있었다. 흥분, 환각, 편집증적인 생각, 혼란스런 생각과 지각상태, 망상, 불안정한 감정상태, 그리고 정신 운동성 행동— 침대보를 두고 흠을 잡는 행위 등을 한 예로 들 수 있다. 그러나, 어떤 경우에서는 애를 쓰지 않는 이상은 알아챌 수 없을 정도로 조용히 나타나는 섬망을 경험하는 환자들도 있다. 이러한 환자들은 흥분하지 않은 상태로 침대에 태아가 엄마의 뱃속에 있는 자세를 연상하듯 잔뜩 웅크리고 있는 경우가 있다. 하지만 섬망이 어떠한 형태로 나타나든지 간에 반드시 치료가 필요하다. 치료를 받지 않으면 환자와 보호자가 모두 고통받게 된다.

먼로 씨에게 섬망이 나타난 이유로 corticosteroids, opioid, 그리고 말기 질환을 포함할 수 있다. 그녀는 흥분성 섬망을 일으킬 가능성이 있는 Ativan®(lorazepam)을 투여받지 않았다. 또한, 다른 약물과 함께 사용 시 항콜린성 부작용을 일으킬 수 있는 항콜린성 약물도 투여받은 바가 없다. 이는 콜린성 위기를 유발할 수 있다(생명을 위협하는 고열과 섬망을 야기하는 증후군). H_2 blockers(예: cimetidine), 삼환계 항우울제 그리고 항콜린성 약물(예: diphenhydramine or hydroxyzine)이 모두 항콜린성 부작용과 콜린성 위기를 일으킬 수 있다.

섬망을 일으킬 수 있는 또 다른 이유들로는 기질적인 뇌 병변, 뇌염, 저산소증, 고칼슘혈증, 신독성 또는 간독성, 전해질 불균형, 영양 결핍(특히 비타민 B), 감염 등이 있을 수 있다. 5장과 7장에서 언급하였듯이, 이러한 여러 가지 원인들로 인해 발생할 수 있는 섬망은 종종 근본적인 문제가 해결되지 않은 상태에서조차도 효과적으로 치료되는 수가 있다.

정신건강 전문가의 역할 자살 위험이 있거나 정신 착란을 보이는 정신병 환자들은 발견 즉시 정신병원으로 보내야 한다. 하지만 불안증이나 우울증이 있는 평범한 환자들의 경우에서는 틀에 박힌 정신과적 평가가 항상 필요한 것은 아니다. 만약 통증을 가라앉혔는데도 불구하고 불안 증세와 우울 증세가 지속될 경우, 5장에 소개한 정신과 약물 투여를 시도하여 효과를 볼 수 있다. 비효과적일 경우, 심리학자나 정신과 의사와 상담해 보는 것이 좋다. 7장의 내용을 보면 불안과 우울한 증상은 종종 치료가 가능 하며 이들 전문가가 제공하는 지속적인 도움으로 효과를 볼 수 있다고 한다.

✻ 진료포인트 섬망 평가

- 섬망의 특징
  치매로 설명될 수 없는 인식의 변화.
  주의력을 집중, 유지할 수 있는 능력의 감소와 동반되는 의식의 저하.
  짧은 시간내에 발생하고 일중 변동성이 심한 의식의 저하.
- 증상
  불면증, 낮시간의 졸림, 악몽, 과민성, 산만, 빛과 소리에 과민반응, 흥분, 집중력 장애, 망상, 감정의 불안정, 주의력 결핍, 기억장애
- 환자는 저활동성을 보이거나 극도의 흥분을 보일 수 있다.
- 예견 인자
  생화학적 이상(고칼슘혈증, 저혈당 또는 고혈당, 저산소증, 신장기능 장애, 간기능 장애), 약물 중독(특히 마약류, corticosteroids, 항콜린성 약제), 영양결핍(특히 비타민 B), 감염, 구조적 뇌손상, 뇌염.

사회적, 재정적 원인　　어떤 환자는 인간성의 소실로 고통받는다. 카셀은 질병이 개인의 인간성에 얼마나 많은 영향을 미치고 어떻게 고통을 야기하는지에 대한 다양한 차원의 연구를 통해 인간의 연구를 발전시켜 왔다(그의 《고통의 본질과 의학의 목적 *The Natural of Suffering and the Goals of Medicine*》 참조). 개인의 특성 및 기질은 질병에 대한 반응에 영향을 미친다. 개인의 문화적 배경이나 많은 역할(아들, 아버지, 리틀리그의 코치, 의장 등), 그리고 그의 모든 관계들이 또한 질병의 반응에 대한 고통을 결정하는 인자가 된다. 이러한 사회적 활동을 포기하고, 이에 동반하여 자신의 사회적 위치를 상실하는 것은 커다란 고통의 원인일 수 있다. 다른 요인으로는 신체 혹은 인지되지 않은 정신의 손상, 정치적 존재로서 자아의 감소해

버린 가능성, 사생활의 손상, 미래에 대한 부서진 희망, 형이상학적 차원(정신)에서의 손상 등이 포함된다. 질병이 진행됨에 따라 인간성은 더욱 파괴되어 가거나 손상된다. 자신의 사회학적 역할을 다시 얻을 수 없을지도 모른다는 인식은 지속적인 고통의 원인이 된다.

환자와 그의 가족들은 또한 적절한 고통의 경감에 방해가 되는 사회적 재정적 장애물에 대한 평가를 필요로 한다. 기본적인 평가는 환자 가족의 삶의 조건과 재정 및 보험 상태를 포함한다. 이러한 정보는 이를테면, 더 비싼 진통제가 필요하거나 혹은 정맥주사나 경막외 마약성 진통제 투여와 같은 높은 기술의 통증요법이 필요한 환자에게 재정적 도움이 요망되는지를 결정하는 데 도움을 준다. 그것은 또한 재정적 근심이 고통을 악화시키는 불면증을 야기하는지를 알려 줄 것이다.

문화적 맥락 의사는 환자나 환자 가족의 암과 통증에 대한 태도에 영향을 미치는 문화적 종교적인 요인 및 그들의 스트레스에 대한 대처 능력 등을 이해함으로써 도움을 얻을 수 있다. 일본인과 이탈리아인은 암을 죽음과 연관짓는다고 알려져 있는데, 이탈리아인 환자가 암성 통증을 앓고 있다면, 이는 죽음이 임박해 왔다는 생각의 시발점으로 작용할 수도 있으며, 이는 또한 통증을 악화시킨 수 있다. 다른 문화권에서는 통증은 인내해야 한다는 사회적 기대가 있다. 이러한 환경에서의 환자는 그들이 통증을 호소하면, 그들의 가족으로부터 비난에 직면하게 된다. 환자에게 그의 통증을 최소화하도록 강요하는 사회적 압력을 인식하지 못한다면, 환자들의 통증강도를 저평가할 수 있다.

유사하게 종교적 가르침이 환자의 통증요법의 선호도에 영향을 미칠 수도 있다. 예를 들면 불교신자의 경우 강한 진통제를 거부하는데, 이는 강한 진통제가 그들의 정신을 약하게 하거나, 죽음을 준비하는 데 방해할 정도로 의식에 혼란을 준다고 생각하기 때문이다. 정통 유대인도 마약성 진통제가 그들의 죽음을 재촉하지 않을까 두려워하며, 마약성 진통제의 사용을 거부할 수 있다. 그리고 그들은 신이 자신에게 준 생명을 단축시키는 어떠한 행위도 하려 하지 않을 것이다.

환자와 환자 가족의 문화적 · 종교적 태도, 신념에 대해 평가할 수 있는 다양한 질문들이 있다(Fong 1985). 이러한 질문에 대한 답변은 우리에게, 환자와 그의 가족들이 통증에 대해 어떻게 반응하고 있으며, 의사들이 자신의 통증을 어떻게 다루기를 기대하는지에 대해 알려 준다.

가족 붕괴 암환자가 되었을 때의 스트레스의 또 다른 원인은 개인의 정상적인 가족 구조의 붕괴 및 지역사회에서의 그들의 위치의 붕괴이다. 가족 내 주수입원이었던 구성원이 더 이상 그 기능을 하지 못하게 되면 가족구조는 혼란된 상태에 빠질 것이다. 이때 다른 사람이 그 역할을 대신해야 하는데, 이는 환자 자신을 포함한 가족구성원 모두에게 사회적 · 재정적인 스트레스를 가하는 것이 된다.

사회사업가의 역할 병원의 사회사업가 혹은 가정간호기관이나 호스피스 기관에 속해 있는 사회사업가는 환자의 문화적 · 심리사회학적 필요사항을 효율적으로 평가하고, 환자가족들이 이러한 문제를 다루는 데 도움을 제공한다. 비록 가족들이 어떠한 근심도 직접적으로 표현하지 않는다 하더라도, 그들에게 사회사업가와 적어도 한 번 이상의 상담을 하도록 독려하고 있다. 이러한 상담은 환자의 질병경과에 따라 사회사업가와 환자가족들이 필요시 다시 시작할 수 있는 좋은 관계를 형성하는 데 도움을 준다.

진단 시와 치료의 초기 단계에서, 심리학적 및 사회학적 평가의 수행과 더불어 사회사업가는 치료 계획, 보험 문제 해결 및 기타 재정 문제에 도움을 줄 수 있으며, 환자 및 환자 가족을 지역사회 봉사기관에 연결해 주는 것을 도와 준다. 사회사업가는 또한 의사에게 어떤 환자 및 보호자가 더욱 집중적인 심리학적 지지를 필요로 하는지에 대해 조언을 해 준다. 질병이 후에 진행됨에 따라, 사회사업가는 원하는 환자 및 환자 가족에게 심리적 · 사회적 평가를 계속할 수 있으며, 임박한 죽음에 대처할 때 집중적인 상담과 도움을 제공할 수 있다. 사회사업가의 이러한 치료적 역할은 6장에서 더욱 세부적으로 다룰 것이다.

영적 원인 영적 안정은 통증 경험을 조절할 수 있다. 연구들에 따르면 통증 빈

✻ 진료포인트 환자와 환자가족의 문화적 태도를 평가하는 질문

- 당신에게 접촉이 용인될 수 있는가?
- 당신은 어떠한 단어로 통증을 표현하는가?
- 당신이 통증이 있는 것을 우리는 어떻게 알게 되는가?
- 당신의 가족들은 통증에 대해 보통 어떻게 반응하는가?
- 당신은 통증이 발생시에 어떻게 대처하는가?
- 어떤 음식이 당신을 편안하게 하는가?
- 당신은 통증이 있을 때 당신 주위에 당신 가족이 있기를 원하는가?
- 당신 가족은 당신의 통증에 반응하는가?
- 당신은 당신이 아플 때 민간치료인을 이용하는가?
- 당신은 당신의 질환이나 통증을 어떻게 설명하는가?
- 통증은 당신에게 어떤 의미인가?
- 통증을 통해 당신이 호전되는지 악화되는지를 설명할 수 있는가?
- 통증의 경감을 위해 진통제를 복용하는 것에 찬성하는가? 반대한다면 이유는 무엇인가?
- 당신은 즉각적인 통증 경감을 원하는가? 아니면 통증이 심해질 때까지 기다려야 한다고 믿는가?
- 당신은 통증 조절을 위해 어떤 형태의 치료를 원하는가?
- 당신은 독서를 하는가? 어떤 언어로 된 서적을 읽는가?
- 당신은 무엇을 통해 가장 많은 정보를 얻는가?(독서, 비디오, 기타 등등)

(출처 : Fink and Gates 1995, 34)

도가 같을 때 종교인에게서 비종교인보다 통증 강도가 낮게 나타난다. 게다가, 영적 안정감이 높으면 그들의 불안감, 통증 빈도 및 통증 강도는 낮아진다.

고통 그리고 통증의 의미 신앙심은 환자 자신의 통증과 고통에 대한 해석에 깊은 영향을 줄 수 있다. 신체적 통증은 정신적인 것을 악화시키며 위로와 관대함을 더 필요로 하고 버림받은 느낌을 받을 때 화를 일으키기도 한다. 조절되지 않는 통증으로 나에게 의뢰된 환자에게 고통 그리고 통증의 의미는 특별히 중요한 두 부분이다. 환자들은 그들 종교의 가르침 속에서 고통의 의미를 찾으며, 자신의 통증의 의미를 이해할 필요가 있다.

영적 평가는 병원교회 목사만의 영역이 아니다. 간호사, 사회복지사 및 의사들도 환자와 보호자용 평가 도구를 통해 평가할 수 있다. 통증과 영적 고통 간의 상호작용을 명확히 하거나 통증이 없는 경우에도 영적 고통을 밝히기 위해 특별하게 제작된 여러 도구가 있다(Taylor and Ersek 1995, Fitchett and Handzo 1998). George Fitchett는, 영적 평가는 삶의 영적 부분의 신비와 복잡성을 샅샅이 밝히려는 것이 아니라 환자 돌봄을 더욱 강화시키기 위한 방법으로써 사람들의 종교에 대한 믿음, 태도 및 관계에 관한 관찰 보고들을 체계화하는 것이 목적이라고 제시한다(791쪽). 그의 '7×7model' 은 영적 평가를 생물학적(의학적), 심리학적, 가족제도상, 심리사회학적, 민족 · 인종 · 문화적 · 사회적 문제 및 영적 분야 등을 포함하고 있는 '전체적인' 환자 평가의 한 부분으로 통합한다. 그의 영적 평가 도구는 환자의 영적 삶을 보여 주는 다양한 요소들을 포함하고 있다.

- '신앙심과 의미' 그리고 형식적인 종교와의 관계
- '소명과 의무'(신앙심과 의미 의식과 관련있기 때문)
- 신성, 신 또는 악마와의 직접적 접촉에 대한 반응을 보여 주는 '경험과 감정'
- 현 신앙의 강도를 보여 주고 새로운 도전에 적응하는 의지를 결정하는 '용기와 성장'
- 환자가 '종교의식과 신앙생활'을 해야 한다는 생각
- 환자의 '종교집단' 참여와 이것의 성격
- '종교 권한과 지침'은 스트레스 상황 속에서 환자의 믿음과 대처 능력에 필요한 원천을 밝히는 구성 요인

나는 통증과 영적 고통의 상호작용을 발견하는 데 있어 Fink와 Gates(1995)가 제시한 질문에 대해 다양한 답변들을 들었다. 많은 환자들은 신이 그들이 고통을

받는 것을 허락했기 때문이라고 말한다. 그들은 어렸을 때 저지른 나쁜 일에 대한 벌을 받고 있다고 느낀다. 그러나 어떤 일을 해서 벌을 받고 있는지 잘 알지 못할 수도 있다. 일부 종군 전역자들은 전쟁 동안 저지른 행동에 대한 벌이라고 결론을 내리고 "저기서 불"에 타지 않았기 때문에 "여기서 불"에 타기를 원했다고 말한다(2장 참조). 그들은 고통이 그들의 죄에 대한 마땅한 벌이라고 추측하고 있다. 다른 사람은 그들의 타인과 그리고 신과의 관계에서 결함을 찾았다. 자신의 고통에 대한 이유를 찾지 못한 많은 사람에게서 이전의 깊은 신앙심이 크게 흔들렸고 종교적 평안은 돌연히 사라졌다. 외로움과 버림받음을 느꼈다고 나에게 말했다.

진료포인트 통증과 정신적 고통의 상호작용에 대한 질문

- 당신의 종교적인 가르침은 통증에 대해서 어떻게 말합니까?
- 통증을 느끼기 시작했을 때부터 신앙과 가치관이 변했습니까?
- 통증을 느끼며 생활할 때 어디서 힘을 얻었습니까?
- 고통과 같이하는 삶 속에서 의미를 발견합니까? 고차원적인 삶을 얻었습니까?
- 통증으로 신앙생활에 장애가 됩니까?(예: 기도, 예배참석)
- 신과의 관계에 통증이 영향을 미칩니까?

(출처 : Fink and Gates 1995, 52)

영적 상담자의 역할 고통이 좀더 나아지기 위해서 환자들은 영적 상담과 관대함을 필요로 한다. 병원교회 목사들은 호스피스 의료진의 중요한 멤버이고 우리 병원의 목사는 영적 상담자를 교육한다. 영적 상담자는, 신의 버림 또는 알 수 없는 죄에 대한 벌을 받는다고 느끼거나, 죽음과 사후세계에 대해 두려워하고 또는 기도와 성사를 필요로 하는 환자와 상담을 할 수 있다. 많은 환자들은 그들이 죽기 전에 해결되지 못한 영적 문제를 해결하기 위해 필요한 것이 무엇인지 알기를 원한다. 일부에서는 이것은 고백이나 친구 또는 가족과 미해결된 문제를 이야기함으로써 해결된다. 또 다른 일부에서는 병원 입원실에서 결혼을 한다. 의사 Ira Byock의

관계 완성을 위한 다섯 문장은, "나는 당신을 용서합니다", "나를 용서해 주세요", "감사합니다", "나는 당신을 사랑합니다"와 "안녕good-bye"만으로도 충분하다 (Byock 1997, 140쪽). 모든 사람들에게 목사는 신은 용서한다는 점을 강조한다.

목사는 또한 희망을 강조하고 가족들이 의학은 그들이 믿기에 최종적인 신의 치료 역할 중 일부일 수 있음을 이해시키도록 돕는다. 또한 물리적인 치료가 더 이상 불가능할 때 그들과 그들의 믿음을 지속시킨다. 많은 이들은 환자가 공공적인 종교적 활동에 참여할 수 없을 때 명상, 기도, 성사sacrament 또는 신성한 책 읽기 등의 종교적 의식으로 안락함을 제공한다. 또한 이러한 의식들이 삶의 종말에 다다른 환자들에게 중요함을 이해시키고 환자와 가족이 함께 다른 의료진과 작업함으로써 서로 의견을 나누게 할 수 있다.

당신의 환자들이 성직자들로부터 더욱 지지를 받기 위해 성직자들과 좋은 관계를 가지게끔 격려하고 싶다. 이러한 종교적인 것을 생각하지 않는 그리고 형식적인 종교적 관계가 없는 환자와 가족이 전문적인 목회(사목) 상담을 통해 실제적인 고통에서 완화를 구할 수 있도록 할 수 있다. 그들의 고통의 의미를 찾는 점에서 안내를 받을지도 모른다. 이러한 면에서 환자들은 흔히 그들이 필요로 하는 모든 위안과 용서를 받을 수 있고 평화롭게 죽을 수 있다. "만일 당신이 내일 죽는다면, 해결되지 못한 일이 있습니까?"라는 질문에 대한 답으로, 그들은 "아니오"라고 답할 수 있을 것이다(Byock 1997).

통증 양상이 변할 때의 재평가

AHCPR 지침의 최종 권장사항은 새로운 통증을 평가하는 데 있다. 통증 평가는, 통증완화 치료의 효과를 결정할 뿐만 아니라 새로운 통증을 발견하고 그 원인을 식별하는 방향을 제시하는 계속되는 과정이다. 환자의 통증성격, 특성 또는 통증주기가 변할 때 일반적으로 새로운 병변이 원인이다. 병이 진행되거나 골절이 생겼거나 또는 암과 무관한 문제가 있을 수도 있다. 재평가를 자주 함으로써 앞에 언급한 바를 찾아내고 효과적인 치료방법을 신속히 제기할 수 있다.

요약

포괄적인 통증 평가는 효과적인 통증 치료의 초석이 되며 수월히 실행할 수 있다. AHCPR 지침은 간단하고 검증된 평가 도구를 이용할 수 있다. 결론적으로 통증 평가의 핵심은 간단하다. '환자를 믿는다.' 이렇게 함으로써 평가를 잘할 수 있다.

참고문헌

Abrahm JL. 2004. Assessment and treatment of patients with malignant spinal cord compression. *J Support Oncol* 2:377–391.

American Pain Society Quality of Care Committee. 1995. Quality improvement guidelines for the treatment of acute pain and cancer pain. *JAMA* 274:1874–1880.

Barkwell DP. 1991. Ascribed meaning: a critical factor in coping and pain attenuation in patients with cancer-related pain. *J Palliat Care* 7:5–14.

Breitbart W, Bruera E, Chochinov H, Lynch M. 1995. Neuropsychiatric syndromes and psychological symptoms in patients with advanced cancer. *J Pain Symptom Manage* 10:131–141.

Breitbart W, Chochinov HM, Passik SD. 2004. Psychiatric symptoms in palliative medicine. In *Oxford Textbook of Palliative Medicine,* 3rd ed, Doyle D, Hanks G, Cherny N, Calman K (eds). Oxford: Oxford University Press.

Breitbart W, Passik SD. 2004. Psychological and psychiatric interventions in pain control. In *Oxford Textbook of Palliative Medicine,* 3rd ed, Doyle D, Hanks G, Cherny N, Calman K (eds). Oxford: Oxford University Press.

Byock I. 1997. *Dying Well: Peace and Possibilities at the End of Life.* New York: Riverhead Books.

Caracini A, Martini C, Simonetti F. 2004. Neurological problems in palliative medicine. In *Oxford Textbook of Palliative Medicine,* 3rd ed, Doyle D, Hanks G, Cherny N, Calman K (eds). Oxford: Oxford University Press.

Cassell E. 1991. *The Nature of Suffering and the Goals of Medicine.* New York: Oxford University Press.

Cleeland CS, Gonin R, Baez L, Loehrer P, Pandya KJ. 1997. Pain and treatment of pain in minority patients with cancer: the Eastern Oncology Group minority outpatient pain study. *Ann Intern Med* 127:813–816.

Daut RL, Cleeland CS, Flanery RC. 1983. The development of the Wisconsin Brief Pain Questionnaire to assess pain in cancer and other diseases. *Pain* 17:197–210.

Derogatis LR, Morrow GR, Feting J, et al. 1983. The prevalence of psychiatric disorders among cancer patients. *JAMA* 249:751–757.

Ferrell BR, Johnston-Taylor EJ, Sattler GR, Fowler M, Cheyney BL. 1993. Searching for the meaning of pain: cancer patients', caregivers' and nurses' perspectives. *Cancer Practice* 1:185–194.

Ferrell BR, Rhiner M. 1991. High-tech comfort: ethical issues in cancer pain management for the 1990s. *J Clin Ethics* 2:108–112.

Ferrell BR, Rhiner M, Zichi-Cohen M, Grant M. 1991. Pain as a metaphor for illness, Part I: impact of cancer pain on family caregivers. *Oncol Nurs Forum* 8:1303–1309.

Fink RS, Gates R. 1995. Cultural diversity and cancer pain. In *Cancer Pain Management,* 2nd ed, McGuire DB, Yarbro CH, Ferrell BR (eds). Boston: Jones and Bartlett.

Fishman B, Pasternak S, Wallenstein SL, Houde RW, Holland JC, Foley KM. 1987. The Memorial Pain Assessment Card: a valid instrument for the evaluation of cancer pain. *Cancer* 60:1151–1158.

Fitchett G, Handzo G. 1998. Spiritual assessment, screening, and intervention. In *Psycho-Oncology,* Holland JC (ed). New York: Oxford University Press.

Foley KM. 1987. Pain syndromes in patients with cancer. *Med Clin North Am* 71:169–184.

Foley KM. 2004. Acute and chronic cancer pain syndromes. In *Oxford Textbook of Palliative Medicine,* 3rd ed, Doyle D, Hanks G, Cherny N, Calman K (eds). Oxford: Oxford University Press.

Fong CM. 1985. Ethnicity and nursing practice. *Top Clin Nurs* 7:1–10.

Galer BS, Jensen MP. 1997. Development and preliminary validation of a pain measure specific to neuropathic pain: the neuropathic pain scale. *Neurology* 48:332–338.

Holland J (ed). 1998. *Psycho-Oncology.* New York: Oxford University Press.

Hoskin PJ. 2004. Radiotherapy in symptom management. In *Oxford Textbook of Palliative Medicine,* 3rd ed, Doyle D, Hanks G, Cherny N, Calman K (eds). Oxford: Oxford University Press.

Ingham JM, Portenoy RK. 2004. The measurement of pain and other symptoms. In *Oxford Textbook of Palliative Medicine,* 3rd ed, Doyle D, Hanks G, Cherny N, Calman K (eds). Oxford: Oxford University Press.

Jacox A, Carr DB, Payne R, et al. 1994. *Management of Cancer Pain: Clinical Practice Guideline No. 9.* Rockville, Md.: Agency for Health Care Policy and Research, US Department of Health and Human Services, Public Health Service. AHCPR publication 94-0592.

Janjan NA. 1997. Radiation for bone metastases: conventional techniques and the role of systemic radiopharmaceuticals. *Cancer* 80:1628–1645.

Lo B, Ruston D, Kates LW, et al. 2002. Discussing religious and spiritual issues at the end of life: a practical guide for physicians. *JAMA* 287:749–754.

Loblaw DA, Laperriere N, Perry J, Chambus A, and Members of the Neuro-Oncology Disease Site Group. 2004. Malignant Extradural Spinal Cord Compression: Diagnosis and Management. Evidence Summary Report #9-9. Cancer Care Ontario. www.cancercare.on.ca/pdf/pebc9-9esf.pdf.

Loblaw DA, Laperriere NJ. 1998. Emergency treatment of malignant extradural spinal cord compression: an evidence-based guideline. *J Clin Oncol* 16:1613–1624.

Loscalzo M, Amendola J. 1990. Psychosocial and behavioral management of cancer pain. *Adv Pain Res Ther* 16:429–442.

McCaffery M, Ferrell BR. 1991. How would you respond to these patients in pain? *Nursing* 21:34–37.

Miaskowski C, Zimmer EF, Barrett KM, Dibble SL, Wallhagen M. 1997. Differences in patients' and family caregivers' perceptions of the pain experience influence patient and caregiver outcomes. *Pain* 72:217–226.

Musick MA, Koenig HG, Larson DB, Matthews D. 1998. Religion and spiritual beliefs. In *Psycho-Oncology,* Holland JC (ed). New York: Oxford University Press.

Peteet J, Tay V, Cohen G, MacIntyre J. 1986. Pain characteristics and treatment in an outpatient cancer population. *Cancer* 57:1259–1265.

Portenoy RK, Hagen NA. 1990. Breakthrough pain: definition, prevalence and characteristics. *Pain* 41:273–282.

Portnow J, Lim C, Grossman SA. 2003. Assessment of pain caused by invasive procedures in cancer patients. *JNCCN* 3:435–439.

Puchalski C, Romer AL. 2000. Taking a spiritual history allows clinicians to understand patients more fully. *J Palliat Med* 3:129–137.

Rhiner M, Coluzzi PH. 1995. Family issues influencing management of cancer pain. In *Cancer Pain Management,* 2nd ed, McGuire DB, Yarbro CH, Ferrell BR (eds). Boston: Jones and Bartlett.

Schiff D. 2003. Spinal cord compression. *Neurol Clin* 21:67–86.

Taylor EJ, Ersek M. 1995. Ethical and spiritual dimensions of cancer pain management. In *Cancer Pain Management,* 2nd ed, McGuire DB, Yarbro CH, Ferrell BR (eds). Boston: Jones and Bartlett.

5장 암성 통증에 대한 약물 치료

약물요법은 암성 통증 완화의 근간을 이루는 치료이다. 약물요법을 통해 약 90% 정도의 암환자에서 큰 부작용 없이 만족스러운 통증 조절을 할 수 있다. 약제는 마약성 진통제가 경구나 경피적으로 투여되고, 보조적 진통제가 병행해서 사용될 수 있다. 추가적으로 마약성 진통제로 인한 변비, 구역, 진정, 망상 등을 예방하거나 치료할 수 있는 약제들도 환자 상태에 따라서 사용되게 된다. 드물지만 통증 완화를 위하여 마약성 진통제가 경점막, 직장, 정맥, 피하 또는 척수를 통해 투여될 수도 있다.

이 장에서는 비마약성 진통제와 마약성 진통제, 그리고 보조적 진통제의 사용과 마약성 진통제로 인한 부작용의 치료법에 대해 알아보고자 한다. 또한 통증 조절을 위한 신경차단 치료를 살펴볼 것이다. 노인 환자나 약물 남용자들의 치료를 위한 특별한 필요 사항에 대해서도 다룰 것이다. 또한 어떻게 마약성 진통제의 투여를 시작할 것인가, 어떻게 마약성 진통제의 투여 용량, 투여 경로, 약제들을 변화시킬 것인가, 그리고 어떻게 극심한 통증을 빠르게 완화시킬 것인가와 같은 몇 가지 흔한 임상적 상황들에 대해 논의하고자 한다.

비스테로이드성 진통소염제

경도나 중등도의 비암성 통증에서 사용되는 NSAIDs는 다양한 원인을 가지는 암성 통증의 치료에서도 단독이나 마약성 제제와의 병용으로 매우 유용하게 사용될 수 있다. 특히 골성 통증이나 조직염증을 가진 환자에서 매우 유용하게 사용될 수 있다.

NSAIDs는 *p*–aminophenols(예: acetaminophen), salicylates(예: aspirin, nonacetylated salicylates), propionic acid 유도체(예: ibuprofen), 그리고 acetic acid 유도체(예: indomethacin, ketorolac)가 있다(표 5.1).

대부분의 NSAIDs는 간접적으로 프로스타글란딘의 합성을 저해한다. 뼈나 관절 손상의 결과로 합성되는 프로스타글란딘은 통증 신호의 전달이나 염증 반응을 매개하는 역할을 한다. 대부분의 NSAIDs는 프로스타글란딘의 합성에 필요한 두 가지 형태의 cyclooxygenase(COX)의 작용이나 합성을 억제한다. COX–1은 위, 신장, 혈관에 존재하는 반면에 COX–2의 경우는 염증 조직에서만 생산이 된다. COX–2를 억제하는 NSAIDs는 스포츠 손상, 관절염, 종양의 전이 등 통증의 원인에 상관없이 골이나 조직 손상에 의한 염증을 줄여 주게 된다. 하지만 위나 신장을 보호하는 프로스타글란딘을 합성하는 COX–1의 생성도 함께 억제되어, 위장 장애나 신기능 악화를 초래할 수 있다.

암성 통증에서의 NSAIDs 사용

경험적으로는 호르몬 치료를 받는 전이된 일부 전립선 환자의 통증 조절에 NSAIDs의 단독 사용이 효과적이었지만, 대개는 암성 통증을 충분하게 줄여 주지는 않는다. 처음 NSAIDs를 사용할 경우, 대개는 효과를 보이는 최소 용량으로 시작해서 단계적으로 하루 최대 허용 용량까지 증량시킬 수 있다(표 5.1). Aspirin이나 Acetaminophen의 경우 1,000mg 정도에서 천정 효과가 존재하므로, 1,500mg을 사용하더라도 1,000mg을 사용한 경우보다 더 나은 통증 경감을 얻지 못하고, 고용량 투여에 따른 독성만 증가한다. 만약 최대 추천 용량에서 효과가 없거나, 환자가 견딜 수 없는 약제 부작용이 생길 경우에는 화학적 구조가 다른 NSAIDs로 교체한다.

NSAID의 선택

적절한 NSAID의 선택을 위해서 통증의 원인과 강도, NSAIDs의 사용에 금기가 되는 기저질환의 유무, 그리고 예상되는 부작용에 대한 고려를 한다. 또한 경구투여가 가능한지 아니면 직장투여가 필요한지 등의 약물 투여 경로에 대해서도 고려해야 한다.

통증의 원인과 강도를 아는 것은 때때로 적절한 NSAIDs를 선택하는 데 도움이 될 수 있다. 예를 들면, 흉막성 또는 심막성 통증 또는 통풍에 일차 선택약으로, 이들 질환에 대해 흔히 빠르고 완전하게 통증을 완화시킨다. 그러므로, indomethacin의 위장관 부작용이나 출혈 합병증 위험에도 불구하고, 특별한 응고장애나 현재 궤양이 없다면 이런 환자들에게 indomethacin을 추천한다.

기저 질환은 NSAIDs의 선택에 직접적인 영향을 줄 수 있다. 모든 NSAIDs는 aspirin에 대한 알레르기가 있거나 천식을 가진 환자에서는 피해야 되는데 이는 기

✻ 진료포인트 암성 통증에 대한 NSAIDs의 선택

- 경한 통증에는 NSAIDs를 단독 투여한다.
- 통풍, 흉막성이나 심막성 통증에는 indomethacin을 투여한다.
- 환자의 기저질환에 대해 검토한다.
- 천정 효과 : acetaminophen이나 aspirin의 최대의 통증 조절을 얻을 수 있는 용량은 1,000mg이다.
- 경도에서 중등도의 통증에서 NSAIDs 단독으로 효과가 없으면 NSAIDs와 마약성 진통제의 혼합제제를 사용한다(예: NSAID+opioid).
- 심한 급성 통증에 ketolorac이 효과적이지만, 일반적으로 한 번에 2주 이상은 사용하지 않는다.

관지경련이 크게는 20%까지 발생할 수 있기 때문이다. 60세 이상(70세 이상에서는 훨씬 높은 위험성)의 과거 궤양의 병력, NSAID 유발성 출혈, 심혈관 질환을 갖는 환자에서 합병증의 발생 위험성이 높다. 이러한 위험성들은 상가적이다. 다른 위험 요인으로는 동시에 부신피질호르몬 제제와 항응고제를 사용하는 경우와 여러 종류의 NSAIDs를 동시에 사용하는 경우 등이 있다. 위장관 궤양과 출혈의 빈도를 최소화하기 위해서는 고위험군의 환자들에 비선택적인 NSAIDs보다 COX-2에 선택적인 약제를 사용하여야 한다(Chan et al. 2002; Laine 2003). 항응고제를 복용하는 환자에서는 위험이 너무 크므로 프로스타글란딘의 합성을 억제하는 NSAIDs는 사용하지 말아야 한다.

중증도로 감소한 혈소판 수치(100,000/mm^3) 또는 혈우병 같은 유전성 응고장애를 가진 환자들은 COX-2에 선택적인 약제(예: valdecoxib[Bextra®])나 cyclooxygenase나 프로스타글란딘 합성에 영향을 주지 않고 출혈 경향을 높이지 않는 NSAIDs(예: choline magnesium salicylate나 salsalate)를 사용해야 한다. Warfarin 같은 항응고제를 복용하는 환자들은 valdecoxib를 쓸 수 있는데, 이는 valdecoxib가 warfarin steady-state pharmacokinetics에 아무런 영향을 미치지 않기 때문이다. Valdecoxib(20mg씩 하루 2회)는 치과 수술 후 사용되는 oxycodone

(10mg)/acetaminophen 조합과 같은 정도의 효능을 지니며, 인공관절치환술을 받은 환자에서 morphine 단독 사용에 대해 상가적으로 진통 효과를 증강시킨다(Reynolds et al. 2003).

울혈성 심부전이나 간경화, 만성 신부전 환자들은 비선택적인 NSAIDs나 COX-2 저해제 모두에서 부종의 증가와 신기능의 악화 또는 고혈압이 나타날 수 있으므로, 두 약제 모두 피해야 한다(DeMaria and Weir 2003).

경도나 중증도의 체성, 내장성 암성 통증을 가진 환자들이 NSAIDs 단독 투여로는 반응을 보이지 않을 때, aspirin과 acetaminophen을 마약성 진통제와 함께 사용하면 매우 효과적이다. oxycodone 5mg에 aspirin 325mg을 섞은 Percodan, acetaminophen 325mg을 섞은 Percocet, acetaminophen 500mg을 섞은 Tylox가 복합 제제로 흔히 사용된다. 그러나, 이들 제제는 acetaminophen과 aspirin의 독성 때문에 하루에 복용 가능한 용량이 제한되어 있다. 더 많은 마약성 진통제가 필요한 경우 NSAID의 안전 용량과 함께 oxycodone이나 다른 마약성 진통제의 용량을 증량한다. 예를 들면, 전이성 유방암으로 인한 조절되지 않는 골성 통증의 경우 하루에 oxycodone 60mg이 들어 있는 Tylox 12정(5mg×12정=60mg)을 사용하는 대신 NSAID와 함께 서방형 oxycodone 80mg으로 교체할 수 있다.

Ketolorac(예: Toradol®)은 급성의 심한 통증에 효과적일 수 있다. Ketorolac은 마약성 진통제 정도의 진통 효과를 가지고 있으므로, 마약성 진통제를 통해 얻을 수 있는 정도의 통증 완화가 요구되고, 임상의는 마약성 진통제를 처방하고 싶지 않을 경우 효과적으로 사용될 수 있다. 예를 들면, ketolorac은 마약성 진통제가 초래할 수 있는 의식 변화를 피하기 위해 응급실 의사가 자주 처방하는 약제이다. 이러한 상황에서 ketorolac은 비경구로 투여된다(표 5.1 용량과 빈도). 30mg의 비경구적 ketolorac은 15mg의 비경구적 morphine과 비슷한 정도의 진통강도를 보인다. 하지만 신기능의 저하를 가져올 수 있어 신부전 환자에 있어서는 금기이다. 그리고, 장기간 통증 완화를 위해 사용할 경우 급성 신부전과 위장관 부작용의 발생률을 크게 높이므로 장기간 사용하면 안 된다.

투여 경로

Aspirin, indomethacin과 naproxen은 경구투여를 할 수 없는 환자에서 좌약 형태로 사용이 가능하다. 좌약은 잔류를 증가시키기 위해 아래쪽을 먼저 넣어야 한다. Naproxen은 가장 긴 반감기와 80% 정도의 생체이용률을 가지므로 가장 최선의 선택이 될 수 있다. 500mg naproxen 좌약이나 10-30ml(125mg/5ml) 정도의 액성 현탁액을 하루에 2회 투여할 수 있다. Ibuprofen은 좌약형태로는 적합하지 않고, 액성 현탁액(100mg/5ml)은 단지 소아용량으로 사용하는 것이 가능하다. Ibuprofen의 치료 용량은 4시간에서 6시간마다 30ml를 직장으로 투여하게 되는데, 환자는 견디기 힘들어 할 수 있다.

부작용

프로스타글란딘 합성의 억제는 폐나 위장관뿐만 아니라 혈소판과 신기능에도 심각한 이상을 초래할 수 있다. 프로스타글란딘은 정상적인 혈소판 기능을 위해 필요하기 때문에, 대부분의 NSAIDs는 혈소판 기능을 떨어뜨려 출혈 경향을 높일 수

진료포인트 NSAIDs의 독성

- 70세 이상의 노인이나 신부전, 간경화, 심부전이나 천식을 가진 환자에서는 피한다.
- 항응고제를 복용하거나 출혈질환이 있는 경우 Nonacetylated salicylates(예: choline magnesium salicylate나 salsalate)를 사용한다.
- 60세 이상이나 소화성 궤양의 병력이 있는 경우, 위장관의 궤양을 막기 위해 proton pump inhibitor(예: esomeprazole)를 추가 사용한다.
- Aspirin이나 aspirin/oxycodone 복합 제제를 투여받는 환자에서 원인 모를 의식의 변화, 운동실조, 빈호흡이 있다면 이명 증상이 없더라도 salicylate 독성을 의심해야 한다.

있다. 그리고 프로스타글란딘은 신동맥 혈류 유지에도 관여하기 때문에 부적절한 신혈류를 가진 노인 환자의 경우 NSAIDs의 사용은 신부전을 촉발할 수 있다. 또한 염분과 수분의 정체를 증가시켜 울혈성 심부전이나 간경화를 가진 환자에서 부종을 초래할 수 있다.

생명을 위협하는 독성

NSAIDs의 치료용량에서도 위에서 기술한 부작용이 일어날 수 있다. 그러나, 독성 혈중 농도에서 일부 NSAIDs는 생명을 위협할 수 있다.

Aspirin의 과다 투여 　Aspirin은 특히 위험할 수 있다. Aspirin과 nonacetylated salicylates는 간에서 대사가 되고, 신장으로 제거되는 양은 5% 미만이다. 그러나, 간에서는 제한된 용량의 aspirin만 대사된다. 만일 대사할 수 있는 양을 초과하여 복용한 경우 약물은 축적되어 빠르게 독성 농도에 도달할 수 있다. Aspirin 용량이 하루 6,000mg 이상인 경우 이명, 운동실조, 과호흡, 섬망, 심지어 혼수를 보이는 salicylate 독성이 쉽게 발생할 수 있다.

독성을 유발할 수 있는 과량의 aspirin을 고의로 복용하는 환자는 거의 없지만, 위에서 언급한 복합 제제를 투여할 경우 aspirin을 복용하고 있다는 사실을 모를 수 있다. 통증이 악화되어 Percodan®을 2–3배로 증량할 경우 aspirin의 과다투여가 발생할 수 있다는 것을 상상하기는 어렵지 않다. 노인성 난청을 가진 노인 환자의 경우 이명을 들을 수 없기 때문에 노인성 난청 자체가 특별한 위험 요소가 될 수 있다. 이런 경고에도 불구하고, 많은 환자들이 이런 방식으로 과다 복용을 하고 있고 치명적인 salicylism이 발생하고 있다.

측정되지 않는 혈중 알코올 농도에서의 술 취한 상태

래퍼티 씨가 그런 환자였다. 그는 전이성 전립선 암에 의한 암성 통증으로 4시간마다 2알의 Percodan을 투여받고 있었다. 어느 날 그의 아내는 '그가 술에 취한 것처럼 휘청거리고 횡설

수설한다' 고 도움을 청하였다. 래퍼티 씨는 술에 취했을 때처럼 비틀거리며, 횡설수설하지만, 응급실에서 시행한 검사에서 혈중 알코올이 전혀 측정되지 않는 등 술에 취했을 가능성은 없었다고 그녀는 말하였다. 그녀가 약병을 조사했을 때, 하루에 정상적으로 복용하는 12정 대신 25정의 Percodan®을 하루 전날 복용한 것이 확인되었다. 여기에는 8,125mg의 aspirin이 포함되어 있다! 우리는 그녀에게 남편이 즉각적인 의학적 치료가 필요하므로 병원에 재입원시키게 하였다.

그가 응급실에 다시 도착하였을 때, 간호사는 운동실조와 의식혼란을 보고하였고, 왜 부인이 그가 취했다고 생각했는지 이해할 수 있었다. salicylate로 인한 대사성 산증 때문에 그는 과호흡을 하고 있었고, 전해질 검사에서 특징적인 음이온차anion gap의 산증을 보였다. salicylates의 중추신경계 축적을 최소화하고, salicylate 제거를 증가시키기 위해 정맥으로 중탄산나트륨이 투여되었다. 호흡수의 감소가 산증을 더 악화시키고 중추신경계에 더 많은 aspirin 축적을 초래할 수 있으므로 환자를 진정시킬 수 있는 어떠한 약제도 투여되지 않았다. 래퍼티 씨는 이러한 치료에 잘 반응했고, 수일 후 퇴원하였다.

Acetaminophen 과다 투여 Aspirin 독성은 그리 드문 일은 아니지만 정상적인 간 기능을 가진 환자에서 실수로 심각한 독성을 보일 정도의 acetaminophen을 과량 복용하기는 매우 어렵다. 한 번에 20g 이상의 acetaminophen을 먹어야 가능한 일이다. 한 정에 500mg의 아세트아미노펜을 함유한 Tylox®의 경우 1-2시간에 걸쳐 40정을 복용해야 독성이 나타나게 된다.

하지만 알코올에 의한 만성 간질환 환자에서는 치료 용량의 acetaminophen으로도 독성이 나타날 수 있고 우연찮게 과잉복용이 발생할 수 있다. Acetaminophen 섭취 직후에 과량 투여된 사실을 알았다면 mucomyst를 사용하여 간독성을 예방할 수 있지만 늦게 인지한 경우에는 효과가 없다. 적절한 환자에게 간이식은 생명을 구할 수 있다.

마약성 진통제

NSAIDs가 효과적이라 해도 암성 통증 환자의 대다수가 마약성 진통제를 필요로 한다. 적절한 약제를 얻는 것은 10년 전보다 더 수월해졌다. State Cancer Pain Initiatives가 50개 주에 있고, 암환자를 위해 마약성 진통제를 처방하는 데 있어 법률적 장애를 제거하도록 국회의원들을 설득하고 있다. 예를 들면, Medical Board of California는 1994년에 난치통증을 위한 치료지침을 채택하였고 1996년에 재발간하였다. 1996년 서문에는 다음과 같이 말하고 있다.

> 난치성 통증을 불충분하게 치료하는 것은 과잉 치료보다 종종 더 큰 문제이고, 불충분한 치료를 하게 되는 한 원인이 과도한 처방으로 자신의 자격증이 위험에 빠지게 될지도 모른다는 의사들의 두려움이다. Medical Board of California(MBC)는 이러한 딜레마를 깨닫고 MBC의 징계에 대한 두려움 때문에 기본적 치료만 하지말고 환자를 치료할 때 의사들이 할 것을 격려하였다. MBC는 이에 따라 보완 입법이 필요하였다. 통증 조절을 위한 신뢰할 수 있는 의료행위를 확실하게 뒷받침할 수 있는 California Public Policy를 수립하였다. 이를 간단하게 정리하면 어떠한 의료적 치료가 되었건, 만성 통증의 치료는 확립된 의학적인 기준에 의해 행해져서 환자의 행복을 위해 기여해야 한다. 이러한 지침은 의사들이 사회적으로 인정된 의학적인 기준에 따라 최선의 의료행위를 자유롭게 할 수 있는 의료환경에서 대중들이 최상의 의료서비스를 누릴 수 있게 하려는 MBC의 입장을 강화하기 위해 재발간되었다.

부가적으로, MBC는 2006년 12월까지 자격증이 있는 모든 의료인이 통증 관리에서 CME 6시간을 이수하고, 말기 환자의 치료에 있이서는 추가적으로 6시간을 더 받게 하였다.

효과적인 마약성 진통제를 사용하는 데 장애가 되었던 효용성과 비용 문제 또한 점차 문제가 덜 되고 있다(표 5.2). 약국의 양적 증가로, 특히 가정 호스피스와 함께 일하는 곳에서, 현재는 강한 마약성 진통제까지 취급하고 있다. Medicare Hospice

Benefit을 받는 환자들인 경우 편안한 간호를 위해 마약성 진통제, 보조제, 부작용 치료제를 포함하는 모든 약이 제공된다. 경제적으로 어려운 경우는 methadone 같은 매우 효과적이고 값이 싼 마약성 진통제가 유용하게 사용되고 있다.

마약성 진통제를 사용하는 데 있어 전반적인 지침

제약회사는 다양한 형태의 수많은 약제를 생산해 내고 있고, 현재 우리들은 대부분의 경우 환자의 필요에 따라 약제를 조절할 수 있다. 하지만 암환자에서 환자의 요구를 충분히 만족시켜 주지 못하는 것 중의 하나가 조절되지 않는 통증이다. 이러한 이유중의 몇 가지는 부적절한 통증에 대한 평가, 적절한 용량과 빈도의 마약성 진통제 처방에 대한 의사의 거부감, 마약성 진통제에 대한 환자의 거부감이 있다. 또, 응급 상황에서 마약성 진통제를 복용하는 환자의 경우는 급성 통증의 원인을 진단하는 데 마약성 진통제가 방해가 된다고 잘못 생각하는 경우도 있다. 응급실에 원인 모르는 복통으로 도착한 환자들을 대상으로 시행한 전향적, 무작위 시험에서, 환자들은 치료 시작 처음(예: 처음 60분 이내)에 morphine이나 식염수를 투여받았다. 그 연구의 결과 morphine 투여가 이학적 소견를 파악하는 데 방해가 되거나 진단의 정확성을 떨어뜨리는 경우는 없었다(Thomas et al. 2003).

다음의 지침을 충실히 따르는 것이 도움될 것이다.

마약성 진통제 사용의 지침

- 환자의 통증 완화를 위해 '필요하면 무엇이든지' 투여한다. 적절한 용량의 마약성 진통제를 반드시 사용한다.
- 통증의 재발을 방지하기 위해 마약성 진통제를 충분히 투여한다.
- 가장 비침습적인 경로로 투여한다.
- 마약성 진통제로 인한 부작용을 최소화하기 위해 보조적인 약제를 사용한다.

무엇이 '적절한 용량'인가? 적절한 마약성 진통제 용량은 통증을 완화시키는 데 필요한 용량이지 고용량은 아니다. Meperidine 마약성 진통제를 제외하고 어떤 마약성 진통제도 임의적인 '최대 용량'은 없다. 정맥 내로 morphine 20mg/hr를 투여받는 환자가 여전히 통증을 호소하고 약물 투여로 인한 큰 부작용이 없다면, 통증이 완화될 때까지 또는 참을 수 없는 부작용이 발생할 때까지 용량을 증가시킬 수 있다. 광범위한 두경부 암을 가진 환자 한 명은 약 1개월 동안 서서히 용량을 증량하여 morphine 1,000mg/hr까지 증량을 한 적이 있고, 보고된 바에 의하면 용량을 1,500mg/hr까지 증량한 경우도 있다.

용량의 계획　통증 조절이 힘든 진행된 암을 가진 많은 환자들에서, 통증 조절을 위해서는 간헐적(p.r.n.)으로 진통제를 투여하기보다 일정한 간격으로 24시간 동안 규칙적으로 약제를 투여해야 한다. 이러한 환자들에서는 지속성이나 서방형의 마약성 진통제를 이용하여 기본적이고 지속되는 통증을 완화시키고, 예상치 못한 불의의 통증에 대해서는 속효성 구제 진통제로 치료한다. 다양한 약제를 사용하여 대부분의 경우 24시간 내내 통증 조절이 가능하다.

경도에서 중등도의 암성 통증은 간헐적일 수 있는데, 이러한 환자들에서는 간헐적인 약제의 투여로도 통증조절이 적절하게 이루어질 수 있다. 환자가 가정에 있다면, 환자 자신이 필요할 때 스스로 진통제를 투여할 수 있다. 그러나, 입원 환자에서는 환자가 필요로 할 때 간헐적으로 약제를 투여받는 것이 매우 지연될 수 있다. 이러한 환자들에게는 필요 시마다 하는 처방 대신에 '환자가 약물의 투약을 거부할 수 있음' 처방을 사용한다. 즉, 간호사는 규칙적으로 약물을 제공하고(예: 매 4시간마다 percocet), 환자는 그것을 복용할지 거부할지를 선택하게 한다.

가장 비침습적인 경로　암환자의 90%는 마약성 진통제의 경구투여가 가능하고, 경피적 패치를 이용하여 마약성 진통제를 투여할 수도 있다. 또한 직장을 통하여 약제를 투여할 수도 있다. 임종이 가까운 환자일지라도 정맥 내, 근육 내, 피하나 척수 내로 마약성 진통제 투여를 필요로 하는 경우는 드물다.

보조약제의 사용　마약성 진통제는 천정 효과가 없기 때문에 용량의 증가로 언제나 더 큰 통증 완화를 얻을 수 있으나, 용량의 증가에 따른 부작용은 더욱더 증가한다. 미국 통증 치료의 선구자 중 한 사람인 Dr. Michael Levy는 통증 완화와 마약성 진통제로 인한 부작용 사이의 균형을 쉽게 개념화하기 위해 적정치료 영역이라는 개념을 확장하였다(Levy 1996). 어떤 약제의 치료 영역이라는 것은 독성을 보이지 않으면서 효과를 보이는 혈중 농도의 범위이다. Dr. Michael Levy가 강조한 것은 동일한 마약성 진통제일지라도 사람들마다 매우 다른 치료 영역을 보이는 점이다.

정상적 신기능과 간기능을 가지고 있으며 체성이나 내장성 통증을 가진 환자들은 그 치료 영역이 넓다. 즉, 그들은 필요한 용량의 마약성 진통제를 최소한의 쉽게 조절 가능한 부작용 정도만 경험하며 복용할 수 있다. 그러나 신장이나 간의 기능장애나 의식장애가 있는 환자 혹은 신경병성 통증을 가진 환자들의 경우는 치료영역이 매우 좁다. 이런 환자들은 만족할 만한 통증 완화 없이 견딜 수 없는 부작용만 경험할지도 모른다.

Dr. Levy는 마약성 진통제로 인한 부작용을 더욱 악화시키는 기저질환을 치료함으로써 치료 영역을 넓혀 주는 것을 우선 시도해야 한다고 제시하였다. 예를 들어, 진정을 최소화하기 위해 뇌전이를 방사선으로 치료하거나 간성혼수를 적극적으로 치료하는 것이다. 그러나 은유적으로 표현하여 이런 'window'가 닫힌 환자의 경우 효과적인 통증 완화에 필요한 마약성 진통제의 양을 최소화하기 위해 보조제로서 비마약성 제제를 추가한다.

보조제 역시 그 부작용이 존재하므로, 사용하지 않고서는 효과적인 통증 조절이 어려울 때만 추가한다. 마약성 진통제로 최소한의 부작용으로 통증이 잘 조절되는 환자라면 단순히 그 양을 감소시키려고 보조제를 투여해서는 안 된다.

마약성 진통제의 선택

환자의 선호도 처음 약을 선택할 때 환자들의 선호도를 고려하는데, 선호도는 보통 환자들의 마약성 진통제에 관한 과거 경험에 영향을 받는다. 예를 들면, 사랑니를 발치한 환자가 Percodan® 또는 Tylox®를 사용하여 통증 조절에 만족하였다고 하자. 만약 그가 좀더 긴 효과를 가지는 약을 찾는다면 서방형의 같은 마약성 진통제oxycodone를 사용한다.

다른 한편으로 그가 어떤 마약성 진통제 사용으로 인해 심각한 부작용을 겪었다면, 그 약제뿐만 아니라 가능한 같은 분류의 다른 약제도 피한다. 불행히도 속효성의 강한 마약성 진통제는 모두 morphine과 구조적으로 관련되어 있다. 만약 morphine에 대한 알레르기가 없다면, 대개는 문제가 되는 부작용을 덜 일으키는 다른 마약성 진통제로 교체할 수 있다. 만약 morphine에 의한 악몽이나 환각이 일어난다면 동등 진통용량equianalgesic dose의 hydromorphone으로 교체할 수 있다. Morphine에 대한 알레르기가 확실한 극소수의 환자는 methadone을 사용할 수 있고 이는 화학적으로 morphine과 관련이 없다.

통증의 정도 다음으로 통증의 정도를 결정한다. 4장에서 논하였듯이 통증의 강도를 숫자나 언어 등급으로 나타낼 수 있다. 숫자에 의한 등급으로 보면 1에서 4는 경도, 5에서 6은 중등도, 7에서 10은 심한 정도로 간주한다. World Health Organization(WHO)는 〈그림 5.1〉에 나오는 통증 조절의 사다리를 채택하여 암성 통증을 완화하기 위해 사용하는 지침으로 사용하고 있다.

이런 지침에 추가하여 WHO는 통증의 정도에 따라 마약성 진통제의 진통 효과를 맞추는 단계적인 증량을 추천하였다. 경미한 통증에는 비마약성 진통제로 시작을 하고, 중등도의 통증인 경우 〈표 5.3〉에 나오는 좀더 강력한 2단계의 마약성 진통제를, 심한 통증인 경우엔 〈표 5.4〉에서 언급하는 가장 강력한 3단계의 마약성 진통제를 사용한다. 비마약성 진통제나 보조적인 약물은 필요하다면 어떤 단계라도 추가해야 한다.

만약 특정 단계에서 추천된 약제로 환자의 통증이 완화되지 않는 경우 WHO 지침에서는 다음 단계로 넘어갈 것을 제시하고 있다. 한 예로 만일 경미하거나 중등도의 사이에 있는 통증이 2단계의 마약성 진통제로 적절한 통증완화가 없는 경우

그림 5.1 통증 조절의 사다리 *Oxycodone(5–10mg)과 aspirin이나 acetaminophen 혹은 NSAID와의 복합제제는 2단계 약물에 속하며 Oxycodone(5–10mg) 단독으로는 3단계에 해당한다.

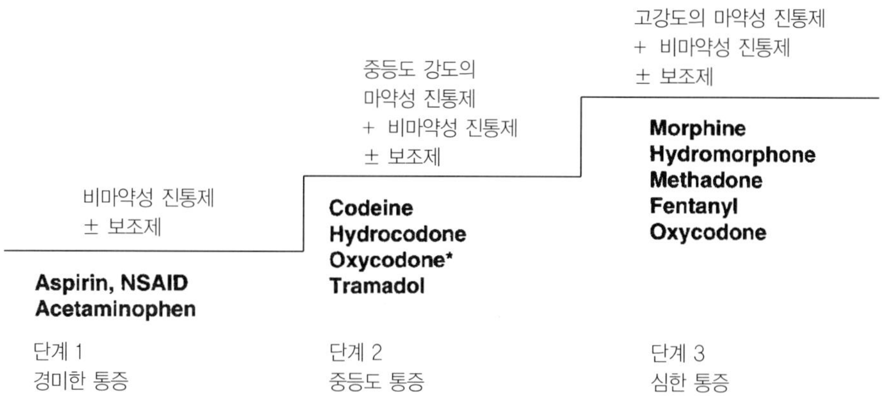

출처 : The World Health Organization, *Cancer Pain Relief : With a Guider to Opioid Availability*, 2nd ed., Geneva : World Health Organization, 1996.

3단계의 마약성 진통제가 처방되어야 한다. WHO의 진통 사다리와 지침은 심지어 죽음에 임박한 환자에서도 매우 효과적이었다. 이런 방법을 사망 시에 사용한 한 연구를 보면 그중 3%만이 심각한 통증을 호소하였고 마약성 진통제에 의한 호흡 저하로 사망한 경우는 없었다(Mercadante 1999).

2단계 마약성 진통제 경험상 약한 암성 통증은 거의 없다. 경미하거나 중등도의 암성 통증인 경우 소량의 hydromorphone/acetaminophen 복합제(예: Vicodin®, Lortab®)와 codeine은 2단계 마약성 진통제 중 가장 효용성이 적다. Vicodin®과 Vicodin ES® 제제에 있는 hydrocordone은 충분히 강한 용량이 아니고, codein은 흔히 구역과 불쾌감을 일으킨다. 1정당 10mg의 hydrocordone과 660mg의 acetaminophen을 함유한 Vicodin HP CIII®는 보다 높은 용량의 hydrocordone이 들어간 복합제로서 4시간마다 경구로 투여해야 한다. 이 제제는 비경구 제제가 없다(표 5.3).

Codeine Codeine은 암환자에서 여러 가지 이유로 문제가 있다. Codeine의 부작용은 비암성 통증을 가진 사람에 있어 약물의 남용을 막는 데 도움이 될 수 있지

✻ 진료포인트 마약성 진통제의 선택

- 마약성 진통제와 그 제제를 선택할 때 환자의 선호도를 생각한다.
- WHO 통증 조절의 사다리를 이용해서 통증 정도에 따른 마약성 진통제를 선택한다. 환자가 경미하거나 중등도의 통증으로 표현하더라도 통증이 지속되면 다음 단계로 넘어간다.
- 시간에 따른 통증의 유형(예: 지속성, 간헐적, 또는 양측)에 따라 마약성 진통제의 형태를 맞춘다.
- 과거 codeine으로 좋은 진통효과를 보인 경우를 제외하고 암환자에서 codeine 사용은 피한다.
- 심한 신경병증성 통증이나 약제의 비용이 중요한 경우 methadone을 고려한다.

만, 암성 통증을 가진 일부 환자에서는 견딜 수 없다. Codeine이 통증 완화 효과를 내려면 특정 간효소에 의해 morphine으로 전환되어야만 한다. 그 효소가 결핍되거나 효소의 작용을 방해하는 cimetidine 같은 약제를 복용하는 환자는 codeine에 의한 진통이 거의 없거나 전혀 없다.

Oxycodone Oxycodone과 tramadol은 암환자에서 효과적인 2단계의 약제이다. Oxycodone은 경미하거나 중등도의 암성 통증에 매우 효과적인 경구제제이다. 2단계 약제로 NSAIDs와 소량(5-10 mg)의 oxycodone으로 된 여러 가지 제제가 있기 때문에 2단계와 3단계 모두에 나열되어 있다. 모든 oxycodone 제제가 이 정도의 통증에 탁월한 효과를 보이지만 흔히 약간의 도취감과 더불어 경미하거나 중등도의 변비를 초래한다. 유방, 폐, 또는 전립선 암의 골 전이에 의한 중등도의 간헐적인 통증은 이들 약제에 매우 잘 반응한다. 불명확한 이유로, 같은 용량을 복용 시 남성에 비해 여성은 25% 높은 oxycodone의 혈중 농도를 나타낸다(Kaiko et al. 1996a). 따라서, 부작용을 최소화하기 위해 여성 환자에서 초기 투여 용량의 감소를 고려해야 한다.

Tramadol Tramadol(예: Ultram®) 또한 경미하거나 중등도의 암성 통증에 매우 유용하다. Opiate 수용체 중 하나와 결합하는 것 외에는 화학적으로 마약성 진통제와 관련이 없는 중추에서 작용하는 비마약성 진통제다. Naloxone에 의해 진통 효과의 약 1/3이 역전된다. 나머지의 진통효과는 노르에피네프린과 세로토닌의 재흡수를 감소시켜 나타난다.

Tramadol은 경미하거나 중등도의 체성통증이나 대상포진 후 신경통을 포함한 신경병증성 통증인 경우 완화가 가능하다(Gobel and Stadler 1995). Tramadol 100mg은 codeine 60mg보다 더 효과적이나 codeine 60mg과 acetaminophen 또는 aspirin 650mg 복합제제와 대략 동등한 역가를 갖는다. 부작용은 마약성 진통제와 비슷하나 특정한 환자에서 경련의 위험도를 증가시킬 수 있다. 통상 용량은 매 4-6시간마다 50-100mg이고 24시간 동안 400mg을 초과하지 말아야 한다. 75세 이상에서는 300mg을, 신부전이나 간경화 환자에서는 200mg을 넘기지 않아야 한다. 유럽에서는 하루 3회 복용하는 표준 캡슐과 동등한 진통 효과를 가진 하루 1회 복용하는 제제를 사용할 수 있다(Bodalia et al. 2003).

3단계 마약성 진통제 보다 심한 통증에 대해 보다 더 강력한 진통제인 3단계의 마약성 진통제가 필요하다(표 5.4). 이에 속하는 약물로는 Morphine 이외에 hydromorphone(예: Dilaudid®), levorphanol(예: Levo-Dromoran®), methadone, fentanyl, oxycodone(NSAID와 병용 없이 고용량이 단독으로 사용될 때) 등이 있다. 정상적인 신장과 간의 기능을 가진 경우 모든 약제가 안전하게 사용될 수 있다. 모든 약제는 간에서 대사되고 신장에서 배설되므로 심하게 간이나 신장의 기능이 저하된 환자에서는 그 약제 또는 대사산물이 독성을 나타내는 농도까지 도달할 수 있다. Morphine은 morphine-6-glucuronide(M-6-G)라는 활성화된 대사산물을 가지고 이는 신장에서 배설된다. 간이나 신부전의 환자에서 용량을 적절하게 조절하지 않으면 morphine과 M-6-G의 농도 모두가 쉽게 독성 수준까지 도달할 수 있다.

Creatinine 청소율이 반으로 감소된 경우, 마약성 진통제 용량을 줄이거나 투여빈도를 그에 따라 조절할 수 있다. Creatinine 청소율이 정상이면 대개는 부작용이 발생하지 않기 때문에, 신중하게 관찰하면서 사용하면 이런 환자에서 소량의 속효성 제제의 마약성 진통제를 사용할 수 있다.

Methadone　Methadone은 새로운 약제는 아니지만 중등도 또는 심한 통증이 있는 경우 그 사용 빈도가 증가하고 있다. 마약성 진통제 중 가장 저렴하며, 난치성 통증인 신경병증성 통증에서도 유용하게 사용할 수 있다.

구조적으로 morphine이나 fentanyl과 관련이 없어 이들 약제에 알레르기를 가지는 환자의 경우에서 사용될 수 있다. 또한 심한 신경병증성 통증을 조절하기 위해 종종 사용되는 고용량의 마약성 진통제 때문에 생겨나는 신경독성의 부작용에도 유용하다. Methadone은 마약성 진통제 수용체의 작용제와 NMDA(N-methyl-d-asparate) 수용체의 대항제로서 작용하는 d와 l 타입의 이성체를 가지고 있다(Foley 2003). 신경병증성 통증이 있거나 장기간 마약성 진통제를 복용한 환자들 모두 척수 후각 내 NMDA 수용체의 수가 증가되어 있다. NMDA는 opioid 수용체의 활성도를 길항하므로 NMDA 수용체의 차단은 외부에서 투여한 마약성 진통제의 진통효과를 증가시킨다.

Methadone 사용 시의 어려움은 이상성의 제거, cytochrome P-450 system의 isoform 중 하나인 CYP 3A4 동종효소isoenzyme에 의한 대사물, 논란이 있는 동등진통용량 범위에 기인한다. 초기 분포상 때문에 methadone의 초기 투여는 보통 4-6시간마다 해야 한다. 그러나 methadone은 이차적으로 36-60시간 지속되는 연장기를 가지는데 이로 인해 약물이 축적된다. 치료를 시작한 지 5-6일이면, 단지 진통을 유지하기 위해 대개 하루 2-3회, 금단증상을 예방하기 위해서는 하루에 1회 투여로 가능하다. 그러므로 methadone을 투여한 지 며칠이 지나면, 진정이나 호흡 저하의 가능성을 최소화하기 위해 하루 2-3회까지 투여 간격을 늘려야 한다.

CYP 3A4 동종효소를 억제하거나 유도하는 약제는 methadone의 혈중 농도를 올리거나 낮추기 때문에, methadone과 이들 약제들 중 하나가 함께 사용된 경우 환자를 감시해야 한다. CYP 3A4 system을 억제하여 methadone의 혈중 농도를 상

✻ **진료포인트** 만성적 암성 통증에 meperidine(예: Demerol)이 적절하지 않는 이유

- 통증 감소의 기간이 짧다(기껏해야 약 2시간 정도).
- 경구투여 시 생체이용률이 매우 낮다(정맥 내 주사 75mg=경구 300mg).
- Meperidine의 독성 대사산물인 normeperidine은 경련을 일으키고 신부전 환자에서 급격히 축적된다.
- Monoamine oxidase inhibitors를 복용하는 환자에서는 금기다.

승시키는 약제에는 fluconazole, ketoconazole, itraconazole, 모든 SSRIs (venlafaxine은 제외), cimetidine, nefazodone, aprepitant, 그리고 항생제 ciprofloxacin, norfloxacin, clarithromycin, erythromycin 등이 있다. CYP 3A4의 유도약제로는 phenytoin, carbamazepine, phenobarbital, risperidone 등이 있고, 병용투여는 마약성 진통제의 금단 증상을 촉발할 수 있다(Tarumi et al. 2002).

Meperidine/normeperidine의 위험성 2단계와 3단계 약제들에 왜 meperidine(Demerol®)이 포함되지 않았는가에 대해 의문을 가질 수 있다. Demerol®은 수술 후나 출산 후 통증 또는 다양한 급성통증의 감소에 매우 유용하나, 암성 통증에는 추천되지 않는다. 투여하기에 불편하고 위험할 수 있다.

Meperidine의 통증 완화는 단지 1-2시간 정도이다. 24시간 동안 통증 조절 유지를 위해서는 10-12회의 정맥주사 또는 매 용량마다 6-12개의 50mg 정제를 복용해야 된다(75mg 정주=300mg 경구; 150mg 정주=600mg 경구, 표 5.5). 우울증으로 MAO inhibitors를 복용하는 환자나 또는 항암치료의 일부로서 meperidine을 사용하는 것은 금기가 된다. 이런 환자들에서 meperidine은 고열, 경련, 사망을 일으킬 수 있다.

Meperidine의 독성 대사산물인 normeperidine이 초래할 수 있는 치명적인 부작용 또한 중요하다. 높은 혈장 농도에서 normeperidine은 경련을 일으킨다. 빈번하게 치료용량의 meperidine을 투여받는 경우 normeperidine의 농도가 급격하게 높아질 수 있다. Normeperidine의 반감기는 13-24시간으로, 신장으로 배설되기 때문

에 신 기능이 저하된 경우나 탈수 상태의 환자의 경우 보다 급격하게 혈중 농도가 상승할 수 있다.

Normeperidine의 독성은 쉽게 진단이 내려질 수 있다. Meperidine 투여한 지 36–48시간 후(2–3시간마다 정맥 내 100–150mg) 환자는 불쾌감을 호소한다. 초조와 불안, 그리고 근간대성 연축까지 보이게 된다. 이때 투여를 중단하지 않는다면 환자는 경련으로 진행할 것이다. 이러한 부작용은 naloxone으로 역전되지 않는데, 오히려 naloxone은 이런 normeperidine의 효과를 악화시켜 경련을 촉진하게 되는 결과를 가져온다. 독성이 나타난 환자는 통증 조절을 위해 다른 마약성 진통제를 투여하고, 경련이 일어나기 전에 normeperidine의 농도가 떨어지기만을 기대해야 한다. 경련이 발생하면 diazepam을 사용한다. 이러한 곤란한 일이 발생하지 않게 하기 위해, 만성적으로 중등도 또는 심한 통증이 있는 암환자에서는 meperidine을 처방하지 않는다.

통증의 시간적 양상 처방할 마약성 진통제의 제형을 결정하기 위해서는, 통증 양상이 지속적인지 간헐적인지 또는 모두 갖고 있는지를 고려해야 한다. 상당히 진행된 암환자들의 대부분은 두 가지 양상의 통증을 보인다. 지속적인 통증을 치료하기 위해, 보통 지속형의 마약성 진통제를 반감기가 짧은 서방형 마약성 진통제(예: oxycodone, morphine, hydromorphone, fentanyl)와 같이 처방한다. 2005년 Purdue Pharma사는 Palladone®이라는 몸에 서서히 흡수되도록 제조된 지속형의 hydromorphone 제제를 공개할 계획이다. FDA에 제출한 자료에 의하면 Palladone®은 18시간의 반감기를 가지고 있고, 하루 한 번 경구로 복용을 한다. 작은 과립을 함유한 캡슐로 12, 16, 24, 32mg의 용량이 있다. 각 캡슐은 두 번에 나뉘어 흡수되고, 최고 농도에 도달하는 데 2시간 정도의 시간이 걸리고, 이후 24시간 동안 통증 조절이 유지된다고 한다. 식사는 통증 완화를 위한 최고 농도나 지속적 농도에 영향을 미치지 않는다. 위에서 말한 대로, 24시간의 반감기를 가지는 methadone으로 시작하는 경우는 거의 없다. 긴 반감기 때문에 통증 단계에 맞게 methadone 용량을 적정하는 것은 어렵다. 그러므로 보통 morphine에 대해 알레르기의 병력이 있거나 값싼 약제를 필요로 할 때만 methadone을 선택한다.

간헐적 통증이나 지속적 통증에서 짧은 동안 발생하는 급격한 통증의 치료를 위해 30분에서 1시간 내 통증을 완화할 수 있는 oxycodone, morphine, hydromorphone 같은 단기작용성 약제를 처방한다. 또한 구제 용량으로 10분 안에 통증을 완화할 수 있는 속효성의 경구 경점막 fentanyl citrate를 처방한다. 규칙적으로 마약성 진통제를 복용하는 환자에게 단기 작용성 또는 속효성 제제를 처방하는 것을 구제 용량rescue dose이라고 한다. 구제 용량은 돌발성 통증으로부터 환자를 구한다는 의미하다.

투여 경로

적절한 마약성 진통제를 선택하면, 어느 경로로 투여할 것인가를 결정해야 된다. 대부분의 환자는 경구투여가 가능하다. 영양 튜브를 가지고 있는 환자들은 튜브를 통해 약제를 투여할 수 있다. 경구 약제를 복용할 수 없는 암환자의 경우 경피적, 직장, 정맥 내, 또는 피하 경로를 이용할 수 있다. 2단계 약제들(NSAIDs와 oxycodone의 합성제제를 포함)은 경구제제만 이용 가능하다. 〈표 5.4〉는 3단계 마약성 진통제(순수 oxycodone 포함) 각각의 사용가능한 약제의 제형을 알려 준다.

마약성 진통제는 암성 통증의 단기간 또는 장기간 치료 모두 근육 내 주사를 하지 않아야 한다. 주사시 통증이 있고, 마약성 진통제의 흡수가 다양하여 진통제의 혈중 농도를 예측하기 힘들어 통증 완화가 불충분할 수 있다.

경구 경로　환자의 90% 이상은 경구용 마약성 진통제를 통해 효과적인 치료가 된다. 〈표 5.4〉에 기술된 모든 3단계 약제들은 oxymorphone을 제외하고 정제, 시럽, 속효성 또는 서방형 정제, 알약 또는 캡슐의 형태로 경구투여가 가능하다. 튜브영양을 하는 환자에게는 속효성 hydromorphone이나 methadone을 잘게 부순 정제, 속효성 oxycodone이나 morphine의 시럽 형태, 또는 작은 과립 형태의 서방형

morphine(예: Kadian®, Avinza®)을 안전하게 사용할 수 있다.

정제를 삼키기 어렵거나 튜브로 영양을 공급받는 환자를 위한 경구 서방형 약제 대부분의 oxycodone과 morphine의 서방형 제제는 8-12시간 동안 통증 조절을 하게끔 만들어져 있다. 하지만 그것이 잘라지거나 뭉개지면 전체 12시간 동안의 용량이 1-2시간 내에 흡수되므로 심각한 부작용을 나타낼 수 있다. 그래서 Kadian, Avinza 같은 morphine 제제는 중합체로 코팅된 서방형의 작은 과립을 포함한 캡슐로 이루어져 있다. 이러한 새로운 제형의 개발로 캡슐을 열면 작은 과립 형태의 약물을 음식물에 섞거나 오렌지 주스나 물과 같은 액체에 섞어서 16 French 혹은 그보다 큰 위절개관을 통해 20ml 액체로 주입하는 것이 가능해졌다. 그러나, 비위영양관을 통한 과립의 투여는 시도하지 않는다(튜브영양 환자에서 흡수의 효과에 관한 연구가 현재 출판 중이다). Kadian®은 12-24시간 동안 효과적이고, 20, 50, 100mg 용량의 캡슐이 있다. Avinza®는 24시간 동안 효과적이고, 30, 60, 90, 120mg 용량의 캡슐이 있다.

튜브로 영양을 공급받지 않으나 흡인의 위험성, 혹은 많은 양의 액체를 삼키기 곤란한 환자의 경구제제 설하나 구강 점막으로 농축(20mg/ml)된 morphine(예: Roxanol®)이나 oxycodone 용액(예: Intensol®)의 사용은 이러한 환자에게 매우 유용하다. 이 약제들의 효능은 약제의 많은 부분이 삼켜질 수 있다는 데 기인하고, 많은 용량이 약제가 투여되었을 때 흡수되는 것과 같은 방식으로 위장관에서 흡수된다. 10분 동안 혀 밑에 넣어 두어도 단지 설하 morphine의 약 1/5 또는 설하 methadone의 약 1/3 정도만이 흡수된다(Weinberg et al. 1988). 설하 buprenorphine 정제는 경미하거나 중등도의 통증에 쓰일 수 있지만 미국에서는 사용되고 있지 않다.

경점막 약제 속효성 fentanyl(Actiq®) 제제는 200-1,600mg의 fentanyl citrate를 포함하는, 손잡이가 있는 달콤한 경구 마름모형 정제이다. Fentanyl은 점막을 통해 쉽게 흡수가 된다. 75%의 환자에서 효과가 있고 10-15분 정도로 작용 시간이 빠르고 환자들이 쉽게 적응한다. 시간이 지남에 따라 약의 효능이 떨어진다는 증거는 없다(사용 기간의 중앙값 : 79일, 범위: 1-423일).

국소적 그리고 경피적 경로 국소적 마약성 진통제는 염증 조직의 말초 신경말단에 존재하는 모든 종류의 마약성 진통제 수용체에 작용한다. 염증이 발생한 지 수분에서 수시간 내에 이러한 수용체는 정상 조직에서 나타난다(Stein 1995). 국소적 마약성 진통제의 효용성에 대한 자료는 제한적이나, 2개의 무작위 이중맹검 예비연구에서는 욕창을 가진 환자에서 효과적이었다(Flock 2003; Zeppetella et al. 2003). 합성 조제로 2, 3단계의 압력 궤양에 대한 표준 치료인 intraSite gell 내에 morphine을 첨가시키는 것이 가능해졌다. 이런 겔은 하루에 여러 번까지 사용하는 것이 가능하고, 그 위에 표준 드레싱을 할 수 있다. 마약성 진통제를 포함하고 있는 겔은 전신적으로 고용량의 마약성 진통제를 준 것과 비교해 동등하거나 또는 더 나은 통증 조절 및 더 적은 부작용을 나타낸다. 피부를 침윤한 개방성 종양에도 효과적이라는 증례 보고가 있다.

Duragesic 패치는 경피적으로 fentanyl을 전달하는 체계이다. 약물의 저장소는 속도제한성 막rate limiting membrane 위에 위치하고, 그 자체는 접착성 지지대 adherent backing에 붙어 있다(그림 5.2). 지질성 마약성 진통제인 fentanyl은 패치의 약물 저장소 내에 있다. 일단 패치가 피부에 부착되면 fentanyl은 속도제한성 막을

그림 5.2 Durogesic Patch 피부에 부착되면 패치 내의 약물저장 공간에 담겨진 fentanyl은 방출막을 통해 피부 안으로 확산되어 혈류 내로 흡수된다. 최초 부착 후 14-24시간이 경과하면 fentanyl의 혈중 농도는 통증을 완화시키기에 충분한 수준에 도달한다. 새로운 패치는 일반적으로 72시간마다 교체한다.

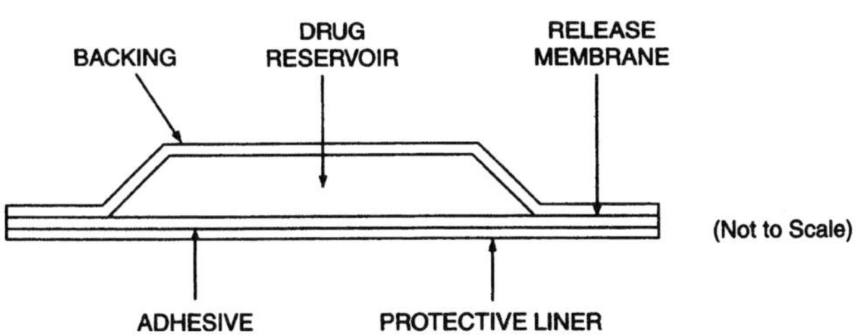

출처 : Janssen Pharmaceutica; with permission.

통해 피부 내 지방으로 확산된다. 이후 약제는 피부 저장소로부터 혈관으로 흡수된다.

Fentanyl이 간에서 매우 급속히 대사되기에 적절한 혈중 농도를 이루기 위해서는 피부의 저장소에 약물이 충분이 채워져야 하는데 적어도 12시간이 걸리게 된다. 14-20시간이 되면 효과적이고 안정적인 혈장 내 농도가 조성되고 대부분의 환자에서 72시간까지 유지가 된다. 일부 환자에서는 48시간마다 패치를 교체해야 할 수도 있으나, 신형 패치는 대개 72시간마다 교체해 준다.

안정적이고 만성적인 통증을 가진 대부분의 환자에서 경피적 fentanyl 패치는 서방형 제제로서 유용하다. 패치는 특히 경구투여가 불가능한 경우나 다른 마약성 진통제를 견딜 수 없는 경우, 심지어는 하루에 한두 번 정제만 복용하지만 간단한 패치를 선호하는 경우에도 효과적으로 사용될 수 있다. 환자의 선호도에 대한 무작위 교차연구에서도 서방형 morphine의 경구투여보다 fentanyl 패치를 더 선호하였다(Payne et al. 1998).

Fentanyl 패치는 몇몇 유형의 만성 통증에서는 최선의 선택이 아니다. 경피적 fentanyl은 체중 50kg(110pound) 미만의 18세 미만에서는 추천되지 않는다. 다음과 같은 관찰 결과를 증명하는 문헌은 아직 보지 못하였으나, 나와, 또 나와 일을 같이 한 많은 호스피스 간호사들의 경험으론 나이가 많고 극도로 악액걸이 있는 사람에서 패치를 사용했을 때 통증 완화의 정도가 덜한 경향이 있었다. 또한 약이 흡수되는 데 많은 시간이 걸리므로, 급성의 심하거나 극심한 통증의 환자들에는 적용되지 않는다. 이러한 환자에서는 morphine, fentanyl, hydromorphone의 점적 치료가 더 적절하다.

패치는 재발성의 발열과 감염, 심지어는 간단한 요로감염을 가진 환자에서도 문제가 될 수 있다. 발열이 있는 동안 더 많은 약물이 피부에서 혈류로 흡수되어 fentanyl 과다투여로 이어질 수 있다. 게다가 패혈증으로 인해 환자가 산성화되면 알부민의 결합부위에서 더 많은 약물이 유리되고, 이런 자유 형태의 약물이 심각한

✻ 진료포인트 경피적 fentanyl 전달의 임상적 관련성

Fentanyl은 피부의 저장소에 축적되고 그것으로부터 흡수가 되게 된다. 그러므로,

- 저장소에 fentanyl이 축적되는 12-24시간까지 추가용량이 필요하다.
- 단독 사용 시, 심한 통증에 대한 초기 치료로서 패치를 사용하는 것은 효과적이지 못하다.
- 심한 통증 환자에서 통증을 완화시키는 마약성 진통제 용량을 결정하기 위해 단기 작용성 약제를 사용해야 한다. 적절한 진통제 용량을 정한 후 적절한 강도를 지닌 fentanyl 패치가 사용될 수 있다.
- 발열이 있으면 흡수가 증가되어 독성이 발생할 수 있다.
- 과량 복용의 증례에서 패치를 제거한 24시간 후에도 피부의 저장소에는 50%의 fentanyl이 남아 있다.

독성을 일으킬 수 있다.

만일 과다투여로 인한 환자의 부작용이 발생하여 패치를 제거하더라도 혈류로의 fentanyl 이동은 중단되지 않을 것이다. 피부 저장소에서 fentanyl이 완전히 제거될 때까지 피부 저장소에서 혈관 내로 fentanyl의 이동은 지속되기 때문이다. 패치가 제거된 후 24시간 정도 지나면 저장소 안의 fentanyl의 양이 약 50% 정도로 감소된다. 이러한 환자들에서는 남아 있는 약이 대사될 때까지 소량의 naloxone 점적이 필요할 수 있다. Naloxone에 의한 금단증상을 피하기 위해 잠이 든 상태로 있는 것은 허용하되 적절한 호흡을 유지할 정도만 사용한다.

이러한 제한에도 불구하고 많은 환자들에게 경피적 시스템은 강력한 마약성 진통제를 일정하게 지속적으로 투여할 수 있는 매우 유용한 방법이다. 또, 일반적으로 통증 치료 요구량이 하루하루 크게 변화되지 않고 의학적으로 안정된 상태의 환자들에게 매우 효과적이고 잘 견딜 수 있는 치료이다.

직장을 통한 투여 직장을 통한 마약성 진통제의 투여는 경구 통증 치료를 할 수 없는 환자에서 발생한 갑작스럽고 예상치 못한 통증에 특히 유용하다. 근육주사보다 바람직하고 효과적인 통증 완화를 얻을 수 있다. Tramadol, codeine, morphine, oxycodone, methadone은 모두 직장으로 투여가 가능하다. 이런 약들은 상업적으로 주문형으로 만들어진 좌약, 경구 장기 작용성 제형을 함유한 주문형 젤라틴 캡슐(예: MS Contin®), 또는 미세관장microenema으로 투여할 수 있는 엘릭시르(elixir, 30ml 미만)로 사용가능하다(Davis et al. 2002).

직장으로 투여된 서방형 morphine 제제는 경구투여만큼 효과적이고, 24시간 후 혈중 농도는 동일하거나 더 높다. 호스피스 간호사들은 서방형 정제를 삽입하기 전 비눗물을 이용한 관장을 통해 직장에 있는 변을 제거하는 것을 제안하였다. 그런 다음에 정제를 직장의 아래쪽에 위치시킨다. 종종 호스피스 약국에서는 환자가 이전에 투여받았던 oxycodone, methadone, morphine을 함유한 주문형 좌약을 준비할 수 있다.

직장에서의 정맥혈류는 간문맥이나 전신 순환으로 섞여 들어가게 된다. Morphine과 oxycodone은 간에서 광범위하게 대사되기 때문에 간문맥계를 피하는 것이 혈액 내 농도를 최대로 증가시키고 간에서 생성되는 활성 대사물인 M-6-G의 양을 최소로 만들 수 있다. 불행하게도 결장조루술 부위의 혈류는 간문맥으로만 흐르게 된다. 결장조루술 부위에 위치한 마약성 진통제는 직장 부위에 위치한 것보다 생체이용률이 절반 이하로 떨어진다.

서방형 morphine이나 oxycodone을 직장 부위에 위치시키는 것은 미국 FDA에서 인정된 방법은 아니지만 Morphine에 대해서는 많이 연구되어 있고 안전하며 효과적인 방법이다. 직장으로 서방형 morphine을 하루에 900mg 용량까지 사용되었다. 그렇지만 morphine을 결장조루술 부위로 투여하는 것은 추천되지 않는다.

정맥이나 피하 경로 　환자의 통증이 급격하게 증가하는 경우, 경피적 패치로 통증 조절이 되지 않는 경우, 삼키지 못하는 경우, 영양튜브를 가지고 있지 않은 경우, 또는 위장관 폐쇄가 있는 경우는 정맥이나 피하로 진통제를 투여하는 것이 필요하다. 마약성 진통제는 통증의 만성적인 부분에 대해서는 지속적인 투여로, 급성의 돌발성 통증에 대해서는 부하용량bolus을 투여하게 된다. Memorial Sloan-

가정에서 비경구적 마약성 진통제 치료를 위해 추천되는 지침들*

- 비경구적 통증 조절 치료는 비용이 들 수 있다. 다른 경로를 사용한 경우와 비용/이익을 따져 보아야 하고, 보험 적용 범위도 명확하게 알고 있어야 한다.
- 부적절하게 투여되는 경우 치명적일 수도 있다. 주입이 안전하게 이루어질 수 있는지 주의 깊게 판단할 필요가 있다. 집에 같이 있는 다른 사람이 있나? 주입을 관리하는 방법에 대해 환자나 보호자들이 배울 수 있는가? 만약 환자 혼자라면 환자를 어떻게 감시할 수 있는가?
- 우리가 적절한 약물 주입에 대한 지식을 가지고 있는가? 또는 책임 있게 일할 호스피스 의사가 있는가?
- 지역사회 호스피스와 가정간호 시스템이 24시간 간호팀을 포함하여 환자가 급히 자택 방문 요청을 하면 즉시 응할 수 있는 숙련된 인원이 있는가?

Kettering Cancer Center Supportive Care Program의 회원들은 집에서 환자가 비경구적 통증 조절 치료를 가능하게 지침을 만들었다.

정맥 경로 Morphine의 정맥투여는 빠른 작용과 용량 조절의 용이함을 장점으로 가지고 있다. 정맥투여는 종종 자가통증조절장치(Patient controlled analgesia, PCA)를 통해 이루어지기도 한다.

수술 후 환자들에게서 자가통증조절은 가장 친숙할 정도로 많이 사용된다. 환자들은 대개 지속적으로 morphine을 투여받지 않고, 환자 스스로 필요할 때 간단하게 부하용량을 투여한다. 컴퓨터 장치가 투여되는 약의 용량을 조절하고 환자가 자신에게 투여하는 약물의 주입 횟수를 조절한다. 기계는 얼마나 자주 환자가 약을 요구하고, 실제로 얼마나 투여받았는지도 기록된다. 예를 들어, 환자가 1시간 동안 주입 버튼을 12번을 눌렀으나 실제로 들어간 것은 단지 4번인 것이 컴퓨터로 기록이 될 수 있는데, 이는 15분마다 부하용량이 주입되게 장치가 조정이 되어 있기 때문이다. 또한 PCA 기계에는 전체 24시간 동안 주입된 morphine의 양도 기록된다.

---

* N. Coyle, N. Cherny, and R. Portenoy, Pharmacologic management of cancer pain, in *Cancer Pain Management*, 2nd ed., D. B. McGuire, C. H.Yarbro, B.R. Ferrell(eds.), Boston: Jones and Bartlett, 1995.

✻ 진료포인트 정맥 내 마약성 진통제의 장점

- 경구투여를 할 수 없는 중등도의 통증을 가진, 의학적으로 불안정한 환자에서 신속하고 단계적인 증량
- 극심한 통증의 빠른 완화를 위한 신속, 정확, 안전한 증량
- 자가통증조절장치(PCA)를 통한 통증 조절 옵션

PCA는 또한 암환자의 통증조절을 위해서도 사용된다. 심한 통증으로 입원한 환자에서 PCA를 이용한 약물의 정맥 투여는 빠르고 정확하게 적절한 용량에 도달할 수 있다. 만약 환자가 집에서 마약성 진통제를 복용하였다면, 집에서 복용한 것과 동등 진통용량의 마약성 진통제를 정맥으로 점적 투여하는 것으로 시작한다. 또한 매 10-15분마다 환자가 스스로 필요할 때 부하용량을 투여할 수 있게 한다. 한 시간 후 간호사는 PCA 기록을 확인하고 통증을 재평가한다. 이러한 정보를 이용해 8-12시간마다 부하용량을 증가시키고 지속적 투여 용량을 조절한다(이에 관한 것은 이 장 뒷부분에서 자세히 다룰 것이다). Morphine의 점적 속도는 환자의 통증이 감소할 때까지 증가시킨다. 필요한 마약성 진통제의 용량이 결정되고 만약 환자가 경구투여를 견딜 수 있다면 동등 진통용량의 서방형 경구 morphine이나 다른 경구용 마약성 진통제를 처방한다.

극심한 통증을 호소하는 환자에서 빠르게 적절한 마약성 진통제의 혈중 농도를 얻는 안전한 방법은 없다. 예를 들어, 마약성 진통제를 투여받지 않았던 사람이 상완신경얼기에 생긴 암으로 인해 심한 신경병증성 통증을 겪고 있다고 하자. 그런 환자는 종종 통증을 경감시키기 위해 시간당 10-12mg 이상의 morphine 투여를 요구할 것이다. 이것은 12시간마다 서방형 morphine 360-430mg을 경구투여하는 정도의 용량이다(표 5.5). 즉 10mg/hr×24hr=240mg IV/day=720mg p.o./day; 12mg/hr×4hr=288mg IV/day=864mg p.o./day가 된다. 정맥 경로를 이용하여 위에서 언급한 것처럼 조절을 할 경우, 36-48시간 내 시간당 10-12mg의 필요량에 도

달하게 될 것이다. 마약성 진통제를 투여받은 적이 없는 환자에서 경구 morphine을 단독 투여할 때, 매 12시간마다 360-430mg 정도의 용량에 도달하는 것이 마약성 진통제를 받은 적이 있었던 환자에 비해 더 오랜 기간이 걸린다.

정맥투여는 또한 경구투여가 불가능하고 의학적으로도 불안정한 경우에 선호된다. 앞서 말한 이유로 이러한 환자에서는 경피적 fentanyl 패치를 처방하지 않는다. 만약 환자가 경구투여로 통증조절이 잘 되는 상황에서 수술 때문에 금식을 해야 되는 환자라면, 경구 투여량과 동등 진통용량의 morphine 점적치료를 처방하고, 수술이 끝나면 가능한 빨리 경구투여로 돌아가게 한다.

드물게 경구투여를 견디지 못하고 경피적 fentanyl 패치에도 반응을 하지 않는 경우가 있다. 이러한 환자의 대부분에서 피하주입이 가능하지만, 일부 환자에서는 약물의 피하 투여 시 올 수 있는 독성과 요구되는 용량 때문에 지속적 정맥 투여를 필요로 한다.

만약 환자가 경구투여나 패치를 사용하였다면 이 장의 뒷부분에서 상세히 다룰 방법을 이용하면 간단하게 24시간 경구 투여용량을 정맥 투여량으로 전환하는 것이 가능하다(표 5.5). 이러한 환자의 대다수는 이미 정맥으로 약물을 투여할 수 있는 기구들(예: Catheter, port)이 설치되어 있다. 만약 그렇지 않다면 호스피스나 가정간호 간호사에게 말초 삽입형 중심정맥관(peripherally inserted central venous catheter, PICC)의 설치를 요구한다. 숙련된 이는 집에서 말초 삽입형 중심정맥관을 거치할 수 있고 도관은 그 환자의 남은 2-3개월의 삶 동안 유지된다. 일부 가정간호 기관에서는 거치된 것을 확인하기 위해 흉부 X선 사진을 촬영하기도 한다.

피하 경로　경구투여가 불가능하고 경피적 fentanyl 패치에 의해 통증이 감소되지 않는 일부 환자들에서 마약성 진통제의 피하투여는 효과적이다. 보행이 가능한 환자는 다양한 펌프 중 하나를 이용할 수 있는데, 대부분의 펌프는 만성 통증을 위한 지속적 투여와 갑작스런 돌발성 통증을 위한 부하용량 투여가 모두 가능하다. 항상 병원이나 호스피스 종양학 약사와 함께 환자에게 필요한 적절한 장치가 선택

됐는지 확인한다. 약사는 주입될 마약성 진통제를 제공하고 그것의 사용에 대해 환자에게 도움을 주게 된다.

Morphine과 hydromorphone(예: Dilaudid®)은 가장 흔히 투여되는 마약성 진통제다. 일반적으로 morphine은 자극적이지 않고 흡수가 잘 되고, 지속적인 정맥투여를 위해 사용되는 용량을 처방할 수 있다. Methadone의 피하투여는 환자에게 더 불편하고, 종종 국소반응을 초래한다.

말기암환자의 대부분은 단지 하루에 morphine 400-600mg의 동등 진통용량을 필요로 하는 반면에 약 10%에서는 2,000mg 이상을 요구하게 된다. 그렇지만 이렇게 많은 양이라도 피하투여가 가능하다. 어떤 Hydromorphone 제제는 ml당 10mg의 hydromorphone을 전달하고, 시간당 2-5ml를 피하로 주입하여도 잘 견딜 수 있다. 이 제제를 이용하면 시간당 30mg의 hydromorphone을 겨우 시간당 3ml의 용액과 함께 쉽게 투여할 수 있다. 이것은 시간당 200mg의 morphine, 즉 하루 4,800mg의 비경구적 morphine과 동등량이다. 만약 필요하다면 약사는 훨씬 더 농축된 용액으로 준비할 수 있다.

피하투여를 위해 27-gauge 나비 바늘이나 Silastic 바늘을 대개 전흉부나 복부의 피하로 주입한다. 이러한 부위는 피부자극을 최소화하기 위해 5-7일 정도마다 바꾼다. 많은 환자들과 보호자들이 스스로 바늘을 삽입할 수 있다. 국소적인 염증은 흔하지만 투여를 중단할 정도로 심한 경우는 드물다. 만일 문제가 발생하면 투여 용적이나 농도를 줄이기 위하여, 또는 약물에 포함된 보존제나 불순물에 의한 알레르기 반응을 피하기 위하여 다른 마약성 진통제로 바꾼다.

척수에서의 마약성 진통제(경막외, 지주막하)　　외인성의 마약성 진통제는 척수 내 이미 존재하는 천연 아편제제(예: enkephalins)를 위한 수용체와 결합하여 통증 완화를 가져온다. 내인성 아편제제를 포함하는 신경은 구심성 뉴런과 척수의 중간 뉴런 사이의 시냅스가 있는 척수의 동일한 부위에 존재한다. 외인성 마약성 진통제가 이 수용체에 결합하면 척수의 중간 뉴런이 신호전달을 하는 것을 방해하게 된다. 그 결과 피질이 통증 신호를 받지 못하므로 사람은 아픈 것을 모르게 된다. 이런 것들은 국소적으로 일어나기 때문에 경막외 마약성 진통제는 말초로 동일한 마약성 진통제를 투여할 때 요구량의 10분의 1만 사용해도 효과적이다. 지주막하로 마약성 진통제를 투여할 경우는 전신 용량의 100분의 1만 되어도 효과적이다. 척수 마약성 진통제는 전신 순환에 흡수되더라도 극히 적은 용량이기 때문에 이로 인한 부작용은 대개 매우 경미하다.

척수에 투여하는 마약성 진통제는 단독으로 투여하거나, 효과를 증가시키거나 부작용을 최소화하기 위해 국소마취제, 알파 아드레날린성 약제, baclofen을 병용하여 투여할 수 있다. 약물의 투여는 일시적인 경막외 도관이나 영구적인 경막외 또는 지주막하 도관을 통해 투여될 수 있다. 경막외자가통증조절(Patient-controlled epidural analgesia, PCEA) 장치는 일시적 또는 영구적 투여 모두에서 사용 가능하다. PCA를 통해 환자가 스스로 마약성 진통제의 부하용량을 전신적으로 투여할 수 있는 것처럼, PCEA도 역시 환자로 하여금 필요할 때 스스로, 추가적인 마약성 진통제나 마약성 진통제와 국소마취제 혼합물을 척수 내에 투여할 수 있다.

이식형 지주막하 약물투입장치Implantable Intrathecal Drug Delivery Systems IDDS와 숙련된 통증팀에 의해 전통적인 내과적 치료를 비교한 무작위 연구에서 매우 놀라

✻ 진료포인트 척수 마약성 진통제의 장점

- 말초신경의 손상으로 초래된 난치성 신경병증성 통증의 치료
- 마약성 진통제, 마취제, 알파 아드레날린성 약제(clonidine) 그리고 다른 약제들이 투여된다.
- 일시적인 주입이 다음의 경우에 사용할 수 있다.
  - 환자로 하여금 낮은 전신적 용량의 마약성 진통제에 대해 감수성을 다시 얻도록 하기 위해 사용한다.
  - 경막외 투여가 통증 조절에 효과적인가 아닌가를 결정하게 위해 시험적으로 투여할 수 있는데, 효과를 보이는 경우 영구적인 도관을 거치할 수 있다.
- 경막외 자가통증조절장치가 사용 가능하다.

운 결과가 나타났다(Smith et al. 2002, 2003). 이 연구에서는 전문적인 의료팀에 의한 치료에도 불구하고 일반적인 치료로는 만족스러운 통증 조절이 안 되어 하루에 적어도 200mg의 morphine을 경구투여받는 환자들과, 하루 200mg 이하의 morphine 경구투여로 통증 조절은 되지만 견디기 힘든 부작용이 발생한 환자 202명을 대상으로 하였다. 전통적인 치료가 효과가 없는 경우에는 IDDS를 적용하였다. IDDS를 이용해 치료를 받은 환자들이 전통적인 치료를 받은 환자보다 의미 있게 20% 이상의 통증감소를 보였고, 치료와 관련된 부작용도, 특히 피곤함과 진정에 있어, 적었다(38% : 58%). 이러한 차이점은 통증 조절에 있어 마약성 진통제의 요구량이 적기 때문으로 보인다. 하지만 더 예상하지 못했던 것은 IDDS를 받은 환자들이 더 오래 살았다는 것이다. IDDS를 시행한 환자들은 보다 더 의식이 명료했고, 덜 피곤해 했고, 통증을 덜 호소했으며 아마도 활동성도 증가했을 것이다. 이 모든 것들이 위의 결과에 기여한 것으로 보인다.

마취통증의학과 의사와 그의 동료들은 일시적이거나 영구적인 경막외 또는 지주막하 투입장치를 거치시키고 관리한다. 이러한 경로에 대한 일반적인 개요를 아래에 언급하였다. 사용된 기구, 삽입 기술, 도관의 관리에 대한 자세한 언급은 이 장의 끝에서 다룰 것이다.

적응증 전신적인 마약성 진통제에 반응하지 않는 신경병증성 통증을 가진 환자나, 적절한 보조제 사용에도 불구하고 참기 힘든 부작용이 발생할 정도로 고용량의 전신적인 마약성 진통제가 요구되는 경우에 척수 마약성 진통제가 유용하다.

경막외 마약성 진통제의 일시적인 주입이나 부하용량은 수술 후 통증 또는 분만통을 조절하는 데 가장 흔히 사용되고 있다. 일시적인 도관은 수술 전에 거치되고, 마약성 진통제 용액은 부하용량이나 지속적 주입 형태로 투여된다(예: Duramorph). 지속적 주입이나 부하용량을 통한 약물투여는 수일 동안 지속되고, 이후 도관은 제거된다. 일시적 마약성 진통제/국소적마취제 또는 마약성 진통제/알파 아드레날린성 약제(clonidine, 예: Duraclon) 주입은 낮은 농도의 전신적인 마

✻ 진료포인트 신경축성 약물 전달 장치

- 일시적(1-4주): 경피적 경막외 또는 지주막하 도관
  - 환자의 등에 테이프로 고정한다(진단적 투여를 위해).
  - 삽입 부위로부터 1-2inch 부위에 터널링을 한다(치료를 위해).
- 중간(1-2달)
  - 터널링을 하고 이식형 주입 장치에 부착한다.
- 영구적(수년): 이식형 경막외 또는 지주막하 도관
  - 완전 이식형 펌프에 연결한다.
  - 지주막하 주입을 위해 프로그래밍이 가능한 완전 이식형 펌프에 연결한다.

약성 진통제에 대한 민감도를 다시 얻도록 하기 위해 사용되기도 한다. 이러한 경우 전신적인 마약성 진통제를 완전히 중단하면 많은 환자에서 금단증상이 나타나기 때문에 약물을 완전히 중단하지 않는다. 금단증상을 예방하기 위해 0.1-0.3mg의 clonidine 패치를 사용할 수 있고, 전신적인 마약성 진통제 용량은 서서히 줄인다. 전신적 마약성 진통제 용량은 과거 용량의 50% 정도로 유지하고, 남은 50%는 경막외 마약성 진통제로 대체한다. 하루에 20%씩 전신 용량을 줄이고, 동등 진통 용량의 경막외 용량을 하루에 20%씩 늘린다. 일단 환자가 경막외 마약성 진통제만으로 편안해지면 경구투여로 약물 투여 경로를 바꾸어 볼 수 있다. 이러한 경우, 대개는 이전 전신적 투여량의 절반 정도로 적절한 통증 조절이 가능하다. 그러고 나서 일시적인 도관의 제거가 이루어질 수 있다. 결국 전신적 마약성 진통제 용량이 줄어도 충분히 통증 조절이 되고, 견딜 수 있을 정도로 부작용이 감소한다면 척수 마약성 진통제 주입은 성공적이다.

다른 환자에서, 예를 들어 재발된 직장결장암, 방광암, 부인과 종양들에 의해 양측에 심한 신경병증성 골반통이 있는 경우, 마약성 진통제가 경막외로 투여 될 때 통증 조절에 효과가 있는가를 결정하기 위해 일시적인 도관을 거치할 수 있다. 만약 적어도 50% 이상의 통증 완화를 보였다면 영구적인 경막외 Silastic 도관의 이식

을 고려할 수 있다.

이득이 된다고 생각되면 영구적인 도관을 거치하는데, 투여하는 장치에는 단순한 외부 기계적 주입장치에서 프로그램이 가능한 투여펌프를 가진 완전 이식형 약물전달 시스템까지 다양하다. 삽입형 주입장치는 비싼 비용 때문에 대개는 적어도 3개월 이상의 여명이 기대되는 환자에게 행해진다.

경막외 대 지주막하 도관의 거치 마취통증의학과 의사에 의해 영구적인 경막외 또는 지주막하 도관 설치가 시행된다. 영구적인 도관을 지주막하 부위에 설치할 때 이에 대한 결정은 임상의의 경험, 환자의 필요와 여명, 가정 간호팀의 전문성에 달려 있다. 영구적인 도관을 삽입하기 전에 포괄적인 수술 전 교육이 환자와 보호자에게 필요하다.

지주막하 도관은 경막외 도관에 비해 많은 장점을 지니고 있다. 지주막하 마약성 진통제는 좀더 빠르고 오래 작용한다. 게다가 경막외강에서 필요한 용량의 10분의 1 정도의 마약성 진통제만 필요할 뿐이다. 따라서 전신 부작용이 훨씬 적다. 이식된 펌프는 어떠한 보수 관리도 필요하지 않고, 한 달에 한 번 정도의 적은 빈도로 약물만 보충하면 된다.

경막외 도관은 자주 섬유화로 인해 도관이 막히기 때문에 6개월 이상 생존할 것

진료포인트 지주막하와 경막외 도관의 비교

지주막하 도관의 장점

- 소량의 약 용량
- 적은 전신 부작용
- 3-6개월 동안 사용해도 더 낮은 섬유화 빈도

지주막하 도관의 단점

- 뇌수막염 빈도의 증가
- 완전 삽입형 장치 비용

으로 기대하는 환자의 경우 지주막하 도관을 고려한다. 통증 조절에 필요한 경막외 주입 용적을 견딜 수 없는 경우도 또한 적응증이 되고 있다.

지주막하 도관은 유용할 수 있지만 또한 단점도 있다. 비록 지주막하 도관으로 척수액을 채취할 수 있지만 지주막하 도관의 감염은 쉽게 뇌수막염을 일으킨다. 그리고 지주막하 도관의 이식은 피하주입펌프를 가지고 있는 완전 이식형 주입장치가 필요한데 장치 가격만 2천만 원 이상이다.

척수 주입에 사용되는 약제들 Morphine이나 hydromorphone은 경막외 또는 지주막하 투여에 가장 흔히 사용되는 약제이다. 이들 약제는 지질 용해성이 적은 친수성 약제이므로 경막을 가로질러 척수로 확산되는 데는 꽤 오랜 시간이 걸린다. 그러나 뇌척수액에 흡수된 약제는 뇌척수액에 오랫동안 머무르고, 오랜 기간 동안 척수의 opioid 수용체에 결합한다. 확산과 뇌척수액의 흐름에 따라 다른 척수분절로 이동할 수 있기 때문에 도관의 위치를 반드시 병변 부위의 척수 분절에 직접 거치할 필요는 없다.

보다 더 지질 용해성 약제인 fentanyl과 sufentanil 또한 척수 내 주입에 사용된다. 이들 약제도 강력하게 척수에 작용하지만 지질 용해성이 커서 척수와 주변 혈관에 바로 흡수되어 다른 척수분절로 이동을 못하므로 효과적인 진통은 도관의 정확한 위치에 의존한다.

경막외 마약성 진통제의 용량은 하루 동안 환자에게 정맥으로 투여된 마약성 진통제의 용량에서 계산된다. 경막외 주입 용량은 24시간에 걸쳐 비경구적으로 투여된 마약성 진통제 용량의 약 10분의 1이 필요하다. 시간당 10mg의 morphine을 점적 투여받는 환자의 경우 경막외 주입 용량은 다음과 같이 계산한다.

비경구적 morphine 10mg/hr=비경구적 morphine 240mg/24hr

(240mg/24hr)/10=24mg: 24시간에 걸친 경막외 용량

(24mg/24hr)/10=2.4mg: 24시간에 걸친 지주막하 용량

Morphine은 지속적으로 투여된다(즉 경막외 투여는 1mg/hr, 지주막하 투여는 0.1mg/hr).

국소마취제(예: bupivacaine), 알파 아드레날린성 작용제(예: clonidine), baclofen(예: Lioresal®) 같은 약제들도 또한 척수로 투여될 수 있다. Bupivacaine과 clonidine은 단독 또는 마약성 진통제에 첨가하여 투여할 수 있는데, 마약성 진통제 단독으로 충분한 진통 효과를 얻지 못하는 경우에 통증 조절을 가능하게 하고, 통증 조절에 필요한 용량을 줄여 줌으로써 마약성 진통제에 의한 부작용을 최소화할 수 있다. Bupivacaine은 가장 흔히 사용되는 국소마취제이다. 지주막하 bupivacaine 투여는 하루 3mg으로 시작하고, 필요에 따라 단계적으로 증량한다. 드물게 0.125-0.150% bupivacaine에서도 감각 저하나 운동 마비가 올 수 있다. Baclofen은 신경병증성 통증과 경직을 경감시키는 데 매우 유용하고 경구투여와 비교할 때 부작용은 적다. 용량은 경구용량보다 100-1,000배 정도 적다. 더욱 드물게는 somatostatin, octreotide, calcitonin, ketamine, midazolam이 사용될 수 있다.

척수 내 마약성 진통제와 마취제의 부작용 마약성 진통제의 경험이 없는 환자들이

진료포인트 신경축 투여에서 약물과 도관에 관련된 합병증과 부작용

- 가려움증, 구역, 구토, 요저류는 전신성 마약성 진통제를 받는 환자에서는 드물다.
- 투여되는 용량에 따라 환자는 전형적인 마약성 진통제 관련 부작용이 생긴다.
- 국소마취제는 저혈압을 유도할 수 있다.
- 거치와 관련된 합병증으로 표층의 출혈(또는 매우 드물지만 혈종에 의한 척수나 마미의 압박), 복부 또는 복막 뒤 장기나 폐 천공, 신경근 손상, 장액종, 지주막하 도관을 받은 환자의 20%에 이르는 요추천자 후 두통.
- 도관의 이동, 찢어짐, 꼬임이 일어날 수 있으며 섬유화나 도관과 관련된 육아종에 의해 도관이 막힐 수 있다.
- 재충전이나 프로그래밍의 오류로 환자는 약제가 과소투여되거나 과다투여될 수 있다.
- 중추신경계 또는 피부의 감염이 일어날 수 있다.

수술 후 통증 경감을 위해 경막외로 마약성 진통제를 투여받을 때 가려움, 구역, 구토, 요저류, 변비, 드물게는 호흡저하가 나타날 수 있다. 하지만 대부분의 암환자에서 이러한 부작용은 극히 드물게 일어난다. 만약 부작용이 발생하면 naloxone을 (40μg을 부하용량으로 준 후 시간당 5μg/kg/hr의 속도로 지속적으로 투여한다) 소량으로 투여하여 진통은 유지하면서 부작용을 역전시킨다. 마약성 진통제 투여 경력이 없는 비암성 통증 환자들과 비교해서 암환자들은 대개 보다 많은 용량의 척수 마약성 진통제가 요구된다. 이러한 경우 많은 약물이 체순환에 흡수되어 진정효과를 보일 수 있다. 너무 높은 지주막하 용량은 근간대성 연축을 유발할 수 있다.

척수로 투여한 국소마취제의 부작용은 전신적인 흡수에 의할 뿐만 아니라 교감신경 차단에 기인한다. 도관의 위치상 약물 주입 초기에 저혈압이 올 수 있는 경우에는 대개 약물 투여를 시작할 때 동시에 정맥으로 수액을 준다. 동물 연구에서 bupivacaine은 경련, 마미증후군, 이상감각을 포함하는 전신적, 국소적 독성을 나타내었다. 하지만 임상 시험에서 용량에 따른 국소적 독성은 보이나 단백질에 강한 결합력을 가지고 있어 전신적 영향은 극히 적었다. 하루 25mg 이하의 bupivacaine에 의한 신경학적 부작용은 보고되지 않았다(Du Pen et al, 1992).

도관에 기인한 합병증 척수 주입의 가장 흔한 합병증은 기계를 체내에 이식하는 동안과 도관 그 자체에 의해서 발생한다. 영구적인 도관은 국소마취 후 삽입을 하게 되는데, 이식형 주입포트까지 피하로 터널을 만든다. 이식하는 동안 출혈이 표층에서 발생할 수 있고, 극히 드물게는 경막외강에서 출혈이 발생할 수 있는데 이것이 응급수술을 필요로 하는 경막외 혈종, 척수 또는 마미증후군을 일으킬 수 있다. 그 외 수술과 관련된 부작용으로 복벽, 후복막 내장 또는 폐를 터널링하는 바늘이 천공하는 경우나 바늘이나 도관 자체가 신경근이나 척수에 손상을 입히는 경우가 발생할 수 있다. 또한 피하 펌프 포켓 안에 장액종seromas이 생길 수 있지만 대개 특별한 치료는 필요하지 않다.

도관이 이동하거나 꼬이거나 찢어질 수도 있다. 또한 수개월간 거치되는 동안 경막외강에 섬유화를 유발해 경우에 따라 척수압박을 초래할 수 있다. 섬유화는 또한 약물의 이동을 방해해 그 효용성을 감소시킬 수 있다. 경우에 따라서는 도관을 재위치시켜야 할 수도 있다.

지주막하에 있는 도관에서는 섬유화는 문제가 되지 않는다. 하지만 도관과 연관된 육아종이 있을 수는 있다. 요추천자 후 두통은 경막내 도관을 가진 환자의 20%에서 발생하며 뇌척수액의 누출에 기인한다. 만약 두통이 지속되면 경막외 혈액봉합술이 필요하다.

다른 합병증 지속적 주입 펌프를 보충하거나 프로그래밍을 하는 데 있어 생긴 오류는 심각한, 심지어 목숨을 위협하는 합병증으로 이어질 수 있다. 마취통증의학과 의사는 오직 숙련된 사람들만이 이런 일을 수행할 수 있게 하고, 세심하게 그들을 감독하여 위험성을 최소화해야 한다. 만일 과다 투여를 일으킬 만한 오류가 발견되면 관찰을 위해 즉시 입원시키고 증상에 맞게 치료한다(예: 호흡저하는 naloxone, 경련은 항경련제로 치료). 치료 용량 이하의 과소 투여는 심한 통증의 재발을 가져온다.

오랜 기간의 사용으로, 발기부전(testosterone으로 가역될 수 있는), 무월경, 그리고 다른 내분비적 이상이 발생할 수 있다. 손과 발의 부종도 발생할 수 있는데 이는 이뇨제와 부종 부위 거상에 일부 반응한다.

감염은 가장 심각한 합병증이다. 이식된 경막외 도관은 8%의 감염 발생률을 가지는데, 감염은 대개 주입 포트 주변의 피부와 도관이 지나가는 피하조직에 국한된다. 만약 주입 포트와 도관이 즉각 제거되면 감염이 경막외 농양으로 이어지는 경우는 드물다.

절대 금기 특정한 의료적, 사회적 상황이 척수 마약성 진통제의 사용을 제한할 수 있다. 출혈성 경향과 활동성 패혈증을 가진 경우 도관을 거치시킬 수 없다. 당뇨와 면역결핍 환자에서 패혈증의 빈도가 높지만, 절대적인 금기사항은 아니다. 경막외로 전이된 종양은 뇌척수액의 폐쇄를 가져올 수 있지만, 도관을 폐쇄된 부위의 상방에 거치시킬 수 있다.

PCA 같은 지속적인 마약성 진통제 주입 치료와 마찬가지로, 비용과 유지에 관한 문제도 반드시 다루어져야 한다. 환자나 보호자가 도관을 잘 관리할 수 있는가? 기구와 가정간호서비스에 대한 비용을 지불할 능력이 있는지 또는 재정적 바탕이 확실한가? 의사들이 주입과 도관을 관리할 수 있는가?

척수 마약성 진통제를 받는 환자를 위한 간호 특별히 수련된 간호사와 마취통증의학과 의사는 척수 도관을 가진 입원환자와 외래환자를 치료하게 되는데, 그들은 환자의 보호자, 가정간호, 호스피스 단체와 함께 일하면서 환자와 보호자가 집에서 도관을 유지할 수 있게 한다.

대개 척수 내 약물 주입은 지속적으로 이루어지나 경우에 따라 부하용량이 투여될 수도 있다. 만일 부하용량을 주입하려면 간단한 포트를 (정맥주사를 위한 Port-a-cath처럼) 도관을 거치시킬 때 이식한다. 부하용량은 보다 적은 증량을 통해 적절한 진통 효과를 제공하므로 가격이 더 비싼 프로그래밍이 가능한 지속적 주입펌프가 선호되고 있다.

부하용량을 위해, 가족이나 특별히 수련된 간호사는 보존제가 없는 morphine을 하루에 2-4회 정도 피하 포트의 저장소에 주입한다. 만약 부하용량의 효과가 없어지고, 도관의 위치가 다시 변경된 후에도 통증이 조절되지 않는 경우에는 마약성 진통제 단독이나 마약성 진통제를 국소마취제(예: bupivacaine) 또는 알파 아드레날린성 약제(예: clonidine)와 함께 지속 주입한다. 프로그래밍이 가능한 펌프가 삽입되지 않았다면 주입은 특별하게 제작된 바늘을 가지고 피하 포트로 외부 주입펌프를 연결해서 이루어진다. 마약성 진통제만 투여받는 환자는 지속 주입과 더불어 PCEA를 이용하여 경막외로 부하용량을 투여할 수 있다. 주입 펌프는 2주마다 병원이나 가정간호간호사에 의해 보충된다. 다른 방법으로 고정된 유량의 이식형 펌프가 삽입될 수도 있다.

요약 척수 주입은 드물지만 그것을 필요로 하는 환자의 삶의 질을 현저히 향상시켰다. 전신적 치료에 견딜 수 없는 심한 흉부 통증, 양측의 하복부나 골반 통증을 가진 환자의 경우, 척수 마약성 진통제/국소마취제/±clonidine의 병용 투여로 하루하루 현저한 증상의 개선을 경험하는 것을 봐 왔다. 이러한 치료로 도움을 받을 수 있는 환자들을 마취통증 전문의나 신경외과 의사에게 의뢰하는 것을 주저해서는 안 된다.

마약성 진통제 부작용의 예방과 경감

많은 환자들에서 특히 노인 환자들의 경우 마약성 진통제가 통증을 완화시키는 데 충분하지 않다. 만일 마약성 진통제를 투여하고 있다면 75% 이상의 환자들에서 변비, 구역, 졸음 또는 착란이 생길 수 있다는 것을 고려해야 한다. 또한 미미한 것처럼 보이는 부작용일지라도 환자에게는 약이 자신에게 맞지 않는다고 생각할 수 있다.

천연 약물의 이용

부두 노동자였던 사무엘 씨도 그러한 환자였다. 그는 회음부 신경을 침범한 재발된 직장암으로 고통받고 있었다. 통증이 극도로 심했기에 가능한 빨리 조절하고자 입원시켰다. 정맥 내 morphine 주사 용량을 단계적으로 증가시킨 며칠 후 그는 통증 조절이 만족스럽다고 하였다. 따라서 지속적으로 분비되는 동일 용량의 경구제제로 바꾸게 되는데, 이 환자의 경우는 매 8시간마다 90mg morphine에 해당하는 경구 서방형 제제로 바꾼 후 퇴원시켰다. 1주 후 병원에 왔을 때 통증이 다시 심해져 있었고, 처방된 합성 하제인 lactulose syrup을 복용하기 싫어서 먹지 않았다고 했다. 이후 변비가 생겼고 이것이 마약성 진통제 때문이라는 것을 정확히 알고 마약성 진통제를 복용하지 않고 있었다. 그는 변비를 앓는 것보다는 통증이 있는 게 더 낫다고 말했다. 매일 배변하는 것이 그에게는 매우 중요했다. 이에, 천연 하제natural laxative의 유용함을 이야기했고, 환자에게 건강식품 가게에서 말린 senna를 구입하도록 했다. 이후 환자는 마약성 진통제 복용을 다시 시작했다. 마약성 진통제로 인한 다른 부작용들도 똑같이 문제가 될 수 있는데, 이들 부작용으로 인해 진통 효과를 내기 위한 충분한 양을 쓰지 못하게 할 수 있다. 구역, 진정, 악몽과 환각 같은 다양한 섬망 증상들도 적극적으로 치료해야 한다.

변비

변비는 마약성 진통제를 투여받는 거의 모든 사람들에게서 발생하는 가장 흔한 부작용으로 결장조루술colostomy을 받은 사람에게도 나타난다. 그러나 경험에 의하면 위전절제술을 받은 환자들이나 주로 액체성분의 음식물을 주입받는 위 또는 공장의 주입관을 갖고 있는 환자들은 예외에 속한다.

2단계의 마약성 진통제 치료를 받고 있는 환자들에서도 변비가 생긴다. 한 호스피스 연구(Bruera et al. 1994)에 의하면 마약성 진통제 치료를 받지 않는 환자의 40%, 2단계 마약성 진통제 치료를 받는 환자의 63%, 3단계 치료를 받고 있는 환자의 87%에서 하제가 필요했다. 불행히도 변비는 시간이 지나도 정도가 감소하지 않는 부작용이다. 장은 정상의 상태로 회복되지 않고 적응되지도 않는다. 마약성 진통제를 투여받고 있는 모든 환자에게 하제를 필요할 때마다 처방하지 말고 치료 시작부터 규칙적으로 처방할 것을 강력히 추천한다.

통증을 호소하는 암환자들에 있어서 많은 요인들이 변비를 유발한다. 마약성 진통제를 투여받지 않는 환자에서도 운동 부족, 개인적인 배변 장소의 부족, 음식물이나 수분 섭취의 부족, 고칼슘혈증이나 저칼륨혈증, 암의 복막 내 전이, 장 폐색, 척수와 마미, 그리고 비골 신경얼기의 손상 등으로 변비가 초래 될 수 있다. 이밖에 많은 약물들 즉 항 콜린성 약물, 칼슘이 포함된 제산제, 칼슘통로 차단제, 이뇨제, 삼환계 항우울제나 phenothiazine 같은 마약성 진통제의 보조제, 항구토제로 사용되는 세로토닌 대항제(예: granisetron)에 의해서도 변비가 생길 수 있다.

불행히도 마약성 진통제가 필요한 환자들에겐 일반적으로 마약성 진통제를 투여받지 않는 환자들에게 추천되는 생활양식의 변화와 약물들이 효과적이지 않은 것 같다. 수분 섭취의 증가, 운동량 증가, 섬유질 요법, Disodium disuccinyl docusate(예: Colace®)가 일반적으로 변비 환자들에게 효과가 있으나 마약성 진통제를 투여 중인 환자들에게는 크게 효과가 없다. 섬유질은 심지어 문제를 악화시킬 수 있다. 환자들이 필요한 양만큼의 물을 섭취하고 약간의 운동을 할 수 있다 하더라도 장내 통과시간이 느린 환자들에게 섬유질 치료의 효과는 감소한다. 그리고 환자들은 보통 헛배가 부르고 가득 찬 느낌을 받으며 이미 감소된 식욕을 더 악화시키게 된다.

기전 이러한 차이점은 장 운동에 대한 마약성 진통제의 효과에 달려 있다. 정상적으로 장은 오전 중에 더 자주 조화된 연동운동이 일어나 비워지게 된다. 비활동

✻ 진료포인트 마약성 진통제에 관련된 변비의 치료

- 2또는 3단계의 마약성 진통제 치료를 받고 있는 모든 환자들은 일시적이 아닌 규칙적인 예방적 하제 투여를 필요로 한다.
- 섬유질은 증가시키지 말아야 하고, 만일 환자가 헛배 부름을 호소하면 섬유질 섭취를 감소시킬 필요가 있다.
- 치료제로는 삼투압제제(예: lactulose, polyethylene glycol)나 근육층 신경얼기(myenteric plexus)를 자극하는 약물(예: senna)을 준다.
- 마약성 진통제 용량을 증량한 만큼 하제의 양도 증량한다.
- 하제 없이 마약성 진통제 치료를 받는 환자들에게서 설사나 요실금은 분변 매복을 암시한다.
- 마약성 진통제에 의한 장 증후군(opioid bowel syndrome)은 장 운동을 항진시키는 약물(예: metoclopramide)이나 경구용 마약성 진통제 대항제(예: naloxone, methylnaltrexone)에 반응한다.
- 만일 증후군이 장 운동을 항진시키는 약물에 반응하지 않아 마약성 진통제를 줄이는 경우 methylphenidate와 clonidine의 사용이 용량을 줄이는 동안에 생길 수 있는 금단증상을 줄여 줄 수 있다.

성 그 자체가 이와 같은 연동운동을 감소시키고 2-3일의 정상적인 대장 통과시간을 4-12일까지 증가시킬 수 있다. 이에 반해 마약성 진통제를 투여 중인 환자의 장은 근육성 연축상태가 되어 정상적인 연동운동을 할 수 없고 대장의 점막분비는 감소되며 장내 통과시간과 대변으로부터 수분이 재흡수되는 시간이 길어진다. 비록 장이 마약성 진통제에 대한 수용체를 갖고 있지만 이러한 효과들이 전적으로 국소적 수용체들에 의해 기인하는 것 같지는 않다. 비경구적 마약성 진통제 투여를 받는 환자들도 변비를 호소하고 경구에서 비경구로 변경하여 투여해도 변비가 완전히 제거되지 않기 때문이다. 게다가 마약성 진통제는 항문직장 괄약근의 긴장도를 증가시키나 감수성은 감소시킨다. 그 결과 적절하게 이완되지 못한다. 이 같은 부작용은 이미 괄약근의 감수성이 감소된 노인에게서 마약성 진통제 사용시 변비의 발생을 더욱 증가시킨다.

치료　　수많은 배변 요법들이 발표되었으나 어떠한 대조연구시험도 없다. 〈표 5.6〉은 변비를 예방하거나 치료 시 사용되는 약물과 그 작용기전, 추천 용량 및 투여빈도를 나타낸다.

Senna(예: Senokot®)와 bisacodyl(예: Dulcolax®) 같은 근육층 신경얼기를 자극하는 약물들, magnesium hydroxide(예: Milk of Magnesia), magnesium citrate, lactulose/sorbitol, 그리고 polyethylene glycol(예: Miralax®)과 같은 삼투압 제제가 가장 효과적인 약제들이다. Senna는 대개 2정씩 하루 2회부터 시작하고 필요하다면 3-4정씩 하루 2-3회까지 증량이 가능하다. Bisacodyl은 취침 전 2정 1회로 시작하고 필요하다면 아침에 반복할 수 있으며 2-3정씩 하루 2-3회까지 증량이 가능하다. Lactulose를 간성 뇌 병증 환자에서 사용할 경우에는 통상적으로 필요한 양보다 훨씬 적은 양을 준다. 취침 전 15-30ml가 효과적이나 필요하다면 매 6시간마다 60ml까지 증량할 수 있다. Polyethylene glycol은 하루에 한 번 4-8 oz 용액에 17g을 희석하여 시작한다. 물론 모든 자극제들은 장 폐쇄가 있는 경우 금기이다.

경험에 따르면 마약성 진통제를 투여 중인 환자에서 senna와 삼투성 제제(sor-

✻ **진료포인트** 하제 용량 증가

- 초기 요법
  - senna(예: Senokot+Colace 또는 Senokot-S)±취침 전 lactulose 또는 polyethylene glycol

    또는
  - 취침 전 bisacodyl±lactulose/polyethylene glycol
- 만약 효과 없다면,
  - 초기 약물의 용량을 단계적으로 확대시킨다[예: senna 3정 하루 2회 또는 3회+lactulose(30-60mg) 또는 polyethylene glycol(17-34g)].
- 만약 된변비(obstipation)라면
  - Magnesium hydroxide+mineral oil 또는 magnesium citrate

    또는
  - lactulose를 60ml씩 하루 4회까지 증가하거나 polyethylene glycol의 용량을증가시킨다.
- 만약 분변 매복이 되어 있다면,
  - 청소될 때까지 직장을 매끄럽게 만들고 분변 매복을 없애며 관장을 한다.
  - 적절하고 적극적인 예방 요법을 실시한다.

bitol, lactulose, 또는 polyethylene glycol)를 함께 처방하는 것이 매우 효과적이고 환자도 잘 견딘다. 저용량의 마약성 진통제(예: Tylox®, Percodan®, Percocoet®)를 처방했을 때에도 취침 전 하루 1-2정의 senna와 같은 하제를 처방하고, 환자에게 규칙적인 배변을 유지하기 위해 당일에 배변이 있다 하더라도 매일 하제를 복용해야 한다고 설명한다.

서방형 morphine이나 oxycodone, 경피적 fentanyl 같은 3단계 마약성 진통제를 복용하는 환자들에게 취침 전 필요한 양만큼의 삼투성 제제(식탁용 스푼으로 1-2번의 lactulose 또는 polyethylene glycol 12g)와 함께 분할 용량으로 senna를 12정까지 투여할 수 있다. 일반적으로 마약성 진통제를 많이 사용할수록 더 많은 양의 하제가 필요하다. 목표는 환자들이 하루나 이틀마다 한 번씩 부드러운 배변을 하는 것이다.

심한 변비의 경우에는, mineral oil(15-30ml)에 magnesium hydroxide(예: Milk of Magnesia)(30-60ml)를 첨가하여 하루에 1-2회 사용하거나, magnesium citrate (8oz), 또는 관장제를 사용할 수 있고, lactulose(30-60ml)나 polyethylene glycol 용량을 증가시켜 하루에 2-4회까지 사용할 수 있다. 그러나, 이 같은 제제들은 환자가 잘 견디지 못하고 보통 규칙적인 처방으로는 필요하지 않다. 하지 마비 환자에서는 보통 polyethylene glycol을 한잔씩 하루 2-3회 먹는 것이 효과적이다.

만약 환자가 입원해 있다면 담당의가 하제를 단지 환자의 필요에 따라(p.r.n) 처방하지 않게 주의를 기울여야 한다. 통증 환자들은 하제의 필요성을 알지 못하므로 일주일이나 그 이상 배변 운동이 일어나지 않을 때가 되어서야 문제를 알게 된다.

분변 매복 분변 매복은 환자들이 하제를 처방받지 못할 때 생길 수 있다. 의식이 혼미한 노인의 경우는 직장의 감수성이 감소되어 많은 양의 대변이 매복될 수 있기 때문에 이러한 문제에 있어 특히 민감하다. 환자나 환자 보호자가 분변 매복을 의식하지 못하면 진단이 어려울 수 있다. 분변 매복으로 인한 증상은 변비로 인한 증상보다는 대변 덩어리가 눌러서 생기는 증상들(요실금, 설사)을 주로 호소한다. 설사는 괄약근의 기능부전을 통해 분변 매복 주변 부위로 대변이 통과하여 생기게 된다.

분변 매복의 90%가 직장에서 일어나기 때문에 직장수지검사로 쉽게 진단될 수 있다. 직장을 꾸준히 유연제로 치료하고 손으로 직접 감압시킨 다음 식염수로 직장세척이나 관장을 한다. Glycerin 좌약이나 Mineral oil을 통한 관장이 분변 매복을 부드럽게 만들어 준다. 분변 매복이 제거된 후에는 앞에서 언급한 예방적 요법 중 하나를 실행한다.

마약성 진통제에 의한 장 증후군 환자들 중 극소수에서 소위 마약성 진통제에 의한 장 증후군이 생긴다. 분변 매복과 달리 이 증후군은 기계적이 아닌 기능적 장 폐쇄 때문에 발생한다. 이 증후군을 가진 환자들은 오심, 구토, 복부 팽만과 경한 복통을 경험한다. 이러한 경우 통증 치료를 위해 많은 용량의 마약성 진통제를 사용한다면 통증은 악화될 것이다. 기계적 장 폐쇄가 아니라면, 장 운동을 증진시키는 약물인 metoclopramide(예: Regan®)나 경구용 마약성 진통제 대항제로 치료할 수 있다. 경구용 naloxone(4mg, 2-3회)이 대개 효과적이며 드라마틱한 결과를 얻을 수 있다. 말초성 마약성 진통제 수용체 대항제인 methylnaltrexone은 1-2시간 안에 효과를 보이며 통증을 증가시키거나 금단현상을 일으키지 않는다(표 5.6). 경구 약제를 복용할 수 없는 경우 metoclopramide를 피하나 정맥으로 투여할 수 있다.

간혹 이 증후군은 마약성 진통제를 줄이거나 완전히 중단할 때까지 회복되지 않는다. 만약 마약성 진통제를 중단해야 하는 경우에는 정맥용 ketorolac을 고려해 볼 수 있다. 정맥으로 투여된 30mg ketorolac은 정맥으로 투여된 15mg morphine과 동등하며 6시간마다 투여할 수 있다. 마약성 진통제의 금단 현상을 방지해야 하는데, 금단 증상은 장기간 마약성 진통제 사용으로 인한 노르아드레날린성 신경의 활동성 증가가 부분적으로 관련되고 이 신경은 clonidine이나 lofexidine에 의해 차단될 수 있다. Clonidine은 heroin사용자들에게 4시간마다 경구로 0.1-0.2mg 정도의 용량으로 성공적으로 사용될 수 있고, 총 10일 정도 사용하게 되는데 3일 후부터 점차 용량을 감소시킨다. 암환자들에서는 하루에 0.1-0.2mg의 clonidine 패치가 사용될 수 있다. 만약 불면증이나 근육 경련 등이 나타나면 chlordiazepoxide가 추천된다. Lofexidine을 0.2mg에서 1.2mg까지 하루에 2회씩 사용할 수 있다(Kosten and O' Connor 2003).

오심/구토

오심/구토 또한 마약성 진통제의 매우 흔한 부작용이다. 만약 항구토제를 투여하지 않는다면 처음 경구로 codeine이나 morphine을 투여한 환자의 1/3-1/2에서 오심이나 구토가 생길 수 있다. 오심이나 구토가 발생한 환자들은 자신들이 마약성 진통제에 대한 알레르기가 있다고 오해할 수 있다. 만약 이런 부작용을 환자에게

✻ 진료포인트 마약성 진통제 복용 환자들에게 생긴 오심의 치료

- 다른 원인들을 제거한다(변비, 위염, 위궤양, 위 출구나 장 폐쇄, 고칼슘혈증, 저나트륨혈증, 간 또는 신부전, 중추신경계의 질환).
- 마약성 진통제의 투여 경험이 없는 환자에게 일시적인 오심에 대해 경고하거나 예방적 항 구토제를 처방한다.
- 통증을 없애기 위해 다른 치료(예: 방사선 요법)를 받은 후 오심이 생긴 환자에서 마약성 진통제 용량을 줄이는 것을 고려한다.
- 다른 종류의 마약성 진통제를 투여한다.
- 오심 및 구토를 가진 환자에게 신경이완제(neuroleptics)를 추가한다.
- 오심, 구토, 초기 포만감, 식후 더부룩함을 가진 환자에서는 장운동항진약물(예: metoclopramide)을 고려한다.
- 만약 운동에 의해 오심이 생긴 경우에는 항현기증 제제(예: meclizine)를 투여한다.

경고하지 않는다면, 비록 사용한 약제가 통증완화에 효과적이라도 약제 복용을 지속하도록 환자를 설득하지 못할 수 있다.

마약성 진통제 투여경험이 없는 환자에서 오심을 예방하기 위해서는 예방적으로 prochlorperazine(예: Compazine 10mg을 경구로 2-3회)의 투여를 고려한다. 만약 이를 초기에 처방하지 않았다면 환자나 가족들에게 오심/구토가 생기고 그것이 며칠간 지속될 수 있으며 prochlorperazine으로 증상을 완화시킬 수 있다고 알려준다. 어떤 환자들은 일주일 정도 치료가 필요하기도 하나 대부분의 경우 지속적인 마약성 진통제 치료에도 불구하고 7일 이상 오심을 경험하지 않는다.

만약 마약성 진통제를 복용하는 환자들이 치료 과정 중에 오심/구토가 생기면 다른 원인들이 배제되어야 한다. 암환자들에게서 흔한 오심의 다른 원인들은 항암치료, 방사선치료, 변비, 위염이나 위궤양 질환, 위 출구나 장 폐쇄, 고칼슘혈증, 저나트륨혈증, 간 또는 신부전, 중추신경계 질환을 포함한다. 만약 이런 원인들 중 하나에 의해 오심/구토가 발생한 것이라면, 원인이 제거되면 대개 오심/구토가 완화될 것이다. 예를 들어, 변비는 쉽게 치료할 수 있는 오심/구토의 원인이다.

만약 이러한 원인들이 없다면, 마약성 진통제를 복용하는 환자들에서 나중에 생기는 오심/구토는 환자들의 통증이 감소되고 있음과 진통제 용량을 줄여야 함을 나타내는 지표일 수 있다. 예를 들어, 통증성 골 전이로 방사선 치료를 받고 있는 환자는 적절한 방사선량이 주어질 때까지 통증을 조절하기 위해서 마약성 진통제 투여를 고려한다. 수주가 지난 후 전이통이 감소했음에도 불구하고 여전히 같은 양의 마약성 진통제를 투여받게 되면 결과적으로 오심/구토의 부작용이 생기게 된다. 이러한 경우 간단히 마약성 진통제의 용량을 줄인다. 이렇게 하면 오심/구토는 신속하게 사라지고 통증 완화는 여전히 만족스럽게 된다.

마약성 진통제로 치료받는 어떤 환자들은 증가된 통증에 대해 보다 더 고용량의 마약성 진통제를 사용할 경우 오심/구토가 생긴다. 이러한 경우 다른 종류의 마약성 진통제로 바꾸어 주면 증상이 사라지는 경우가 많다. 예를 들어, 환자가 morphine을 사용했다면 동등 진통용량의 hydromorphone(예: Dilaudid®)이나 fentanyl로 대치할 수 있다.

치료　만일 위에서 언급한 방법들이 효과적이지 않다면 오심/구토가 생긴 기전을 파악하고 그 문제를 해결하는 데 가장 효과적인 약물을 사용한다(표 5.7). 항암요법이나 방사선 요법에 의해 생긴 오심의 치료는 7장에 언급되어 있다.

구토 없이 오심만 있는 환자들은 마약성 진통제가 연수 내 화학수용체 유발영역(chemoreceptor trigger zone: 항암제로 인한 오심을 담당하는 뇌 영역)을 자극하기 때문에 고통을 받게 된다. 이때 haloperidol(8–12시간마다 경구 1–2mg 또는 8–12시간마다 비경구적 0.5–1mg), prochlorperazine(경구 10mg씩 하루 3–4회 또는 12시간마다 직장 내 25mg) 또는 olanzapine(Zyprexa®, Zydis®, 취침 전 또는 하루 2회 경구 2.5–5mg)과 같은 신경이완제가 도움이 될 수 있다.

지연된 위 배출 시간은 마약성 진통제를 투여받고 있는 환자들이 경험하는 오심과 구토, 조기 포만감이나 식후 헛배 부름 발생에 관여한다. Metoclopramide는 화학수용체 유발 영역을 차단하고 위 배출 시간을 단축시키는 두 가지 작용을 동시에 갖고 있어 이런 환자들에게 일차적으로 선택될 수 있는 약물이다.

Metoclopramide는 적은 용량(하루 2-4회 10-20mg씩 또는 정맥 내 1-3mg/hr)으로도 매우 효과적이다. 경구용량의 좌약이나 정제 또는 액상 타입의 약제를 직장 내에 투여할 수 있다. 이런 소량의 metoclopramide 투여로는 설사, 급성 근육긴장 이상반응acute dystonic reaction과 정좌불능증akathisia 같은 부작용은 드물다. 이와 같은 부작용은 항암요법으로 유도된 구토를 예방하기 위해 고용량의 metoclopramide를 투여받고 있는 환자들에서 훨씬 흔하게 보인다. 항암치료나 방사선 치료에 의해 생긴 오심/구토에 매우 효과적인 약물인 ondansetron은 마약성 진통제로 유도된 오심/구토에도(경구 4-8mg씩 하루 2-3회) 효과적일 수 있다. Corticosteroids는 항암치료로 생긴 구토에 효과적이지만 마약성 진통제로 인해 발생한 오심에 대해서는 연구된 바 없다.

마약성 진통제를 투여받는 환자에서 운동에 의한 현기증을 동반한 오심을 호소할 경우 scopolamine(경피적 첩포 또는 경구나 피하로 0.3mg씩 하루 3회)이나 meclizine(Bonine, Antivert, 경구 25mg씩 하루 3회) 같은 약물에 의해 도움을 받을 수 있다.

진정

진정은 마약성 진통제를 투여받는 환자들에게 투여 가능한 용량을 제한시키는 중요한 부작용이 될 수 있다. 통증 조절이 되지 않는데도 진정 때문에 마약성 진통제 용량을 올릴 수 없는 상황이 발생하는 것이다. 오심/구토와 마찬가지로 진정은 마약성 진통제로 처음 치료받을 때 가장 두드러지게 나타난다. 그러나, 같은 용량을 지속적으로 사용할 경우 내성이 생겨 수일 내에 증상이 감소한다. 환자들에게 서방형 마약성 진통제 치료를 시작한 첫 2주 동안은 운전하지 말라고 경고한다. 연구에 의하면 이 기간이 경과한 후에는 정신운동장애가 없어지고 환자들이 다시 운전하는 것이 안전하게 된다(Fishbain et al. 2003; Vainio et al. 1995).

✳ 진료포인트 진정을 최소화

- 마약성 진통제를 시작했거나 용량 증가 후 2주 동안은 운전을 피하라고 충고한다.
- 회복을 위한catch-up 수면을 과진정으로 착각하지 않는다.
- 기본적인 통증 조절을 위해 서방형 제제를 주고, 악화 시 속효성 약물을 투여한다.
- 가능하면 유발 인자를 제거한다(예: 의학적 원인이나 약물).
- 마약성 진통제 용량과 약제를 바꾼다.
- 정신흥분제(예: methylphenidate)를 추가한다.
- 마취통증 전문의에게 의뢰를 고려한다.

사실 광범위하고 구조적인 증거를 기초로 한 조사들에 의하면 장기간 마약성 진통제 치료를 받은 환자에서는 통상의 마약성 진통제 용량을 투여받은 직후조차도 정신운동능력의 장애가 없다는 중등도 내지 상당히 일관된 증거가 있다(Fishbain et al. 2003). 조사에 의하면 교통사고 또는 교통위반의 빈도가 높지 않았고 가상이나 실제의 도로운전 모의평가에 있어서도 장애는 없었다. 그러고, 인지기능 장애의 증거도 확정적이지 않다. 만일 지방의 규칙이나 주 법률로 금지되지 않았다면, 장기간 마약성 진통제를 안정된 용량으로 투여받는 환자들은 운전을 계속할 수 있도록 허용해야 한다. 그러나 만일 진정의 느낌을 받거나 술 또는 다른 진정제를 복용할 때, 위에서 언급했듯이 마약성 진통제 치료를 받은 첫 1–2주 동안 또는 마약성 진통제 용량을 증량했을 경우에는 운전을 하지 않도록 경고해야 한다.

일부 환자의 과도한 수면은 수면부족 환자에게서 통증 감소 시 나타나는 자연스러운 현상이다. 마약성 진통제 치료를 방금 시작한 환자는 흔히 병원을 방문하기 전 수일에서 수주간 지속되는 극심한 통증을 경험했었고 이 통증으로 상당한 양의 수면이 부족하게 된다. 그러므로 이러한 자연스러운 회복을 위한 수면을 과도한 진정으로 착각하지 않도록 주의한다. 처음 며칠간은 동량의 마약성 진통제를 주고 만일 환자가 심하게 졸림을 호소하면 용량을 감소한다.

속효성과 서방형 제제를 모두 처방하기 거의 모든 환자에서 진정을 최소화하기 위한 간단한 방법으로, 서방형 마약성 진통제(즉, methadone, 경피적 fen-tanyl, 서방형 morphine이나 oxycodone 제제)를 만족할 만한 치료 효과를 보이는 최소 용량을 사용한다. 서방형 약물은 환자의 통증이 변화할 때 유연성이 충분하지 않다. 그러므로 가장 좋은 방법은 대부분 시간 동안 만족스러운 통증 완화 효과를 줄 수 있는 서방형 약물과 함께 돌발성 통증 발생시 이를 조절할 수 있는 구제 용량의 속효성 제제를 처방하는 것이다.

기여 원인들　처음 수 주일 이상 진정이 계속된다면, 새로운 약제가 졸림을 유발하는 지 확인하기 위해 노력한다. 예상하지 못한 뇌색전이나 경막하혈종의 발생을 감별하기 위해 CT나 MRI를 시행하기 전에 고칼슘혈증과 저나트륨혈증 여부를 먼저 점검한다. 고혈당은 마약성 진통제의 진정 효과를 악화시킬 수 있는 요독증이나 간부전처럼 임상적으로 명확하게 진정을 일으킬 수 있다.

면역력이 감소한 환자라면 바이러스성 뇌염, toxoplamosis나 결핵, cryptococcus에 의한 수막염 같은 중추신경계 감염을 조사한다. 암성이나 림프종성 수막염은 대개는 진정보다는 두통이나 뇌신경 이상으로 나타난다.

만약 이런 상황들 중 어느 것에도 해당되지 않는다면 환자가 복용하는 다른 약들을 조사한다. 다수의 약들이 마약성 진통제의 진정을 더 강화시킬 수 있기 때문이다. Cimetidine, 항콜린성 제제, 알콜, 그리고 NSAID나 일부 ACE inhibitor같이 사구체 여과를 낮추는 약물들은 마약성 진통제 복용하는 환자들에서 졸림을 증가시킨다. 수면제가 가장 흔하게 관련이 있다.

Clonazepam(예: Klonopin®)이나 diazepam(예: Valium®) 같이 반감기가 긴 benzodiazpine 계통의 약물은 마약성 진통제를 복용하는 환자에게서 낮 동안 졸림을 유도할 수 있다. 낮 동안의 졸림을 최소하기 위해 반감기가 짧은 oxazepam(예: Serax®, 경구 15-30mg), lorazepam(예: Ativan®, 경구 1mg), temazepam(예: Restroril®, 경구 7.5-30mg), zolpidem(Ambien®, 경구 5-10mg)을 사용한다.

마약성 진통제의 용량이나 약물을 변경　만일 원인이 될 수 있는 요인을 제거해도 진정이 지속된다면, 서방형 마약성 진통제의 용량을 10-25% 줄이고 추가약물 사용을 감시한다. 만일 환자가 사용하는 추가약물의 용량이 더 이상 증가하지 않는다면 통증완화가 여전히 효과적이라고 판단할 수 있다.

대안으로 동등한 진통효과를 가진 다른 종류의 마약성 진통제로의 전환을 고려할 수 있다(그 방법은 이 장 후반에 논의). Morphine, hydromorphone, fentanyl과 기타 다른 마약성 진통제들 사이에 오심의 빈도가 다른 것처럼, 이들 약제 사이에 환자 개개인에게 진정을 일으키는 빈도도 또한 다르다. 따라서 단순히 다른 약제로 바꿈으로써 진정을 적게 유발하면서 같은 정도의 통증 완화를 얻을 수 있다.

정신흥분제 위에서 제시한 방법으로 성공하지 못하면 amphetamine 같은 정신흥분제를 추가한다. 효과적인 정신흥분제의 종류와 시작 용량은 〈표 5.8〉에 기술되었다. Amphetamines은 졸림을 감소시키고 기분을 좋게 한다. 부정맥, 섬망, 정신병이 있는 환자에선 금기이며 일부 환자에서는 투여 후 심혈관이나 정신과적 부작용을 견딜 수 없다. 부작용을 견딜 수 있다 하더라도 3-4주 후에는 통증 완화, 진정억제, 기분 전환의 효과를 얻기 위해 용량 증가가 필요할 수 있다.

그러나 몇몇의 환자들에서 정신흥분제는 아주 효과적이고 6개월 이상 효과가 지속될 수 있다. 나는 흔히 methylphenidate(예: Ritalin®)를 처방한다. 이는 도파민의 재흡수를 방지하여 시냅스에서 도파민농도를 증가시키고, 노르에피네프린의 재흡수에 영향을 미치며, 세로토닌 전달체와 결합하는 중추신경계 자극제이다. 속효성 제제는 복용 2시간 후 최고 효과를 나타내고 대략 6시간 효과가 지속된다. 서방형 제제는 4-7시간 후 최고 효과를 나타내고 8시간 지속된다. 마약성 진통제로 인한 졸림을 완화시키는 methylphenidate의 효과에 대한 광범위한 무작위대조시험은 없지만 인지장애를 가진 암(예: 뇌종양) 환자에 대한 여러 시험에서 이 약은 효과적이고 안전하다는 것이 증명되었다. 환자에서 속효성 methylphenidate를 2.5-5mg 하루 한 번으로 시작하고, 필요 시 정오에 추가할 수 있으며, 하루 체중당(kg) 1mg를 넘지 않는 용량까지 증량할 수 있다(Rozen et al. 2002). 비amphetamine성

정신흥분제인 modafinil(Provigil, 하루에 경구 100-400mg)은 기면증narcolepsy의 승인된 치료제다. 뇌종양이나 마약성 진통제로 인한 진정 환자에서 각성수준을 증가시킬 수 있다.

만일 환자가 결혼, 중요한 모임, 기념일 파티 등 특별한 일로 정신적인 기민함을 유지해야 한다면, 약 일주일 전에 정신흥분제를 복용하기 시작하여 마약성 진통제와 함께 용량을 조절하면 흔히 통증 완화와 정신적 기민함을 함께 얻을 수 있다.

마취통증 전문의 만일 위와 같은 모든 방법들이 효과 없고 환자가 심한 진정을 호소한다면, 마취통증 전문의에게 의뢰하는 것을 고려한다. 이는 이 장의 다른 부분에서 논의된다.

섬망

섬망은 환자나 보호자 모두를 크게 놀라게 하는 부작용일 수 있다. 처음에는 악몽처럼 단순할 수 있지만 점차 환각과 심지어 명확한 정신병으로 진행할 수 있다.

4장에서 기술한 것처럼 섬망에는 초조, 환각, 편집증적 사고, 인지 및 생각의 장애, 망상, 불안정한 기분과 소위 정신운동 행동이라 불리는 예를 들어 침대 시트를 조금씩 씹는 행위 등의 공통된 증상이 나타난다.

✻ 진료포인트 섬망의 관리(1부)

- 마약성 진통제 약제를 바꾸거나 용량을 감소한다.
- 섬망에 기여하는 의학적 조건을 평가한다(예: 뇌병변, 저산소증, 전해질 이상, 영양 결핍, 감염, 신장 또는 간기능 장애).
- 유발 약제를 중단한다(예: acyclovir, amphotericin B, 항콜린성 제제나 항콜린성 부작용을 가진 약물, 항구토제, 정신흥분제, 단기 작용하는 benzodiazepines, steroid).
- 최근 항암제 처방을 조사한다(asparaginase, bleomycin, carmustine, cisplatin, cytosine arabinoside, etoposide, 5-fluorouracil, hexylmethylmelamine, ifosfamide, interferon, interleukin-2, methotrexate(고용량), procarbazine, vinblastine, vincristine).

어떤 환자는 투여되는 마약성 진통제 용량을 낮추는 것으로 진통효과의 감소 없이 그 문제를 해결할 수 있다. 반면 다른 환자에서는 투여되는 마약성 진통제를 다른 약제로 바꿀 필요가 있다. 습관적으로 마약성 진통제를 복용하는 환자에게 악몽을 경험했는지 물어보고 만일 그렇다면 다른 마약성 진통제로 바꾸곤 한다. 마약성 진통제가 섬망을 일으키는 원인은 밝혀지지 않았지만 마약성 진통제 단독으로 심한 섬망을 주는 일은 드물다. 기여인자로는 구조적인 뇌 병변, 저산소증, 신부전이나 간부전 같은 대사 이상, 전해질 이상, 비타민B 같은 영양 결핍, 감염과 약물들이 있다.

약물에 의한 섬망 　마약성 진통제와 정신흥분제 이외의 약물도 섬망을 일으킬 수 있다. Corticosteriods는 투여 직후 또는 수주 내지 수개월 후에도 섬망을 초래할 수 있다. 특히 lorazepam(Ativan) 같은 benzodiazepine도 역설적으로 극심한 초조나 섬망을 일으킬 수 있다.

항콜린성제제〔H_2-차단제(예: cimetidine)와 삼환계 항우울제〕는 특히 항콜린성 부작용이 있는 약물들〔diphenhydramine(예: Benadryl®)이나 hydroxyzine(예: Atarax®, Vistaril®)〕과 함께 투여됐을 때 '콜린성 위기cholinergic crisis'를 일으킬 수 있는데 이는 고열과 섬망을 동반하는 치명적인 증후군이다.

섬망 원인의 확인

어떤 약제들의 조합은 전이성 췌장암환자인 마르티네스 씨에서 섬망을 유발했다. 가족이 혈액종양 의사인 그리리프 씨에게 처방된 진통제 때문에 환자가 이상해졌다고 불평했다. 가족은 투약의 중단을 원했다. 환자가 지난 일주일 동안 간헐적으로 혼미해지고 초조해진다고 가족들이 이야기했다. 환자는 가끔씩 환각이 나타나고, 가족들이 자기를 이해하지 못한다고 비난했다. 마르티네스 씨의 통증은 비록 하루 두 번 추가용량으로 hydromorphone이 필요하긴 해도 Durogesic®(경피적 fentanyl) 패치 100μg/hr로 여전히 잘 조절되는 상태였다.

닥터 그리리프는 마르티네스 씨를 진찰하고 섬망이 진행되고 있다고 생각했다. 그녀는 가족의 말대로 fentanyl과 hydromorphone이 섬망을 유발할 수 있다는 것을 동의했으나, 마르티네스 씨의 통증 조절을 위해서 특정 유형의 마약성 진통제가 필요하다고 생각했다. 그녀는 나에게 안전하게 처방할 수 있는 몇 가지 약제를 추천해 달라고 하였고 정신과 의사인 닥터 블레어와 접촉하여 관찰과 치료를 위해 입원시켰다.

닥터 그린리프는 많은 췌장암환자처럼 마르티네스 씨도 우울증이 발생했고, amitriptyline을 복용하기 전 4개월 동안 우울증이 지속되었다고 말했다. Amitriptyline 치료에 대한 반응이 좋아서 그의 기분은 좋아졌고 매우 즐겁게 지냈다. 2주 전에 닥터 그린리프는 위염과 담도 폐쇄로 인한 심한 가려움증 때문에 cimetidine과 hydroxyzin을 추가했다. 환자 가족들에 따르면 마르티네스 씨가 처방된 약물의 대부분을 먹었고 행동의 변화가 있기 일주일 전 가려움증이 악화되어 Hydroxyzine을 두 배로 증량해서 복용했다고 한다.

마약성 진통제가 마르티네스 씨에서 섬망을 일으켰을 가능성은 있으나, 닥터 블레어와 나 모두는 amitriptyline, cimetidine, 그리고 용량이 증가된 Hydroxyzin의 병합 사용이 콜린성 위기를 초래했고, 이로 인해 섬망이 발생했을 가능성이 보다 크다고 생각했다. 우리의 권유대로 닥터 그린리프는 섬망을 유발할 가능성이 있는 모든 약물을 끊고, Durogesic 패치도 제거하였다. 진통을 위해서 다른 마약성 진통제인 정맥 내 morphine으로 대체하였다. 닥터 블레어는 마르티네스 씨의 초조함과 정신활동 장애를 조절하기 위해서 haloperidol과 lorazepam을 추천했다. 10일 후 마르티네스 씨의 의식 상태는 크게 호전되어 더 이상 lorazepam이나 haloperidol이 필요하지 않았다. 저자는 fentanyl과 hydromorphine이 섬망을 유발하지 않는다고 완전히 확신할 수는 없었기 때문에 닥터 그린리프에게 통증 조절을 위해서 서방형의 경구용 morphine과 함께 추가적으로 속효성의 경구용 morphine 사용을 추천했다. 닥터 블레어와 나는 섬망이 콜린성 위기 때문이라고 생각했기 때문에 cimetidine과 hydroxyzine 대신 각각 omeprazole과 cholestyramine으로 바꾸도록 권유했다. 그러나 amitriptyline과 마약성 진통제만을 투여했을 때에는 섬망이 생기지 않았고, amitriptyline이 환자 치료에 상당한 도움을 주었기 때문에 우리는 amitriptyline을 안전하게 다시 사용할 수 있을 것으로 생각하였다.

우리는 마르티네스 씨와 가족들에게 섬망이 생기게 된 이유와 amitriptyline과 마약성 진통제를 계속 투여하는 것이 안전한 이유에 대해 설명했다. 우리는 이러한 요법으로 그가 2개월 후 사망하기 전까지 콜린성 위기의 재발 없이 효과적으로 증상 조절을 할 수 있었다.

치료 항상 정신과 의사에게 섬망에 대해 문의하고 환자의 상태가 허락될 때 기저원인에 대한 치료를 시작한다. 그러나 다행히 섬망의 원인을 알 수 없더라도 섬망이 처음 발병한 사람들 중 50%는 회복된다(표 5.9) 그 다음에 생긴 발병은 단지 25%에서 회복된다(Lawlor et al. 2000). 유명한 호스피스 의사, 교육자, 그리고 학자인 Dr. Edurado Bruera는 자신의 말기 암환자들의 50%에서 섬망의 원인을 알 수 없었다고 하였다. 원인은 밝혀내지 못하였으나 그와 동료들은 다음과 같은 방법들이 간단하지만 효과적이라는 것을 확인하였다. 환자의 불안을 줄이고 환자의 지남력에 도움이 되도록 간호사, 친구나 가족이 환자 곁에 있게 하는 것, 환자에게 친숙한 방으로 옮겨 주는 것, 주위에 불을 켜 두는 것, 좋아하고 익숙한 물건과 함께 환자의 시야에 시계나 달력을 두는 것 등이 그 예들이다(Ingham and Caraceni 2002).

✻ **진료포인트** 섬망의 관리(2부)

- 섬망이 있는 모든 환자는 정신과적 자문을 구한다.
- 가능하면 기저원인을 교정하는 치료를 시작한다.
- 환자에게 익숙한 주변(사람, 물건, 소리)을 만든다.
- 환자에게 자주 위치, 날짜, 시간을 재교육시킨다.
- 정맥으로 매 6시간마다 haloperidol 0.5-1mg 또는 경구로 1-2mg 투여하고, 필요시 2시간마다 1-2mg을 환자의 초조가 끝날 때까지 또는 24시간 동안 20mg까지 투여할 수 있다.
- 경구복용이 가능한 불응성 환자들에게는 경구 olanzapine 2.5-5mg을 하루 2회 투여하고, 필요시 2.5mg을 4시간마다 투여할 수 있다.
- 매우 흥분한 환자는 lorazepam(0.5-1mg) 투여를 고려한다.

만일 이런 방법들이 효과가 없다면 약물치료가 효과적으로 사용될 수 있다.

Haloperidol(Haldol®, 경구 6시간마다 1-2mg씩, 그리고 필요시 2시간마다 24시간 동안 20mg을 넘지 않게 함)은 환자의 초조함을 감소시키고 감각을 분명하게 하며 명료하게 생각하는 능력을 개선시킨다. 만일 환자가 haloperidol에 효과가 없고 경구용 약물을 복용할 수 있다면 olanzapine(Zyprexa®, Zydius®, 경구 2.5-5mg씩 하루 2회 함께 필요시 4시간마다 경구로 2.5mg)을 투여할 수 있다. 만일 섬망의 원인이 steroid나 마약성 진통제, 그리고 대사장애(예: 고칼슘혈증)라면 아직 촉발인자가 남아 있더라도 이 치료에 잘 반응할 것이다.

비경구적 치료가 필요한 환자는 chlorpromazine(예: Thorazine®, 25-100mg 정주 또는 직장 내 하루 2-4회)이 효과적이나 butyrophenone인 haloperidol이 진정작용이 덜하고 항콜린성 및 심혈관계 부작용의 빈도가 낮다. 환자의 체구에 따라 정맥 내 haloperidol 0.5-1mg으로 시작한다. 비경구 용량은 경구 용량보다 약 2배 더 강력하다. 항정신병약물 악성 증후군(neuroleptic malignant syndrome, NMS)의 발생을 피하기 위해 나는 24시간 동안 20mg을 초과하지 않는다. 과량을 투여받아 항정신병약물 악성 증후군이 생긴 환자는 경직되고 고열, 뇌병증, 그리고 맥박과 혈압의 심한 동요를 나타내며, 그로 인해 사망할 수 있다.

환자의 흥분이 해소되거나, 환자가 잠들거나, 최대용량에 도달할 때까지 haloperidol을 6시간마다 반복 투여하고 필요시 2시간마다 추가 용량을 준다. 효과를 보이는 용량에서 하루 4회씩 수일 동안 지속적으로 투여하고, 견딜 수 있으면 수주에 걸쳐 서서히 약을 중단한다. 환자의 의식상태는 수일 내에 정상으로 돌아오지 않을 수 있으나 환자의 초조와 공포는 보통 1-2일 내에 해소된다.

흥분성 섬망을 경험하는 환자는 haloperidol에 lorazepam을 첨가하면 섬망을 더 빨리 조절할 수 있다. 경구, 직장, 비경구로 lorazepam(예: Ativan®)을 1-2시간마다 0.5-1mg 사용한다. 이 방법은 환자가 간이나 신장에 장애가 있을 때에도 사용 가능하고 상대적으로 저렴하며, 비경구로 직장으로 투여할 경우 생체 이용률이 80%이다. 비경구적인 Diazepam(Valium®)제제는 직장에서 흡수가 잘 된다. 그러나, 불행히도 보고된 바에 따르면 직장으로 diazepam을 투여받은 경험이 있는 환자들 중 절반 이상에서 15분까지 지속되는 직장의 작열감을 호소했다(Warren 1996). Clonazepam은 정상 성인의 직장에서 빠르게 흡수되는 것으로 나타났고 또한 환자의 초조함을 치료할 수 있는 것으로 여겨진다. 죽어 가는 섬망 환자의 치료는 8장에 언급되어 있다. 가정 호스피스팀은 환자가 사는 동안 환자와 가족들이 평온을 찾도록 도움을 주는 투약을 할 수 있다.

호흡 억제

호흡 억제는 통증의 정도에 따라 용량을 적정하고, 신 기능과 간 기능이 안정적인 한 암성 통증의 치료로 마약성 진통제를 투여할 때는 매우 드문 부작용이다(Legrand et al. 2004). 마약성 진통제는 이산화탄소에 대한 뇌의 감수성을 감소시키고, 이것은 임상적으로 중요하지 않을 정도의 저환기와 관련이 있다.

가끔은 환자의 호흡 억제가 마약성 진통제 때문인지 다른 원인으로부터 기인한 것인지 결정하기가 어렵다. 만일 마약성 진통제가 원인이라면 환자는 혼미하거나 졸린 상태일 것이다. 왜냐하면 마약성 진통제로 인한 호흡 억제는 중추신경계를 전체적으로 억제하기 때문이다. 만일 환자가 불안하거나 초조해 한다면 마약성 진

진료포인트 마약성 진통제와 관련된 호흡 억제의 관리

- 흥분된 환자에게 보이는 호흡억제는 마약성 진통제가 원인은 아닐 것이다.
- 호흡 억제는 신장이나 간 기능의 악화, 갑상선기능저하증, 장폐색이나 폐혈증으로 인한 약물의 저류를 의미한다.
- 장에 남아 있는 마약성 진통제를 다 없애고 마약성 진통제를 포함한 피부 첩포를 제거한다.
- 만일 호흡수가 위험할 정도로 낮다면 호흡수가 안전한 정도로 될 때까지 희석된 Naloxone을 주입한다. 환자가 각성되거나 마약성 진통제의 금단증상을 유도할 정도로 많은 양을 주지 않는다.

통제 이외의 다른 이유들로 인해 호흡 억제가 일어나는 것이다.

때때로, 환자들은 마약성 진통제의 억제효과에 더 민감하게 반응하는 내과적 기저질환을 가지고 있다. 갑상선기능저하증이나 폐쇄성 폐질환을 가진 환자들은 이산화탄소가 정체되는 부류에 속한다. 관상동맥질환과 협심증을 가진 갑상선기능저하증 환자들은 특별히 문제가 될 수 있다. 이들은 응급실에서 통증을 조절하기 위해 투여한 morphine 1-2mg으로도 호흡정지가 유발될 수 있기 때문이다. 나는 만성 폐쇄성폐질환에서 매우 낮은 용량(예: morphine 0.25mg/hr)으로 시작해, 아주 천천히 용량을 증가시키며, 주의 깊게 감시하면 마약성 진통제를 안전하게 처방할 수 있음을 알았다.

서방형 제제를 투여받는 환자들은 마약성 진통제 대사의 갑작스런 변화(예: 급성 신부전 또는 간부전)나 많은 흡수(예: 장 폐쇄) 때문에 호흡억제가 생길 수 있다. 경피적 fentanyl 첩포를 사용하는 환자들은 열(피부 저장소로부터 약물의 흡수가 증가)이 있거나, 감염(산증은 약물의 자유형을 증가시킴)이 있다면 독성이 발생할 수 있다.

어떤 경우 마약성 진통제에 의존하여 통증을 조절하지만 동시에 중추신경계와 호흡억제를 가진 환자를 돌볼 수 있다. 이때 마약성 진통제의 효과를 완전하게 되돌리려 희석되지 않은 naloxone을 점적하고 싶은 유혹을 이겨 내는 것이 매우 중요하다. 만일 희석되지 않은 naloxone을 투여한다면 심한 금단증후군을 촉진시키고 환자는 극심한 통증으로 인해 깨어나게 되어 마약성 진통제를 다시 투여하더라도 통증을 조절하기 어려울 것이다.

만약에 환자가 정상적으로 호흡을 하지만 깨어나지 않는다면 간단히 추가적인 마약성 진통제를 중단하는 것으로 충분하다. 만약 심각한 호흡억제가 일어나면 희석시킨 naloxone 용액의 투여가 필요할 수 있다. 저용량의 naloxone 투여는 환자가 금단증상 없이 정상적인 호흡을 재개하고 서서히 각성하도록 할 수 있다.

희석된 naloxone은 천천히 정맥으로 주사할 수 있거나 지속적으로 주입할 수 있다. 호흡수 10–12회/분인 환자가 약간 과진정되어 있고, 신장과 간 기능 및 장기능이 빠르게 정상화될 수 있다면 저자는 다음과 같은 것을 제안한다. Naloxone 0.4mg을 포함한 1ml를 생리식염수에 희석하여 10ml를 만든 다음, 정상적인 호흡수를 유지할 수 있으나 환자를 각성시키지 않을 정도로 필요한 만큼의 naloxone 지속 주입을 시작하고 필요하다면 용량을 반복할 수 있다.

마약성 진통제의 혈중 농도가 오랜 기간 동안 증가되어 있을 환자들에서는 일단 naloxone의 정맥 내 주입을 시작하고, 환자가 갑작스럽게 깨어나지 않지만 정상적인 호흡수는 유지되도록 주입 속도를 조절하는 것을 제안한다. 경피적 fentanyl 패치의 fentanyl로부터 독성이 발생하거나, 서방형 morphine이나 oxycondone을 복용하고 있는 환자가 간부전이나 신부전 또는 장마비가 생긴 경우 naloxone 점적 주입이 필요할 수 있다.

필요할 경우 Naloxone의 점적 주입 외에 추가적인 마약성 진통제의 흡수를 차단하는 방법을 세우는 것도 중요하다. 하제, 경구 또는 정맥 내 장운동 항진약물(예: metoclopramide), 관장제 등이 위장관 내 존재하는 서방형 마약성 진통제를 제거하는 데 도움이 될 수 있다. 경피적 fentanyl 패치는 제거한 후에도 fentanyl이 12시간에서 24시간 동안 피부 저장소로부터 흡수되므로 이를 고려한다. 환자가 각성하기 시작하면 잔존하는 마약성 진통제의 혈중 농도 레벨을 고려하여 점차적으로 naloxone 주입을 줄인다. 이러한 신중한 조치로 환자들은 안전하게 금단증상 없이 각성할 것이다. 통증이 재발하면 적절한 마약성 진통제로 치료를 재개할 수 있다.

기타 부작용들

간대성 근경련(myoclonic jerking, multifocal myoclonus)은 마약성 진통제로 유도된 신경독성이다. 모든 고용량의 마약성 진통제를 투여받는 환자에서 볼 수 있으나 반복적으로 자주 치료용량의 meperidine을 사용하는 경우 가장 흔하게 발생한다. 제일 초기 단계에서 환자들은 단지 잠들 때 간대성 근경련을 경험하게 한다. 마약성 진통제 양이 증가함에 따라 가족이나 환자 자신이 근수축이나 불수의적 운동이 있다고 말한다. 이런 수축은 원래 통증이 있던 사지를 더욱 불편하게 할 정도로 심하다. 신기능 부전이나 탈수가 있는 환자에서 중등도 내지 고농도의 마약성 진통제 투여 시 간대성 근경련이 생길 수 있는데 이는 마약성 진통제와 그 대사산물 농도의 상승과 관련이 있다.

다른 종류의 마약성 진통제로 바꾸는 것이 종종 문제를 개선시킬 수 있다. 만일 간대성 근경련이 지속되나 환자가 마약성 진통제의 교체를 원하지 않는다면 baclofen이나 dantrolene을 사용하여 수축을 줄일 수 있다. 심한 근경련이 있거나 마약성 진통제를 바꾸려고 노력하기엔 임종이 너무 가까운 환자에서는 clonazepam, lorazepam, midazolam 등의 benzodiazephine이 보통 필요하다. 드물게 benzodiazephine에 저항을 보이거나 투여 후 초조한 상태가 증가되는 일이 있다. 이런 환자에게는 보통 pentobarbital 같은 barbiturate 주입을 시도한다. 8장에서 midazolam과 pentobarbital을 사용하는 방법을 기술하였다.

마약성 진통제로 인한 요저류 역시 괴로운 부작용이다. 고령 환자나 방광 배출구가 폐쇄된 환자에서 특히 그렇다. 항콜린성 부작용이 있는 모든 약물을 끊는 것이 대개는 효과적이지만 어떤 경우에는 출구폐색 증상을 없애기 위해 finasteride(예: Proscar, 경구 하루에 5mg)가 필요하거나 마약성 진통제에 의해 자극된 방광 근육을 이완시키기 위해 bethanechol(예: Urecholine®, 경구 10mg씩 하루 3회, 최대 용량 50mg씩 하루 3회)이 필요할 수도 있다.

가려움증은 이전에 마약성 진통제를 투여한 적이 없는 환자에서 경막외 또는 척수강 내로 마약성 진통제를 투여할 때 가장 흔히 발생하고, 척수 마약성 진통제 수용체의 활성화나 비만세포에서 히스타민의 유리, 가려움과 관련된 신경의 탈억제 반응 때문에 생긴다(McNicol et al. 2003). 가려움증은 마약성 진통제를 바꾸면 호전되나, ondansetron(정맥이나 경구 4mg), paroxetine(Paxil)(경구 10-20mg)

(Zylicz et al. 1998), nalmefen(정맥 내 10-25μg) 또는 nalbuphine(정맥 내 1-5mg)의 첨가가 필요할 수 있다(Hough et al. 2003).

요약

변비, 오심, 진정, 섬망, 호흡 억제, 간대성 근경련, 요 저류, 그리고 가려움증은 흔히 예방할 수 있는 치료 가능한 부작용이다. 이런 부작용은 만족할 만한 진통 효과를 위해 충분한 용량의 마약성 진통제를 투여할 수 없게 만든다. 합병증이 동반된 통증 증후군 환자에서 부작용을 예방하거나 치료하기 위해서는, 치료 약제를 처방하고 견딜 만한 부작용과 함께 만족할만한 진통 효과를 가진 마약성 진통제를 찾기 위해 2-3종류의 마약성 진통제를 시도할 필요도 있다. 이런 과정을 통해 일어날 수 있는 문제점을 극복하거나 개선시킬 수 있고 환자들을 보다 더 편안하게 할 수 있다.

보조 진통제 치료

보조 진통제는 주로 다른 적응증에 사용되는 약제지만 또한 통증을 경감시킬 수 있다. 특히 척수압박(표 5.10, 5.11)이나 골성 통증(표 5.12) 같은 신경병증성 통증에 유용하다. 이번 섹션에서는 신경병증성 통증을 치료하기 위해 steroid, 항경련제, 항정신약물 등 다양한 보조적 진통제가 어떻게 사용되는지 기술하고자 한다. 그리고, 골성통증에 유용한 약제들과 신경이완제, 근육이완제에 대해서도 재검토하고자 한다.

보조 진통제는 주로 경구나 비경구로 투여되고, 경우에 따라서 직장 투여가 선호되는 경우도 있다. 아쉽게도 마약성 진통제와 NSAIDs의 직장 내 투여에 대한 정보는 많으나, 보조적 약물의 직장투여에 대한 정보는 부족하다.

신경병증성 통증을 위한 보조약제

마약성 진통제는 중추와 말초의 신경병증성 통증을 모두 줄일 수 있으나(Rowbotham et al. 2003) 부작용 때문에 충분한 양을 쓰는 데 제한이 따른다. 말초신경이 손상을 받으면 염증물질이 분비되어 손상 부위 신경과 후근신경절(DRG)의 나트륨 통로 활동성에 변화를 일으키고 새로운 칼슘 통로가 나타나게 된다. 이런 변화로 인해 말초 민감이 일어나게 되는데, 말초감작은 신경에서 신경 발화의 역치가 낮아지고, 자발적인 신경 발화가 발생하는 현상을 말한다. 마약성 진통제와는 달리 이온 통로를 변화시키는 약제들은(steroid, gabapentin, 항경련제, 항우울제, 국소마취제, clonidine 등, 〈표 5.10〉) 말초감작이나 중추감작으로부터 생기는 통증을 경감시킬 수 있다.

중추감작은 말초신경 손상 후에 생기는 척수의 변화를 말한다. 손상된 말초신경에 의해 척수에 분비되는 Substance P와 neurokinin A는 칼슘 통로의 활성도를 변화시키며 척수 뉴런의 발화 역치를 낮추게 된다. 이 뉴런들은 특정 레벨의 척수 분절로 들어가는 손상된 신경뿐만 아니라 그 위 아래로 시냅스하는 신경들로부터 오는 신호에도 반응하기 시작한다. 뿐만 아니라, 척수의 NMDA 수용체 발현이 증가한다. 이 수용체들은 마약성 진통제의 진통 효과를 감소시킨다. 결국 이런 모든 변화들을 고려해서, 중추감작이 된 환자는 gabapentin같이 칼슘통로의 활성도에 영향을 주는 약제로 주로 치료를 하게 되며, 항우울제같이 나트륨 통로의 활성도에 영향을 주는 약제나 methadone, ketamine같이 NMDA 수용체를 억제하는 약제를 필요로 하기도 한다.

Corticosteroids Corticosteroids는 악성 골성통증과 종양에 의한 척수 압박으로 인한 악성 신경병증성 통증 모두에 효과적으로 사용될 수 있다. Corticosteroids는 프로스타글란딘의 합성을 억제하고 손상된 신경의 발화를 감소시켜, 말초에서

✻ 진료포인트 보조제로서의 Corticosteroids

- Corticosteroids는 말초 신경 손상이나(예: 급성 대상포진, 상완신경얼기나 요천추부 신경얼기의 전이), 척수 압박, 그리고 뇌전이로 인한 통증을 경감시킨다.
- Corticosteroids는 골성통증을 감소시킨다.
- 대개 통증 완화 시작이 빠르다.
- 부작용을 줄이는 방법
  - 최소의 효과량을 투여한다.
  - 경구와 식도의 칸디다증과 위염/위궤양에 대한 예방책을 간구한다.
- 정서변화(도취감 혹은 우울증)와 섬망을 주의 깊게 관찰한다.

척수로 가는 또는 척수에서 뇌로 가는 통증 신호 전달을 감소시킨다. 또 모세혈관의 투과성을 감소시킴으로써 부종을 감소시키고 뇌전이 혹은 종양의 신경이나 신경근 내 침윤에 의한 통증을 경감시킨다. 식도나 위십이지장 폐쇄를 경감시킨다는 임상보고도 있으나 아직 이를 증명할 비교 연구는 없는 실정이다.

Corticosteroids는 경막외, 정맥, 그리고 경구투여가 가능하다. 경막외 Corticosteroids 투여는 비암성 통증이 있는 환자에서만 연구되었지만, 디스크 질환에서처럼 신경근병증을 가진 일부 환자들에서 효과를 보이는 것으로 보아 전신적인 corticosteroids에 반응하지 않는 악성 경막외 질환이 있는 환자들에서 유용한 보조제로 사용될 수 있을 것이다.

Corticosteroids 치료는 척수 압박의 방사선적 증거가 있는 모든 환자에게 적용될 수 있다. Corticosteroids는 척수의 부종과 통증을 경감시키고 특정한 치료(즉 방사선 치료, 수술, 또는 방사선 치료 후 수술) 후의 신경학적 기능과 종합적인 결과를 유지하도록 도와 준다. 정맥으로 Corticosteroids를 투여하면 상당히 빠른 통증의 경감을 얻을 수 있다. 예를 들면, 척수 압박이 있는 환자에게 고용량의 Corticosteroids를 정맥투여하면 수 시간 내에 요통이 확연하게 감소한다. 그러나 적정용량에 대해서는 논란이 많다. 방사선 치료를 받고 있는 경우에는 고용량의 dexamethasone(정맥으로 100mg을 투여하고, 3일 동안 24mg을 하루 4회 경구투여한다. 이후 10일에 걸쳐 용량을 감소시킨다)이 추천된다. 방사선 치료와 고용량의 Corticosteroids를 투여받은 환자군이 방사선 치료만 받은 군보다 더 많은 환자들에서 거동을 유지할 수 있었다(81% : 63%, Sorensen et al.1994). (Corticosteroids 치료에 적응이 되지 않고, 경막외 질환이 거의 없는 환자들은 corticosteroids 치료 없이 안전하게 방사선 치료를 받았다.) 대개 환자들은 저용량의 dexamethasone을 처방받고 있으나(10mg 정주 후에 4mg을 하루 4회 정주하고 14일에 걸쳐 용량을 감량), 한 연구에서는 거동에 특별한 영향을 미치지 않는다고 보고하고 있다. 투여받은 군이나 dexamethasone을 전혀 투여받지 않은 군이나 거동에 차이가 없었다(57.1% : 57.9%, Heimdal et al. 1992). 그러나, 저용량의 dexametnasone을 투여한 군은 고용량(100mg)을 투여한 군만큼 많은 통증 경감이 있었다.

방사선 소견상 척수 압박이 있어 감압수술이 예정된 모든 환자에서, 감압수술을 받기 위해 검사하는 동안 corticosteroids 치료를 보조적으로 할 수 있다. 이전에는 기대수명이 얼마 안 되는 환자, 방사선치료에 반응하지 않거나 방사선치료에도 불구하고 진행하는 종양이 있는 환자에 대한 수술은 보류되었다. 하지만 최근에 보고된 무작위 연구에서는 방사선 치료만 받은 군에 비해 수술과 방사선치료를 병행한 군에서 환자의 거동능력이 더 오래 보존되었다(Patchell et al. 2003). 만약 척수 압박 환자의 치료에 더 관심이 있다면 4장을 보고 이 장의 참고문헌을 찾아보길 바란다(Abrahm 2004; Loblaw et al. 2004; Schiff 2003).

뇌전이나 척수압박이 임박한 환자에서도 저용량 corticosteroids 투여를 고려하고, 방사선 치료 2주째에는 6시간마다 4mg 또는 2mg으로 감량하여 투여한다. 만약 100mg을 투여한다면 15-30분에 걸쳐 주도록 한다. 더 빠르게 주게 되면 일시적이지만 회음부에 심한 작열감을 유발할 수 있다. 방사선 치료가 끝나면 경구용 제제로 바꾸고 환자가 견딜 수 있는 용량으로 줄인다. 요통, 두통, 다른 척수증상이나 중추신경계 부종이 다시 생기면 고용량 투여를 다시 시작한다.

Corticosteroids는 종양이 상완신경얼기(폐암, 유방암)이나 요천추신경얼기(재발한 직장암)에 침윤한 환자처럼 말초신경손상이 있는 환자에서도 효과적이다. 마약성 진통제와 함께 dexamethasone 4-6mg을 하루 2-4회 투여하거나 prednisolone 50mg을 하루 2회 투여한다. 반응이 좋을 경우 48-72시간이면 통증이 급격히 감소한다. Corticosteroids로 인한 부작용을 줄이기 위해 통증 재발을 관찰하면서 빠르게 용량을 감량한다. 많은 경우에 steroid의 격일 투여로 효과적인 진통을 유지할 수 있다.

Corticosteroids는 대상포진에 의한 급성통증을 경감시키는 것으로 나타났으나 장기적인 효과는 없다. 또한 acyclovir(21일 동안 800mg을 하루 5회 투여)와 prednisolone(7일 동안 60mg/day, 다음 7일 동안 30mg/day, 마지막 7일 동안에 15mg/day)을 같이 투여하면 신경염의 빠른 회복, 수면장애 극복, 일상으로의 복귀, 진통제의 감량 등에 도움을 줄 수 있으나 대상포진후 신경통을 예방하지는 못한다(Wood et al. 1994; 암환자는 이 연구에서 제외되었다).

Corticosteroids의 경구투여는 환자의 식욕과 행복감을 증가시키기 위해 투여하기도 하나, 그 효과에 대해서는 이론이 많다. 단기적인(약 1개월) 식욕 증진은 일관되게 보고되고 있다. 몇몇 연구에 의하면 음식 섭취량과 행복감, 생활의 질적 향상은 있었으나 체중이나 생존 기간이 연장되지는 않았다고 한다. 가장 효과가 좋았던 환자군은 신경병증성 통증이 있는 환자들이었다. 식욕이나 행복감이 중요한 문제가 되는 진행된 암환자에서는 단기 효과를 기대하면서라도 corticosteroids 치료를 고려해 볼 만하다.

Corticosteroids 사용은 높은 빈도의 corticosteroids 관련 부작용 때문에 제한된다. 이들의 대부분은 예방가능하고 쉽게 관리될 수 있으나 어떤 것들은 예상치 못하게 심각하게 일어날 수 있다. Corticosteroids의 부작용과 권장용량은 다음과 같다.

위장 장애 corticosteroids 단독으로는 궤양을 일으키지 않는다. NSAIDs와 같이 corticosteroids를 투여받는 환자들이 NSAIDs만 투여받는 환자보다 궤양이 더 발생한다. 그러므로 두 약을 같이 투여받는 환자는 프로톤 펌프 억제제(예: omeprazole 20mg/day) 투여를 고려해야 한다.

칸디다증 가장 흔한 합병증 중 하나는 특히 쇠약해졌거나 면역기능이 떨어진 환자에서 생기는 구강이나 식도의 칸디다증(thrush, 아구창)이다. 칸디다증은 매우 고통스러워서 환자의 경구 섭취를 심각하게 감소시킬 수 있다. 환자와 보호자에게 구강과 식도의 칸디다증의 증상(빨갛고 작열감이 있는 혀, 식도의 통증 등)을 자세히 알려 주는 것이 중요하다. 이렇게 함으로써 환자들은 적절한 치료를 받을 수 있다.

만약 장기간의 corticosteroids 치료계획을 가지고 있다면, 경구 fluconazole (200mg/day 투여 후에 100mg/day을 투여)을 통한 항진균 치료를 예방적으로 시작하는 것을 고려한다. 단기간의 steroid 치료일 경우에는 clotrimazole 트로키(입안 알약) 같은 국소 항진균제를 하루 3회 투여할 수 있다. 그러나 이 약은 식도 캔디다증을 예방할 수 없기 때문에 환자를 주의 깊게 관찰해야 한다.

식도염은 상당히 특징적인 통증 증후군을 유발한다. 감염은 보통 하위식도만을 침범하지만 통증은 중위 혹은 상위 식도까지 나타날 수 있다. 환자들은 생선가시를 삼켜서 박히거나 매우 뜨거운 물을 급히 삼켰을 때와 비슷한 통증을 경험하게 된다. 음식을 삼키고 난 뒤 곧 연동파가 손상 부위를 지날 때 통증을 느끼게 된다. 이런 경우 환자는 음식을 삼킨 직후 통증을 느끼고 표정을 찡그리게 될 것이다. 식도 칸디다증은 경구로 fluconazole, ketoconazole을 투여하여 효과적으로 치료할 수 있다. 환자는 48시간 이내에 확연한 통증 경감 효과를 볼 수 있다.

정서 변화 Corticosteroids로 인한 섬망은 정신과적 과거력이 있던 환자에게서 더 흔히 나타나기 때문에, 이런 환자에서 고용량의 corticosteroids 치료는 주의하여 사용하여야 한다. 대부분의 환자에서는 정서변화가 두드러지지 않으나 일부환자에서는 즐길 수 있는 정도의 행복감이 일어날 수 있다. Corticosteroids와 연관된 불면증은 정오 전에 corticosteroids를 섭취하게 함으로써 예방할 수 있다. 어떤 환자들은 corticosteroids에 의한 심한 우울증을 보일 수 있는데 이 경우 corticosteroids를 감량하거나 중단함으로써 반응을 볼 수 있으며 항우울제의 사용은 권하지 않는다.

기타 Corticosteroids로 인한 당불내인성은 인슐린으로 쉽게 관리할 수 있다. 정신이상이 있는 환자는 방문 간호사나 호스피스팀이 인슐린을 조절하여 투여함으로써 큰 도움이 될 수 있다. 장기간 steroid를 복용하는 환자에서는 폐포자충pneumocystis에 대한 예방이 필요하다.

근위부 근육 약화는 큰 장애가 될 수 있고, 치료에 잘 반응하지 않는다. 치료에 잘 견딜 수 있다면 자택 물리치료나 수치료hydrotherapy가 몇몇 근육 기능을 보존할 수 있으나, 많은 환자들은 일상생활을 독립적으로 하기 위해 lift chairs 같은 보조도구를 필요로 한다. 또는 휠체어나 샤워의자 같은 보조도구가 필요한 경우도 있다.

항경련제 Gabapentin(Neurontin®), phenytoin(예: Dilantin®) carbamazepin(예: Tegretol®), lamotrigine(Lamictal®), topiramate(Topamax®), oxcarbazepine(Trileptal®) 등의 항경련제는 작열감, 날카롭고 베이는 느낌, 전기충격 같은 신경병증성 통증에 중요한 보조제이다(표 5.10). 이들 약물이 통증을 경감시키는 기전은 아직 정확하게 밝혀지지 않았다.

Gabapentin은 부작용이 가장 적으며 가장 널리 사용되는 약물이다. 대상포진후 신경통, 당뇨나 항암치료에 의한 말초신경통과 여러 원인에 의한 신경병증성 통증에 효과가 있다. 진정 효과를 최소화하기 위해서 특히 노인 환자에서는 초기에 저용량을 사용하고 반응을 보면서 3-4일마다 증량한다. 경구로 하루에 세 번 100mg으로 시작하며 수면 장애가 있을 경우에는 아침, 저녁에 100mg 취침 시에 300mg을 투여한다. 신기능 장애가 있는 경우 100-200mg을 하루 2회 투여한다. 투석을 받는 신부전 환자에서는 300mg을 초회량으로 주고 매 투석 후에 200-300mg을 투여한다. 최소 효과량은 대개 300mg을 하루 3회 경구로 투여하면 되나, 통증 조절이 더 필요하면 하루에 3,600mg까지 증량할 수 있다. 진정과 말초 부종이 통상적인 용량의 사용을 제한하는 부작용이다. Gabapentin 단독으로 효과가 부족하면 lamotrigine 150-500mg이나 topiramate 25-400mg 또는 oxcarbazepine 300-2,400mg을 하루 두 번 나누어 첨가한다. 다른 약제로는 Divalproex(150-3,000mg을 3회/일), benzodiazepine, clonazepam(1-10mg을 2회/일), 또는 zonisamide (100-400mg을 2회/일) 등이 있다(Farrar and Portenoy 2001; Rowbotham et al. 1998).

이런 약물에 반응하지 않는 찌르는 듯한 전기충격 같은 통증일 경우 gabapentin을 중지하고 phenytoin(100-300mg/day) 혹은 carbamazepine(100-1,600mg 4회/일)을 시도해 본다. 예를 들면, 삼차신경통tic douloureux인 경우에 carbamazepine이 가장 효과적이지만 phenytoin을 처음에 시도해 볼 수 있다. Phenytoin은 하루 만에 치료용량에 도달할 수가 있으며 1-2주 동안 치료를 지속한다. 통증 경감이 없다면 phenytoin 투여를 중단하고 carbamazepine 투여를 시작하고 치료용량에 도달할 때까지 서서히 증량한다(즉, 1-2주마다 증량한다). 이 기간은 한 달이 걸릴 수도 있으나 일부 환자에서 효과를 볼 수 있다.

Gabapentin을 제외하고, 항경련제는 많은 부작용이 있어서 잘 관찰해야 한다. Phenytoin을 복용하던 환자가 치료용량을 넘게 되면 조화운동불능ataxia, 오심, 구토, 시력장애 등이 나타날 수 있고 피부나 간에 알레르기 반응을 일으킬 수 있다. Carbamazepin을 너무 빨리 증량시키면 저혈압과 중성구 감소를 일으킬 수 있다. Lamotrigine은 피로, 현기증, 두통, 발적, 정신상태 변화, 시력 감퇴, 오심, 구토를 일으킬 수 있으며, 드물게 심한 피부 알레르기 반응, 세포감소증, 간부전을 일으키기도 한다. 경구로 2주간 하루 25mg을 주기 시작하고, 2주간 하루 50mg으로 증량하여 투여한다. 이후 환자가 견딜 수 있으면 하루 100mg으로 증량하여 1주간 투여한다. 최대 용량은 경구로 하루 200mg이다.

Topiramate는 보통 현기증, 불면증, 피로감, 정신상태 변화, 우울증을 유발하며 드물게 신요석, 급성 폐쇄각녹내장, oligohydrosis, 고열증, 세포감소증, 정신병, 심한 피부 알레르기 반응을 유발한다. 경구로 하루 25-50mg으로 시작하여 매주마다 25-50mg/day씩 용량을 증량시킨다. 400mg 이상이 되면 저용량보다 효과가 좋지 않다.

Oxcarbamazepine은 현기증, 졸림, 혼돈, 복시, 피곤함, 오심, 구토, 복통, 보행이상, 안구진탕과 드물게 중증 피부 알레르기 반응, 세포감소증, 혈관부종, 저나트륨혈증 등을 유발한다. 경구로 하루 2회 300mg으로 시작하며 반응을 보며 3일마다 300mg을 증량하여 최대 하루 2,400mg까지 투여할 수 있다.

Levetiracetam(Keppra®)은 지속적 투여 시에 불면증을 잘 유발하기 때문에 환자가 견디기 쉽지 않다. 또한 무기력증, 현기증, 조화운동불능, 흥분, 불안감, 감정파괴, 행동변화, 빈혈을 유발한다. 경구로 12시간마다 500mg을 2주 투여하며 2주마다 1,000mg/day 씩 증량하여 최대 하루 3,000mg까지 증량한다.

삼환계 항우울제　삼환계 항우울제는 신경병증성 통증이 있는 환자에게 보조제로 사용되나 항콜린성 부작용(예: 구강 건조, 안구 건조, 흐린 시력, 변비, 저혈압, 소변 저류, 진정) 때문에 사용이 제한된다. Nortriptyline은 항우울 효과를 보이는 용량보다 훨씬 적은 용량에서 진통 효과를 보이고 부작용이 가장 적으므로, 환자들이 잘 견디고 효과적이다. 신경병증성 통증은 가끔 밤에 더 심하여, 취침 시에 nortriptyline을 주며 경구로 10mg부터 시작한다. Gabapentin을 투여받는 환자들

✳ 진료포인트 신경병증성 통증에서 보조 진통제

- Gabapentin은 신경병증성 통증에 가장 유용한 항경련제이다. 효과적이며 부작용이 가장 적다.
- Carbamazepine은 삼차신경통 같은 통증에 잘 사용되나 빠른 치료 효과에 도달하기 위해서는 phenytoin 투여를 고려해 본다.
- 부작용을 최소화하면서 통증경감을 증가시키려면 소량의 nortriptyline을 첨가하는 것을 고려해 본다.

은 부작용을 최소화하면서 치료 효과를 증가시키기 위해 nortriptyline 10mg을 투여받을 수 있다.

환자에게 보조약제로의 항우울제를 투여하기 전에 약물들이 어떤 역할을 하는지에 대해서 환자와 보호자에게 잘 이해시키는 것이 중요하다. 내가 그들의 통증이 심인성 통증이라고 생각하기 때문에 항우울제를 사용한다고 오해하는 것을 원치 않기 때문이다.

Baclofen GABA(gamma-aminobutyric acid) 대항제인 baclofen은 주로 척수수준에서 작용하며 중추신경계질환이 있는 환자의 사지경련을 이완시키기 위해 사용된다. 척수손상 후 경련이 발생한 암환자들에게도 효과가 있다. Baclofen은 삼차신경통을 경감시킬 수 있으며 삼차신경통과 유사한 신경병증성 통증을 보이는 두경부 암환자들에게도 도움이 된다.

Baclofen은 보통 경구로 하루 3회 투여하나 필요하다면 지주막하 투여도 가능하다. 용량은 5mg을 하루 3회 투여에서 시작하여, 3일마다 각 용량에 5mg씩 순차적으로 증량시켜 하루 40-80mg까지 목표로 한다. 점진적인 증량은 졸림, 현기증, 저혈압, 오심, 혼돈 등의 부작용을 최소화시킨다. 환자가 약물 투여 중단을 원할 경우 점차적으로 감량하여 정신질환, 환각이나 경련의 발현을 예방하는 것이 중요하다.

Clonidine 알파-2-작용제인 clonidine은 보통 고혈압 치료에 사용되는데 통증을 완화시킬 수 있고 마약성 진통제로 인한 장관계 이상 발현으로 마약성 진통제를 중단해야 하는 환자에서 마약성 진통제 금단증상을 예방하기 위해서도 사용될 수 있다. Clonidine은 경피적 또는 지주막하 주입으로 사용되는 데 수술 후 통증, 대상포진후 신경통, 그리고 다른 형태의 신경병증성 통증에도 사용될 수 있다.

Ketamine Ketamine은 마취약제로 사용되는 순수 NMDA 대항제이지만 앞서 말한 약제들의 병합치료에도 저항성이 있는 신경병증성 통증에 사용될 수 있다. Ketamine은 특히 진정 없이 통증 경감을 얻을 수 없고, 환자는 수면을 원치 않는 중추감작 환자에게 특히 유용하게 사용될 수 있다. Ketamine을 처방받는 환자들은

✻ 진료포인트 난치성통증에서 Ketamine의 사용

- 꿈 같은 상태를 경험할 수 있다고 알려준다.
- bolus로 0.1mg-0.2mg/kg IV 또는 0.5mg/kg SQ 활력 징후를 확인하면서 주사한다.
- 통증의 변화가 없다면 15분에(정맥주사인 경우) 혹은 45분에(피하주사인 경우) 두 배 용량으로 투여한다.
- 통증경감이 있을 때까지 3단계(용량의 두 배)를 반복한다. 이후에 유지 용량을 주기 위해 정맥이나 피하로 계속적으로 점적주입한다. 예를 들어, 60분 동안 12mg의 약물이 투여되었다면 12mg/시간의 속도로 주기 시작하고 환자의 요구와 상태를 보면서 증량한다.
- 마약성 진통제의 부작용(예: 근간대성 연축)으로 마약성 진통제 용량을 감량시켜야 한다면, ketamine의 점적주입이 시작되고 마약성 진통제를 50% 감량시킨다. 이후 반응을 보면서 24시간마다 절반으로 다시 줄인다.
- 과도한 침 분비가 발생할 경우에는 scopolamine(경피), hyoscyamine(예: Levsin) 혹은 glycopyrrolate를 투여한다.

(출처 : Fine 2003)

통증으로부터 본인이 해리되어 있다고 묘사한다. 즉 통증은 거기에 있지만 자기의 것은 아니라고 한다. 불행하게도 환자들은 보다 더 광범위하게 해리화될 수 있고, 일부 환자에서는 이상한 꿈이나 낮에도 가끔 환각이 발생할 수 있기 때문에 환자가 두려워할 수 있다. Benzodiazepine(diazepam 1mg)은 이런 부작용을 역전시키는 데 효과적이다(Mercadante et al. 2000).

두 가지 무작위대조시험에서 ketamine을 〔지주막하(Yang et al. 1996) 혹은 정맥으로(Mercadante et al.2000)〕 투여하였을 경우 morphine 사용량의 감소와 신경병성 암성 통증 환자의 통증관리에 효과가 있음이 밝혀졌다(Bell et al.2003). 미국의 Utah Health Sciences Center의 마취과 교수이면서 애리조나 주 VistaCare 호스피스의 국립내과 과장인 Perry Fine은 수년간 ketamine 요법을 시행하고 그의 경험을 출간하였다(Fine 1999). 저자는 Perry Fine의 지침서(《미국 호스피스 학교와 완화의학 회보*American Academy of Hospice and Palliative Medicine [AAHPM] Bulletin*》(2003)

대로 치료한 결과 상당히 효과적임을 알았다

Ketamine 투여는 성공적으로 경구로 전환시킬 수 있다. 그러나 용량은 활성부산물인 norketamine에 의해 영향을 받는다. Norketamine은 비경구적으로 투여한 경우보다 경구적으로 투여했을 때가 2-3배 높게 발생하므로, 경구투여는 비경구투여량의 1/3로 감량하여 투여한다(Fitzgibbon et al. 2002).

골성통증에 대한 보조 진통제 치료

골성통증에 있어서 방사선치료는 가장 오래 지속되어 온 완화치료이다. 방사선 약제(예: strontium chloride 89)는 방사선 치료의 효과를 높이며 단독으로도 효과가 있다. NSAIDs, steroid, bisphosphonates, calcitonin은 골성통증에 쓰이는 마약성 진통제의 보조치료제로 사용된다(표 5.12).

방사선치료와 방사선 약제　방사선치료는 국소적 골전이에 대한 중요한 완화치료 방법이다(Janjan 2001). 70% 이상의 환자에서 통증 경감 효과가 있으며, 3개월 정도 유지된다. 일회 대용량 분할single large fraction 조사를 한 완화 방사선치료도 통상적으로 10회 조사하는 기존 방법만큼 통증 경감이 빠르고 오래 지속된다.

전신 방사선약물, 즉 strontium chloride 89, samarium-153 lexidronam(Serafini et al. 1998), rhenium-186 HEDP(hydroxyethylidenediphosphonate), rhenium-188 HEDP 등은 광범위하게 골전이가 된 환자에게 사용된다. 이들 약제는 뼈형성 전이osteoblastic metastasis 부위에만 국소적으로 작용하는 beta-particle 방사체이다. 이 약제들은 전립선 암과 유방 암으로부터 골전이된 환자의 70-80%에서 통증 경감을 보인다(McEwan 1997; Palmedo et al. 2000, 2003). 통증 경감은 1-3주면 나타나며 3~6개월간 지속된다. Strontium chloride 89는 외부 광선 방사선치료에 의한 통증 경감을 연장시킬 수 있다(Janjan 2001; Porter et al. 1993).

반복 투여 역시 효과적일 수 있다. 무작위 2상 연구에서 rhenium-188 HEDP를 반복 투여한 환자들이 단독 투여를 한 환자들보다 통증 경감과 수명연장에서 우위

진료포인트 골성통증 환자의 치료

- 국소적인 골전이가 있는 환자에서는 방사선 조사 횟수를 줄이기 위해 strontium chloride 89를 외부조사요법에 병행할 것을 고려할 수 있다.
- 전이가 여러 곳에 생겨 광범위하게 골성통증이 있는 경우 전신적인 방사선약물 치료를 고려한다.
- 용해성골전이 때문에 오는 통증에는 zoledronic acid(Zometa) 또는 pamidronate를 사용한다. 두 가지 모두 전이성 유방암과 다발성골수종 환자에서 병적 골절을 감소시킬 수 있다.
- 60세 이상이거나 심부전, 신장질환, 천식 또는 위장관 출혈이 있는 환자들에서는, 골성통증의 치료에서 마약성 진통제의 보조제로 사용되는 NSAIDs의 위험성이 이점보다 클 수 있다.

를 보였다고 한다(Palmedo et al. 2003). 방사선 약물은 전립선 암환자의 항암치료에도 효과가 있을 것으로 생각된다(McCready and O'Sullivan 2002; Porter et al. 1993).

Strontium 89는 화학적으로 칼슘과 비슷하며, 칼슘보다 뼈에 침착이 더 잘 된다. 그러므로 이는 과칼슘혈증을 유발할 수 있기 때문에 이런 환자에서는 투여하지 말아야 한다. Strontium chloride 89는 외래 환자에서 핵의학 전문의의 감시하에 정맥으로 천천히 주입해야 한다. 주사 후 48시간 동안은 화장실 사용 후에 두 번 물을 내려야 하며 가능한 소변기나 요강을 사용하지 말아야 한다. 가족은 일회용 장갑으로 환자의 대소변, 피로 오염될 수 있는 모든 물품을 다루어야 한다. 환자와 보호자에게 환자의 5-10%에서는 주사 후 2-3일간 '골성통증이 증가됨flare' 을 느낄 것이며, 이것은 7-10일 내에 반감될 것이라고 주지시킨다. Flare는 전립선 암보다는 유방암환자에서 더 잘 일어난다.

골수 억제는 대부분의 환자에서 나타난다. 혈소판과 백혈구가 보통 25-40% 정도 감소한다. 따라서 Strontium 89는 혈소판이 60,000개/mm^3 미만, 백혈구가 2,400개/mm^3 미만인 환자에서는 금기이다. 초기의 혈구수와 이전의 골수 방사선조사 경험을 통해 치료 후 혈구의 감소를 예측하지는 못한다. 그러나 low-grade의 파종

혈관내응고(DIC)나 혈소판 수치가 급격히 떨어지는 환자에서는 치명적인 혈소판 저하증이 나타날 수 있으므로, 일부에서는 strontium chloride 89를 사용하기 전에 DIC에 대한 사전 검사를 추천하기도 한다. 혈구수는 4-8주에 최하로 내려갔다가 12주에는 다소 회복된다.

Samarium-153 lexidronam 역시 소변으로 그대로 배출되고, 12시간 안에 완전히 배설된다. 환자와 환자 보호자는 Strontium 89 투여 시와 같은 주의사항을 실천하면 된다. 그러나 통증 경감은 보다 더 빠르다. 환자의 70%에서 1-2주 안에 통증 완화가 이루어진다. 따라서 환자에게 마약성 진통제에 대한 독성이 나타나는지 주의깊게 관찰해야 하며, 필요에 따라 용량을 줄여야 한다. 혈액학적 회복도 빨라 대개 8주 안에 완전히 회복한다.

반신 방사선 조사hemibody radiation는 전립선 암이 있는 환자에게 strontium chloride 89만큼 효과가 있지만 독성이 더 크다(Janjan 1997). 반신 방사선 조사는 전립선 암환자의 80%에서 하부 척추, 골반, 대퇴부에 있는 통증을 경감시킬 수 있고, 30%에서는 완전한 통증 경감을 얻을 수 있다. 통증 경감은 치료 후 48시간 내에 이루어지나, 평균 15주 정도만 유지된다. 한 무작위 연구에 의하면 일회 방사선 조사보다는 분할 조사 치료가 반응 기간이 더 길었고(8.5months : 3 months), 재치료의 필요성이 줄어들었다(13% : 70 %). 그러나 반신 방사선 조사는 방사선치료 시행의 난이도와, 치료의 부작용, 장기와 골수에 대한 독성 때문에 초기 치료로는 추천되지 않는다.

Bishposphonates   이 약제는 파골세포의 작용을 억제하기 때문에 골전이나 다발성골수종의 골 병변으로 인한 통증에 즉각적인 효과가 있다. Pamidronate(Aredia®, 60-90mg IV over 2-4hours)와 zoledronic acid(Zometa®, 4mg IV over 15 min)는 통증과 다른 진통제의 요구도를 감소시킨다. 통증이 재발하면 3-4주 정도 사이를 두고 시행하는 것이 효과적이다. 이 두 가지 약제 모두 전이된 종양의 성장을 지연시키고 매달 투여 시 골수종(Berenson et al. 1998)과 유방암

(Hortobagyi et al. 1998)의 용해성골전이로 인한 골절을 예방하는 효과가 있다. 두 약제 모두 신독성을 일으킬 수 있다. 신기능의 이상이 있거나, 탈수의 위험이 있는 경우 신기능을 주의 깊게 관찰해야 한다(Johnson et al. 2003; Kloth et al. 2003). 비타민 D 결핍 환자는 저칼슘혈증이 될 수 있다.

Calcitonin　Calcitonin(100-200IU) 역시 파골세포의 작용을 억제하므로 골성통증의 치료로 고려될 수 있으나 피하나 비강으로 하루 두 번 수주에 걸쳐 투여해야 하고 증상이 있는 저칼슘혈증을 유발할 수 있다.

척추 성형술　양성이나 악성 압박골절로 인한 통증은 치료하기가 매우 어려운데, 특히 마약성 진통제의 사용으로, 심지어 NSAIDs 같은 보조약제를 사용하는 경우에도, 착란이 생기고 변비의 심한 악화를 보이는 노인 환자에서 특히 어렵다. 새로 발생하거나 진행하는 골절로 인해 국소적이고 강한 통증이 있는 환자에서는 척추성형술이나 척추후만성형술이 답이 될 수 있다(Papaioannou et al. 2002). 두 시술 모두 압박된 척추를 안정화시키기 위해 투시장치를 이용하여 척추체에 '골 시멘트' (polymethylmethacrylate+항생제+불투명화 제제)를 주사한다. 척추후만성형술에서는 시멘트를 주사하기 전에 풍선을 부풀려서 골절로 주저앉은 척추체 종판을 들어올린다. 이 시술은 마취통증의학과, 신경외과, 중재적인 방사선과, 정형외과 의사에 의해 외래수준에서 행해질 수 있다.

증례보고에 의하면 이들 시술로 골다공증(Watts 2001)이나 암(Jensen and Kallmes, 2002)에 의한 압박골절 환자의 70-100%에서 통증 경감을 얻을 수 있었다. 단기적으로는 통증과 장애, 정신 기능과 삶의 질(Zoarski et al. 2002)을 향상시키는 데 효과적이었고, 장기적으로는 통증에서 효과를 보였다(Jensen and Kallmes 2002; Zoarski et al. 2002). 악성종양이 있는 환자는 대부분 방사선치료를 받기 때문에 척추성형술의 장기적인 효과를 정확히 판단하기는 어려우나, 증례보고에 의하면 시술 후 48시간 내에 통증 경감 효과를 볼 수 있다고 한다(Jensen and Kallmes 2002).

일부에서는 통증 경감이 시멘트의 주입에 의한 국소 조직 신경말단의 파괴나 종양의 괴사에 의한다고 생각하지만(Jensen and Kallmes 2002), 통증 경감에 대한 기전은 정확히 밝혀지지 않았다. 부작용은 시멘트 유출로 인해 발생하게 되는데, 열이나 압력에 의하여 일시적으로 통증이 증가할 수 있고, 유출이 심한 경우는 척수나 신경근 손상도 초래할 수 있다.

신경이완제

신경이완제로는 Haloperidol(예: Haldol®) 같은 butyrophenones, chlorpromazine(예: Thorazine®) 같은 phenothiazines과 같은 약물이 있다. Chlorpromazine이 난치성 딸꾹질에도 효과가 있으나, 암환자에서 이들 약물은 섬망이 있는 환자에서 가장 효과가 좋다. 대부분 butyrophenones, phenothiazines은 통증 경감에는 효과가 없으나 Butyrophenones pimozide는 일부에서 진통 효과를 보인다는 증거가 있다. Pimozide는 삼차신경통과 같은 통증 증후군에 효과적이라고 여겨지지만, 이에 대한 연구 결과는 불명확하다.

근이완제

근이완제로는 carisoprodol(예: Soma®), chlorzoxazone(예: Parafon Forte DSC®), cyclobenzaprine HCl(예: Flexeril®), methocarbamol(예: Robaxin®), 그리고 orphenadrine citrate(예: Norflex®, Norgesic®) 등이 있다. 단독으로 사용할 때는 NSAIDs보다 효과가 없으나 급성근육손상과 경련 등에 NSAIDs와 같이 사용하면 효과가 있다. 그리고 carisoprodol, orphenadrine, methocarbamol 등은 aspirin을 복용하고 있는 환자에서도 사용이 가능하다.

근육이완제는 급성통증과 만성 비암성 통증에는 효과가 없고, 암성 통증에 대해서는 현재까지 연구된 것이 없다. 간에서 대사되고 신장에서 배설되기 때문에 간이나 신장에 기능 이상을 보이는 환자에서는 상대적으로 금기이다. 또한, 남용에 대한 가능성이 있어 갑자기 투약을 중단하는 경우 금단증후군이 나타날 수 있다.

근이완제는 상당한 부작용을 야기한다. 졸음이 특히 문제가 되는데, 마약성 진통제와 같이 진정을 일으키는 약제를 투약하는 경우 사용이 제한될 수 있다. 또한 현기증, 두통, 시야 혼탁, 홍분, 정신 착란, 환각, 경련 등이 생길 수 있다. 아주 드물게는 복용시 복통, 오심, 구토, 식욕저하를 보이기도 한다. Cyclobenzaprine HCl은 화학 구조상 삼환계 항우울제와 관련이 있고 orphenadrine citrate는 diphenhydramine과 관련이 있다. 따라서 이들 약물은 항콜린성과 항히스타민성 부작용을 보일 수 있다.

급성 근육손상이나 근경련이 발생하거나, 마약성 진통제가 필요하지 않는 암환자들은 근이완제와 비스테로이드성 소염제의 조합이 유용하다. 이들 약제에 의해 심각한 부작용이 생길 수 있기 때문에 장기간 처방하지 않는다. 또한 환자들에게 예상할 수 있는 부작용을 주지시키고 만약 부작용이 나타나면 NSAIDs와 oxycodone의 복합제제로 바꿀 것을 고려해 본다.

Diazepam(예: Valium®)과 같은 benzodiazepine은 근 경련, 심지어 척수손상으로 유도된 근 경련에도 효과가 있으나 baclofen이나 기타 다른 근이완제보다 효과가 좋은 것은 아니다. 이러한 장기간 작용하는 약제들은 부작용으로 인해 특히 마약성 진통제를 동시에 필요로 하는 환자들에서 유용성이 떨어진다. 불안이나 경련으로 diazepam을 장기간 복용한 환자는 마약성 진통제와 diazepam의 병용투여에 쉽게 내성을 보일 수 있다. 어떤 환자는 참을 수 없는 졸음이 발생하기도 한다.

마취과적 방법을 통한 통증 완화

마취제와 마취과적 방법을 이용한 치료는 선택적이긴 하지만 일부 암환자의 통증 완화에 중요한 역할을 한다. 지금까지 언급된 어떤 치료에도 반응하지 않는 10% 이하의 심한 신경병증성 통증 환자에게 가장 큰 도움이 될 수 있다. 말초신경, 척수체성 신경, 또는 자율신경을 마비 또는 제거하거나 척추에서의 전달과정을 차단하기 위해 비경구 제형뿐 아니라 국소나 경구형태로도 이용이 가능하다.

비경구적 약물은 경구 또는 경피성 마약성 진통제, 보조진통제, 국소나 경구마취제 등 이들 약제의 조합에 반응하지 않는 심한 암성 신경병증성 통증 환자에서 적응증이 된다. 이런 약제들은 통증 치료에 전문적인 경험과 지식을 갖춘 마취통증의학과 의사로부터 처방된다. 이러한 마취통증의학과 의사들은 흔히 신경병증성 통증의 연구, 교육, 진료에 관여하는 여러 전문분야의 전문가로 구성된 다학제적 팀의 지도자이기도 하다. 매우 소수의 암환자들만이 이런 전문가들에게 보내지게 되고, 이들 환자들의 남은 삶의 질은 크게 향상될 수 있다.

다음에서는 이러한 방법들의 개요와 어떠한 환자들이 도움을 받을 수 있는가를 기술하고자 한다. 마취통증의학과 의사가 아니기 때문에 마취통증의학과 의사처럼 상세히 그런 방법들을 기술할 수 없으므로, 더 상세한 내용은 이 장 마지막의 참고문헌을 참고하면 된다.

국소마취제와 비경구적인 Lidocaine

국소마취제는 암환자에게 일반적으로 사용하기에는 한계점이 있으나 몇몇의 특정 환자에게는 도움이 될 수 있다. 사용 가능한 국소마취제의 조합은 lidocaine과 prilocaine의 조합(EMLA®), lidocaine 단독(예: ELA-MAX®), 그리고 capsaicin으로 이루어진다(표 5.13).

EMLA　이 크림은 lidocaine 2.5%과 prilocaine 2.5%의 조합으로 이루어져 있다. 이것은 5mm 정도 깊이의 피부를 마취시키며 중심정맥관 삽입, 요추 천자, 골수 흡입과 생검 전에 사용할 수 있다. 대부분의 연구는 소아에서 이루어졌지만 어른에게도 유용할 수 있다. EMLA®를 사용한 마취는 말초 삽입형 중심정맥관PICC line에도 도움이 될 수 있다.

시술 한 시간에서 90분 전에 간호사, 환자 또는 가족은 5g 튜브 안에 있는 EMLA 크림의 절반을 마취할 부위에 바른다. 크림의 두께는 두껍게 유지시켜 놓고 이것을 Opsite®나 Tegaderm® 같은 반투과성 드레싱으로 덮어놓는다. 시술 직전에 드레싱과 크림을 제거하면 준비는 끝난다. 피부 마취는 보통 4시간 유지된다.

EMLA®의 부작용은 경미하다. 마취제 성분 중 prilocaine은 메트헤모글로빈혈증을 유발할 수 있으나 권장되는 EMLA®을 사용한다면 3개월 미만의 소아에서도 문제가 되지 않는다. 그 밖에 일관된 관찰 사항은 피부 색깔이 붉게 또는 하얗게 변할 수 있다는 것인데 4시간 이상 지속되는 경우는 드물다.

LIDOCAINE 겔/연고/패치 이중 맹검법 연구에서 5% 국소 lidocaine 겔은 대상포진후 신경통 환자의 통증 완화에 위약보다 효과가 있는 것으로 나타났다 (Rowbotham et al. 1995). Lidocaine 연고(5% 와 10%)는 대상포진후 신경통 환자에게도 효과가 있으며 또한 말초신경병증에도 효과가 있다. 4% lidocaine크림으로 이루어진 ELA-MAX®는 EMLA®의 대체제로 현재 사용되고 있다. 왜냐하면 ELA-MAX®는 prilocaine을 포함하고 있지 않기 때문에 메트헤모글로빈혈증의 위험이 없다.

Lidocaine 패치(예: lidoderm)는 lidocaine이 주입된 패치로 피부에 부착하여 피부 표면을 마취시킨다. Lidocaine 패치는 옷에 스치는 것조차 불편할 정도로 감각과민이 생긴 피부에 붙일 수 있다. 대상포진후 신경통, 수술(예: 개흉술, 유방절제술)로 인한 신경 손상, 말초 신경이나 후근 신경절에 종양이 침투한 경우에 감각과민이 일어날 수 있다. 이 패치는 손상받지 않은 피부에 하루 24시간 지속적으로 붙이고, 사이즈에 따라 자를 수 있다.

네 종류의 패치가 현재 사용되고 있다. Lidocaine의 전신 농도는 심장 기능에 영향을 미칠 만큼 상승하지 않는다. Lidocaine 패치는 피부 손상이 있거나 또는 방사선 치료를 받는 경우 방사선 포트에 직접 노출된 피부에 붙여서는 안 된다. 이 패치는 FDA에서 대상포진후 신경통에 사용 가능한 것으로 승인되었고 다른 만성 신경병증성 통증 증후군 환자, 즉 당뇨병성 신경증, 유방절제술 후, 개흉술 후 통증에 효과가 있는 것으로 보고되고 있다.

정맥 lidocaine은 거의 사용되지 않지만 신경병증성 통증에서 효과적인 보조제이다. 대상포진후 신경통 환자의 여러 증례보고에서는 5mg/kg을 정맥으로 30분간 주입할 것을 제안하였다(Rowbotham et al. 1991). Ferrini(2000)는 난치성 통증을 가진 호스피스 환자들에게 장기간 lidocaine을 정주한 샌디에이고 호스피스 협회의 경험을 보고하였다. 정주는 보통 호스피스 병동에 입원했을 때에 시작했고 효과를 보이는 가장 낮은 농도로 적정되어 환자의 집에서도 유지되었다. 이들 환자에서 lidocaine 용량은 적었다. 시행방법은 의사와 정식간호사 또는 전문간호사 감시 하에 lidocaine 1-3mg/kg를 20-30분간 시험적으로 정주하고 활력징후를 15분마다 체크하고 환자의 통증과 부작용을 확인하였다. 정주가 효과적이면 0.5-2mg/kg/hr 또는 10-80mg/hr의 속도로 점적투여하였다. 이때 lidocaine 농도는 8mg/ml이었다. Ferrini는 심한 간부전, 심부전이 있는 환자에서 lidocaine의 사용에 대해 주의하라고 하였지만, 낮은 용량에서는 안전하고 효과적일 것이다. Lidocaine을 피하로도 줄 수 있지만 지속적인 피하 주입은 홍반이나 주입 부위의 경변을 일으킬 수 있다.

Ferrini의 연구에서, lidocaine의 혈중 농도는 첫 24시간과 72시간에 측정되었고, 용량 증가나 독성 부작용이 나타나지 않으면 이후 다시 채혈하지 않았다. 몽롱한 느낌, 입 주위의 마비된 느낌, 금속성 맛, 이명, 시야 흐림 등의 부작용이 lidocaine의 치료 농도에서 나타날 수 있는데, 이때 혈중 농도는 2-6μg/ml 정도이다. 이 범위를 초과하면(혈중 농도 8μg/ml 정도에서) 환자는 환각과 해리, 근간대성 경련, 저혈압 등이 일어날 수 있다. 이러한 반응이 나타나면 즉시 정주를 멈추고, 기도를 감시하며, benzodiazepine이나 benzodiazepine이 금기되는 경우에는 barbiturate의 사용을 고려한다. 이보다 높은 혈중 농도에서는 발작, 혼수, 호흡이나 심정지가 발생할 수 있다.

Capsaicin Capsaicin 크림(0.025%, 0.075%, 예: Zostrix®, Capzaisin-P®)은 관절통, 대상포진후 신경통, 수술 후 신경통에서 사용이 FDA에서 승인되었고, gabapentin과 같이 사용될 수 있다. 또한 NSAIDs를 처방받는 골전이 통증환자에서 추가 약제로 유용하게 사용될 수 있다.

Capsaicin은 말초신경에서 척수로의 신경 전달 물질인 substance P를 고갈시켜 진통 효과를 얻는다. Capsaicin은 고추씨에 있는 성분으로, 고추를 먹을 경우에 나타나는 화끈거리고 얼얼한 매운맛의 원인이 된다.

불행하게도 Capsaicin크림은 비싸고 부분적인 통증 완화만 제공한다. 유방절제술 후, 그리고 다른 수술 후 신경병증성 통증 환자의 반수에서 효과가 있고, 대상포진 환자에서는 1/3 정도에서 효과를 보인다. 적어도 1일 4회 4주간 반복 사용하는 것이 권장된다.

Capsaicin을 피부에 발랐을 경우 상당히 화끈거리는 통증이 생기기 때문에 신경병증성 통증의 치료시 사용에 제한이 있을 수 있다. 대상포진후 신경통 환자에게 사용할 경우 유방절제술 환자보다 불쾌감을 더 유발시킬 수 있다. 그러나 이것은 양쪽 모두에서 발생할 수 있고 capsaicin 사용을 중단하게 하는 가장 흔한 원인이 된다. 일부 환자에서는 capsaicin크림을 사용하기 전에 5% 또는 10% lidocaine 연고를 전처치하여 화끈거리는 통증을 줄일 수 있었으나, 다른 환자들에서는 lidocaine 전처치에도 불구하고 capsaicin 치료를 견디지 못하였다(Watson et al. 1988).

Capsaicin은 신경병증성 통증처럼 손상된 신경이나 과민한 피부를 가진 환자에서 심한 작열감(화끈거리는 감각)을 유발할 수 있다. 이에 반해 관절통이나 심부근육통증이 있는 정상 피부를 가진 환자들은 더 잘 견딘다. 1일 1-3회 통증이 있는 부위에 이를 문질러 바른다. 이 부위가 물이나 태양에 노출되면 화끈거릴 수 있으나 그렇게 아프지는 않다. 아직 capsaicin의 암성 통증 관련 연구를 본 적이 없지만,

암으로 인해 통증성 근육경련이나 골성통증에 대해, 치료 부위가 전기 담요 등에 의해 자극되지 않게 주의하며, 국소적인 capsaicin 적용을 고려할 수 있을 것으로 생각한다.

경구 국소마취제

알약 형태의 국소마취제인 mexiletine은 치료에 반응하지 않는 지속적이고 찌르는 듯한 신경병증성 통증이 있는 환자에게 효과적인 보조제이다(표 5.13). Mexiletine은 대개 앞에서 언급된 약제들에 반응하지 않는 환자들에서 사용될 수 있다.

신경병증성 통증을 가진 암환자에서 mexiletine의 사용은 광범위하게 연구되어 있지는 않지만, mexiletine은 비암성 신경병증성 통증환자에서 가장 흔하게 사용되는 경구 국소마취제이다. Mexiletine은 심지어 심부정맥 환자나 심부정맥 예방약을 복용 중인 환자에서도 사용되는 비교적 안전한 약제이다. 최초 권장량은 경구 투여로 하루 150mg이며, 약제에 잘 견디면 300mg을 하루 3회까지 증량할 수 있다. 소화불량과 설사로 인해 약제복용이 제한되기도 한다.

신경차단술과 신경절제술

신경차단술과 신경절제술은 통증을 전문으로 하는 마취통증의학과 의사와 일부 진단방사선과 의사의 진료영역이다. 이런 방법들은 종종 개흉술후증후군, 대상포진으로 인한 급성 통증(신경차단술 단독), 췌장암으로 인한 통증의 초기 치료로 채택되나, 보통은 이 장에서 언급한 다른 치료법들이 효과가 없을 때만 사용된다.

신경절제술로 효과를 보이지 않는 유일한 불응성 신경병증성 통증 환자가 구심로차단성 통증deafferentiation pain 환자이다. 구심로차단성 통증은 수술이나 기타 신경손상에 의하여 말초신경이 척수로부터 차단되어 생기는 경계가 불분명한 심부통증으로 불쾌한 감각을 동반한다. 암으로 인한 척수 손상이나 종양의 상완신경얼기와 요천추 신경얼기 침윤에 의하여 구심로차단성 통증이 발생할 수 있다. 이런 환자들에서는 국소마취제를 이용한 차단이 일시적인 통증 완화를 일으키지만, 신경파괴술은 장기적으로 이점이 없다.

신경 차단 신경차단은 척수와 말초 체성신경, 그리고 교감신경계를 차단하는 술기이다. Lidocaine이나 bupivacaine 같은 국소마취제를 corticosteroid와 병합하여 주사하며 진단, 예후, 치료, 그리고 통증 예방을 위해 사용된다.

진단적 신경차단을 통해 통증에 관여하는 신경을 알 수 있고, 그 신경이 체성신경인지 교감신경인지를 결정할 수 있다. 이러한 결과를 바탕으로 마취통증의학과 의사는 적절한 치료적 차단이나 신경파괴술을 계획하게 된다. 또한 차단에 대한 환자의 반응을 보고, 보다 영구적 시술을 시행할 때 나타날 수 있는 치료 효과와 부작용을 예상할 수 있다.

비효과적인 시술을 최소화하기 위해, 미국 마취과 학회의 Task Force on Pain Management, Cancer Pain Section에서는 계획된 신경파괴술에 앞서 항상 진단적 차단을 시행할 것을 권고하고 있다(Ferrante et al. 1996). 신경차단으로 통증의 경감이 없다면 마취통증의학과 의사는 더 이상 시술을 진행하지 않는다. 불행하게도 역은 성립되지 않는다. 즉 차단에 대한 결과가 효과적이어도 신경절제술의 결과가 항상 긍정적이지는 않다.

때때로, 치료적 신경차단만으로도 충분하며 신경절제술이 필요하지 않을 수 있다. 흥미롭게도 대개 차단의 효과는 주입된 국소마취제의 알려진 반감기보다 더 오래 지속된다. 종양의 영향을 받고 있는 척수 공간이나 신경근에 steroid와 함께 주입된 국소마취제는 수 일에서 수 주까지 통증 완화가 지속될 수 있다. 유방절제술후증후군과 관련된 근근막통증에는 통증유발점 주사가 도움이 될 수 있다. 보통 국소마취제가 압통점에 주사되지만, 건침dry needling이나 생리식염수 또는 corticosteroid를 국소적으로 주입하기도 한다. 그래서 필자는 근근막통증이 있는 환자에서 NSAIDs에 전신적인 마약성 진통제를 추가하기 전에 통증유발점 주사를 자주 추천한다.

피하로 국소마취제에 steroid를 섞어 침윤 주사하는 것은 대상포진으로 인한 체성급성통증이나 대상포진후 신경통의 예방에 도움이 될 수 있다. 이 주사법은 많은 경우 효과적이며 부작용도 적기 때문에 필자는 이런 증후군을 가진 환자들을 마약성 진통제나 gabapentin 같은 보조진통제로 치료하기 전에 마취통증의학과의 통증 전문의에게 의뢰한다.

고주파 신경파괴술　고주파 신경파괴술(조직에 열을 가해 응고괴사를 유도함; 100℃)은 국소종양을 제거하거나, 삼차신경절을 파괴함으로써 삼차신경통 환자를 치료하는 데 사용되어 왔다. 이 시술은 현재 뼈와 피부 또는 장기의 통증을 유발시키는 국소적인 종양을 치료하는 데 사용되고 있다(Goetz et al. 2004; Patti et al. 2002). 비교 연구들이 현재 진행 중이다.

복강신경얼기의 교감신경 차단술과 성상신경절 또는 gasserain 신경절의 교감신경 차단술은 각각 췌장암이나 두부와 경부암을 가진 환자의 진단과 예후를 위한 시술로 행해지고 있다. 교감 신경 차단이 통증 경감에 효과적이라면 고주파 신경파괴술이나 화학적 신경파괴술이 시행된다.

교감신경차단은 외상, 흉터, 악성종양의 직접침윤으로 교감신경이 손상되어 생기는 작열통에 자주 사용된다. 환자들은 팔, 다리에 타는 듯한 통증을 호소하고, 사지에는 통각과민증과 이질통(즉 옷이 피부에 접촉할 때에도 타는 듯한 통증이 발생함)이 진행한다. 피부는 부종이 생기거나 붉거나 창백해질 수 있으며, 발한의 감소와 온감의 증가를 보이고 시간이 지나면서 위축된다. 이런 변화는 유방암이나 폐상부암의 상완신경얼기 침윤이나 상완신경얼기에 방사선 치료를 받은 환자들의 팔에서 볼 수 있다. 이런 경우 때때로 작열통은 신경 차단만으로 조절되기도 하지만 반응하지 않는 나머지에서는 신경절의 화학적 파괴나 외과적 신경근 절제술(즉 영향받는 신경절의 선택적 절제)이 필요하다.

신경파괴술　신경파괴술(예: 신경절제술 또는 신경용해술)은 수명이 얼마 남지 않고, 다른 치료에 반응을 보이지 않는 국소적인 통증의 경우에 사용될 수 있다. 척수신경, 말초 체성신경, 그리고 교감신경을 매개로 한 통증은 신경파괴술을 이용하여 치료할 수 있다.

신경절제술은 수술적으로 시행되기도 하지만 현재는 열이나 화학적 방법이 가장 흔하게 사용된다. 온도를 이용한 방법은 앞서 말한 고주파 절제술이나 냉동진통요법cryoanalgesia이 있다. 신경파괴제는 glycerol(삼차신경절 차단 시 사용), phenol, ethanol 등이 있다. Phenol은 ethanol과 달리 신경을 용해시키는 효과뿐만 아니라 국소마취 효과가 있어서 주입 시 통증이 없다. Ethanol은 주사 시 통증이 심하기 때문에 주사전에 국소마취제의 주입이나 환자를 진정시키는 것이 꼭 필요하다. 보통 임상목적으로 사용하는 phenol과 ethanol의 용량으로는 전신흡수로 인한 부작용은 잘 일어나지 않는다. 그러나 우발적으로 phenol이 혈관으로 주입된 경우 발작이나 중추신경계 억압, 심혈관계 허탈이 일어날 수 있다.

척수 신경파괴술 재발한 부인과 영역의 암과 대장 및 직장, 방광암환자들은 통증부위가 안장부위saddle distribution에 분포되는 심한 양측성 골반통이 발생 할 수 있다. 마약성 진통제의 전신적 투여나 국소마취제와 마약성 진통제의 척수 내 투여로 이러한 환자들에게 대개는 만족할 만한 통증 완화를 얻을 수 있다. 그러나, 여전히 견딜 수 없는 통증을 보이는 소수의 환자들 중 60% 이상에서 지주막하 신경파괴술을 통해 수개월 또는 드물게 1년까지도 지속되는 통증 완화를 얻을 수 있다. 통증 경감이 너무 완벽해서 환자는 한 순간에 모든 경구용 마약성 진통제를 끊을 수 있다. 이때 발생할 수 있는 금단증상을 막기 위해서 시술 전에 마약성 진통제를 어떻게 안전하게 감량할지를 교육해야 한다.

안장 차단술은 척수 도관를 사용할 수 없거나 삽입이 문제가 되는 경우 즉 자주 감염이 되거나 가정 간호 혜택의 결여, 가족의 상황이 너무 불안정하여 경막외 도관의 안정성을 보증하지 못하는 경우에 적용된다. 예를 들어 국소적으로 진행된 골반암(예: 직장암, 대장암, 방광암, 자궁경부암, 자궁내막암)으로 인한 타는 듯한 회음부 통증이나 질직장루 환자인 경우에 유용하다. 비중이 높은 phenol은 지주막하로 주입되면 제2-4번 천수신경 부위에 가라앉는다. 대개는 거동에 큰 영향은 없지만, 환자는 대변실금과 요실금이 생길 수 있다. 그러나 이런 신경차단이 필요한 환자들은 종양에 의한 폐색을 완화하기 위해 대장우회로나 Indiana pouch로의 요관우회로, 신장스텐트를 가지고 있는 경우가 많다. 하지 근력 약화 같은 부작용과 통증완하는 사용된 phenol의 농도에 따라 달라진다. 고농도의 phenol은 요로우회술을 시행한 환자에서 시행할 수 있다. 일반적으로, 환자는 최소한 50% 이상의 통증 경감을 나타내며 전신약물의 감소로 의식이 또렷해진다. 효과는 보통 한 달 정도 지속되나 때로는 두 달 드물게는 6개월까지 효과가 지속되기도 한다.

경막하, 경막외 신경파괴술은 지주막하 차단이 효과적이지 못한 경부에서 시행할 수가 있다. 이는 귀, 코, 인후, 폐, 또는 경추 부위의 골전이에 의한 불응성 통증에 효과적으로 이용될 수 있다.

말초 체성신경파괴술 늑간신경 절제술은 개흉술후증후군 환자를 특히 발생 후 6개월 내 시행한 경우 효과적으로 통증을 완화시킬 수 있다. 이 시술은 방사선치료의 적응이 되지 않는 병리적 늑골 골절로 인한 통증환자에도 사용될 수 있다. 신경절단은 효과적이고 전신적 마약성 진통제나 신경병성 보조제에 비하여 부작용이 적어서 필자는 이런 종류의 환자를 가능한 빨리 마취통증의학과 전문의에게 의뢰한다.

교감신경파괴술 몇몇 환자의 신경병증성 통증은 교감신경 손상으로 생긴다. 손상은 상완신경얼기나 요천추신경얼기와 같은 신경얼기 내의 교감신경이나 신경절에 손상이 올 수 있다.

암환자에게 가장 일반적이고 효과적인 교감신경차단은 복강신경얼기차단celiac plexus nerve block이다. 이 신경얼기는 상복부 장기의 통증에 관여하는 교감신경절을 포함하고 있다. 복강신경얼기차단은 췌장암환자에서 1/2-3/4에서 효과가 있다. 이 시술이 상당히 효과적이기 때문에 어떤 외과의는 확정적 또는 고식적 수술 시에 이 신경절을 외과적으로 제거하거나 알코올이나 phenol을 주입하기도 한다.

복강신경얼기 차단은 위, 간, 소장, 대장 근위부암으로 인한 통증과, 췌장암과 유

말초 신경 절제술

목표 신경	적응증
• 천추 신경	회음부 통증
• 늑간 신경	개흉술 후 증후군
• 교감 신경절:	
- 복강 신경얼기	상복부 통증
- 하장간막(외톨이) 신경얼기	회음부, 직장 통증
- 성상 신경절	두부와 경부 통증
- Gasserian 신경절	삼차신경통과 같은 통증
• 하복 신경얼기	골반 통증
• 경피적 후척수신경근 절단술	상지의 작열통

사한 통증을 보이는 복강 내 전이에 의한 통증을 완화시킬 수 있다. 필자는 이러한 통증 증후군이 있는 환자들이 통증조절을 위해 마약성 진통제가 필요한 상황이 오면 즉시 마취통증의학과의 통증전문의에게 의뢰를 한다. 마취통증의학과 의사는 C-arm이나 CT를 이용하여 경피로 신경파괴술을 시행할 수 있다.

복강신경얼기의 파괴로 일어나는 가장 흔한 부작용은 상복부를 지배하는 교감신경의 차단으로 기인한다. 부작용으로는 일시적인 기립성 저혈압과 장 운동 활성으로 인한 설사가 있다. 드물게 신경파괴제가 요천추신경얼기나 신경근으로 퍼지게 되어 방사통이나 드물게는 하지 근력의 약화나 마비를 일으킬 수도 있다.

직장통, temesmus, 회음부 통증은 천미추인대 앞에 위치한 외톨이신경 차단에 반응할 수 있다. 합병증으로는 직장이나 방광의 천자, 국소 감염과 농양이 올 수 있다. 드물게는 척추 마취나 정맥 내 주입이 발생할 수도 있다.

'성상신경절' 은 대상포진이 발생한 2주 안에 시행할 경우, 상지와 얼굴에 발생하는 대상포진후신경통의 발생 빈도를 줄일 수 있다. 일부에서는 병소 발생 이후 첫 두 달 이내에 사용할 경우에도 효과가 있다고 보고하였다.

팔이나 머리와 목에 통증이 있는 암환자, Pancoast 종양이 있는 일부 환자에서 성상신경절의 절제는 효과가 있다. 화학적 신경파괴술은 거의 시행하지 않는데 그 원인은 근처에 위치한 신경과 혈관, 뇌조직이 파괴제에 의해 손상을 받을 수도 있기 때문이다.

과거에는 양성이나 악성 삼차신경통이 있는 환자에서 가세르 신경절gasserian ganglion에 알코올을 주입하기도 하였다. 그러나 최근에는 carbamzepine, baclofen이 반응하지 않은 통증 환자에게 신경절 내 glycerol 주입, 열 신경절 용해thermogangliolysis 또는 수술적 신경근절제술을 시행한다.

'상하복신경얼기'의 화학적 신경절제술은 부인과 암이나, 재발하는 대장직장암환자와 같은 암성골반통을 가진 환자의 치료에 효과적이다. 효과는 6개월 정도 지속될 수 있다. 보다 오래된 시술인 화학적 요부 교감신경절제술 또한 골반통에 효과가 있으나 덜 선택적이다.

상완신경얼기에 손상을 입은 일부 환자의 작열통은 국소마취제를 이용한 신경차단에 반응하지 않는다. 이런 환자에서 '경피적 후신경근절제술percutaneous surgical dorsal rhizotomy'은 반복할 필요가 없기 때문에 화학적 신경근절제술보다 선호된다.

앞서 말한 마취과적 시술은 마약성 진통제나 보조진통제에 반응하지 않는 신경병증 환자의 10% 이하에서 탁월한 효과를 나타낼 수 있다. 신경병증성 통증을 잘 파악하고, 현명하게 국소적 그리고 경구적 약제를 선택하고, 적절한 환자군을 마취통증의학과의 통증 전문의에게 잘 의뢰한다면, 난치성 통증 증후군을 가진 당신의 환자가 만족할 만한 통증 경감을 얻을 수 있을 것이다.

노인 환자의 통증 완화

평가

많은 경우 장기 보호시설의 의사, 보건간호사, 그리고 심지어는 호스피스 간호사도 노인 환자의 지속적인 통증의 정도를 과소평가하고 그 결과 불충분한 치료를 하게 된다. 치매의 빈도는 65세 이상 환자에서 5% 정도이며, 이후 85세 이상에서는 40% 이상으로 증가하고, 특히 인지기능 장애를 가진 환자들이 문제가 된다(이상적으로는 노인병 전문의사 또는 노인 정신과의사와 협력하여 환자를 돌볼 수 있다). 강력한 마약성 진통제의 부적절한 투여 · 평가를 할 수 있도록 훈련된 의사의 부족, 그리고 이런 환자들을 담당하는 전문적인 의사들의 부족으로 인하여 노인 환자에서의 통증 관리가 부적절하게 된다. 심지어 장기 요양시설에서 치료받는 암환자들마저 불충분한 치료를 받고 있는 실정이다. 대부분의 경우 마약성 진통제는 사용되지 않거나, 사용하더라도 효과가 약한 마약성 진통제를 사용한다.

노인 암환자들이 겪는 통증의 정도를 평가하는 것은 어렵다. 그들은 젊은 환자와 같은 빈도로 통증을 경험하고, 통증의 부위와 정도(날카로운, 둔한 등)를 정확하게 기술할 수 있지만, 통증을 보고하는 횟수는 젊은 환자에 비해 적다. 그 이유는 새롭게 발생한 통증을 관절염 같은 동반질환의 탓으로 돌리고, 암에 의해 발생할 수 있다는 것을 인식하지 못하기 때문이다. 또, 나이가 들수록 참을성이 커지고, 통증을 나이 탓으로 돌리고 주위 사람들을 힘들게 하지 않으려 하는 점도 들 수 있다.

연약한 노인 환자나 인지기능 장애가 있는 환자들의 통증평가는 4장에서 기술된 방법에 약간의 변형이 필요하다. 환자가 얼마나 잘 일상생활을 수행할 수 있는가를 결정하고, 기능적인 척도의 향상에 의하여 치료의 성공 여부를 평가한다. 통증 평가 도구를 사용한다면 환자가 사용하기 쉬운 방법을 선택한다. 예를 들면 언어등급(word scale: 경도, 중등도, 심함, 견딜 수 없도록 극심함), 통증온도계pain thermometer, 또는 얼굴통증등급 같은 방법이 있다. PAINAD 등급은 심한 치매를 가진 환자 집단에서 통증을 평가하는 데 유용한 도구이다(Warden et al. 2003).

인지기능 장애를 가진 환자에서 통증을 조절하는 데 중요한 것은 자주 평가를 하는 것이다. 환자들은 현재 경험하는 통증만을 정확하게 기술하고, 이전에 경험한 통증의 정도를 기억하지 못하는 경우가 많으므로 반복하여 질문하는 것이 필요하다. 인지기능 장애를 가진 환자에서 마약성 진통제의 용량 조절을 위해서는, 진통제 투여 이전에 통증의 정도를 평가하고, 진통제 투여 후 한두 시간 지나 반복해서 평가를 한다.

통증관리 시 고려사항

먼저 환자가 경험하는 통증의 특성을 이해하였다면, 다음 두 가지 사항을 고려해야 한다. 첫째, 노인 환자 간호에 있어서 가족 구성원들의 역할과 둘째, 젊은 사람과 노인에 있어서 진통제 대사의 약동학적, 약력학적 차이이다.

가족 구성원들 가족 구성원들은 흔히 노인 환자의 성공적인 통증 관리에서 결

진료포인트 노인 환자에서 통증 관리

- 환자와 환자 가족을 안심시킨다.
- 환자와 환자 가족이 이해하고 사용할 수 있는 통증 등급을 확인한다.
- 인지기능 장애를 가진 환자에서는 현재의 통증이 기억된 과거의 통증보다 더 정확하다.
- 처방의 효과 및 부작용의 발생에 대한 감시는 간병인과 가정 간호 서비스를 이용한다.
- 비스테로이드성 소염진통제를 피한다. 만일 사용한다면, 부작용의 발생과 울혈성 심부전, 간경변, 고혈압, 또는 신기능 저하의 악화를 주의 깊게 감시한다.
- benzodiapine, gabapentin, 그리고 마약성 진통제는 초기에 적은 용량을 사용하고, 점차 서서히 증량한다.
- 반감기가 짧고 진정 효과와 항콜린성 부작용이 가장 적은 약제를 사용한다.
- 변비를 예방하기 위해 적극적으로 처방을 한다.

정적인 역할을 한다. 그러나 의사들은 가족 구성원들이, 특히 그들 자신이 나이가 많은 경우, 노인 환자를 돌보는 일이 얼마나 어려운지 알아야 한다. 가족 구성원들은 흔히 자신의 직업 또는 가정에서의 일상적인 일들을 포기하면서까지 대부분의 시간을 환자의 통증 관리에 보낸다. 환자를 돌보는 사람들은 흔히 수면부족으로 지쳐 있으며, 환자의 통증 관리에서 부족함을 느끼고, 사랑하는 가족(환자)이 겪는 고통을 지켜볼 수밖에 없는 무력감을 느낀다. 그들은 마약성 진통제에 대한 중독의 두려움을 통증 그 자체만큼 가질 수 있다. 그들에 대한 지지와 교육이 전체 가족의 행복에 매우 중요하다.

가정 간호와 가정 호스피스 서비스는 가족들의 육체적 그리고 정신적인 부담을 덜어주는 데 매우 중요하다. 간호사는 환자의 증상에 대한 전문적인 평가와 관리를 하고, 환자와 환자 가족에 대한 교육과 언제 의사의 진료가 필요한지를 알려 준다. 사회복지사와 종교인은 환자와 간병인 모두에 대해 정신사회적인 그리고 영적인 요구를 처리할 수 있다. 그리고 가정 건강 도우미와 자원봉사자들은 나이든 간병인에게 보다 많은 휴식을 제공할 수 있다(예를 들면 간호의 일부를 담당하고, 환자 옆에 앉아 환자를 지켜 주어 배우자가 쉬거나 산책을 할 수 있게 한다).

간병의 부담

간병인으로서의 책임에 대한 부담을 오하라 씨(남성 · 79세)의 예에서 절실히 느낄 수 있었다. 오하라 씨는 전이성 방광암으로 양측 요관이 완전 폐색된 상태이다. 그는 누나와 같이 살고 있었는데 누나 역시 암 외의 기타 여러 내과적 문제로 죽어 가고 있었다. 자신의 육체적인 기능 저하 때문에 오하라 씨는 누이를 돌보기 위해 방문하는 간호시설로부터 가정 호스피스 서비스를 받는 데 동의하였다. 그들은 하루 8시간 가정보건 서비스를 받았지만, 나머지 16시간 동안은 오하라 씨가 그의 누나에 대한 유일한 간병인이 되었다. 그리고 그녀가 사망할 때까지 그는 이러한 역할을 지속했다.

그녀가 사망한 이후, 오하라 씨는 노인요양시설로 옮겨졌다. 한 달 정도 지난 후, 호스피스

코디네이터가 나를 찾아왔다. 오하라 씨는 잘 지내고 있었고, 그들은 호스피스 서비스를 중단하기를 원하였다. 그가 지치고 쇠약해진 것이 암의 진행 때문이라고 우리는 생각했었는데 사실은 죽어 가는 누나의 간병에 의한 것이었다. 그녀가 사망한 이후 수개월 동안 그는 체중이 늘고, 통증도 덜 했으며, 호스피스 전문가로부터 서비스를 받을 필요가 없는 것처럼 보였다. 현재는 그 서비스를 중단한 지 2년이 경과했고, 그는 여전히 건강하게 지내고 있다.

그를 도와줄 어느 누구도 없었고 재정적 재원도 한계가 있었기 때문에, 우리는 오하라 씨가 필요로 하는 모든 지원을 할 수 없었다. 그러나 도와줄 사람이 생기더라도, 가족들이 그것을 내키지 않아 하는 경우가 종종 있다. 나의 주요한 업무 중 하나는 환자를 일차적으로 보살피는 배우자나 그 밖의 사람들을 설득하여 환자 간병에 자발적인 다른 가족과 친구 등 다른 사람들의 도움을 적극적으로 받아들이게 하고, 사회봉사 활동을 수용하여 도움을 받도록 하는 것이다. 주 부양자는 홀로 모든 부담을 감당하면 건강을 위협받을 수 있고, 질병을 앓게 되면 환자를 보살필 수 없게 됨을 알아야 할 필요가 있다. 도움을 받아들이는 것이 유일한 해결책일 것이다.

노인 환자에서 약동학적 그리고 약력학적인 변화 노인 환자에서 비스테로이드성 소염진통제, 보조제, 그리고 마약성 진통제의 약동학(약물의 흡수, 대사, 그리고 배설)과 약력학(다양한 혈중 농도에서의 약물의 효과)은 다르다. 노인들은 젊은 사람에 비해 근육이 적고 지방이 많으며 흔히 신장과 간 기능이 경도 내지 중등도로 감소되어 있기 때문에 신장과 간 청소율이 저하되어 있다. 노인 환자들은 흔히 내과적 질환들을 갖고 있으며 마약성 진통제에 더 민감하여 진정과 착란에 쉽게 빠지게 된다.

비스테로이드성 소염진통제는 노인 환자에서 특히 문제가 될 수 있다. 경도에서 중증도의 통증 조절에는 acetaminophen, COX-2 저해제(예: Bextra®, Celebrex®), 그리고 nonacetylated salicylate(예: Trilisate®, Salsalate®)가 아마도 가장 안전한 약제일 것이다. 그러나 65세 이상의 환자를 포함한 임상 연구는 매우 드물다.

다른 종류의 NSAIDs는 노인 환자에게서 심각한 독성을 보일 수 있다. 이들 약제는 단백 결합률이 높은데, 노인 환자들은 혈청 알부민이 감소한 경우가 흔하다. 따라서 같은 용량의 NSAIDs를 투여받더라도 젊은 환자에 비해 혈청 내 단백질 결합을 하지 않은 free NSAIDs의 농도가 증가하여 큰 부작용이 나타날 수 있다. 울혈성 심부전이나 간경변을 가진 노인 환자들은 특히 예민하다.

NSAIDs를 복용하는 노인 환자들은 어지러움, 착란, 그리고 과도한 염분과 수분 정체를 초래할 수 있다. NSAIDs는 고혈압을 악화시킬 수 있고, 심한 고칼륨혈증과 신독성을 초래할 수 있기 때문에 NSAIDs 치료를 시작한 지 1주나 2주째 전해질과 신기능을 검사해야 한다. 위장관계 독성을 최소화하기 위해서는 소량의 ibuprofen을 처방한다. 그러나 고용량의 ibuprofen이 필요하거나, 오직 위장관계 독성을 일으킬 가능성이 높은 NSAIDs로만 통증 조절이 될 때에는 omeprazole 20mg 같은 프로톤 펌프 억제제를 첨가를 고려하고, 주기적으로 잠혈 검사를 시행한다.

부작용에도 불구하고, ketorolac은 노인 환자에서 안전하게 사용할 수 있다. 노인 환자는 근육이 위축되고, 지방 조직이 감소된 경우가 많으므로 근육 내 투여를 삼간다. 65세 이상의 환자에서는 초기 용량을 50%까지 줄이고, 하루 총 투여 용량이 60mg을 초과해서는 안 된다. 다른 방법으로는, 6시간 간격의 일반적인 투여 대신에 8시간 간격으로 약물을 투여하고, 통증 조절이 성공적인지를 감시하는 것이다. 소량의 ketorolac이라 할지라도 5일 이상은 투여하지 말아야 하는데, 일부 의사들은 48시간 후에는 사용을 중단하도록 권유하고 있다.

기타 보조약물들 또한 노인 환자에서 심각한 부작용을 일으킬 수 있다. diazepam은 가능하면 사용하지 말아야 한다. 증가된 체내 지방은 diazepam 같은 지용성 약제들의 반감기를 연장시키고 과도한 진정이나 섬망을 일으킬 수 있다. 국소마취제 또한 노인들에서 높은 빈도로 발생하는 섬망과 관련이 있다. 가능한 한 삼환계 항우울제의 사용을 피해야 한다. 이 약제는 기립성 저혈압, 인지기능의 변화, 그리고 심방부정맥을 유발할 수 있고, 이들 부작용은 부작용 자체의 문제뿐 아니라 환자에게 치명적인 결과를 초래할 수도 한다. 환자가 gabapentin(Neurontin®)에 견딜 수 없는 경우, 항콜린성 부작용이 가장 적은 desipramine(Norpramin®)을 사용할 수 있다. 삼환계 항우울제, 항구토제, 그리고 마약성 진통제로 인한 가려움증 치료에 쓰이는 항히스타민제의 항콜린성 부작용은 매우 괴로울 수 있다. 항 콜린성 부작용에는 변비, 구강건조, 시야혼탁, 요 정체, 그리고 진정이 있다. 따라서 처음 마약을 사용하는 노인 환자에서는 예방적으로 phenothiazine을 투여해서는 안 된다.

마약성 진통제　이상에서 언급한 대사의 변화 때문에, 일반적으로 노인 환자들은 속효성과 서방형 마약성 진통제 모두에서 통상 사용하는 용량으로도 심각한 부작용을 일으킬 가능성이 많다. 동일 용량의 마약성 진통제를 투여받은 노인 환자의 경우 젊은 환자에 비해 상당히 높은 혈장 농도를 나타낸다. 또한 속효성 제제의 최고peak 효과에 훨씬 민감하여 과도한 호흡저하, 진정, 착란, 그리고 역설적으로 흥분을 초래할 수 있다. 속효성 또는 서방형 제제를 사용할 때 이러한 노인 환자에서는 약물이 체내에 오래 머무르고, 그 대사산물이 축적되어 독성이 증가한다.

속효성 Morphine 같은 속효성 마약성 진통제조차 장기간 활성도를 갖는 대사산물로 인하여 문제가 될 수 있다. Meperidine(Demerol®)은 가능한 한 사용을 피해야 한다. 노인 환자들은 meperidine의 활성 대사산물인 normeperidine의 부작용에 특히 민감하여 불쾌감, 근간대성경련, 그리고 발작을 초래할 수 있다. Hydromorphone(Dilaudid®) 또는 속효성 oxycodone은 반감기가 짧고, 대사 산물로 인한 문제가 적어 보다 좋은 선택이 될 수 있다.

과도한 독성을 예방하기 위해서는 저용량으로 시작하여 서서히 증량하고, 자주 재평가를 해야 한다. 약물투여는 젊은 성인에게 투여하는 용량보다 25-50% 적은 용량으로 시작한다. 추가 용량은 젊은 성인에서는 하루 총 용량의 10% 정도이지만, 노인 환자들의 경우에는 처음에는 5%를 넘지 않게 한다. 또한 추가 용량의 투여 간격이 젊은 환자에서는 2시간 정도이지만 노인 환자에서는 4시간 이상 되어야 하는 경우가 많다.

Methadone과 같이 반감기가 긴 약제와 pentazocine이나 buprenorphine 같은 혼합형 작용제/대항제의 특성을 갖는 약제의 사용은 피해야 한다. 전자는 과도한 진정을 일으키고, 후자는 환각, 초조 그리고 섬망을 초래한다. 영양 상태가 좋은 노인 환자에서 경피적 fentanyl은 낮은 용량으로 사용해야 하는데, 이는 fentanyl의 경피적 전달 속도가 노인에서 크게 증가되기 때문이다. 그 이유는 노인의 피부에서 지방 대 수분 비율이 높아, 젊은 환자에 비하여 피부 저장소에 더 많은 fentanyl이 축적되기 때문이다. 패치는 뼈가 돌출된 부위를 피하고, 지방이 있는 부위에 붙여야 한다.

단기간의 급성 통증에 대해 젊은 사람들과 마찬가지로 자가통증조절patient-controlled analgesia이 노인 환자들에서도 효과적으로 사용될 수 있다. 젊은 사람들과 마찬가지로 만성적인 암성 통증의 치료에 대해 경구 또는 경피적 투여경로가 우선된다. 비경구용 마약성 진통제가 필요한 경우, 최고 효과와 관련한 독성이 증가하기 때문에 간헐적 투여는 피하는 것이 좋다. 이러한 경우 피하 또는 정맥 내 경로를 이용한 지속적 투여 방법이 더 바람직할 수 있다. 척수강 내 마약성 진통제 투여 역시 안전하게 시행될 수 있다. 경막외 투여 후 오심, 구토의 빈도는 노인 환자들이 젊은 환자들에 비해 적게 나타난다.

노인 환자에서 마약성 진통제로 인한 부작용에 대하여 특별히 고려해야 할 몇 가지 사항이 있다. 예상할 수 있는 것처럼, 노인 환자들은 마약성 진통제로 인한 변비에 더욱 민감하다. 노인들은 젊은 환자들에 비해 활동성이 적고 수분 섭취가 적고, 변비를 악화시킬 수 있는 다른 약제의 복용이 많다. 따라서 노인 환자에 있어서는 마약성 진통제 복용과 동시에 예방적인 변비 치료를 반드시 추가적으로 받아야 한다.

노인 환자들은 요괄약근에 대한 마약성 진통제의 효과 때문에 요 정체가 나타나기 쉽다. 요 정체는 전립선 비대증 환자나 항콜린성 부작용을 갖는 약제를 복용하는 경우 특히 문제가 된다. 초기에는 방광 도뇨관이 필요하기도 하나 요 정체는 마약성 진통제 투여 후 하루나 이틀이 지나면 대개는 사라진다. 드물게 전립선 비대증을 갖는 환자에서는 finasteride(testosterone 대사 억제제)나, terazocin(취침 시 1mg 경구로 투여, 점차 필요한 만큼 2-5mg까지 증량)같이 평활근 이완 효과를 나타내는 약제들이 필요할 수 있다.

약물 남용자의 통증 완화

현재 약물 남용자들

심한 암성 통증을 가지고 있고, 현재 아편, 코카인, 또는 알코올을 남용하는 환자들의 통증 관리는 매우 어렵다. 만일 환자가 현재 약물중독자인 것을 알았다면, 환자가 보고하는 통증의 강도를 믿기 어려울 것이고 높은 용량의 마약성 진통제를 처방하는 것이 달갑지 않을 것이다.

그러나 통증이 있는 많은 약물 남용자들을 치료한 경험을 가진 닥터 윌리엄 브라이트바트가 이런 문제들을 어떻게 바라보고 있는지를 보면 많은 도움이 될 것이다. "후천성면역결핍증과 관련된 통증을 가진 약물중독 환자 약 500명을 치료해왔고 못해도 12번은 어리석은 짓을 했다. 그러나 만일 이러한 경험이 없었다면 나

진료포인트 현재 약물 남용자들에 대한 마약성 진통제 치료

- 환경을 통제한다.
- 치료적인 마약성 진통제 용량을 확립한다.
- 중독의 가능성을 최소화할 수 있는 처방으로 시작한다.

는 다른 488명 환자들에게 도움을 줄 수 없었을 것이다." 나는 그의 감정에 동의한다. 받아들일 수 없는 방법으로 나를 이용하려는 일부 사람들이 두려워서 많은 사람들에게 도움을 줄 수 있는 기회를 놓친다는 것은 어리석은 짓이다.

앞서 언급한 평가와 치료 원칙들이 이러한 환자 집단에 적용되기는 특히 어렵다는 것을 안다. 그러나 우리는 불행하게도 심한 통증을 가진 환자들을 평가하거나 치료하는 데 다른 방법을 가지고 있지 않다. 설사 그들이 현재 약물 남용을 한다 하더라도, 우리는 통증에 대한 환자의 보고를 믿고 통증 조절을 위해서 최선을 다해야 한다.

이러한 환자들을 다루기 위하여 약물중독 전문가들이 사용하는 방법들을 차용하였다. 가능하면 언제든지 나는 이러한 경우를 다루기 위해 환자의 일차 담당의(또는 의료보조자나 간호사), 정신과의사, 그리고 약물중독 전문가들로 구성된 임상의사로 팀을 구성했다. 또한 통증 전문의들을 포함시키는 것도 고려할 수도 있다.

입원환자들 현재 약물 남용자가 입원할 때는 언제나 주변 환경을 통제하는 하는 것이 특히 중요하다. 환자는 개인실에 있어야 하고 그 방 또는 같은 층으로 활동을 제한하여야 한다. 환자들은 외출복 대신 환자복을 입어야 한다. 방문객들(심지어 가족까지)을 제한해야 하고, 환자의 소유물과 꾸러미는 간호 직원이 반드시 조사해야 한다. 정신과 의사와 약물중독자의 상담 시간을 매일 정하고, 입원 기간 동안 동일한 간호사(담당간호사)가 환자를 돌볼 수 있게 한다.

입원 기간 동안 '길거리에서' 얻은 마약 대신 치료 목적의 마약성 진통제로 대체한다. 일부 환자들이 의사로부터 적절한 통증 완화를 얻을 수 없어 길거리 약물을 스스로 복용하는 것을 알았다. 그러한 환자들에 대한 첫 번째 과제는 적절한 처방으로 그들의 통증을 경감시켜 더 이상 통증 조절 목적으로 불법적인 약물을 필요로 하지 않게 하는 것이다.

마약성 진통제의 적절한 용량을 찾는 것이 현재 약물중독 환자에서는 특히 어려울 수 있다. 이는 환자가 보고하는 통증의 정도를 신뢰하기 어렵고, 통증 완화를 위해 매우 고용량의(심지어 그램 단위의 morphine이 요구되기도 한다) 마약성 진통제가 필요한 경우가 흔하기 때문이다. 이러한 환자들에게는, 통증 완화에 필요한 것보다 많은 용량의 마약성 진통제 사용에 의한 도취감이나 진정 같은 부작용이 불평의 대상이 되지 않을 수 있다. 그러나 당신과 치료팀의 다른 구성원들은 환자가 도취 상태인지 또는 졸린 상태인지를 결정할 수 있을 것이고, 이에 따라 마약성 진통제 용량을 감소시킬 수 있다.

급성 통증을 치료할 때에는, 환자가 약물을 남용할 수 있는 기회를 최소한으로 줄이는 방향으로 처방을 변경해야 한다. Levorphanol(예: Levo-Dromoran®), 서방형 morphine, hydromorphone(예: Palladone®), 경피적 fentanyl, 또는 methadone 같은 장시간 작용하는 경구용 약제들이 추천된다. 속효성 hydromorphone(즉, Dilaudid®), 복합제제(즉, Percodan®, Percocet®, Tylox®), 속효성 morphine, 그리고 서방형 oxycodone은 현재 약물중독자에게는 사용하지 않는다.

외래환자 퇴원 후 환자들은 순응도를 최대로 증가시키고, 현재 약물중독의 재발을 방지하기 위하여 정신과 의사나 약물중독 카운슬러의 도움을 지속적으로 받아야 한다. 카운슬러는 또한 치료적 마약성 진통제와 알코올을 혼합사용 시 발생할 수 있는 위험에 대해 환자를 교육할 수 있다.

입원했을 때와 마찬가지로, 외래환자들이 앞으로 나와 나의 치료팀과 어떻게 해 나갈지 자세하게 설명한다. 약물중독은 재발이 흔하므로, 재발성 약물중독을 확인하기 위해 매주 소변검사를 할 필요가 있다. 최근 기술은 정량적, 정성적인 방법 모두를 이용하여 다양한 마약성 진통제의 대사산물을 감별할 수 있다. 작용시간이 긴 약제를 처방할 때 우리는 한 번에 일주일의 분량만 준다. 그리고, '약물을 변기에 빠뜨리거나 싱크대에 쏟는 경우' 처럼 사고로 약물을 잃어버렸을 때 우리가 다시 약물을 공급할 수 없으므로 안전한 장소에 약물을 보관하도록 환자에게 경고를 한다. 통증 완화를 위한 모든 조치와 약물중독에 대한 반복된 경고에도 불구하고 환자가 계속하여 마약성 진통제나 다른 약물을 남용한다면 우리는 더 좋은 관계를 확립할 수 있는 다른 임상의에게 환자를 위탁한다.

관해 상태에서의 재활—살라 씨

초기에는, 해독이나 약물 재활 프로그램의 문제를 다루지 않았었다. 그러나 암이 관해된 상태에서 재활 프로그램을 시행받은 몇몇 약물중독자들을 치료하게 되었다. 살라 씨는 그런 환자였다. 내가 처음 그를 보았을 때 살라 씨(남성 · 35세)는 후복막과 폐에 포도송이 크기의 병변이 있었고, 광범위하게 전이된 고환암을 가지고 있었다. 그는 당시에도 계속해서 헤로인을 남용하고 있었고, 후 복막과 폐 병변에 의한 심한 요통을 조절하는 데 도움이 된다고 말하고 있었다. 그러나, 카운슬러와 우리 치료팀의 지속적인 도움으로, 그는 우리가 처방하는 마약성 진통제만 가지고 통증 완화를 유지할 수 있게 되었다.

종양이 치료에 확실하게 반응할 때, 나는 살라 씨에게 종양이 완전히 관해되면 더 이상 통증 때문에 마약성 진통제 치료를 받을 필요가 없다고 말했다. 그에게 마약성 진통제에 대한 그의 의존성 문제를 언급하였고, 다시는 heroin을 사용하지 않도록 약물중독 카운슬러의 도움을 받았으면 좋겠다고 하였다. 그는 실망시키지 않았다. 그는 methadone 유지 프로그램에 참여하였고 10년이 지난 지금도 잘 지내고 있다.

Methadone 유지 요법을 시행받는 환자

Methadone 유지 요법 환자들은 대개 카운슬러들과의 관계가 성공적이고 잘 확립된 경우가 많기 때문에 순응도와 관련한 문제들이 적다. 그러나 통증을 완화시키기 위해 종종 methadone 유지 용량 외에 고용량의 다른 마약성 진통제가 필요한 경우가 있다.

약물중독 환자의 통증에 표현이 약물중독 환자가 아닌 경우만큼 믿을 만하다는 것과 아울러 환자의 통증이 완화될 때까지 사용하는 약제가 무엇이든지 투약을 증량할 수 있다는 것을 병원 직원이나 또는 사무실 직원에게 설명할 필요가 있다.

통증 조절을 위해 methadone 용량은 동일하게 유지하고 다른 약제를 이용하는

✻ **진료포인트** Methadone 유지 환자를 위한 마약성 진통제 치료

- Methadone을 통증 완화 목적으로 사용하지 않는다. 통증 조절을 위해서는 methadone용량은 변경시키지 않고, 다른 아편 유사제의 용량을 조절한다.
- 상당한 용량의 methadone을 사용하는 환자에서도 고용량의 마약성 진통제가 요구될 수 있음을 알아야 한다.
- 약물중독 카운슬러와 환자는 지속적인 관계를 유지해야 한다.

것이 최선임을 알았다. 이렇게 하면 환자가 약물 남용의 문제와 통증의 문제를 분리해서 생각할 수 있게 해 주고, 정확한 통증 평가를 가능하게 해 준다. 그리고 적정하기는 methadone보다 다른 약제가 더 쉽다. 경제적인 문제가 있다면 methadone을 단독으로 사용한다.

과거 중독자들

과거에 마약중독 경험이 있는 사람들은 흔히 극심한 통증에 대해서도 마약성 진통제를 복용하기를 매우 꺼려 한다. 환자와 그의 가족들은 그의 삶을 난잡하게 한 약물중독을 기억한다. 통증을 완화시키기 위해 마약성 진통제를 복용한다면, 그들은 자신들이 다시 그 악몽 같은 삶을 살까 두려워한다.

약물중독의 문제 및 통증 관리를 위한 마약성 진통제에 익숙한 상담가로부터의 정신적인 지지는, 환자가 통증 완화를 위해 필요한 진통제를 큰 저항 없이 받아들이게 하는 데 절대적일 수 있다. 과거 중독자들은 중독자로 인식되는 것에 매우 민감하다. 통증 완화를 위해 환자를 도와주는 방법에 대해 직원들이 주의 깊은 교육을 받을 필요도 있다. 암성 통증을 겪는 과거 약물중독자들에서는 재발은 드물지만, 약물을 잃어버렸다고 하고, 상담하지 않고 약 용량을 증량하며, 다른 의사로부터 따로 약을 처방받거나, 처방전을 조작하는 등 약물중독이 재발할 때 나타나는 징후에 대해서 감시해야 한다.

의사들은 현재 마약중독자나 methadone 유지 요법을 시행하는 환자, 그리고 과

✻ **진료포인트** 과거 중독자를 위한 마약성 진통제 치료

- 통증 완화 목적일지라도 마약성 진통제 사용에 관하여 환자와 그 가족들은 매우 예민하다.
- 약물 중독 카운슬러와 환자는 지속적인 관계를 유지해야 한다.
- 약물 중독이 재발하는지 징후를 감시해야 한다.

거 약물중독자의 통증을 완화시킬 수 있다. 환자들은 대개 우리가 설정한 제한들을 이해하고 통증 경감을 얻기 위해 적어도 그것들을 수용할 것이다. 환자 치료를 위해 구성된 의료팀은 환자가 치료 프로그램에 참여하는 것이 가능하게 할 것이다. 잠재적인 위험을 알고 부단히 주의를 기울인다면, 환자가 참을 수 없는 통증에서 벗어날 수 있도록 약물중독자가 아닌 경우에서와 마찬가지로 약물중독자에서도 마약성 진통제를 처방할 수 있을 것이다.

임상에서 흔한 상황들

환자에서 마약성 진통제의 초기 치료

2장에서 언급한 것처럼 환자에게 마약성 진통제를 시작할 때 예상치 못한 문제에 부딪힐 수 있다. 대부분의 환자들과 그 가족들은 적어도 초기에는 마약성 진통제을 처방받는 것을 거부한다. 치료에 부정적인 그들의 생각을 바꾸기 위해 나는 적어도 10분 이상 다음에 언급한 것들을 이룰 수 있는 주제에 대해 토론하도록 권유한다.

- 환자와 그 가족들은 흔히 마약성 진통제에 대한 공포와 오해를 가지고 있다고 생각하고, 이러한 공포를 없앤다.
- 내성과 중독의 차이를 설명하고 그들이 중독자가 되지 않는다는 것을 확실히 말해야 한다. 중독자는 삶을 벗어나기 위해 마약을 사용하나 환자들은 그들의 삶으로 복귀하기 위해 마약성 진통제를 사용한다.
- 현재 약물을 복용한다고 해서, 이것이 통증이 더욱 심해질 때의 약물치료에 영향을 주지 않는다는 사실을 알려 주고 안심시킨다(사용할 약제는 많다).
- 당뇨나 심부전 치료를 설명할 때처럼 어떻게 마약성 진통제가 개인의 목표에 도달하는 데 도움이 될 수 있는지를 환자에게 주지시킨다.
- 변비, 진정, 오심 같은 부작용과 어떻게 이런 문제를 예방하고 치료할 수 있는지를 설명한다.
  - 처음 2-3일 정도 다소 졸릴 수 있고 이것은 일시적이며 통증의 완화는 지속될 것이다.
  - 마약성 진통제를 복용하는 한 변비는 지속될 것이고 이에 대한 꾸준한 치료가 필요하다. 환자가 복용하는 섬유성 하제를 당신이 처방한 하제로 바꾸고, 하루에 배변이 있건 없건 지속적으로 복용하도록 하며 필요하면 더 많은 하제를 복용하게 한다.
  - 오심은 마약성 진통제의 알레르기 징후가 아니다. 오심은 4-7일에 걸쳐 소실되고, 만약 문제가 되면 이 기간 동안 치료할 수 있다.

경미(1-4단계)하거나 중등도(5-6단계) 통증에 대한 치료 약제의 시작 2단계 약제(예: Tylox, Percocet, 또는 Percodan)가 골 전이 같은 경미하거나 중등도의 체성 또는 내장성 통증을 가진 환자에서 사용된다. 중등도 통증(통증을 전체 10단계로 볼 때 5-6단계에 해당)에 대해 다음과 같이 치료한다.

• 매 4시간마다 경구 알약 2개로 시작하고, 하루 2회, 1-2정 정도의 senna하제나 〈표 5.6〉의 다른 하제를 선택하여 사용한다.
• 환자나 가족이 사용하기 편한 통증 등급을 선택한다. 환자에게 적어도 하루 2회, 약제를 복용하기 전과 복용한 지 한 시간 후 통증 정도와 모든 부작용을 기록하도록 요구한다.
• 마약성 진통제의 용량을 변화시킨 다음 날, 만족할 만한 통증 완화가 있는지 여부를 확인한다.
• 통증 완화가 만족스럽지만 부작용이 발생하였다면 이 장의 앞부분에서 언급한 대로 치료한다.
• 통증이 겨우 1-2시간 정도만 완화되고 다음 용량을 투여하기 전에 통증이 재발하는 경우, 동일 진통용량의 서방형 제제로 시작하고, 정규적인 투약 사이에 발생한 통증에 대해서는 속효성 제제를 추가한다(구제 진통용량 'rescue' doses). 추가 용량은 하루에 투여된 총 용량의 10%이고, 노인에서는 5%로 시작한다. 때때로 계산된 용량이 제품화된 서방형 제제나 속효성 제제의 용량에 정확하게 맞지 않을 수 있으므로, 계산된 용량을 이용 가능한 제제의 용량에 맞추어 약간씩 조절할 수 있다. 만일 필요하다면, 환자가 과거에 복용했던 복합제제에 포함된 동일 용량의 NSAIDs를 추가한다.

다음 용량의 투여 전에 재발한 통증의 치료

복합제제로부터 Acetaminophen이나 NSAIDs+서방형의 동일한 마약성 진통제(oxycodone)로 교체한다.

• 초기 복합제제: Oxycodone+Acetaminophen, 24시간 동안 12정(매 4시간마다 2정)
• Oxycodone 총 용량: 5mg/정×12정=60mg
• 동등 진통용량의 서방형 Oxycodone: 12시간마다 30mg
• 마약성 진통제의 추가 용량(24시간 용량의 10%): 60mg의 10%≈속효성 Oxycodone 5mg
• 필요하면 Acetaminophen이나 NSAID를 추가

• 2단계 약제의 최대 용량을 사용함에도 불구하고 통증 완화가 만족스럽지 못하면, 이전에 투여받았던 것보다 50% 높은 용량의 3단계 마약성 진통제로 대체한다(예: 고용량의 oxycodone 단독, hydromorphone, 또는 morphine). 마약성 진통제를 변경하는 방법에 대해서는 다음 장에서 언급하였다. 아래 언급한 예(2단계 약제로는 치료되지 않는 통증)는 동일한 마약성 진통제인 oxycodone을 사용한다.

처음 마약을 사용하는, 심한 통증(7단계 이상)을 가진 외래환자에 대한 초기 마약성 진통제 치료 심한 통증을 가진 환자의 초기 치료에 3단계 마약성 진통제를 사용한다. 이런 마약성 진통제에는 oxycodone, morphine, 그리고 fentanyl 외에 노인 환자나 신부전 또는 간부전을 가진 환자에서 사용하는 hydromorphone(예: Dilaudid®)을 포함한다. 환자와 그 가족들은 경구 또는 경피적 제제가 지속적인 통증 조절에 효과적인지에 대한 중요한 정보를 제공한다.

어떠한 마약성 진통제를 선택하더라도, 변비의 예방은 아주 중요하다. 예를 들면, Senokot-S® 2정 또는 senna 2정과 Colace® 2정을 하루 2회씩 삼투성 제제(예; 티스푼 한 개 정도의 lactulose나 polyethylene glycol〔Miralax®〕 17g)와 함께 취침 전에 처방한다. 설사를 유발하면 투성 제제를 제외시킨다. 당일 배변이 있었다고

2단계 약제로 완화되지 않는 통증의 치료

고용량에서는 복합제제를 동일한 성분의 서방형 마약성 진통제(Oxycodone)로 변경한다.

- 초기 복합제제: Oxycodone+Acetaminophen, 24시간 동안 12정(Oxycodone 60 mg)(4시간마다 2정씩)
- 50%까지 Oxycodone을 증량: 60mg+(60mg×50%=30mg)=90mg Oxycodone≈12시간마다 서방형 Oxycodone 40mg씩
- Oxycodone 추가 용량 조절: 80mg의 10%≈10mg; 추가 용량: 필요시 2시간마다 속효성 Oxycodone 10mg씩
- 필요하면 Acetaminophen이나 NSAID를 추가

하더라도 모든 환자들에게 지속적으로 하제를 복용하도록 교육한다.

경피적 fentanyl을 사용할 때에도 비슷한 원리가 적용된다. Fentanyl 패치는 패치를 붙인 후 12-24시간 동안 혈중 농도가 통증을 완화시키기에는 불충분하므로 추가 용량이 더욱 중요하다. 추가 용량은 24시간 사용한 용량을 동등 진통용량의 morphine으로 환산하고, 이의 10%를 투여한다(표 5.5).

중등도 내지 심한 신경병증성 통증을 가진 환자에게는 하루 3회 gabapentin(예: 100, 100, 300mg 경구)을 추가한다. 특별한 부작용 없이 잘 견디면, 통증 완화가 개선될 때까지 또는 용량을 제한시키는 부작용이 나타날 때까지 수 주 동안에 걸쳐 용량을 증가시킨다. Gabapentin 단독으로 효과가 없다면, gabapentin에 〈표 5.10〉에 언급된 다른 항경련제를 첨가시킨다.

심한 통증을 갖는 환자들 중 처음 마약을 사용하는 환자들의 초기 경구 투여

- 노인 환자들이나 신부전 또는 간부전 환자들에게 4시간마다 Hydromorphone 4-6mg 경구 투여
- 속효성 제제 선택: 24시간 동안 2시간마다 속효성 Morphine이나 Oxycodone을 p.r.n. 처방: 투여된 하루 총 투여량을 다음 처방에 서방형 제제로 추가
  - 예) 속효성 morphine 7.5mg(15mg 정제의 1/2)×12 doses=morphine 90mg
    서방형 제제 용량: 서방형 morphine 12시간마다 45mg과 추가 용량으로 속효성 morphine 10mg(예: 20mg/ml morphine 용액으로 0.5ml)
  - 예) 속효성 oxycodone 5mg×10doses=oxycodone 50mg
    서방형 제제 용량: 12시간마다 서방형 oxycodone 20mg과 추가 용량으로 속효성 oxycodone 5mg(단독 사용하거나 aspirin, acetaminophen, 또는 NSAID와 조합으로 사용).
- 서방형 제제 선택
  - 예) 서방형 morphine 12시간마다 30mg 경구투여 또는 서방형 oxycodone 12시간마다 20mg과 추가 용량으로 속효성 oxycodone 5mg 투여(단독 사용하거나 aspirin, acetaminophen, 또는 NSAID와 조합으로 사용)

마약성 진통제의 용량, 제제, 전달 경로의 변경

용량의 조절　마약성 진통제의 초기 용량은 지식과 경험에 의한 추측보다 더 좋은 것은 없다. 치료 시작 후 처음 몇 주뿐만 아니라 질환의 경과에 따라 이후에도 약물의 증량이나 감량이 필요한 경우가 자주 발생한다. 만일 환자와 환자 보호자가 부작용에도 불구하고 즉각적인 통증 완화를 원하면, 초기 용량을 너무 높게 처방하는 경향이 있다. 반면에 그들이 잠재적인 부작용에 대하여 지나친 걱정을 하면, 초기 용량에 보다 신중해진다. 그러나, 추가 용량을 투여하고 환자를 주의 깊게 관찰하면서 통증 조절이 만족스러울 때까지 용량을 증량시킨다. 이상적으로, 지속적인 통증을 가진 환자는 단지 하루 한 번이나 두 번 정도의 추가 용량이 필요하다. 대부분의 통증 완화는 서방형 마약성 진통제에 의하여 이루어져야 한다. 지속적인

심한 통증을 갖는 환자들 중 처음 마약을 사용하는 환자들의 초기 경피적 fentanyl 투여

- 경피적 fentanyl의 초기 용량: 시간당 25μg 패치, 이것은 매 24시간마다 Morphine 50mg 투여와 동등한 용량이다.
- 추가 용량으로 속효성 Morphine이나 Oxycodone(20mg/ml의 용액으로 0.5ml)을 필요시 경구나 설하로 2시간마다 추가한다.
- 혈중 fentanyl 농도가 적절할 때까지 환자들은 추가 용량을 사용하도록 생각해야 한다(예: 패치 부착 후 적어도 처음 12-24시간 동안).

지속성 통증 환자에게 서방형 마약성 진통제를 증량시키기 위한 추가 용량의 사용

예) 한 환자가 서방형 Morphine을 12시간마다 45mg씩 복용하고, 매번 속효성 Morphine 10mg(20mg/ml 용액으로 0.5ml)으로 된 추가용량을 6회 투여받았다.

24시간 동안 투여받은 총 Morphine 용량: 90mg+60mg=150mg

새로운 서방형: Morphine 용량: 12시간마다 75mg

추가용량: 속효성 Morphine 15mg

통증이 아닌 간헐적이고 우발적인 통증을 가진 환자들은 통증이 있을 때 속효성 진통제를 투여하여 대부분 효과를 볼 수 있다. 서방형 마약성 진통제는 이러한 환자들에서 과도한 진정을 초래할 수 있다.

24-48시간 동안 서방형 제제를 복용한 후 지속성 통증을 가진 환자에서 마약성 진통제 용량을 안전하게 증가시키기 위하여,

- 환자에게 복용한 전체 추가용량을 기록하게 한다.
- 만일 전체 추가용량이 서방형 제제 용량의 25%를 초과한다면 추가용량을 근거로 서방형 제제 용량을 증가시킨다.

마약성 진통제의 변경　견딜 수 없는 부작용 때문에 마약성 진통제를 변경해야 하는 경우가 적지 않다. 동등 진통용량 환산표(표 5.5)를 이용하면, 적절하게 환자의 통증 조절을 유지하는 동안 약제를 안전하게 변경할 수 있다. 〈표 5.5〉에서 세로는 목록에 있는 경구나 비경구 마약성 진통제의 동등 진통용량을 나타낸다. 예를 들면, 경구 속효성 morphine 30mg은 경구 속효성 oxycodone 20mg이나 경구 hydromorphone(예: Dilaudid®) 7.5mg과 효과가 동일하다. 비경구 morphine 10mg은 비경구 hydromorphone 1.5mg에 해당한다.

일부 환자들은 패치를 사용해서는 통증 완화에 도달하지 못한다. 환자들이 너무 마르거나, 땀이나 피지로 인해 패치가 제대로 부착되지 않을 수도 있다. 경구나 정주 투여로 마약성 진통제 치료를 변경하고자 한다면, 가장 안전한 방법은 환자가 fentanyl이 흡수되지 않았다고 가정하고 환자가 복용한 추가용량을 근거로 투여 용량을 계산한다. 그러나 환자가 피부 저장소로부터 fentanyl이 섭취되었을 수도 있기 때문에, 패치를 제거한 후 처음 6시간은 필요할 경우에만 속효성 마약성 진통제만을 추가용량으로 처방하는 것이 더 안전하다. 그 다음 6시간 동안에, 정해진

서방형(sustained release) Morphine을 서방형 Oxycodone으로 전환

예) 현재 서방형 Morphine 용량: 12시간마다 경구 60mg(전체 용량: 120mg/24시간)
서방형 Oxycodone의 동등 진통용량: 12시간마다 40mg(전체 용량: 80mg/24시간)
2/3×80mg=55mg
새 서방형 Oxycodone 용량: 12시간마다 30mg; 추가용량: 속효성 Oxycodone 5mg

서방형(sustained release) Morphine을 장효성(extended-release) Hydromorphone으로 전환

예) 현재 서방형 Morphine 용량: 12시간마다 경구 60mg(전체 용량: 120mg/24시간)
동등 진통용량의 경구 hydromorphone(예: Dilaudid): (120mg/30)×7.5=30mg
2/3×30mg=20mg
새 hydromorphone 용량: 24시간마다 경구 장효성 제제 24mg 또는 4시간마다 속효성 제제 4mg; 추가용량: 속효성 hydromorphone 2mg

비경구나 경구 서방형 마약성 진통제를 계산된 전체 용량의 50%만 투여한다.

예를 들면, 한 환자가 200μg/h 용량의 fentanyl 패치로 적절히 통증이 완화되지 않았고, 이전에 통증 완화를 위해 하루 24mg의 hydromorphone 정맥투여를 했었다고 가정해 보자. 패치를 제거한 6시간 동안, 환자에게 정맥 내로 hydromorphone 2–3mg이나 경구 hydromorphone 12–16mg을 2시간마다 p.r.n.으로 투여할 것이다. 그 다음 6시간 동안은 hydromorphone을 시간당 0.5mg로 점적투여를 시작하거나, 경구 hydromorphone을 지속적으로 투여할 것이다. 패치를 제거한 12시간 후, 시간당 1mg으로 점적 속도를 증가시키거나 서방형 oxycodone을 12시간마다 160mg 투여할 것이다.

일부 환자들은 패치의 접착제에 알레르기를 나타낸다. 이러한 환자들이 다른 마약성 진통제에 견딜 수 없어 fentanyl을 투여받게 되면, 패치와 같은 속도로 피하나 정맥 내로 fentanyl을 투여할 수 있다(Hough 2003).

〈표 5.5〉 아래에 있는 데이터는 fentanyl(시간당 μg으로 전달되는 fentanyl 패치) 패치와 경구나 비경구로 24시간 동안 투여된 morphine 용량 사이의 동등 진통용량 환산에만 적용된다. 예를 들면, fentanyl 패치 50μg/hr를 처방받는 환자에서 morphine의 동등 진통용량은 24시간 동안 정맥 내 morphine 33mg 또는 경구 morphine 100mg에 해당한다. 비슷한 방법으로 환산하면, morphine이 4mg/hr (즉, 24시간 동안 96mg)의 속도로 정주되는 환자의 fentanyl 패치에 대한 동등 진통용량은 150μg/hr이다.

불행하게도 fentanyl을 morphine으로 또는 그 반대로 전환할 때 〈표 5.5〉를 제외하고는 새로운 마약성 진통제에 대한 동등 진통용량을 계산하는 것은 단순하지 않다. 수 주 동안 마약성 진통제를 복용한 환자들이 현재 복용 중인 약제의 부작용에는 견딜 수 있으나 새로운 약제로 인한 부작용에는 견디지 못할 수 있다. 통증이 잘 조절되는 환자가 동등 진통용량의 새로운 마약성 진통제로 교체를 하는 경우 심한 진정이나 호흡 부전이 발생할 수 있다. 이러한 불완전한 교차내성을 고려하여 새로운 마약성 진통제는 계산된 동등 진통용량의 2/3 정도만 처방한다. 그러나, 통증이 적절하게 완화되지 않는다면 동등 진통용량 전부를 투여한다. 모든 경우에

마약성 진통제 용량이 많을 때 약제의 변경

예) 12시간마다 서방형 경구 Morphine 600mg을 복용하는 환자(매 24시간마다 1,200mg)
Hydromorphone
동등량: (1,200 mg/30)×7.5=300mg.
새로운 약제의 용량: 300mg/2=150mg/24hr.
서방형 Oxycodone
동등량: (1,200mg/30)×20=800mg.
새로운 약제의 용량: 800mg/2=400mg/24hr.
경피적 Fentanyl(이용 가능한 수치들로부터 추정)
동등량: 600μg/hr.
새로운 약제의 용량: 300μg/hr의 경피적 Fentanyl 패치

서, 새로운 마약성 진통제의 하루 투여 용량의 10%가 새로운 추가용량이 된다. 매우 고용량의 경구 마약성 진통제를 투여하기 위해서는 다른 약제의 시작 용량을 반으로 줄인다.

고용량의 마약성 진통제로부터 methadone으로 안전하게 변경하는 것은 보다 더 어렵다. 마약성 진통제 용량이 증가함에 따라 methadone과의 동등 진통용량의 비ratio가 변하기 때문이다. Morphine과 methadone의 동등 진통용량의 비가 하루 100mg 미만일 경우는 4 : 1이나, 1,000mg을 초과하는 동등 진통용량의 비는 20 : 1로 폭 넓게 변한다. 이 장 끝 부분에 언급된 문헌을 이용하여, 다른 마약성 진통제를 methadone으로 변경하는 표를 만들었다. 우선 환자가 지난 2일 동안 복용한 마약성 진통제에 해당하는 morphine 동등 진통용량을 결정한다. 그리고 구해진 morphine의 동등 진통용량으로부터 아래의 비율을 이용하여 methadone용량을 결정한다.

Oral Morphine 동등 진통용량(mg/24hr)	Morphine : Methadone Ratio
< 100	4 : 1
101–300	8 : 1
301–600	10 : 1
601–800	12 : 1
801–1,000	15 : 1
> 1,000	20 : 1

이 표를 이용하여 methadone의 동등 진통용량을 구하고, 이 용량의 반(methadone이 NMDA 수용체를 억제하기 때문에)을 대개는 하루 3회로 나누어 투여한다. 이러한 교체 과정에 의문이 있다면, 완화 치료나 통증 전문의에게 자문을 구한다.

일부에서는 methadone으로 교체할 때 3일에 걸쳐 할 것을 권유한다(3-day

conversion). 첫날은 기존 마약성 진통제 용량을 1/3로 줄이고, 대신 1/3을 methadone으로 투여한다. 둘째 날은 남아 있는 기존 마약성 진통제 용량을 1/2로 줄이고 하루 총 methadone 용량의 2.5-10%를 4시간마다 환자가 통증을 호소할 때만 투여한다. 셋째 날은 기존 마약성 진통제를 중단하고, 둘째 날에 복용한 methadone의 총 용량을 근거로 methadone의 용량을 조절한다(Bruera and Sweeney 2002).

전달 경로의 변경　동일한 약제의 전달 경로를 경구에서 비경구로 변경할 때조차 마약성 진통제 용량의 조절이 필요하다. 경구 마약성 진통제는 용량의 많은 부분이 간으로 일차 통과하고 대사가 되는데, 이때 생성된 대사산물은 통증 완화를 위해 혈액-뇌 장벽을 통과할 수 없다. 마약성 진통제를 투여해야 할 경우 투여 경로를 정하는 것이 매우 중요하다는 사실을 늘 염두에 두어야 한다.

한번은 간호사로부터 호출을 받았는데 수련의가 "4시간마다 속효성 hydromor-

Morphine을 Methadone으로 변경

예) 경구로 서방형 Morphine을 12시간마다 600mg씩 복용 중인 환자(24시간마다 1,200mg)
Morphine: Methadone ratio=20 : 1
동등 진통량의 Methadone 용량: 1,200mg/20=60mg의 methadone
교체 방법 1:
Methadone의 NMDA 억제 효과를 고려하여 계산된 methadone 용량을 50% 감소
30mg의 methadone
새로운 용량: 첫째 날 8시간마다 경구로 10mg 투여 시작.
교체 방법 2:
첫째 날: 12시간마다 서방형 morphine 400mg과 methadone을 10mg씩 투여.
둘째 날: 12시간마다 서방형 morphine 200mg과 methadone을 20mg을 투여하고, 환자가 통증을 호소하면 4시간마다 120mg의 속효성 morphine을 투여. 환자는 24시간 동안 5mg 용량의 제제를 3정 복용하였다.
셋째 날: 12시간마다 경구로 methadone 20mg과 4시간마다 p.r.n.으로 methadone 5mg을 투여. 중등도 내지 심한 통증에 대해서는 12시간마다 methadone 용량을 증가하거나 8시간마다 methadone 15mg을 투여.

일부 흔하게 경구에서 비경구로 마약성 진통제를 교체하는 경우

Morphine: 경구와 비경구 투여 용량 비=3 : 1

예) 경구 용량: 12시간마다 360mg 투여; 24시간 동안 전체 용량=경구 720mg

정맥 내/피하 투여 시 동등 진통용량: 경구 720mg/3=240mg/24 hr IV(즉, 10mg/hr)

Hydromorphone: 경구와 비경구 투여 용량 비=5 : 1

예) 경구 용량: 4시간마다 12mg 투여; 24시간 동안 전체 용량=경구 72mg

정맥 내/피하 투여 시 동등 진통용량: 경구 72mg/5≈14mg/24hr 정맥 내 또는 피하 투여(즉, 4시간마다 2.3mg IV 또는 0.6mg/hr)

phone 6mg 근주 또는 경구투여"라고 지시를 내렸기 때문이다. 그 환자는 속효성 hydromorphone를 복용하고 있었으나 수술을 위해 금식을 하는 상태였다. 다행스럽게도 간호사는 속효성 hydromorphone 6mg을 근주하지 않았다. 만일 지시대로 주사를 했더라면 환자는 경구로 속효성 hydromorphone 30mg에 해당하는 양을 투여받은 것이 된다.

여러 경구 제제를 하나의 비경구 제제로 변경 같은 마약성 진통제를 경구 제제에서 비경구 제제로 변경하는 것은 간단하지만, 다른 변경은 더 어렵다. 병원에 입원을 할 때 드물지 않게 환자들은 여러 가지 다른 마약성 진통제를 경구로 투여받고 있는 경우가 많은데, 이때 비경구 단일 약제로 변경을 해야 한다. Morphine 점적 주입을 시작하기 위해, 하루 총 경구 마약성 진통제 용량을 morphine 동등 진통용량으로 환산한 후, 불완전한 교차내성을 줄이기 위해 다른 마약성 진통제를 1/3 줄이고, 줄어든 전체의 1/3 용량을 정맥 내 morphine으로 대체한다.

대퇴골 파괴를 동반한 골수종Myeloma으로 방사선 치료 예정인 환자가 방사선 치료를 받기 전에 핀고정을 해야 할 필요가 있었던 환자를 예로 들겠다. 그녀는 수술 전후로 금식 상태이었다. 그녀는 서방형 morphine을 12시간마다 60mg씩 복용하였고, 돌발성 통증에 대해 필요하면 4시간마다 Percocet® 2정을 투여받았다. 골절 때문에 그녀는 morphine이외에 하루 12정의 Percocet®을 복용했고, 그녀의 통증 경감은 만족스러웠다.

속효성 Oxycodone과 서방형 Morphine의 병합 투여를
동등 진통용량의 비경구 Morphine 투여로 대체

• 지난 24시간 동안 복용한 마약성 진통제에 대한 경구 Morphine의 동등 진통용량을 계산하고, 불완전한 교차내성에 적응하기 위해 다른 마약성 진통제 용량을 1/3 줄인다.

현재의 투약	경구 Morphine 동등량
속효성 Oxycodone 60mg	60mg (즉, 90mg−30mg)
지효성 Morphine 120mg	120mg
전체	경구 Morphine 180mg

• 정맥 내 Morphine 점적 속도 계산

경구 Morphine	비경구 용량	정맥 내 점적 속도
180mg	60mg(180mg/3)	2.5mg/hr(60mg/24hr)

경구에서 비경구 마약성 진통제로 교체할 필요가 있는 또 다른 환자에서는 하루에 서방형 Oxycodone 180mg과 추가용량으로 hydromorphone을 복용하고 있었다. 그는 입원 하루 전 경구 hydromorphone 24mg을 복용하였다. 정맥 내 hydromorphone을 사용할 수도 있지만, 그러나 이번 예에서는 morphine을 처방하기를 원한다고 가정해 보자.

일부 환자들은 경구 마약성 진통제를 복용함에도 불구하고 통증 때문에 입원을 한다. 나는 그들에게 정확하게 동등 진통용량의 morphine을 투여하는데, 이것은 사실 용량이 33% 증가한 것이다. 예를 들면, 4시간마다 Percodan® 2정(즉, 10mg oxycodone×6doses=60mg 속효성 oxycodone)과 12시간마다 서방형 oxycodone 60mg을 복용해도 평균적인 통증 정도가 6인 환자에게 당신은 정맥 내 morphine 점적 투여를 시작하려고 할 것이다.

환자가 과거에 정맥 내로 마약성 진통제를 투여받은 적이 없다면 왜 정맥 내로 약물을 투여하는지 설명하는 것이 중요하다. 나는 고환암이 후복막으로 전이되어 심한 통증을 호소하는 젊은 환자에게 이런 설명의 중요성을 배웠다.

**경구 서방형 Oxycodone과 Hydromorphone 병합 투여를
동등 진통용량의 비경구 Morphine 투여로 대체**

과거 24시간 동안 복용한 경구 Morphine 동등량을 계산하고, 불완전한 교차내성을 적응하기 위해 다른 마약성 진통제의 용량을 1/3 감소시킨다.

현재의 투약	경구 Morphine 동등량
서방형 Oxycodone 180mg	180mg(즉, 270mg−90mg)
경구 Hydromorphone 24mg	64mg([{24mg/7.5}×30]−32)
전체	경구 Morphine 244mg

정맥 내 Morphine 점적 속도를 계산한다.

경구 Morphine	비경구 용량	정맥 내 점적 속도
244mg	81mg(244mg/3)	3.4mg/hr(81mg/24hr)

**중등도 통증을 가진 환자에서 경구 속효성과
서방형 Oxycodone을 비경구 Morphine 용량으로 전환**

지난 24시간 동안 경구 Morphine 동등량을 계산한다.

현재의 투약	경구 Morphine 동등량
속효성 Oxycodone 60mg	90mg
서방형 Oxycodone 120mg	180mg
전체	경구 Morphine 270mg

정맥 내 Morphine 점적 속도를 계산한다.

경구 Morphine	비경구 용량	정맥 내 점적 속도
270mg	90mg(270mg/3)	3.75mg/hr(90mg/24hr)

Morphine 점적 투여의 무서운 암시

조(남성 · 18세)는 학생으로 고환 종양을 발견한 그의 가족 주치의로부터 나에게 의뢰되었다. 조는 나를 방문하기 전 학교를 그만두기로 결정하였고, 그가 도착했을 때 이미 그는 광범위한 통증성 후복막 림프절병증을 나타냈다.

그의 통증을 경감시키기 위해 morphine 점적 투여를 처방했다. 다음에 그를 방문했을 때 그는 눈물을 흘리고 있었다. 무슨 일이냐고 묻자, 그는 "나는 Porter 선생님에게서 내가 아프다는 것을 알았지만, 그는 내가 죽음에 임박했다는 것을 전혀 이야기하지 않았습니다"라고 대답했다. 나는 이 말에 깜짝 놀랐고, 그에게 오히려 반대로 항암치료에 의하여 완치될 가능성이 크다고 이야기해 주었다. 무엇 때문에 자신의 상태가 말기라고 생각하게 되었냐고 물었을 때, 그는 다음과 같이 말하였다. "선생님은 morphine 점적 투여를 시작했습니다. 그리고, 이전에 그것이 사용되는 것을 유일하게 본 것은 제인 숙모님 때였습니다. Morphine 점적 투여는 그녀가 죽기 며칠 전에 시작되었습니다."

이상의 경험을 한 이후, 나는 정맥 내 마약성 진통제를 선택하는 이유를 환자에게 주의를 기울여 설명하는데, 대략 다음과 같이 이야기를 한다.

나는 당신이 매우 심한 통증을 갖고 있음을 알고 있고 가능한 빨리 통증의 정도를 감소시켜려고 합니다. 이렇게 하기 위하여 당신에게 마약성 진통제를 투여하여야 하는데, 이것을 정맥 내로 투여하려고 합니다. 이것이 당신이 곧 죽게 된다는 것을 의미하는 것이 아닙니다. 그것은 단지 내가 당신의 통증을 조절하는 가장 빠른 방법일 뿐입니다. 당신에게 맞는 마약성 진통제의 용량을 알게 되면 곧 동일진통용량의 경구 약제로 바꿔드리겠습니다.

이렇게 환자에게 설명을 하여 많은 환자에서 morphine의 점적 주입에 대한 환자의 공포를 줄여 줄 수 있었다.

정제로부터 경피적 fentanyl 패치로의 전환 또는 그 반대의 경우 경구 투약을 경피적 fentanyl 패치로 변경하는 방법은 동등 진통용량을 결정하고, 패치가 흡수되어 적절한 효과가 나타나기 이전의 기간 동안 통증을 완화시키는 것이 필요하다(표 5.5). 환자가 서방형 morphine이나 oxycodone 제제를 복용한다면 전환은 쉽다. Avinza®(서방형 morphine 제제)는 24시간 동안, Kadian®은 12-24시간 동안 통증을 완화시키는데, 이는 패치를 사용할 경우 패치에 의한 적절한 통증 완화가 시작되는 시간과 거의 같다. 그러므로 첫 번째 패치를 부착할 때, 마지막으로 평소 복용하던 용량의 서방형 마약성 진통제(또는 Avinza® 용량의 50%)를 복용하게 교육을 하고, 필요한 경우 추가 용량을 사용하도록 한다.

경구 마약성 진통제에서 경피적 Fentanyl로의 전환

예) 12시간마다 경구로 서방형 Morpnine 150mg을 복용하는 환자를 경피적 Fentanyl로 교체하려고 한다.

- 경구 Morphine 용량에 대한 Fentanyl 용량은 〈표 5.5〉를 참조한다. 추가적인 1/3 감량은 필요하지 않다.

현재의 투약	경피적 Fentanyl 동등량
서방형 Morphine 300mg	150µg/hr
추가 용량: 속효성 Morphine 30mg	

경피적 Fentanyl 용량의 증량

예) Fentanyl 패치 75µg/hr(Morphine 150mg에 해당)로 통증 조절이 잘 유지되던 환자가 지난 3일 동안 통증이 증가하여 속효성 Morphine을 15mg씩 하루에 6회(총 90mg) 필요했다(즉 하루 총 마약성 진통제 용량의 33% 정도).

- 경구 Morphine 용량에 해당하는 Fentanyl 용량은 〈표 5.5〉를 참조한다.

현재의 투약	경피적 Fentanyl 동등량
Fentanyl 75µg/hr	75µg/hr
속효성 Morphine 90mg	45µg/hr
새로운 패치 강도strength	125µg/hr

- 새로운 추가(rescue) 용량을 계산한다.

Fentanyl 용량	Morphine 동등량
125µg/hr	250mg
추가 용량	250mg의 10%≈속효성 Morphine 30mg

통증 조절이 부적절하면 fentanyl 용량을 대개 72시간 후 증량한다. 패치를 부착한 지 72시간 후 환자의 통증 조절이 불만족스럽거나 morphine의 추가용량이 하루 총 마약성 진통제 용량의 25%를 초과한다면, fentanyl 용량을 증가시킨다. 그 다음 수 주 동안에 걸쳐 추가적인 용량 조절이 필요할 수 있다.

Fentanyl 패치를 경구 제제로 전환하려면 패치를 제거한 다음에도 환자의 피부 저장소에는 상당한 양의 fentanyl이 남아 있음을 고려해야 한다. 그러므로 패치를 제거한 후 첫 12시간 동안에는 보통 계획된 마약성 진통제를 복용하지 않고 대신에 통증이 재발하면 추가 용량을 투여하도록 한다. 패치를 제거한 지 12시간이 지나도 피부 저장소에는 최대치의 1/2이 남아 있으므로, 환자는 동등 진통용량의 1/2에 해당하는 경구 마약성 진통제를 복용해야 한다. 패치를 제거한지 24시간이 지나면, 동등 진통용량에 해당되는 경구 마약성 진통제의 복용을 시작한다.

경피적 Fentanyl 패치에서 경구 마약성 진통제로의 전환

예) 경피적 Fentanyl 패치 100μg/hr 사용하던 환자에서 동등량의 서방형 Morphine으로 교체한다.

- 〈표 5.5〉를 참조하여 동등량을 결정한다.

현재 Fentanyl 용량	Morphine 동등량
100μg/hr	200mg morphine/24hr

구조 용량: 속효성 Morphine 20mg(즉 20mg/ml 약제에서 1ml)

- 패치를 제거한다; 다음 12시간 동안 필요하면 속효성 Morphine을 2시간마다 투여한다.
- 12시간 이후에 서방형 Morphine 45mg을 복용한다(100mg 용량의 50%).
- 그 다음 12시간이 지나 패치를 제거한지 24시간 후, 매 12시간마다 서방형 Morphine 100mg을 투여한다.

극심한 통증의 신속한 경감

드물게 극심한(통증 등급 0–10에서 7이상) 통증이 적어도 6시간 이상 지속되고, 지난 수일 동안 점차 통증이 증가하는 환자를 '응급'으로 입원시켜야 하는 경우가 발생할 수 있다. 환자는 고통에 몸부림치고, 당신은 가능한 빨리 통증을 완화시키길 원할 것이다. 이때 morphine이나 hydromorphone의 일시적 정맥 내 부하용량의 주사나 자가 통증조절을 이용하여 가장 신속하게 통증조절을 할 수 있다. 그러나, 치료를 안전하게 하기 위해 환자를 주의 깊게 감시해야 한다. 자가통증조절을 시작하거나 일시적 부하용량의 정주 투여 후, 통증 등급이 5 미만으로 될 때까지 적어도 매 15분마다 활력징후, 언어통증등급verbal pain score, 의식상태 변화, 그리고 다른 부작용들을 기록하면서 환자를 지속적으로 관찰해야 한다. 이런 과정이 수시간 걸릴 수 있다.

처음 마약을 사용하는 환자에서 심한(7/10 이상) 통증의 치료

- 변비 치료bowel regimen를 시작한다. 마약성 진통제로 인한 환자의 구역/진정을 감시한다.
- 자가통증조절 선택사항
  - 부하용량loading dose, 기초주입량basal rate, 그리고 일시적 부하용량bolus를 시작한다.

    신부전 환자에게 Hydromorphone의 사용:

    부하용량 0.2-0.5mg+기초주입량 0.01mg/kg+매 7분마다 필요하면 0.2-0.4mg 일시적 부하용량 정주

    증례 계산.

    70kg 남성에서 hydromorphone 기초주입량=0.7mg/hr

    고령 환자나 이산화탄소 정체 환자에서는 0.35mg/hr로 시작

    다른 환자들에게 Morphine의 투여:

    부하용량 2-5mg+기초주입량 0.05mg/kg+매 7분마다 필요하면 2-4mg 일시적 부하용량 정주

    증례 계산.

    70kg 남성에서 Morphine 기초주입량=3.5mg/hr

    고령이나 이산화탄소 정체 환자에서는 0.25mg/hr로 시작
  - 15분마다 진정의 정도를 포함한 활력징후를 체크한다.
  - 매 시간마다 통증을 재평가한다.
  - 통증의 정도가 5 미만이나 견딜 수 있을 정도에 이를 때까지 매시간 일시적 부하용량을

2배로 증가시킨다.

- 필요하면 12시간마다 지속적 투여 속도를 증가시키는데, 추가용량에 따라 조정한다.

예) 3mg/hr 속도로 정맥 내 Morphine을 투여받은 환자가 지난 12시간 동안 정맥 내로 Morphine 24mg을 투여받았다고 한다면, 새로운 정맥 내 Morphine의 기본 투여속도는 3mg/hr+24mg/12hr=5mg/hr

• 정맥 내 일시적인 부하용량의 선택.

- 15분 이상에 걸쳐 정맥 내로 Morphine 5-10mg을 주입한다. 주입이 끝난 15분 후 활력징후와 통증 완화를 평가한다.
- 통증 정도가 변하지 않으면 부하용량을 2배로 증가시킨다. 활력징후를 체크한다. 부하용량의 주입이 끝난 15분 후 통증을 재평가한다. 변화가 없으면 이 과정을 다시 반복한다.

- 통증 정도가 감소하였으나 통증 등급이 5 이상이면 동일한 부하용량을 반복한다. 활력징후를 체크한다. 부하용량의 주입이 끝난 15분 후 통증을 재평가한다. 여전히 통증 등급이 5 이상이면 이 과정을 반복한다.
- 통증 정도가 5 이하이면, 다음 12시간 동안 필요할 때 2시간마다 효과적인 부하-용량을 투여한다.
- 통증 조절이 적절하다면 과거 12시간 동안 사용한 마약성 진통제를 근거로 지속적인 주입이나 경구 또는 경피적마약성 진통제를 시작한다.

예) 통증 정도를 5 이하로 감소시키는 데 필요한 morphine 용량: 2시간 동안 Morphine 35mg (5mg+10mg+20mg).

다음 12시간 동안 3회 20mg 부하용량 투여.

12시간 동안 투여한 전체 Morphine 용량: 95mg 정주투여.

선택사항: 8mg/hr의 속도의 Morphine을 점적투여하거나 비경구 투여된 morphine 95mg/12hr 용량과 동등 진통용량인 경구나 경피적마약성 진통제 투여. 필요하면 추가 용량으로 2시간마다 20mg을 정맥 내 투여

마약성 진통제 투여 경험이 없거나 이미 마약성 진통제를 복용하는 환자들 모두에서 심한 통증을 극복하려면 보통 용량을 빠르게 증가시키는 것이 필요하다. 모든 상황에서, 변비에 대한 약제를 처방하고 마약성 진통제로 인한 오심과 진정에 대해 주의 깊은 감시가 필요하다. 주의 깊은 관찰을 통해, 큰 부작용 없이 마약성 진통제를 증량할 수 있다. 심한 통증 환자에 대한 치료를 기술한 상자 글에서, 자가

통증조절이나 정맥 내 부하용량을 정하는 방법과, 환자들을 감시하는 데 추천되는 지표들을 나타내었다.

정맥 내 morphine을 빠른 속도(매 2분마다 2mg 정주투여)로 적정하면, 마약성 진통제의 투여 경험이 없거나 마약성 진통제에 내성을 보이는 환자 모두에서 15분 이내에 극심한 통증을 참을 만한 정도(4이하)로 감소시키는 데 효과적이다(Mercadante et al. 2002). 대부분의 환자들(45명 중 30명)은 극심한 통증이 시작되기 전에 morphine을 투여받은 적이 없었다. 4이하로 통증 정도를 감소시키는 데 필요한 용량은 중등도 정도였다(정맥 내 morphin의 평균 용량 8.5mg, 신뢰구간 6.5-10.5mg). 정맥 내로 40mg까지 증량하여 투여하였고 심각한 부작용은 보고되지 않았다.

또 다른 보고에 의하면, fentanyl 정주에 의한 빠른 적정은 심한 통증을 10분 정도면 조절할 수 있었다(Soares et al. 2003). 환자들은 신경병증성 통증을 가지고 있지 않았고, 모든 환자들은 급격한 통증이 발생하기 최소한 2주전 morphine을 복용하고 있었다. 이전 morphine 용량을 근거로 fentanyl 용량을 계산하는데, 24시간 마약성 진통제 용량의 10%를, morphine 1mg당 fentanyl 10μg의 비를 이용하여 투여한다. 예를 들어 경구 morphine 150mg을 복용하는 환자라면, 정맥 내 morphine 동등 진통량은 50mg/day이고, 이의 10%는 정맥 내 morphine 5mg이다. 이에 대한 fentanyl 동등 진통용량은 50μg으로 환자는 fentanyl 50μg을 일시적 부하용량으로 투여받을 수 있다. 5분 후에도 통증 정도가 4 이상이라면 50μg의 부하용량을 다시 투여한다. 만일 그 다음에도 통증 정도가 4 이상이면 fentanyl 용량을 50%까지 증량한다. 필요하면 5분 후 마지막 용량(즉, 75μg)을 다시 투여할 수 있었다. 치료받은 18명의 모든 환자들을 응급실에서 주의 깊게 관찰하였다. 모든 환자에서 통증 완화를 보였고, 통증 완화에 걸린 시간은 평균 11분이었으며, 부작용은 나타나지 않았다.

만족할 만한 통증 완화에 도달했을 때, 대개 환자는 잠이 들게 된다. 이것이 마약성 진통제의 투여 속도를 감소시켜야 하는 신호는 아니다. 환자는 과량 투여되지 않았고 단지 극심한 통증으로 인한 수면장애로 지친 것이다. 나는 쉽게 각성되지 않는 환자나 분당 10회 미만으로 호흡이 저하된 환자들에서 약물의 주입 속도를 감소시키지만, 그렇지 않으면 일부러 환자를 깨우지 않는다. 환자가 깨어나면 통증 정도와 부작용에 대해 주의 깊은 평가를 지속한다. 일단 하루나 이틀 정도 통증이 조절된다면, 같은 정도의 통증 완화를 유지하는 데 필요한 최소한의 마약성 진통제를 투여한다.

이미 마약성 진통제를 투여하는 환자에서 심한 통증의 치료

- 변비에 대한 약제를 지속적으로 처방한다. 마약성 진통제 증량에 따른 구역이나 진정에 대해 환자를 주의 깊게 감시한다.

- 이전의 경구 서방형 제제나 경피적 마약성 진통제 투여를 지속한다. 자가통증조절이나 정맥 내 부하투여에 의하여 추가적으로 마약성 진통제를 투여한다.

예) 경구 Morphine: 매 12시간마다 100mg 투여

현재 추가 용량: 경구로 2시간마다 경구로 15mg 투여=정맥 내로 매 2시간마다 5mg 정주

- 자가통증조절의 선택사항

- 정맥 내 Morphine PCA의 기초투여량은 최근 추가용량의 2배로 시작한다.

  기초투여량: 10mg/hr IV Morphine, 필요하면 매 7분마다 정맥 내로 Morphine 5mg을 일시적 부하용량 투여
- 15분마다 진정을 포함한 활력 징후를 재평가하고, 통증은 1시간마다 재평가
- 통증 등급이 5 미만으로 감소되거나 환자가 견딜 수 있을 때까지 매시간 부하용량을 2배로 증가시킨다. 부하용량이 효과적이면 계속 유지한다.
- 필요하면 매 12시간마다 추가용량을 근거하여 기초주입량을 증가시킨다.

  예) 정맥 내 Morphine 10mg/hr를 투여받는 환자가 지난 12시간 동안 12회의 부하용량이 정주되었다면(5mg+10mg+〔20mg×10〕)

  새로운 기본 투여 속도: 10mg/hr+215mg/12hr=28mg/hr

- 정맥 내 일시적인 부하용량의 선택

- 15분에 걸쳐 정맥 내로 Morphine 10-20mg을 투여한다. 통증 완화를 평가한다.
- 통증 정도가 7 이상이고 변화가 없다면 부하용량을 2배로 증가시킨다. 매 15분마다 활력징후를 체크한다. 30분 후 통증을 재평가한다. 계속해서 통증등급이 5 이상이면 동일한 용

량을 반복하지만 통증 정도의 변화가 없다면 부하 용량을 2배로 증가시킨다.
- 통증 정도가 5 이하이면, 다음 24시간 동안 필요하면 2시간마다 효과적인 부하용량을 투여한다.

• 통증 조절이 적절해지면 새로운 용량의 경구나 경피적 마약성 진통제로 전환한다.

예) 12시간마다 서방형 Morphine 100mg을 복용하는 환자에서 정맥 내 일시 부하용량의 선택.

통증 정도를 5 이하로 감소시키기 위한 Morphine의 투여량: 2시간 동안 Morphine 70mg 투여(10mg+20mg+40mg). 다음 22시간 동안 3회의 추가적인 40mg 부하용량 투여.

24시간 동안 투여한 전체 Morphine 투여량: 정맥 내 190mg(=경구 570mg)+경구 200mg=경구 770mg

24시간 동안 경구 Morphine 770mg에 해당하는 동등 진통용량을 경구나 경피적으로 재투여하고 필요하면 4시간마다 경구 MSIR 80mg을 투여

요약

임상의사로서, 우리들은 우리들의 가장 아픈 환자들조차 그들이 정한 목표를 이룰 수 있게 도와주기 위하여 노력하고 있다. 이것이 성공하기 위해서는, 우리들은 반드시 조절되지 않는 환자의 통증을 조절해 주어야 한다. 이 장에서 논의된 약물학적 제제와 다른 치료 방법들을 6장에서 논의될 비약물학적 치료와 병행하면 우리는 암환자의 90% 이상에서 통증을 조절하고 부작용을 최소화할 수 있다. 우리 환자들은 자신들을 죽여 고통을 덜어 달라고 부탁하지 않을 것이고 대신 마지막 목표를 이룬 다음 시인 딜런 토머스의 상반된 주장에도 불구하고 그들은 "편안히 자러 갈" 것이다.

표 5.1 비스테로이드성 소염진통제(NSAIDs)

Chemical Class	*Generic Name*	*Interval*	*Initial Dose (mg)*[1]	*Max. 24-hr Dose (mg)*
p-Aminophenol salicylates	Acetaminophen[2]	q4–6h	650	4000
	Aspirin[2,3]	q4–6h	650	4000
	Salsalate	q8–12h	750–1000	3000
	Diflunisol	q12h	500	1500
Propionic acid derivatives	Ibuprofen	q4–6h	400	2400
	Fenoprofen	q4–6h	200	2400
	Ketoprofen[2]	q6–8h	25	225
	Naproxen[2,3]	q6–8h	250	1000
	Oxaprozin	q12–24h	600	1200
Acetic acid derivatives	Indomethacin[2,3]	q8–12h	25	150
	Tolmetin	q8h	400	1800
	Diclofenac[2]	q8h	50	150
	Sulindac	q12h	150	400
	Ketorolac	q6h	30–60 IV load, 15–30 IV q6h (p.o. 10 mg q6h)	150 mg day 1, 120 mg days 2–7 (p.o. 40 mg)
COX-2 "selective"[4]	Etodolac	q8–12h	200–400	1200
	Nabumetone	q12–24h	1000/24 hr	1500
	Celecoxib	q12–24h	100–200	400
	Valdecoxib	q12–24h	10	40

1. 노인이나 신기능이 감소된 환자에서는 1/2–2/3의 용량으로 시작한다. 2. 좌약이나 관장액의 형태로 관장직장 내 투여 가능.
3. 좌약으로 이용 가능.
4. Rofecoxib(Vioxx)는 2004년 9월에 시장에서 퇴출되었으나 향후 다시 이용이 가능해질 수도 있다. 심혈관계 위험인자가 있는 환자에서는 주의를 요한다. 25mg을 하루 1–2회 처방하며 최대용량은 50mg이다.

출처 : Modified with permission from N. Coyle, N. Cherny, and R. K. Portenoy, Pharmacologic management in cancer pain, in *Cancer Pain Manangement*, 2nd, D. B. McGuire, C. H. Yarbro, B. R. Ferell(eds), Boston: Jones and Bartlett, 1995; Miaskowski C, Cleary J, Burney R, et al. *Guideline for the Management of Cancer Pain in Adults and Children*, APS Clinical Practice Guidelines Series, No. 3. Glenview, Ill.: American Pain Society, 2005. www.ampainsoc.org.

표 5.2 동등 진통용량(Equianalgesic Doses of Opioids)에 따른 비용 비교

Drug	*Dose*	*Comparative Cost, One-Month Supply*[1]
MSIR®	45 mg q4h	++
MS Contin®	150 mg q12h	+++
Oramorph®	150 mg q12h	+++
Kadian®	150 mg q12h	++++
Avinza®	300 mg q24h	+++
Oxycodone IR	30 mg q4h	++
OxyContin®	100 mg q12h	++++
Hydromorphone	12 mg q4h	+++
Duragesic®	150 μg/hr	++++
Methadone	10 mg q8h	+

1. 비용 (+ : 50달러 이하, ++ : 51–250달러, +++ : 251–600달러, ++++ : 600달러 이상)

출처 : Average wholesale price from *Red Book®*, Montvale, N. J.: Medical Economics Company, 2004.

표 5.3 흔히 처방되는 2단계 마약성 진통제 : 이용 가능한 제형들

Name	*Initial Dose (mg), Oral*[1]	*Dose Interval (hr)*	*Dose Adjustments Needed*	*Preparations Available*[2]
Hydrocodone	10	3–4	None	IR, comb
Codeine	60	3–4	Severe hepatic or renal failure	IR, comb, IM, SQ, p.r.
Oxycodone[3]	5–10	3–4	Severe hepatic or renal failure	Comb, p.r.
Tramadol	50	6	Cirrhosis or renal failure	IR, p.r. comb

1. 중등도 이상 통증을 호소하는 체중이 50㎏ 이상인 환자에 해당.
2. 제형 설명:
   IR = 경구용, 속효성
   Comb = 경구용 · NSAID(acetaminophen, aspirin, ibuprofen 등) 복합제
   IM = 근육주사용
   SQ = 피하주사용
   p.r. = 직장내 투여용
3. oxycodone의 단일제(속효성 · 지효성 · 액상 · 농축액상 등)에 대해서는 〈표 5.4〉를 참고할 것.

출처 : Miaskowski C, Cleary J, Burney R, et al. *Guideline for the Management of Cancer Pain in Adults and Children*, APS Clinical Practice Guidelines Series, No. 3. Glenview, Ill.: American Pain Society, 2005. www.ampainsoc.org.

표 5.4 흔히 처방되는 3단계 마약성 진통제 : 이용 가능한 제형들

Name	*Initial Dose (mg)*[1] Oral	IM/IV	*Dose Interval (hr)*	*Dose Adjustments Needed*	*Preparations Available*[2]
Morphine	15–30	10	3–4	Renal failure	IV/SQ, IR, p.r., liq, liq conc
Morphine, SR	15–30	n/a	8–12	Renal/hepatic failure	SR, p.r.
Morphine, SR	30	n/a	24	Renal/hepatic failure	SR
Hydromorphone	4–8	1.5	4	Hepatic failure	IV/SQ, IR, p.r.
Hydromorphone, SR[3]	12	n/a	24	Hepatic failure	SR
Oxycodone	10	n/a	3–4	Renal failure	IR, liq, liq conc, p.r.
Oxycodone, SR	10	n/a	12	Renal/hepatic failure	SR
Fentanyl[3]	n/a	25 μg/hr	72	Hepatic failure	Transdermal
Fentanyl	200 μg	n/a	2		Transmucosal
Methadone	5	2.5	6–8	Renal/hepatic failure	IV/SQ, IR, liq, p.r.
Oxymorphone	n/a	1	3–4	Renal failure	IV/SQ, p.r.
Demerol®[4]	N/R	N/R	N/R	Renal failure	IV, IR

1. 중등도 이상 통증을 호소하는 체중이 50㎏ 이상인 환자에 해당.
2. 제형 설명:
   p.r.직장내 투여용
   IV = 정맥주사용
   SQ = 피하주사용
   IR = 경구용, 속효성
   SR = 경구용, 지효성
   liq = 액상
   liq conc = 농축 액상
   N/R = 추천되지 않음
3. 환자가 이미 동등 진통용량의 마약성 진통제를 복용 중이라면 초기 용량으로만 사용할 것.
4. 일시적인 사용만 권장(본문 참조).

출처 : Miaskowski C, Cleary J, Burney R, et al. *Guideline for the Management of Cancer Pain in Adults and Children*, APS Clinical Practice Guidelines Series, No. 3. Glenview, Ill.: American Pain Society, 2005. www.ampainsoc.org.

표 5.5　자주 처방되는 마약성 진통제 : 동등 진통용량

Drug	*Oral/Rectal Dose (mg)*	*Parenteral Dose (mg)*
Morphine	30	10
Hydromorphone	7.5	1.5
Oxycodone	20	n/a
Methadone[1]	10	5
Levorphanol	4	2
Oxymorphone	n/a	1
Meperidine[2]	300	75

Conversion from fentanyl transdermal patch to parenteral or oral morphine

Fentanyl	*Morphine (mg/24 hr)*	
(μg/hr)	*p.o.*	*IM/IV*
25	50	17
50	100	33
75	150	50
100	200	67
125	250	83
150	300	100

1. methadone의 용량 적정에 대해서는 본문 참조.
2. 암환자에서는 추천되지 않음(본문 참조).

출처 : American Pain Society, *Principles of Analgesic Use in the Treatment of Acute Pain and Cancer Pain*, 5th ed., Glenview, ill.: American Pain Society, 2003.

표 5.6 마약성 진통제로 유발된 변비 증후군의 예방과 치료에 쓰이는 하제

Drug	*Mechanism*	*Initial Dosage*
GENERAL		
Senna	Myenteric plexus stimulant	2 p.o. b.i.d.
Senokot-S®	Senna + stool hydrating agent	2 p.o. b.i.d.
Bisacodyl (Dulcolax®)	Myenteric plexus stimulant	2 p.o. h.s.
Milk of Magnesia (MOM®)	Osmotic	30–60 ml p.o. t.i.d.
Lactulose	Osmotic	15–30 ml p.o. h.s.
Polyethylene glycol	Osmotic	17 g in 4 oz water p.o. daily
MOM® + mineral oil	Osmotic	30–60 ml MOM + 15–30 ml mineral oil q.d. or b.i.d.
OPIOID BOWEL SYNDROME		
Metoclopramide (Reglan®)	Vagal stimulant	5–10 mg p.o. q.i.d. to 20 mg p.o. q.i.d.; or 1–3 mg/hr IV
Clonidine	Prevents withdrawal	0.1–0.3 mg transdermal patch
Naloxone	Antagonizes opioid binding to gut opiate receptors	4 mg p.o. b.i.d. to t.i.d.

표 5.7 진토제(Antiemetics)

Etiology of Nausea	*Drug*	*Dose*
Initiation of opioid therapy	Prochlorperazine (Compazine®)	10 mg p.o. t.i.d. to q.i.d.or 25 mg p.r. b.i.d.
Stimulation of chemoreceptor trigger zone	Haloperidol (Haldol®)	1–2 mg p.o. b.i.d. to q.i.d., 0.5–1 mg IV b.i.d. to q.i.d.
	Prochlorperazine (Compazine®)	10 mg p.o. t.i.d. to q.i.d. or 25 mg p.r. b.i.d.
Delayed gastric emptying	Metoclopramide (Reglan®)	10–20 mg b.i.d. to q.i.d. or 1–3 mg/hr IV
Vertigo	Scopolamine (Transderm Scōp®)	1 patch q72h
	Meclizine (Bonine®, Antivert®)	25 mg t.i.d. p.o.
Unclear	Ondansetron (Zofran®)	4–8 mg p.o. b.i.d. to t.i.d.
	Olanzapine (Zyprexa®, Zydis®)	2.5–5 mg p.o./SL qhs to b.i.d.
	Lorazepam (Ativan®)	0.5–1 mg p.o./SL/IV q4h

메모 : 오심이 있으면 우선 (1) 확인된 원인이 있다면 이를 치료하고, (2) 다른 종류의 마약성 진통제로의 교체를 고려하고(본문 참조), (3) 마약성 진통제의 용량을 줄일 수 있는 보조진통제를 사용해 본다(표 5.6 참조). SL=설하정.

표 5.8 정신자극제(Psychostimulants)

Drug	*Dose*
Methylphenidate (Ritalin®)	2.5–5 mg p.o. every morning; may repeat at noon if needed
Dextroamphetamine (Dexedrine®)	2.5–5 mg p.o. every morning; may repeat at noon if needed
Modafinil (Provigil®)	200 mg p.o. every morning; can increase to 400 mg/day

메모 : 진정이 문제되는 경우에는 우선 (1) 확인된 원인이 있다면 이를 치료하고, (2) 지속성 혹은 속효성 제제를 효과적으로 선택하여 사용하고, (3) 진정을 유발하는 다른 약제를 중단하고(본문 참조), (4) 마약성 진통제의 용량을 줄이기 위해 보조진통제를 사용해 본다(표 5.6 참조).

표 5.9 섬망(delirium)의 치료

Drug	*Dose*	*Comments*
Haloperidol (Haldol®)	0.5–5 mg p.o., IV, SQ. Repeat q2–12h as needed.	Do not exceed 20 mg in 24 hr. Maintain the patient on the effective dose (divided into a b.i.d. dose) for 3–4 days, then taper over 1 week, as tolerated.
Olanzapine (Zyprexa®, Zydis®)	2.5–5 mg p.o./SL h.s. to b.i.d.	Can add 2.5 mg q4h p.r.n.
Chlorpromazine (Thorazine®)	25–100 mg p.o., IV or p.r., b.i.d. to q.i.d.	May cause significant hypotension.
Lorazepam[1] (Ativan®)	0.5–1 mg p.o./SL q1–2h	Add to haloperidol for patients with an agitated delirium. Tablets can be used p.r. for terminal delirium.
Diazepam[1] (Valium®)	5–10 mg p.o. b.i.d.	Useful p.r. for patients unable to take oral medication.
Clonazepam[1] (Klonopin®)	0.5–5 mg p.o./SL t.i.d.	Tablets have been used p.r. for terminal delirium. Do not exceed 20 mg/24 hr.
Midazolam[1] (Versed®)	30–100 mg IV/SQ over 24 hr	IV drip or SQ infusion for terminal delirium.

메모 : 섬망이 있는 환자에서는 기저 원인을 확인하는 것이 우선되어야 하며 상기 약제를 이용하여 치료를 시작한다. 주변 환경이 환자에게 최대한 익숙할 수 있도록 해 주고 환자의 가족이나 친구가 곁에 있을 수 있도록 요청한다.

1. 주의 사항 : 모든 종류의 벤조디아제핀계 약물은 섬망을 악화시킬 수 있으며 70세 이상의 노인 환자에서 그 가능성이 특히 높다.

표 5.10 신경병증성 통증에 쓰일 수 있는 보조 약제

Class/Drug	*Dose*	*Comments*
Corticosteroids		
Prednisone	20–40 mg in divided doses; taper to q.o.d. as tolerated	Add acylovir for acute herpes zoster (see text).
Dexamethasone	10–100 mg bolus; 6 mg p.o./IV q.i.d.; taper as tolerated	Spinal cord compression
	4–6 mg b.i.d. to q.i.d.	Other neuropathic pain
Anticonvulsants		
Gabapentin (Neurontin®)	900–3600 mg/day p.o.	Initial dose: 100 mg b.i.d. to t.i.d.; increase by 100 mg q3d.
Phenytoin (Dilantin®)	1000 mg load; 200–300 mg/day	Cannot be given IM.
Carbamazepine (Tegretol®)	200 mg p.o. h.s., increase q3d	Suspension available for rectal administration. Do not exceed 1200 mg/24 hr.
Clonazepam (Klonopin®)	0.5 mg p.o. t.i.d. SL; increase by 0.5 mg q3d	Rarely used for neuropathic pain. Do not exceed 20 mg/24 hr.
Lamotrigine (Lamictal®)	100–200 mg/day p.o.	Initial dose 25 mg/day p.o.; increase by 25 mg/day q. 2 weeks.
Topiramate (Topamax®)	200–400 mg/day p.o.	Initial dose 25–50 mg/day p.o.; increase 25–50 mg/day q. week.
Oxcarbazepine (Trileptal®)	2400 mg/day p.o.	Initial dose 300 mg p.o. b.i.d.; increase by 300 mg q3d.
Levetiracetam (Keppra®)	3000 mg/day p.o.	Initial dose 500 mg p.o. q12h; increase by 1000 mg/day q. 2 weeks.
GABA antagonist		
Baclofen (Lioresal®)	5 mg t.i.d.; increase by 5 mg q3d	Used for tic douloureux-like pain. Target dose: 40–80 mg/24 hr
Alpha-2 adrenergic agonist		
Clonidine	0.1–0.3 mg patch	
NMDA Antagonist		
Ketamine	0.1–0.2 mg/kg IV initial	Double dose q15min until pain is relieved; then begin drip at equivalent amount per hour. Scopolamine may be needed for increased salivation.
Anesthetic		
Lidocaine	1–3 mg/kg load IV over 20–30 min, followed by infusion of 0.5–2 mg/kg/hr	Close monitoring of vital signs and patient symptoms required.

표 5.11 보조진통제로서의 항우울제

Name	*Dose*	*Comments*
Tricyclic antidepressants Amitriptyline (Elavil®) Imipramine (Tofranil®) Doxepin (Sinequan®) Clomipramine (Anafranil®) Desipramine (Norpramin®) Nortriptyline (Pamelor®)	Begin at 10–25 mg p.o. h.s.; increase to therapeutic dose (50–150 mg in divided doses)	Side effects: anticholinergic, sedation, cardiac arrhythmias, orthostatic hypotension. Amitriptyline: most sedating. Desipramine: least sedating, minimal cardiotoxicity; may need 150–300 mg for therapeutic effect. Nortriptyline: least orthostatic hypotension; minimal sedation.

표 5.12 골성 통증에 쓰일 수 있는 보조 약제

Drug	*Dose*	*Comments*
Bisphosphonates		Caution in renal insufficiency.
Zoledronic acid (Zometa®)	4 mg IV over 15 min q. month	
Pamidronate (Aredia®)	60–90 mg IV over 2 hr, q. month	
Calcitonin	100–200 IU SQ b.i.d.	Often effective for weeks to a few months; can cause symptomatic hypocalcemia.
Strontium chloride 89		Induces significant cytopenias; contraindicated in hypercalcemic patients.
Samarium 153 lexidronam		Induces significant cytopenias.

메모 : NSAIDs와 corticosteroids에 대해서는 본문과 〈표 5.1〉과 〈표 5.10〉 참조.

표 5.13 경피용 및 경구용 마취제

Drug	Preparation	Comments
ELA-Max	Cream (lidocaine 4%)	For procedure-related pain.
EMLA®	Cream (lidocaine 2.5% + prilocaine 2.5%)	For procedure-related pain; may help in post-herpetic neuralgia.
Lidocaine	Ointment (5%, 10%), gel (5%), patch (5%)	Post-herpetic neuralgia; peripheral sensory neuropathy.
Capsaicin	Cream (0.025%, 0.075%)	Bone pain; post-herpetic neuralgia. Avoid heat to areas where cream is used.
Mexiletine (Mexitil®)	Pill	Initial dose: 150 mg q.d.; do not exceed 300 mg t.i.d.

표 5.14 인지 기능이 손상된 노인 환자의 통증 관련 행동 양상

Facial expressions
- Slight frown; sad, frightened face
- Grimacing, wrinkled forehead, closed or tightened eyes
- Any distorted expression
- Rapid blinking

Verbalizations, vocalizations
- Sighing, moaning, groaning
- Grunting, chanting, calling out
- Noisy breathing
- Asking for help
- Verbally abusive

Body movements
- Rigid, tense body posture, guarding
- Fidgeting
- Increased pacing, rocking
- Restricted movement
- Gait or mobility changes

Changes in interpersonal reactions
- Aggressive, combative, resisting care
- Decreased social interactions
- Socially inappropriate, disruptive
- Withdrawn

Changes in activity patterns or routines
- Refusing food, appetite changes
- Increase in rest periods
- Sleep, rest pattern changes
- Sudden cessation of common routines
- Increased wandering

Mental status changes
- Crying or tears
- Increased confusion
- Irritability or distress

메모 : 일부 환자들은 심한 통증에도 불구하고 특별한 행동 양상을 전혀 보이지 않거나 아주 조금만 보여 준다.

출처 : Table 3 in AGS Panel Persistent Pain in Older Persons, The management of persistent pain in older persons, *Journal of the American Geriatrics Society*, 50 : S205-S224, 2002. Blackwell Publishers; reprinted with permission.

참고문헌

The references are grouped by subject, following the order of discussion in the chapter.

GENERAL REFERENCES

American Pain Society. 2003. *Principles of Analgesic Use in the Treatment of Acute Pain and Cancer Pain,* 5th ed. Glenview, Ill.: American Pain Society.

Coyle N, Cherny N, Portenoy RK. 1995. Pharmacologic management of cancer pain. In *Cancer Pain Management,* 2nd ed, McGuire DB, Yarbro CH, Ferrell BR (eds). Boston: Jones and Bartlett.

Foley KM. 2005. Management of cancer pain. In *Cancer: Principles and Practice of Oncology,* 7th ed, DeVita VT, Hellman S, Rosenberg SA (eds). Philadelphia: Lippincott-Raven.

Jacox A, Carr DB, Payne R. 1994. New clinical-practice guidelines for the management of pain in patients with cancer. *N Engl J Med* 330:651–655.

Levy MH. 1996. Pharmacologic treatment of cancer pain. *N Engl J Med* 335:1124–1132.

Mercadante S. 1999. Pain treatment and outcomes for patients with advanced cancer who receive follow-up care at home. *Cancer* 85:1849–1858.

Miaskowski C, Cleary J, Burney R, et al. 2005. *Guideline for the Management of Cancer Pain in Adults and Children.* APS Clinical Practice Guidelines Series, No. 3. Glenview, Ill.: American Pain Society. www. ampainsoc.org.

National Comprehensive Cancer Network (NCCN). 2004. NCCN Pain Guideline VI. www.nccn.org.

Schug SA, Zech D, Dorr U. 1990. Cancer pain management according to WHO analgesic guidelines. *J Pain Symptom Manage* 5:27–32.

World Health Organization. 1996. *Cancer Pain Relief: With a Guide to Opioid Availability,* 2nd ed. Geneva: World Health Organization.

Zech D, Grond S, Lynch J, et al. 1995. Validation of World Health Organization Guidelines for cancer pain relief: a 10-year prospective study. *Pain* 63:65–76.

DRUG USE IN RENAL FAILURE

Kurella M, Bennett WM, Chertow GM. 2003. Analgesia in patients with ESRD: a review of available evidence. *Am J Kidney Dis* 42:217–228.

NSAIDs

GENERAL DISCUSSION

McQuay HJ, Moore E. 2004. Non-opioid analgesics. In *Oxford Textbook of Palliative Medicine,* 3rd ed, Doyle D, Hanks G, Cherny N, Calman K (eds). Oxford: Oxford University Press.

Vane JR. 1971. Inhibition of prostaglandin synthesis as a mechanism of action for aspirin-like drugs. *Nature* 231:232–235.

EFFICACY

Buckley MM, Brogden RN. 1990. Ketorolac: a review of its pharmacodynamic and pharmacokinetic properties, and therapeutic potential. *Drugs* 39:86–109.

Eisenberg E, Berkey CS, Carr DB, et al. 1994. Efficacy and safety of non-steroidal anti-inflammatory drugs for cancer pain: a meta-analysis. *J Clin Oncol* 12:2756–2765.

Mercadante S, Sapio M, Caligara M, et al. 1997. Opioid-sparing effect of diclofenac in cancer pain. *J Pain Symptom Manage* 14:15–20.

Reynolds LW, Hoo RK, Brill RJ, et al. 2003. The COX-2 specific inhibitor, valdecoxib, is an effective, opioid-sparing analgesic in patients undergoing total knee arthroplasty. *J Pain Symptom Manage* 25:133–141.

Stuart MJ, Murphy SM, Oski FA, et al. 1972. Platelet function in recipients of platelets from donors ingesting aspirin. *N Engl J Med* 287:1105–1109.

Wallenstein SL. 1975. Analgesic studies of aspirin in cancer patients. In *Proceedings of the Aspirin Symposium*. London: Aspirin Foundation.

Warren DE. 1996. Practical use of rectal medications in palliative care. *J Pain Symptom Manage* 11:378–387.

SIDE EFFECTS AND COMPLICATIONS

Chan FFKL, Hung LCT, Suen BY, et al. 2002. Celecoxib versus diclofenac and omeprazole in reducing the risk of recurrent ulcer bleeding in patients with arthritis. *N Engl J Med* 347:2104–2110.

DeMaria AN, Weir MR. 2003. Coxibs—beyond the GI tract: renal and cardiovascular issues. *J Pain Symptom Manage* 25S:S41–49.

Gloth FM. 1996. Concerns with chronic analgesic therapy in elderly patients. *Am J Med 101* (suppl 1):9S–24S.

Hawkey CJ, Karrasch KA, Szczepanski L, et al. 1998. Omeprazole compared with misoprostol for ulcers associated with nonsteroidal antiinflammatory drugs. *N Engl J Med* 338:727–734.

Hollander D. 1994. Gastrointestinal complications of nonsteroidal anti-inflammatory drugs: prophylactic and therapeutic strategies. *Am J Med* 96:274–281.

Laine L. 2003. Gastrointestinal effects of NSAIDs and coxibs. *J Pain Symptom Manage* 25S:S32–40.

Roth SH. 1989. Merits and liabilities of NSAID therapy. *Rheum Dis Clin North Am* 15:479–498.

Scheiman JM. 1996. NSAIDs, gastrointestinal injury, and cytoprotection. *Gastroenterol Clin North Am* 25:279–298.

Schlondorff D. 1993. Renal complications of nonsteroidal anti-inflammatory drugs. *Kidney Int* 44:643–653.

Strom BL. 1994. Adverse reactions to over-the-counter analgesics taken for therapeutic purposes. *JAMA* 272:1866–1867.

Whitcomb DC, Block GD. 1994. Association of acetaminophen hepatotoxicity with fasting and ethanol use. *JAMA* 272:1845–1850.

Yeomans ND, Tulassay Z, Juhasz L, et al. 1998. A comparison of omeprazole with ranitidine for ulcers associated with nonsteroidal antiinflammatory drugs. *N Engl J Med* 338:719–726.

OPIOIDS

GENERAL GUIDELINES

Goldfrank L, Weisman RS, Errick JK, Lo MW. 1996. A nomogram for continuous intravenous naloxone. *Ann Emerg Med* 15:566.

Hanks GWC, Cherny N, Fallon M. 2004. Opioid analgesic therapy. In *Oxford Textbook of Palliative Medicine,* 3rd ed, Doyle D, Hanks G, Cherny N, Colman K (eds). Oxford: Oxford University Press.

Levy MH. 1996. Pharmacologic treatment of cancer pain. *N Engl J Med* 335:1124–1132.

Medical Board of California. *Action Report,* vol 87, pp 1, 4–6. Sacramento Medical Board of California, October 2003.

Medical Economics Company. 2004. *Red Book®*. Montvale, N.J.: Medical Economics Company.

Mercadante S. 1999. Pain treatment and outcomes for patients with advanced cancer who receive follow-up care at home. *Cancer* 85:1849–1858.

Thomas SH, Silen W, Cheema F, et al. 2003. Effects of morphine analgesia on diagnostic accuracy in emergency department patients with abdominal pain: a prospective, randomized trial. *J Am Coll Surg* 196:18–31.

Weinberg BBBA, Inturissi CE, Reidenberg B, et al. 1988. Sublingual absorption of selected opioid analgesics. *Clin Pharmacol Ther* 44:335–342.

ORAL ROUTE

The opioids commonly taken orally are listed alphabetically.

Avinza 24-Hour Efficacy

Caldwell JR, Rapoport RJ, Davis JC, et al., for the Avinza™ TR G004-04 Study Group. 2002. Efficacy and safety of a once-daily morphine formulation in chronic, moderate-to-severe osteoarthritis pain: results from a randomized, placebo-controlled, double-blind trial and an open-label extension trial. *J Pain Symptom Manage* 23:278–291.

Portenoy RK, Sciberras A, Eliot L, et al. 2002. Steady-state pharmacokinetic comparison of a new extended release, once-daily morphine formulation, Avinza™, and a twice-daily controlled release morphine formulation in patients with chronic moderate-to-severe pain. *J Pain Symptom Manage* 23:292–300.

Codeine

Desmeules J, Gascon M-P, Dayer P, Magistris M. 1991. Impact of environmental and genetic factors on codeine analgesia. *Eur J Clin Pharmacol* 41:23–26.

Sindrup SH, Arendt-Nielson L, Rosen K, et al. 1992. The effect of quinidine on the analgesic effect of codeine. *Eur J Clin Pharmacol* 42:587–591.

Meperidine

Kaiko RF, Foley KM, Grabinski PY, et al. 1983. Central nervous system excitatory effects of meperidine in cancer patients. *Ann Intern Med* 13:180–185.

Methadone

Bruera E, Sweeney C. 2002. Methadone use in cancer patients with pain: a review. *J Palliat Med* 5:127–138.

Fainsinger R, Schoeller T, Bruera E. 1993. Methadone in the management of cancer pain: a review. *Pain* 52:137–147.

Foley KM. 2003. Opioids and chronic neuropathic pain. *N Engl J Med* 348:1279–1281.

Foley KM, Houde RW. 1998. Methadone in cancer pain management: individualize dose and titrate to effect (editorial). *J Clin Oncol* 16:3213–3215.

Mercadante S, Casuccio A, Agnello A, et al. 1998. Morphine versus methadone in the pain treatment of advanced cancer patients followed at home. *J Clin Oncol* 16:3656–3661.

Ripamonti C, Groff L, Brunelli C, et al. 1998. Switching from morphine to oral methadone in treating cancer pain: what is the equianalgesic dose ratio? *J Clin Oncol* 16:3216–3221.

Tarumi Y, Pereira J, Watanabe S. 2002. Methadone and fluconazole: respiratory depression by drug interaction. *J Pain Symptom Manage* 23:148–153.

Morphine (Sustained-Release Kadian [also marketed as Kapanol])

Broomhead A, Kerr R, Tester W, et al. 1997. Comparison of a once-a-day sustained-release morphine formulation with standard oral morphine treatment for cancer pain. *J Pain Symptom Manage* 14:63–73.

Gourlay GK, Cherry DA, Onley MM, et al. 1997. Pharmacokinetics and pharmacodynamics of twenty-four-hourly Kapanol compared to twelve-hourly MS Contin in the treatment of severe cancer pain. *Pain* 69:295–302.

Jones R, Hale E, Talosim L, Phillips R. 1996. Kapanol™ capsules: pellet formulation provides alternative methods of administration of sustained-release morphine sulfate. *Clin Drug Invest* 12:88–93.

Maccarone C, West RJ, Broomhead AF, Hudson GP. 1994. Single dose pharmacokinetics of Kapanol™, a new oral sustained-release morphine formulation. *Clin Drug Invest* 7:262–274.

Oxycodone (Sustained-Release)

Bruera E, Belzile M, Pituskin E, et al. 1998. Randomized, double-blind, cross-over trial comparing safety and efficacy of oral controlled-release oxycodone with controlled-release morphine in patients with cancer pain. *J Clin Oncol* 16:3222–3229.

Kaiko RF, Benziger DP, Fitzmartin RD, et al. 1996a. Pharmacokinetic-pharmacodynamic relationships of controlled-release oxycodone. *Clin Pharmacol Ther* 59:52–61.

Kaiko R, Lacouture P, Hopf K, et al. 1996b. Analgesic onset and potency of oral controlled-release (CR) oxycodone and CR morphine. *Clin Pharmacol Ther* 59:130.

Kaplan R, Parris WC-V, Citron ML, et al. 1998. Comparison of controlled-release and immediate-release oxycodone tablets in patients with cancer pain. *J Clin Oncol* 16:3230–3237.

Tramadol

Bodalia B, Mcdonald CJ, Smith KJ, et al. 2003. A comparison of the pharmacokinetics, clinical effects and tolerability of once-daily tramadol tablets with normal release tramadol capsules. *J Pain Symptom Manage* 25:142–149.

Gobel H, Stadler T. 1995. Treatment of pain due to postherpetic neuralgia with tramadol—results of an open, parallel pilot study vs clomipramine with or without levomepromazine. *Clin Drug Invest* 10:208–214.

Tramadol—a new oral analgesic. 1995. *Med Lett* 37:59–60.

Wilder-Smith CH, Schimke J, Osterwalder B, Senn HJ. 1994. Oral tramadol, a mu-opioid agonist and monoamine reuptake-blocker, and morphine for strong cancer-related pain. *Ann Oncol* 5:141–146.

Oral Transmucosal Fentanyl

Christie JM, Simmonds M, Patt R, et al. 1998. Dose-titration, multicenter study of oral transmucosal fentanyl citrate for the treatment of breakthrough pain in cancer patients using transdermal fentanyl for persistent pain. *J Clin Oncol* 16:3238–3245.

Fine PG, Marcus M, Just De Boer A, Van der Oord B. 1991. An open label study of oral transmucosal fentanyl citrate (OTFC) for the treatment of breakthrough cancer pain. *Pain* 45:149–153.

Payne R, Caluzzi P, Hart L, et al. 2001. Long-term safety of oral transmucosal fentanyl citrate (OTFC) for breakthrough cancer pain. *J Pain Symptom Manage* 22: 579–583.

Rees E. 2002. The role of oral transmucosal fentanyl citrate in the management of breakthrough cancer pain. *Int J Palliat Nurs* 8:304–308.

Zhang H, Zhang J, Streisand JB. 2002. Oral mucosal drug delivery: clinical pharmacokinetic and therapeutic applications. *Clin Pharmacokinet* 41:661–680.

Topical Opioids

Flock P. 2003. Pilot study to determine the effectiveness of diamorphine gel to control pressure ulcer pain. *J Pain Symptom Manage* 25:547–554.

Krajnik M, Zylicz Z, Finlay I, et al. 1999. Potential uses of topical opioids in palliative care—report of 6 cases. *Pain* 80:121–125.

Stein C. 1995. The control of pain in peripheral tissue by opioids. *N Engl J Med* 332: 1685–1690.

Zeppetella G, Paul J, Ribeiro MDC. 2003. Analgesic efficacy of morphine applied topically to painful ulcers. *J Pain Symptom Manage* 25:555–558.

Transdermal Fentanyl

Ahmedzai S, Brooks D, on behalf of the TTS-Fentanyl Comparative Trial Group. 1997. Transdermal fentanyl versus sustained-release oral morphine in cancer pain: preference, efficacy, and quality of life. *J Pain Symptom Manage* 13:254–261.

Donner B, Zena M, Tryba M, Strumpf M. 1996. Direct conversion from oral morphine to transdermal fentanyl: a multicenter study in patients with cancer pain. *Pain* 64:527–534.

Hough SW, Bajwa ZH, Warfield CA. 2003. Pharmacological therapy of cancer pain. www.uptodate.com.

Payne R, Mathias SD, Pasta DJ, et al. 1998. Quality of life and cancer pain: satisfaction and side effects with transdermal fentanyl versus oral morphine. *J Clin Oncol* 16:1588–1593.

Portenoy RK, Southam MA, Gupta SK, et al. 1993. Transdermal fentanyl for cancer pain: repeated dose pharmacokinetics. *Anesthesiology* 78:36–43.

Varvel JR, Shafer SL, Hwang SS, et al. 1989. Absorption characteristics of transdermally administered fentanyl. *Anesthesiology* 70:928–934.

Rectal Route

Bruera E, Fainsinger R, Spachynski K, et al. 1995. Clinical efficacy and safety of a novel controlled release morphine suppository and subcutaneous morphine in cancer pain: a randomized evaluation. *J Clin Oncol* 13:1520–1527.

Davis MP, Walsh D, LeGrand SB, Naughton M. 2002. Symptom control in cancer patients: the clinical pharmacology and therapeutic role of suppositories and rectal suspensions. *Support Care Cancer* 10:117–138.

De Conno F, Ripamonti C, Saiti L, et al. 1995. Role of rectal route in treating cancer pain: a randomized crossover clinical trial of oral versus rectal morphine administration in opioid-naive cancer patients with pain. *J Clin Oncol* 13:1004–1008.

Watanabe S, Belzile M, Kuehn N, et al. 1996. Capsules and suppositories of methadone for patients on high-dose opioids for cancer pain: clinical and economic considerations. *Cancer Treat Rev* 22:131–136.

Westerling D, Lindahl S, Anderson KE, Anderson A. 1982. Absorption and bioavailability of rectally administered morphine in women. *Eur J Clin Pharmacol* 23:59.

INTRAVENOUS ROUTE

Citron ML, Kaira J-M, Seltzer VL, et al. 1992. Patient-controlled analgesia for cancer pain: a long-term study of inpatient and outpatient use. *Cancer Invest* 10:335–341.

Coyle N, Adelhardt J, Foley KM, Portenoy RK. 1990. Character of terminal illness in the advanced cancer patient: pain and other symptoms during the last four weeks of life. *J Pain Symptom Manage* 5:83–93.

Hagen NA, Elwood T, Ernst S. 1997. Cancer pain emergencies: a protocol for management. *J Pain Symptom Manage* 14:45–50.

Lichter I. 1994. Accelerated titration of morphine for rapid relief of cancer pain. *N Z Med J* 107:488–490.

Portenoy RK, Moulin DE, Rogers A, et al. 1986. IV infusion of opioids for cancer pain: clinical review and guidelines for use. *Cancer Treat Rep* 70:575–581.

SUBCUTANEOUS ROUTE

Bruera E, Fainsinger R, Moore M, et al. 1991. Local toxicity with subcutaneous methadone: experience of two centers. *Pain* 45:141–145.

Coyle N, Cherny NI, Portenoy RK. 1994. Subcutaneous opioid infusions in the home. *Oncology* 8:21–27.

Storey P, Hill H, St. Louis R, Tarver E. 1990. Subcutaneous infusions for control of cancer symptoms. *J Pain Symptom Manage* 5:33–46.

SPINAL OPIOIDS/ANESTHETICS

Cousins MJ, Walker SM, Goudas LC, Carr DB. 2002. Spinal opioid and non-opioid drugs. IARS 2002 Review Course Lectures. *Anesth Analg* 95(suppl):S38–44.

Du Pen SL, Kharasch ED, Williams A, et al. 1992. Chronic epidural bupivacaine-opioid infusion in intractable cancer pain. *Pain* 49:293–300.

Du Pen S, Williams A. 1994. The clinical dilemma of systemic to epidural morphine conversion: development of a conversion tool for cancer pain patients. *Pain* 56: 113–118.

Eisenach JC, Du Pen S, Dubois M, et al., the Epidural Clonidine Study Group. 1995. Epidural clonidine analgesia for intractable cancer pain. *Pain* 61:391–398.

Johnson SM, Duggan AW. 1981. Evidence that opiate receptors at the substantia gelatinosa contribute to the depression by intravenous morphine of the spinal transmission of impulses in the unmyelinated primary afferents. *Brain Res* 207:223–228.

Kitahata LM, Collins JG. 1981. Spinal action of narcotic analgesics. *Anesthesiology* 54:153–163.

Krames ES. 1996. Intraspinal opioid therapy for chronic nonmalignant pain: current practice and clinical guidelines. *J Pain Symptom Manage* 11:333–352.

Marlowe S, Engstrom R, White PF. 1989. Epidural patient-controlled analgesia (PCA): an alternative to continuous epidural infusions. *Pain* 37:97–101.

Paice JA, Magolan JM. 1991. Intraspinal drug therapy. *Nurs Clin North Am* 26:477–498.

Paice JA, Williams AR. 1995. Intraspinal drugs for pain. In *Cancer Pain Management,* 2nd ed, McGuire DB, Yarbro CH, Ferrell BR (eds). Boston: Jones and Bartlett.

Smith TJ, Coyne P, Staats PS, et al. 2003. Implantable drug delivery system (IDDA) provides sustained pain control, less drug toxicity, and better survival compared to medical management (CMM) (abstr #2967). *Proc Am Soc Clin Oncol* 22:738.

Smith TJ, Staats PS, Deer T, et al. 2002. Randomized clinical trial of an implantable drug delivery system compared with comprehensive medical management for refractory pain: impact on pain, drug related toxicity, and survival. *J Clin Oncol* 20:4040–4049.

Swarm RA, Karanikolas M, Cousins MJ. 2004. Anesthetic techniques for pain control. In *Oxford Textbook of Palliative Medicine,* 3rd ed, Doyle D, Hanks G, Cherny N, Calman K (eds). Oxford: Oxford University Press.

Waldman SD, Coombs DW. 1989. Selection of implantable narcotic delivery systems. *Anesth Analg* 68:377–384.

Walker SM, Goudas LC, Cousins MJ, Carr DB. 2002. Combination spinal analgesic chemotherapy: a systematic review. *Anesth Analg* 95:674–715.

OPIOID-INDUCED SIDE EFFECTS

CONSTIPATION

Bruera E, Suarez-Almazor M, Velasco A, et al. 1994. The assessment of constipation in terminal cancer patients admitted to a palliative care unit: a retrospective review. *J Pain Symptom Manage* 9:515–519.

Canty SL. 1994. Constipation as a side effect of opioids. *Oncol Nurs Forum* 21:739–745.

Cleveland MJB, Flavin DP, Ruben RA, et al. 2001. New polyethylene glycol laxative for treatment of constipation in adults: a randomized, double-blind, placebo-controlled study. *South Med J* 94:478–481.

Currow DC, Coughlan M, Fardell B, Cooney NJ. 1997. Use of ondansetron in palliative medicine. *J Pain Symptom Manage* 13:302–307.

Curtis E, Krech R, Walsh T. 1991. Common symptoms in patients with advanced cancer. *J Palliat Care* 7:25–29.

Dalal S, Melzack R. 1998. Potentiation of opioid analgesia by psychostimulant drugs: a review. *J Pain Symptom Manage* 16:245–253.

Kosten TR, O'Connor PG. 2003. Management of drug and alcohol withdrawal. *N Engl J Med* 348:1786–1795.

Levy MH. 1991. Constipation and diarrhea in cancer patients. *Cancer Bull* 43:412–422.

Lublin M, Schwartzentruber BJ. 2002. Bowel obstruction. In *Principles and Practice of Supportive Oncology,* Berger AM, Portenoy RK, Weissman DE (eds). Philadelphia: Lippincott-Raven.

Portenoy RK. 1987. Constipation in the cancer patient: causes and management. *Med Clin North Am* 71:303–311.

Thomas J, Portenoy R, Moehl M, et al. 2003. A phase II randomized dose finding trial of methylnaltrexone for the relief of opioid-induced constipation in hospice patients. *Proc ASCO* 22:729.

Twycross R. 1994. *Pain Relief in Advanced Cancer.* London: Churchill Livingstone.

Twycross RG, Harcourt JMV. 1991. The use of laxatives at a palliative care center. *Palliat Med* 5:27.

NAUSEA

Baines M. 1988. Nausea and vomiting in the patient with advanced cancer. *J Pain Symptom Manage* 3:81–85.

Currow DC, Coughlan M, Fardell B, Cooney NJ. 1997. Use of ondansetron in palliative medicine. *J Pain Symptom Manage* 13:302–307.

Ferris FD, Kerr IG, Sone M, Parcuzzi M. 1991. Transdermal scopolamine use in the control of narcotic-induced nausea. *J Pain Symptom Manage* 6:389–393.

SEDATION

Breitbart W, Passik SD. 1993. Psychiatric approaches to cancer pain management. In *Psychiatric Aspects of Symptom Management in Cancer Patients*, Breitbart W, Holland JC (eds). Washington, D.C.: American Psychiatric Press.

Bruera E, Watanabe S. 1994. Psychostimulants as adjuvant analgesics. *J Pain Symptom Manage* 9:412–415.

Cox JM, Pappagallo M. 2001. Modafinil: a gift to portmanteau. *Am J Hospice Palliat Care* 18:408–410.

Fishbain DA, Cutler RB, Rosomoff HL, Rosomoff RS. 2003. Are opioid-dependent/tolerant patients impaired in driving-related skills? A structured evidence-based review. *J Pain Symptom Manage* 25:559–577.

Kreeger L, Duncan A, Cowap J. 1996. Psychostimulants used for opioid-induced drowsiness. *J Pain Symptom Manage* 11:1–2.

Rozans M, Dreisbach A, Lertora JJL, Kahn M. 2002. Palliative uses of methylphenidate in patients with cancer: a review. *J Clin Oncol* 20:335–339.

Vainio A, Ollila J, Matikainen E, et al. 1995. Driving ability in cancer patients receiving long-term morphine analgesia. *Lancet* 346:667–670.

Wilwerding MB, Loprinzi CL, Mailliard JA, et al. 1995. A randomized crossover evaluation of methylphenidate in cancer patients receiving strong narcotics. *Support Care Cancer* 3:135–138.

DELIRIUM

Breitbart W, Chochinov HM, Passik SD. 2004. Psychiatric symptoms in palliative medicine. In *Oxford Textbook of Palliative Medicine*, 3rd ed, Doyle D, Hanks G, Cherny N, Calman K (eds). Oxford: Oxford University Press.

de Stoutz ND, Bruera E, Suarez-Almazor M. 1995. Opioid rotation for toxicity reduction in terminal cancer patients. *J Pain Symptom Manage* 10:378–384.

de Stoutz ND, Tapper M, Fainsinger R. 1995. Reversible delirium in terminally ill patients. *J Pain Symptom Manage* 10:249–253.

Fürst CJ, Doyle D. 2004. The terminal phase. In *Oxford Textbook of Palliative Medicine*, 3rd ed, Doyle D, Hanks G, Cherny N, Calman K (eds). Oxford: Oxford University Press.

Ingham JM, Caraceni AT. 2002. Delirium. In *Principles and Practice of Supportive Oncology*, 2nd ed, Berger AM, Portenoy RK, Weissman DE (eds). Philadelphia: Lippincott-Raven.

Lawlor PG, Gagnon B, Mancini IL, Pereira JL, et al. 2000. Occurrence, causes, and outcome of delirium in patients with advanced cancer: a prospective study. *Arch Intern Med* 160:786–794.

Stiefel F, Fainsinger R, Bruera E. 1992. Acute confusional state in patients with advanced cancer. *J Pain Symptom Manage* 7:94–98.

Warren DE. 1996. Practical use of rectal medications in palliative care. *J Pain Symptom Manage* 11:378–387.

Respiratory Depression

Citron ML, Jonston-Earley A, Fossieck BE, et al. 1984. Safety and efficacy of continuous intravenous morphine for severe cancer pain. *Am J Med* 77:199–204.

Goldfrank L, Weisman RS, Errick JK, Lo MW. 1986. A dosing nomogram for continuous infusion intravenous naloxone. *Ann Emerg Med* 15:566–570.

Legrand SB, Estfan B, Walsh D, et al. 2004. Parenteral opioid dose titration and ventilatory function. *J Clin Oncol* 22(14S):8005.

Myoclonus

Hagen N, Swanson R. 1997. Strychnine-like multifocal myoclonus and seizures in extremely high dose opioid administration: treatment strategies. *J Pain Symptom Manage* 14:51–58.

Pruritus

Hough SW, Bajwa ZH, Warfield CA. 2003. Pharmacological therapy of cancer pain. www.uptodate.com.

McNicol E, Horowicz-Mehler N, Fisk RA, et al. 2003. Management of opioid side-effects in cancer-related and chronic noncancer pain: a systematic review. *J Pain* 4:231–256.

Zylicz Z, Smits C, Prajnik M. 1998. Paroxetine for pruritus in advanced cancer. *J Pain Symptom Manage* 16:121.

ADJUVANT ANALGESICS

Antidepressants

Max MB, Culnane M, Schafer SC, et al. 1987. Amitriptyline relieves diabetic neuropathy pain in patients with normal or depressed mood. *Neurology* 37:589–596.

Neuropathic Adjuvants

General Discussions

Beydoun A, Backonja M-M. 2003. Mechanistic stratification of antineuralgia agents. *J Pain Symptom Manage* 25:S18–30.

Kost RG, Straus SE. 1996. Postherpetic neuralgia—pathogenesis, treatment, and prevention. *N Engl J Med* 335:32–42.

Lussier D, Portenoy RK. 2004. Adjuvant analgesics in pain management. In *Oxford Textbook of Palliative Medicine,* 3rd ed, Doyle D, Hanks G, Cherny N, Calman K (eds). Oxford: Oxford University Press.

Rowbotham MC, Twilling L, Davies PS, et al. 2003. Oral opioid therapy for chronic peripheral and central neuropathic pain. *N Engl J Med* 348:1223–1232.

Warren DE. 1996. Practical use of rectal medications in palliative care. *J Pain Symptom Manage* 11:378–387.

Corticosteroids

Abrahm JL. 2004. Assessment and treatment of patients with malignant spinal cord compression. *J Support Oncol* 2:377–391.

Bruera E, Roca E, Cedaro L, et al. 1985. Action of oral methylprednisolone in terminal cancer patients: a prospective randomized double-blind study. *Cancer Treat Rep* 69:751–754.

Heimdal K, Hirschberg H, Slettebo H, et al. 1992. High incidence of serious side-effects of high-dose dexamethasone treatment in patients with epidural spinal cord compression. *J Neurooncol* 12:141–144.

Loblaw DA, Lapierre NJ. 1998. Emergency treatment of malignant extradural spinal cord compression: an evidence-based guideline. *J Clin Oncol* 16:1613–1624.
Loblaw DA, Laperriere N, Perry J, Chambers A, and Members of the Neuro-Oncology Disease Site Group. Malignant extradural spinal cord compression: diagnosis and management. Evidence summary report #9-9. Cancer Care Ontario. www.cancercare.on.ca/pdf/pebc9-9esf.pdf.
Maranzano E, Latini P, Beneventi S, et al. 1996. Radiotherapy without steroids in selected metastatic spinal cord compression patients: a phase II trial. *J Clin Oncol* 19:179–183.
Patchell R, Tibbs PA, Regine WF, et al. 2003. A randomized trial of direct decompressive surgical resection in the treatment of spinal cord compression caused by metastasis (abstr #2). *Proc Am Soc Clin Oncol* 22:1.
Robertson CL, Marques CB, Gralla RJ, Rittenberg CN. 1997. Documenting the rapidity of pain relief and palliation of other lung cancer symptoms with the use of dexamethasone. *Proc Am Soc Clin Oncol* 16:80a.
Schiff D. 2003. Spinal cord compression. Neurol Clin 21:67–86.
Sorensen S, Helweg-Larsen S, Mouridsen H, et al. 1994. Effect of high dose dexamethasone in carcinomatous metastatic spinal cord compression treated with radiotherapy: a randomised trial. *Eur J Cancer* 1:22–27.
Watanabe S, Bruera E. 1994. Corticosteroids as adjuvant analgesics. *J Pain Symptom Manage* 9:442–445.
Whitley RJ, Weiss H, Gnann JW, et al., and the National Institute of Allergy and Infectious Diseases Collaborative Antiviral Study Group. 1996. Acyclovir with and without prednisone for the treatment of herpes zoster. *Ann Intern Med* 125:376–383.
Wood MJ, Johnson RW, McKendrick MW, et al. 1994. A randomized trial of acyclovir for 7 days or 21 days with and without prednisone for treatment of acute herpes zoster. *N Engl J Med* 330:896–900.

Anticonvulsants

Backonja M, Glanzman RL. 2003. Gabapentin dosing for neuropathic pain: evidence from randomized, placebo-controlled clinical trials. *Clin Ther* 25:81–104.
Berde CB. 1997. New and old anticonvulsants for management of pain. *IASP Newsletter* Jan–Feb.
Farrar JT, Portenoy RK. 2001. Neuropathic cancer pain: the role of adjuvant analgesics. *Oncology* 15:1435–1442, 1445.
Rowbotham M, Harden N, Stacey B, et al. 1998. Gabapentin for the treatment of postherpetic neuralgia: a randomized, controlled trial. *JAMA* 280:1837–1842.

Benzodiazepines

Fernandez F, Adams F, Holmes VF. 1987. Analgesic effect of alprazolam in patients with chronic, organic pain of malignant origin. *J Clin Psychopharmacol* 3:167–169.
Scavone JM, Greenblatt DJ, Goddard JE, et al. 1992. The pharmacokinetics and pharmacodynamics of sublingual and oral alprazolam in the post-prandial state. *Eur J Clin Pharm* 42:439–443.

Baclofen

Fromm GH, Terrence CF, Chattha AS. 1984. Baclofen in the treatment of trigeminal neuralgia: double-blind study and long-term follow-up. *Ann Neurol* 15:240–244.

Ketamine

Bell RF, Eccleston C, Kalso E. 2003. Ketamine as adjuvant to opioids for cancer pain: a qualitative systematic review. *J Pain Symptom Manage* 26:867–875.

Fine PG. 1999. Low-dose ketamine in the management of opioid resistant terminal cancer pain. *J Pain Symptom Manage* 17:296–300.

Fine PG. 2003. Ketamine: from anesthesia to palliative care. *AAHPM Bull* 3:1, 6.

Fitzgibbon EJ, Hall P, Schroder C, et al. 2002. Low dose ketamine as an analgesic adjuvant in difficult pain syndromes: a strategy of conversion from parenteral to oral ketamine. *J Pain Symptom Manage* 23:165–170.

Mercadante S, Arouri E, Tirelli W, Casuccio A. 2000. Analgesic effect of intravenous ketamine in cancer patients on morphine therapy: a randomized, controlled, double-blind, crossover, double dose study. *J Pain Symptom Manage* 4:246–251.

Yang C-Y, Wong C-S, Chang J-Y. 1996. Intrathecal ketamine reduces morphine requirements in patients with terminal cancer pain. *Can J Anaesth* 43:379–383.

ADJUVANTS FOR BONE PAIN

External Beam Radiation and Radiopharmaceuticals

Janjan NA. 2001. Bone metastases: approaches to management. *Semin Oncol* 28(suppl 11):28–34.

Kan MK. 1995. Bone pain palliation in metastatic cancer with Sr-89. *Cancer Nurs* 18:286–291.

McCready VR, O'Sullivan JM. 2002. Future directions for unsealed source radionuclide therapy for bone metastases. *Eur J Nucl Med Mol Imaging* 29:1271–1275.

McEwan AJB. 1997. Unsealed source therapy of painful bone metastases: an update. *Semin Nucl Med* 27:165–182.

Palmedo H, Guhlke S, Bender H, et al. 2000. Dose escalation study with rhenium-188 HEDP in prostate cancer patients with osseous metastases. *Eur J Nucl Med* 27:123–130.

Palmedo H, Manka-Waluch A, Albers P, et al. 2003. Repeated bone-targeted therapy for hormone-refractory prostate carcinoma: randomized phase II trial with the new, high-energy radiopharmaceutical rhenium-188 hydroxyethylidenediphosphonate. *J Clin Oncol* 21:2869–2875.

Porter AT, McEwan AJB, Powe JE, et al. 1993. Results of a randomized phase III trial to evaluate the efficacy of strontium-89 adjuvant to local field external beam irradiation in the management of endocrine resistant metastatic prostatic cancer. *Int J Radiat Oncol Biol Phys* 25:805–813.

Resche I, Chatal J-F, Pecking A, et al. 1997. A dose-controlled study of 153Sm-ethylenediaminetetramethylene phosphonate (EDTMP) in the treatment of patients with painful bone metastases. *Eur J Cancer* 133:1583–1591.

Serafini AN, Houston SJ, Resche I, et al. 1998. Palliation of pain associated with metastatic bone cancer using samarium-153 lexidronam: a double-blind placebo-controlled trial. *J Clin Oncol* 16:1574–1581.

Biphosphonates

Berenson JR, Lichtenstein A, Porter L, et al. 1998. Long-term pamidronate treatment of advanced multiple myeloma patients reduces skeletal events. *J Clin Oncol* 16: 593–602.

Hortobagyi GN, Theriault RL, Lipton A, et al. 1998. Efficacy of longterm prevention of skeletal complications of metastatic breast cancer with pamidronate. *J Clin Oncol* 16:2038–2044.

Johnson KB, Gable P, Kaime EM, et al. 2003. Significant deterioration in renal function with the new bisphosphonate, zoledronic acid. *Proc ASCO* 22:738.

Kloth DD, McDermott RS, Rogatko A, Langer CJ. 2003. Impact of zolendronic acid on renal function in patients with cancer: is constant monitoring necessary? *Proc ASCO* 22:755a.

Rosen LS, Gordon O, Tchekmedyian WS, et al. 2004. Long-term efficacy and safety of zoledronic acid in the treatment of skeletal matastases in patients with non-small cell lung carcinoma and other solid tumors: a randomized, Phase II double-blind placebo-controlled trial. *Cancer* 100:2613–2621.

Reitsma DJ. 1998. Efficacy of longterm prevention of skeletal complications of metastatic breast cancer with pamidronate. *J Clin Oncol* 16:2038–2044.

Saad F, Gleason DM, Murray R, et al. 2002. A randomized, placebo-controlled trial of zoledronic acid in patients with hormone-refractory metastatic prostate carcinoma. *J Natl Cancer Inst* 94:58–68.

Kyphoplasty/Vertebroplasty

Jensen ME, Kallmes DK. 2002. Percutaneous vertebroplasty in the treatment of malignant spinal disease. *Cancer J* 8:194–206.

Papaioannou A, Watts NB, Kendler DL, et al. 2002. Diagnosis and management of vertebral fractures in elderly adults. *Am J Med* 113:220–228.

Watts NB, Harris ST, Genant HK. 2001. Treatment of painful osteoporotic vertebral fractures with percutaneous vertebroplasty or kyphoplasty. *Osteoporos Int* 12:429–437.

Zoarski GH, Snow P, Olan WJ, et al. 2002. Percutaneous vertebroplasty for osteoporotic compression fractures: quantitative prospective evaluation of long-term outcomes. *J Vasc Interv Radiol* 13:139–148.

Radiofrequency Ablation

Goetz MP, Callstrom MR, Charboneau JW, et al. 2004. Percutaneous image-guided radiofrequency ablation of painful metastases involving bone: a multicenter study. *J Clin Oncol* 122:300–306.

Patti JW, Neeman Z, Wood BJ. 2002. Radiofrequency ablation for cancer-associated pain. *J Pain* 3:471–473.

NEUROLEPTICS

Beaver WT, et al. 1966. A comparison of the analgesic effect of methotrimeprazine and morphine in patients with cancer. *Clin Pharm Ther* 7:436.

ANESTHETIC METHODS

TOPICAL AGENTS

Argoff CE. 2003. Targeted topical peripheral analgesics in the management of pain. *Curr Pain Headache Rep* 7:34–38.

EMLA

Rice LJ, Cravero J. 1994. Relieving the pain and anxiety of needle injections—experience with EMLA® cream (lidocaine 2.5 percent and prilocaine 2.5 percent) dermal anesthetic. *Today's Ther Trends* 11:175–185.

Stow PJ, Glynn CJ, Minor B. 1989. EMLA cream in the treatment of post-herpetic neuralgia: efficacy and pharmacokinetic profile. *Pain* 39:301–305.

Lidocaine

Galer BS, Jensen MP, Ma T, et al. 2002. The lidocaine patch 5% effectively treats all neuropathic pain qualities: results of a randomized, double-blind, vehicle-controlled, 3-week efficacy study with use of the neuropathic pain scale. *Clin J Pain* 18:297–301.

Gammaitoni AR, Davis MW. 2002. Pharmacokinetics and tolerability of lidocaine 5% patch with extended dosing. *Ann Pharmacother* 36:236–240.

Katz NP, Gammaitoni AR, Davis MW, et al. 2002. Lidocaine patch 5% reduces pain intensity and interference with quality of life in patients with postherpetic neuralgia: an effectiveness trial. *Pain Med* 3:1–10.

Rowbotham MC, Davies PS, Fields HL. 1995. Topical lidocaine gel relieves postherpetic neuralgia. *Ann Neurol* 37:246–253.

Capsaicin

Ellison N, Loprinzi CL, Kugler J, et al. 1997. Phase III placebo-controlled trial of capsaicin cream in the management of surgical neuropathic pain in cancer patients. *J Clin Oncol* 15:2974–2980.

Watson CPN, Evans RJ, Watt VR. 1988. Postherpetic neuralgia and topical capsaicin. *Pain* 33:333–340.

Watson CPN, Evans RJ, Watt VR. 1989. The post-mastectomy pain syndrome and the effect of topical capsaicin. *Pain* 38:177–186.

Watson CPN, Tyler KL, Bickers DR, et al. 1993. A randomized vehicle-controlled trial of topical capsaicin in the treatment of post-herpetic neuralgia. *Clin Ther* 15:510–526.

Oral Anesthetics

Glazer S, Portenoy RK. 1991. Systemic local anesthetics in pain control. *J Pain Symptom Manage* 6:30–39.

Parenteral Anesthetics

Ferrini R. 2000. Parenteral lidocaine for severe intractable pain in six hospice patients continued at home. *J Palliat Med* 3:193–200.

Mao J, Chen LL. 2000. Systemic lidocaine for neuropathic pain relief. *Pain* 87:7–17.

Rowbotham MC, Reisner-Keller LA, Fields HL. 1991. Both intravenous lidocaine and morphine reduce the pain of postherpetic neuralgia. *Neurology* 41:1024–1028.

Neural Blockade and Neuroablation

Backonja M-M. 1994. Local anesthetics as adjuvant analgesics. *J Pain Symptom Manage* 9:491–499.

Ferrante FM, Bedder M, Caplan RA, et al. 1996. Practice Guidelines for Cancer Pain Management: a report by the American Society of Anesthesiologists' Task Force on Pain Management, Cancer Pain Section. *Anesthesiology* 84:1243–1257.

Slatkin NE, Rhiner M. 2003. Phenol saddle blocks for intractable pain at the end of life: report of four cases and literature review. *Am J Hospice Palliat Care* 20: 62–66.

Swarm RA, Karanikolas M, Cousins MJ. 2004. Anaesthetic techniques for pain control. In *Oxford Textbook of Palliative Medicine*, 3rd ed, Doyle D, Hanks G, Cherny N, Calman K (eds). Oxford: Oxford University Press.

Postherpetic Neuralgia

Alper B, Lewis PR. 2002. Treatment of postherpetic neuralgia: a systemic review of the literature. *J Fam Pract* 51:121–128.

Rowbotham M, Harden N, Stacey B, et al. 1998. Gabapentin for the treatment of postherpetic neuralgia: a randomized controlled trial. *JAMA* 280:1837–1842.

RELIEVING PAIN IN OLDER PERSONS

AGS Panel on Persistent Pain in Older Persons. 2002. The management of persistent pain in older persons. *J Am Geriatr Soc* 50:S205–224.

Barsky AJ, Hochstrasser B, Coles NA, et al. 1990. Silent myocardial ischemia: is the person or the event silent? *JAMA* 264:1132–1135.

Bernabei R, Gambassi G, Lapane K, et al., for the SAGE Study Group. 1998. Management of pain in elderly patients with cancer. *JAMA* 279:1877–1882.

Ferrell BA, Ferrell BR, Rivera L. 1995. Pain in cognitively impaired nursing home patients. *J Pain Symptom Manage* 10:591–598.

Ferrell BR, Ferrell BA (eds). 1996. *Pain in the Elderly.* Seattle: International Association for the Study of Pain Press.

Forman WB. 1996. Opioid analgesic drugs in the elderly. *Clin Geriatr Med* 12:489–500.

Gloth FM. 2001. Pain management in older adults: prevention and treatment. *J Am Geriatr Soc* 49:188–199.

Kerr KA, Mobily PR. 1993. Comparison of selected pain assessment tools for use with the elderly. *Appl Nurs Res* 6:39–46.

Popp B, Portenoy RK. 1996. Management of chronic pain in the elderly: pharmacology of opioids and other analgesic drugs. In *Pain in the Elderly,* Ferrell BR, Ferrell BA (eds). Seattle: International Association for the Study of Pain Press.

Stein WM. 1996. Cancer pain in the elderly. In *Pain in the Elderly,* Ferrell BR, Ferrell BA (eds). Seattle: International Association for the Study of Pain Press.

Stein WM, Miech RP. 1993. Cancer pain in the elderly hospice patient. *J Pain Symptom Manage* 8:474–482.

Von Strauss EM, Viitanen D, De Ronchi D, et al. 1999. Aging and the occurrence of dementia. *Arch Neurol* 56:587–592.

Warden V, Hurley AC, Volicer L. 2003. Development and psychometric evaluation of the pain assessment in advanced dementia (PAINAD) scale. *J Am Med Dir Assoc* 4:9–15.

RELIEVING PAIN IN SUBSTANCE ABUSERS

Gonzales GR, Coyle N. 1992. Treatment of cancer pain in a former opioid abuser: fears of the patient and staff and their influence on care. *J Pain Symptom Manage* 7:246–249.

Wesson DR, Ling W, Smith DE. 1993. Prescription of opioids for treatment of pain in patients with addictive disease. *J Pain Symptom Manage* 8:289–296.

COMMON CLINICAL SITUATIONS: RAPIDLY RELIEVING EXCRUCIATING PAIN

Hagen NA, Elwood T, Ernst S. 1997. Cancer pain emergencies: a protocol for management. *J Pain Symptom Manage* 14:45–50.

Lichter I. 1994. Accelerated titration of morphine for rapid relief of cancer pain. *N Z Med J* 107:488–490.

Mercadante S, Villari P, Ferrera P, et al. 2002. Rapid titration with intravenous morphines for severe cancer pain and immediate oral conversion. *Cancer* 95:203–208.

Soares LGL, Martins M, Uchoa R. 2003. Intravenous fentanyl for cancer pain: a "fast titration" protocol for the emergency room. *J Pain Symptom Manage* 26:876–881.

6장 통증과 증상 조절의 비약물 치료 전략

비록 약물요법을 대체하지는 못하지만 비약물 요법은 가치 있는 접근이며 통증 조절 및 대증 요법 전략에 포함되어야 한다. 이 기술은 일반적으로 비전문적이지만 숙련된 침술가, 요가 교사, 마사지와 신체적 · 작업 · 언어 · 음악 · 미술 치료에 능숙한 치료사들, 사회사업가, 인지행동 치료에 능한 정신의학자, 심리학자, 영적 상담가 등의 기술자들을 포함한다. 많은 기술들이 적절히 교육된 보통의 사람들이 할 수 있는 것이기 때문에 치료사는 간혹 치료사이면서 교육자가 되어 환자와 가족들에게 그들 스스로 어떻게 이 기술을 수행할 수 있는지 가르쳐 주기도 한다.

종양학자는 암환자에게 비약물 요법이 유용함을 깨닫지 못하고 잘 처방하지 않는다. 예를 들어, 한 연구에 의하면 2% 미만의 암환자들이 비약물 요법을 받은 적이 있다고 한다(Ferrell et al. 1991). 그러나 많은 일차 의료인들과 환자들은 이 기술을 알고 있다. 한 연구에 따르면 대체 의학 치료사들에게 의뢰된 건수의 50%가 일차 의료의에 의하거나 그들에게 승인된 것이었다 한다. 전화 조사에서는 34%의 미국인이 그런 종류의 치료사들을 방문했다고 한다(Eisenberg et al. 1993). 그러나 암환자들은 주치의가 그 치료방법이나 그 치료방법을 고려하고 있는 자신들을 비웃을지 모른다는 생각에 대체 요법에 자원하기를 꺼려 한다.

적합한 비약물 요법을 대체 방법으로 선택한 의사들은 이러한 치료방법을 사용하거나 고려하고 있는 환자들과의 의사전달에 중요한 통로를 개방할 수 있다. 최소한 그들이 어떠한 대체 약물이나 치료를 선택하였는지 정도는 우리에게 말해 줄 수 있다.

미국의 국립 보완 대체 의학 센터는 이 치료법의 다섯 가지 영역을 정의했다. 이 영역은 (1) 대체 의학 체계, (2) 수기 요법manipulative and body based methods, (3) 심신 의학mind-body intervention, (4) 생물학적 방법, (5) 기 치료energy therapy다. 대체 의학 체계는 보통의 의학적 접근과 뚜렷이 구별되는 철학과 시술을 포함한다. 동종의학homeopathy, 자연 요법naturopathy, 아유르베다Ayurveda, 미국의 토종의학 등은 대체 의학 체계로 자리잡은 예들이다. 수기 요법에는 카이로프락틱, 접골, 마사지가 있다. 생물학적 치료로는 건강보조식품, 즉 Atkins나 Ornish 식이요법, 허브 요법, 고용량 비타민 요법, 레이어트릴laetrile같이 기존의 의학연구로 효과가 입증되지 않은 특정 식이 요법 등을 포함한다. 기 요법이란 인체 내의 기(생체 장 요법)과 인체 밖의 기(전자기장)를 이야기한다. 기공, 접촉 요법therapeutic touch, 영기reiki 등이 요법의 주요 예들이다.

이 장에서는 암환자의 통증과 다른 장애를 완화하는 데 효과를 입증하는 근거를 가장 많이 가지고 있다고 생각되는 비약물 요법에 대해서 논한다. 침술, 지압, 요가와 같은 대체 의학과 특정 수기 요법과 심리-육체 중재 요법이 이에 포함된다. 더욱 보강된 논의를 원하는 분들은 Dr. Barrie의 작업을 참조하면 좋을 것 같다(1998; Cassileth and Chapman 1996).

대체 의학

대체 의학은 정신, 육체, 영혼의 건강을 증진하고 무엇이 질환을 야기하며 어떻게 건강과 균형을 되찾을 수 있는지에 대한 이론을 모두 포함함으로써 표준적인 진료 행위와 구별된다.

침술/지압/이침 요법

침술은 고전 중의학의 한 부분으로 Helms는 이렇게 설명한다.*

> 용어는… 자연과 농업사회의 풍자를 반영하고 질서정연한 우주에서 조화롭게 존재하는 인간의 철학을 기술한다. 건강, 질병, 치료 모델은 이 더 큰 질서에 대한 환자의 조

* Joseph M. Helms, An overview of medical acupuncture, 〈www.medicalacupunctune.org〉, modified from a chapter in *Essentials of Complementary and Alternative Medicine*, Jonas WB, Levin JS (eds), Baltimore: Lippincott Williams & Wilkins, in press; used with permission from Dr. Helms.

화나 부조화라는 용어로 표현되며 바람, 열, 습도, 건조, 추위와 같은 외부 요인뿐만 아니라 분노, 흥분, 근심, 애도, 공포와 같은 내부요인에 대한 반응을 포함한다. 질병도 음양(내 · 외, 냉 · 열, 부족 · 과다), 필수 성질〔목(木), 화(火), 지구토(土), 금(金), 수(水)〕 그리고 내부 장기와 연관되어 미치는 기능적인 영향에 의해 기술된다.

침술의 해부학은 개개인의 내부, 외부 환경 간의 접속을 만들어 기가 근육을 통해 내부 장기로 이동할 수 있도록 하는 다층적이면서 복잡하게 얽혀 있는 통로이다.

침술에서는 침이 피부 밑으로 삽입되어 신경을 자극하여 통증을 완화시킨다. 시술자는 경혈, 비경혈, 그리고 물리적으로나 전기적으로 자극하기 좋은 피부 영역에서 새로운 삽입점에 대한 지식을 이용한다. 침술은 다양한 통증 유발 상태(치통 같은)에 있는 건강한 자원자에 대해서 통증의 변화를 경험하게 하였다. 일반적으로 15분에서 40분 정도의 시간이 지나면 통증 완화가 더욱 분명해지고 수일간 지속되기도 한다. 불행히도 암환자에게의 이용해 대해서는 정보가 부족하다.

침이 삽입되는 영역의 피부가 마취됨으로써 효과를 나타내기 때문에 침술을 통해 통증을 완화하기 위해서는 말초신경 자극이 필요하다고 알려져 있다. 반신불수나 하반신 불수 환자에 대한 실험에서 증명되었듯이 척수 역시 분획적, 양측성 방식에 포함된다.

통증 완화의 지연은 중추신경계에서 내려오는 방해신호가 통증 완화에 관여하고 있다는 것을 의미한다. 환자의 마취 감수성 역시 한 요인이 된다. 마취 감수성이 낮은 환자는 침술에 대해서도 통증 완화 효과가 적다. 엔돌핀의 분비 역시 기여한다(Thompson and Filshie 1997).

최근 발표된 연구들의 양상으로 보면 실제 침술과 가짜 침술(피부를 관통하지 않는) 사이의 효용에 대해 언급하기는 힘들다. 비경혈과 새로운 삽입점이 있기 때문에 위약 삽입점을 선택하기도 어렵다. 또 이들 연구에서 두 시술 간의 통증 완화에 대한 차이점이 실제로 있는가를 결정할 만큼 많은 표본은 연구하지 못했다. 이것은 침술이 효과가 없다는 이야기가 아니라 아직 그 효능이 충분히 입증되지 못했다는 것이다. 나는 근골격계나 신경통 환자들이 침술을 받는 것에 대해 부정적인 입장을 보이지 않을 것이다.

Weiger 박사와 동료들은 침술의 이용을 고찰해 보는 소규모의 무작위 대조 연구에서 근거를 찾아보았다(Weiger et al. 2002). 이 연구들은 암환자의 화학요법과 관련된 구역, 구토나 천식이나 만성기관지 폐쇄성 질환에서의 호흡곤란에 침술의 이용을 지지하는 결과들이다. 침술에 대한 연구는 아직 부족하지만 Weiger는 침술이 잘 사용될 수 있을 것이라 믿는다. American Association of Medical Acupuncture와 WHO가 발표한 침술이 효과적인 질환 목록에는 식도와 위식도 경계 부위의 경련과 딸꾹질, 변비, 마비성 장폐쇄도 포함되어 있다.

지압은 침술의 삽입점을 이용하지만 통증 완화를 위해 침 대신 압력을 사용한다는 점이 다르다(두통, 요통). 지압은 임신, 멀미, 수술로 인한 구역에 효과가 있다고 하나 자료가 한정되어 있고 아직 암환자들의 만성 통증에 대한 연구는 신뢰할 만한 것이 없다.

하지만 귀 치료(외이를 전기로 자극하는 것)는 신경손상으로 인한, 또는 근골격계, 요통 증후군으로 인한 만성 통증을 완화시킨다는 대조연구가 없다. 암환자들의 통증 완화를 위해 이 치료를 권장하지는 못할 것 같다.

요가

요가는 육체와 정신, 영혼의 합체를 규정하고 인간은 독립된 개인으로서가 아니라 더 큰 전체의 일부로서 존재함을 강조한다. 요가의 기저에는 우리에겐 악보다는 선이 더 많이 있으며 질병이나 고통의 경험에도 불구하고 우리는 그 이상이라는 믿음이 있다(Ott 2002). 요가의 8가지 주요 영역 중에서 의학 영역에서 가장 많이 사용되고 있는 것은 하타요가hatha yoga이다. 하타요가 실습은 근강도와 이완을 증대하고 심박과 혈압을 정상화시키며 폐활량을 증대시키고 대사율을 증가시키는 것으로 알려졌다. 골관절염과 수근관 증후군의 통증도 완화시키는 것으로 알려졌다. 호흡법을 이용한 요가는 저산소증에 대한 화학반사 반응을 감소시켜 울혈성 심부전을 가진 환자들이 그들의 운동능력을 배가시킬 수 있게 된다(Raub 2002).

하타요가는 보통 asanas(육체의 자세), paranayama(호흡), chanting(음악에 맞추어 행함), shavasana(이완), 명상으로 구성된다(Ott 2002). 침상 생활을 하는 환자들은 특별히 변형된 asanas를 이용하여 요가를 할 수 있다. 사실, 분노, 근력, 이완, 호흡에의 효과는 침상생활을 하는 환자들이 더욱 강도 높은 신체활동을 하도록 충분한 재기의 기회를 준다. 의료 시술과 질병으로 인해 야기된 생활의 변화, 손실, 한계에 화가 난 환자들은 요가를 통해서 큰 도움을 받을 수 있다. 그들은 어떻게 자신의 능력 밖에 있는 상황을 조절하며 자아와 인내심을 증대시킬 수 있는지에 대해 배울 수 있다.

치료진과 가족들에게도 요가는 같은 효과가 있다. 고통을 느낀다는 것은 내가 이제껏 해야 했던 일 중에 가장 힘든 일이다. 난 아직 요가를 매일 하지는 않지만 우리 통증 완화의학팀의 일원인 Marry Jane Ott가 나에게 가르쳐 준 요가의 기술은 나에게 필요한 평정심을 찾도록 도와주었다. 그녀는 진료 상담 중에나 상담 전에 일정한 호흡을 유지할 것과 고통을 들이마시고 연민을 뿜어내는 호흡법으로 통증을 다스리라고 가르쳤다. 또한 책상에 앉아서, 또는 승강기를 기다릴 때 할 수 있는 요가 동작을 가르쳐 주었는데 이것은 스트레스를 줄이고 활력을 늘리는 데 도움이 되었다.

수기 요법

통증의 완화와 다른 질환에 대한 수기 요법Manipulative and Body based methods은 피부를 통한 자극, 마사지, 진동, 경피적 신경 자극술(Transcutaneous Electrical Nerve Stimulation, TENS), 자세잡기와 운동 등 다양한 방법을 포함한다. 이 모든 방법들은 가족이나 치료사에 의해 집에서 행해질 수 있다. 또한 약물적인 치료를 가미할 수도 있다.

수기 요법

- 피부 자극
- 마사지와 진동 요법
- 경피적 전기 신경 자극술
- 체위 및 운동

피부 자극

피부 자극은 통증이 국소적이거나 근육긴장과 강직이 분명할 때, 환자가 진단적 시술이나 치료를 원할 때, 치료나 진통제가 필요할 때 특별한 가치를 지니게 된다. 냉온 치료는 심하지 않은 정형외과적, 관절의 문제 등에 흔히 사용된다. 이것은 또한 암성 통증에도 매우 효과적인 것으로 밝혀졌으며 특히 골전이나 신경전이 시 그렇다.

냉 치료는 신경손상으로 인해 근육강직이 일어나 통증을 느끼는 환자들에게 특히 도움이 된다. 이것은 근육강직으로 인한 신경의 허혈이 일어나는 악순환의 고리를 방해하며 가려움이나 과감각을 감소시킨다. 냉 치료는 또한 저린 증세를 유발함으로써 관절염의 증상에 도움이 되지만 통증에 관련된 염증매개물질의 분비를 감소시키는 작용도 있다.

냉덮개, 겔팩, 얼음백, 멘톨 등은 냉기를 전달하는 흔한 방식이다. 냉마사지는 작은 종이컵에 물을 붓고 얼려서 통증이 있는 부위에 적용함으로써 행할 수 있다. 냉마사지로 인한 진통의 효과는 아마 '과감작 진통' 이나 '역자극' 으로 생각된다. 이 이론에 따르면 약간의 통각은 더 심한 통증 감각신호의 전달을 차단하는 비순차적인 신호로 척수 전달체계를 공격하여 역설적으로 더 심한 통증을 완화시킨다. 벌레에 물린 뒤에 물린 지점을 긁기보다는 물린 지점 주위를 긁거나 비빔으로써 가려움증을 극복하는 일종의 역자극을 경험해 보았을 것이다. 거의 대부분의 경우 가려움증은 소실된다.

환자들은 대체로 냉 치료를 잘 견디지만 드물게 냉두드러기와 임상적으로 유사해 보이는 과민반응을 보이기도 한다. 냉 치료는 말초순환장애를 가진 환자나 한랭글로불린혈증이나 냉응집소질환을 가진 환자들에게 통증 완화 목적으로 사용해서는 안 된다.

건열 또는 습열 치료는 열패드, 물통, 보온통, 플라스틱 포장, 또는 환자의 이동성을 극대화할 수 있는 상품화된 열포장재를 사용하여 시행할 수 있다. 화상을 피하려면 12시간 이상 적용해서는 안 된다. 멘톨제품은 피부에 화상을 일으키기 쉬우므로 열치료에 사용 시 주의를 요한다.

열 치료는 동맥경화나 당뇨성 순환장애를 가진 환자의 사지와 같이 혈액공급이 부족한 부위나 감각이 없는 부위에 적용하여서는 안 된다. 가열부위의 대사수요가 증가됨에 따라 조직괴사가 일어날 수 있다. 열치료는 혈류가 증가됨으로써 증세가 악화될 수 있는 응고장애를 가진 환자들에게도 금기이다. 고주파 투열기는 심각한 화상을 입힐 수 있기 때문에 금속성 자궁 내 장치와 심박동기 또는 콘택트렌즈와 같은 금속성 삽입물 가까이 적용해서는 안 된다.

냉온 치료는 갑작스런 심한 통증을 예방하는 데 큰 효과가 있다. 어떤 환자들은 진통을 위해 이 두 가지 방법을 교대로 사용하기도 하지만 어떤 이들은 다른 명상이나 이완요법 혹은 피부 자극과 함께 병행하는 것이 더욱 효과적이라는 것을 알고 있다.

마사지와 진동

마사지는 이완 요법과 같이 심박과 호흡수를 감소시키고 혈압을 떨어뜨리며 통증과 불안을 호전시키기기도 한다. 그리고 사랑과 지지에 대한 비언어적 메시지를 전달하기도 한다.

마사지는 특히 신경의 손상과 긴장으로 인한 근강직을 가진 환자에게 효과적이다. 또한 일반적으로 의사소통의 장애를 가진 불안증 환자들이나 이러한 접촉으로 인해 도움받을 수 있는 이들에게 유용하다. 그러나 어떤 환자들은 이 방법을 너무 사적으로 생각하거나 마사지 제공 그 이상의 신체적 접촉으로 받아들이기도 한다. 마사지는 치고 누르고 두드리고 진동시키는 방법을 모두 사용할 수 있으며 손, 얼음, 진동기 또는 열을 이용하여 할 수 있다. 마사지는 응고장애나 혈전성 정맥염을 가진 환자들에게 시행해서는 안 된다. 간호사, 물리치료사, 마사지치료사들은 모두 마사지를 할 수 있으며 침상생활을 하는 환자들의 치료진에게 기본적인 기술을 가르칠 수 있다.

손이나 전동기를 이용한 진동 요법 또한 통증 완화에 유용하다. 이 방법은 근육이완이나 대근섬유를 자극하는 등의 역자극으로 통증부위의 감각을 떨어뜨림으로써 효과를 나타낸다. 이것은 마사지가 효과적인 환자들에게 적용될 수 있지만 신경통이나 유령사지통 환자들에게 또는 경피적 전기자극요법TENS의 대체법으로 사용할 수 있다. 여러 기능을 가진, 열기능을 추가한 다양한 기계들이 사용 중이다. 이상적인 설정과 치료의 기간을 결정하기 위하여 환자는 반드시 치료사와 함께해야 한다.

Weiger 박사와 동료들은 마사지 기술이 통증 및 타 증상을 완화하는 데 도움이 된다는 근거를 조사하였다(Weiger et al. 2002). 마사지는 특별한 금기가 없는 한 불안, 통증, 림프부종, 자가골수이식으로 인한 구역에 사용될 수 있다. 이들 분야에 대한 효능은 몇 개의 무작위 대조군 연구에서 입증되었다.

경피적 전기 신경 자극술(TENS)

TENS는 여러 비 암성 통증증후군에 사용되어 왔으나 암성 통증 환자들에게서의 효과는 입증된 바 없다. 건전지로 작동되는 휴대용 자극기인 TENS기계는 말초신경 대섬유를 활성화시켜 통증신호전달을 감소시킨다.

통증신호를 유발한다고 생각되는 신경의 분포 부위에 기계의 작은 전극들을 붙인다. 저강도의 저주파 전류가 흐를 때는 환자의 원래 통증은 바늘이나 침으로 찌르는 것 같은 저린 느낌으로 바뀐다. 고강도의 고주파(침술과 같은) 전류가 흐를 때는 근수축이 일어난다.

TENS기계는 대상포진후 신경통, 늑골골절, 당뇨병성 신경증, 디스크 질환에 의한 방사통과 같이 피부신경절을 따라 통증이 있는 환자들에게 도움이 된다. 이것의 효용성은 유방절제술 후의 통증이나 유령 사지통에도 보고되었다. 최대의 진통효과를 얻기 위해서는 최소 1주일에 한 번씩 시술하는 것이 좋으며 TENS로 인한 효과는 2-3개월 이상 지속되지 않는다.

TENS 기계는 심박동기를 사용하고 있는 환자에게 적용해서는 안 되며 눈 주위나 경동맥동 주위, 도는 금속 삽입물 주위에 사용되어서는 안 된다. TENS는 감정적으로 약하거나 정신적으로 장애를 가진 환자, 림프부종 환자에서는 증상을 악화시킬 수 있으므로 주의가 요망된다. 일상적인 사용에서는 가장 흔한 부작용으로 10%의 환자에서 전극을 붙이기 위한 테이프로 인한 알레르기 피부염이 발생되었다. 전도 겔이 적절히 사용되어진다면 전기화상은 드물다.

적절히 훈련받은 경험 있는 물리치료사나 물리요법사는 TENS 기계의 성공을 결정 짓는 요소이다. 그들은 적합한 기계와 전극을 선택하여 피부에 부착시키며 정확한 전류와 강도를 고를 수 있다. 그들은 환자와 가족들에게 이 치료의 효과와 한계를 설명해 줌과 더불어 필요한 시술에 대해 설명을 해 줄 수 있다.

체위와 운동

물리요법사와 직업적인 물리치료사들은 적합한 체위와 운동이 필요한 환자들을 상담해야 한다. 그들은 적합한 장비(침대, 휠체어, 샤워/목용 보조 장치, 화장실)에 대해 잘 알고 있고 자세잡기, 관절운동 범위 연습, 에너지 보존 요법, 환자를 침대에서 의자로 옮길 때의 안전한 방법 등으로 가르칠 수 있다. 한 팔밖에 없는 이들을 위해서 치료사들은 어떻게 옷을 입고 벗으며 한팔로 어떻게 기구를 사용하는지 보여 줄 수 있다.

체위　통증을 가진 암환자들은 건강한 사람들이 조직 허혈을 막기 위해 행하는 자세변환을 적절히 행하지 못한다. 관절강직이나 욕창 궤양, 구축과 같은 부작용을 최소화하기 위해서 간호사와 조력자, 치료사나 가족들은 환자들이 자세를 바꾸도록 도와줘야 한다. 목표는 관절에 부담을 최소화할 수 있는 느슨한 관절위치 loose-packed position를 익히는 것이다. 추천되는 관절의 굽힘 범위는 팔꿈치가 45도, 고관절 30도이며 고관절의 벌림 각도는 20도이다. 이것은 정확할 필요는 없지만 환자들이 어떤 자세를 취하더라도 편안하게 할 수 있을 것이다.

주문 제작한 쿠션과 베개는 침대나 의자 요람에서 매우 유용하다. 환자의 체중을 적절히 분배할 수 있는 특별한 매트리스를 가진 전기 침대는 매우 중요하다. 특별한 환자들에게는 신체적, 직업적 물리치료사가 부목, 보조구, 지지대를 권유할 수 있다.

과다한 객담으로 인한 호흡곤란과 흉부불쾌감은 흉부 물리치료, 정확한 기침 기법, 환자의 적합한 자세와 머리, 목, 어깨와 흉부를 이완하는 법을 가르침으로써 해소될 수 있다.

운동　세심하게 짜여진 운동 계획은 환자의 활동을 최대화하고 통증을 최소화하며 가능한 오랫동안 환자의 기능을 독립적으로 유지하게 할 수 있다. 운동은 특히 통증, 반신마비, 하반신 불구로 관절 운동 범위가 제한된 환자들이 더 이상 기능을 상실하지 않도록 하는 데 중요하다. 운동은 가족이나 조력자, 치료자들의 도움을 받아서 할 수도 있고 도움 없이도 할 수 있다. 관절 범위 운동은 치료자의 도움을 받아서 하는 것이 좋다.

단축, 변형, 욕창 등은 간혹 운동 요법으로 예방할 수 있는 고통들이다. 지팡이, 보행기, 수동 또는 전기 휠체어, 환자를 세워 주는 기능을 가진 의자, 또 그 외의 보조기들은 활동력을 유지하기 위해 필수적이다.

심한 림프부종은 간혹 날마다 엄격히 행하는 마사지, 압박붕대, 운동 등에 반응하기도 하며 그후 작아진 사지는 탄력 압박 스타킹이나 장갑에 잘 맞을 수도 있다.

심신 의학

통증과 심리적 고통은 궁극적으로 인식의 경험이다. 신척수시상로neospinothalamic와 구척수시상로paleospinothalamic tract는 통증 자극을 말초로부터 시상으로 전달하고, 다시 통증 신호는 다양한 피질 섬유로 전환된다. 피질이 심각하게 손상되었을 때(예: 지연 저산소증에 의해), 유해한 자극에 대한 반사 작용은 있으나 통증을 경험하지 못한다.

또한 피질은 그와 같은 위로 향하는 통증 신호 전환의 조절을 상세하게 포함한다. 배외측 섬유단dorsolateral funiculus을 통해 억제 신호를 전달하는 아래로 향하는 신경로로 광대한 입력이 들어와 척수의 후각 입구로 향하며, 그곳에서 위로 향하는 통증 자극으로의 전환이 방해된다. 따라서 환자가 그의 질병 또는 통증을 보는 관점을 변화시킬 수 있다면 유독한 자극의 제거 없이도 고통을 경감시킬 수 있을지 모른다. 유사하게 구역, 호흡곤란, 불면의 조절을 위해 인식의 기술을 사용할 수 있다.

예를 들면, 풍경이 있는 방과 같은 간단한 것으로 수술 후 고통을 경감시켰으며, 재원일수를 감소시켰다(Ulrich 1984). 이것은 담낭 절제술을 시행받은 환자들을 대

심신 의학

- 교육과 안심시키기
- 이완 및 호흡
- 최면술
- 음악 치료
- 상담
- 주의 환기/전환
- 통찰 명상
- 바이오피드백
- 예술 치료

상으로 두 개의 다른 풍경을 가진 방에 머무르게 하며 비교한 몇 년 전의 연구에서 논증되었다. 하나는 벽돌 벽이었고, 다른 하나는 나무들이 늘어선 풍경이었다. 방은 다른 면에서는 동일했다.

벽 풍경의 환자들이 나무 풍경의 환자들보다 훨씬 나쁜 결과를 보였다. 그들은 하루 늦게 퇴원했지만 간호사들은 이 환자들에 대해 4배나 많이 좋지 않은 말을 기록해 두었다(예: "화를 내며 운다", "많은 격려가 필요하다"). 게다가 수술 후 2/5의 나날 동안 벽 풍경의 환자들은 상당히 많은 진통제를 요구했고, 그들이 가져간 진통제의 종류는 대부분 마약성 진통제였다. 나무 풍경 환자들의 경우 대부분 aspirin 또는 acetaminophen을 가져갔다.

환자들의 회복에서 보는 것이 대단히 영향을 주었다. 나무 풍경은 통증을 줄여 주었고 더 빨리 퇴원하게 해 주었다. 나의 암환자들에게 심리적으로 나무 풍경 같은 동등함을 만들어 내기 위해 아래에서 설명할 다양한 심신 의학을 사용하였다. 이러한 부속적인 기술들로 마약성 진통제를 따르지 않고도 많은 고통의 원인을 없앨 수 있었다. 게다가 마약성 진통제를 원하는 환자의 통증 강도를 줄여 줄 수 있었으며, 통증 조절 약제의 필요를 감소시키고 따라서 그로 인한 약물 부작용도 최소화할 수 있었다.

교육과 안심시키기

암의 진단은 평범한 개인을 환자로 전환시키는 위험성을 가진다. 만약 임상의가 환자가 된다면 그들은 최소한 병원 생활이 집에서의 생활과 같으며 암의 각 단계와 치료 과정 동안 겪어야 하는 시술에 관해 알고 있다. 그러므로 그들이 병의 예후와 치료 효과에 대해 불안하더라도 최소한 친숙한 환경에 있는 것이다.

임상의나 병원 관계자가 아닌 사람들이 환자가 되면 외계로 들어가는 것과 같으며 앞으로의 예상에 대해 아무것도 모른다. 그들은 무슨 검사를 받게 될 것이며 왜 받는 것이고 그런 검사들이 무엇을 수반할 것인지 알지 못한다. 교육과 안심시키기는 그들의 불안을 개선하는 데 도움이 된다.

예를 들어, 환자에게 처음인 CT, MRI, 심초음파, 경정맥 신우 조영술을 시행하려 할 때 시술에 대해 설명하기 위해서는 몇 분이 소요될 수도 있다. 방이 어떻게 보일 것인가, 어떤 냄새가 날 것인가, 온도는 어떻게 될 것인가, 무슨 기계의 소음이 날 것인가, 거기에 누가 있을 것인가, 시술 동안 무슨 일이 일어나는가 등에 대하여 가능한 한 많은 설명을 해 주는 것이 중요하다.

예를 들어, 경정맥 신우 조영술에 대해 설명하기 위해 다음과 같은 어떤 것을 말해야 할지도 모른다.

> 당신은 환자 수송용 침대에 환자복을 입고 밖의 서늘한 공간에서 기다립니다. 그 뒤 더 추운 방으로 들어갈 것입니다. X-ray장비 아래 탁자에 누울 것이며 팔 정맥의 플라스틱 튜브와 연결되는 작은 바늘을 달게 됩니다. 튜브를 통해 신장을 보기 위한 조영제가 들어갑니다. 조영제는 혈류를 따라갈 것이며 이때 몸이 따뜻해짐을 느낄 수 있고

✻ **진료포인트** 시술을 위한 환자 준비시키기

- 어떤 검사들이 계획되어 있으며 그것들이 왜 중요한지 설명해 준다.
- 가능하면 많은 감각 요소를 포함해 시술에 대해 묘사해 준다(시각, 후각, 촉각, 미각).
- 만약 수술이 계획되어 있다면 환자가 깨어 있는 동안 겪게 될 주요한 일들을 예행 연습시킨다.
- 검사 결과에 대해 예상하고 일반적 오해를 바로잡아 준다.

심지어 화끈거릴 수 있습니다. 그러나 염려하지 마세요. 그것은 정상적인 것이며 지나갈 것입니다. 거기에는 당신을 돕기 위해 많은 사람들이 있으며 질문이 있으면 그들에게 그것을 알리도록 하세요. 당신은 검사 내내 깨어 있을 것입니다.

환자가 설명을 통해 이것에 대해 들었을 때, 그에게 마음속으로 시술의 예행연습을 할 수 있는 기회와 그에게 발생할 어떤 문제를 제기할 기회를 준 것이다. 후에 그가 실제로 시술을 받게 될 때 미리 설명해 주었던 것이 현실로 이루어지면 환자는 더욱더 차분해질 수 있다. 다음에 무엇이 시행되는지에 관한 정보에 있어서의 확신으로 그는 편안해질 수 있다.

그것과 유사하게 계획된 수술의 예행연습도 매우 도움이 될 수 있다. 한 연구에서 같은 수술을 시행받는 두 그룹의 환자들을 대상으로, 한 그룹에는 단지 일반적인 마취 전 평가를 실시하고 다른 그룹에게는 얼마나 고통이 따를 것이며 그것을 어떻게 다루어야 하는지를 포함하는 다음날 계획된 것에 대한 예행연습을 하였다(Egbert et al.1964). 예행연습을 했던 그룹의 환자들은 더 적은 마취와 수술 후 진통제를 필요로 하였으며 다른 그룹의 환자들보다 거의 3일 일찍 퇴원하였다.

또한 계획된 시술에 대한 예행연습은 가능한 발견점들을 예상하고 이것들을 환자에게 설명하는 것이 유용하다. 만약 그렇게 하지 않으면 환자는 종종 옳지 못한 그들만의 결론으로 확신한다. 예를 들어 병기 설정을 위한 검사를 해야 하는 새롭게 유방암으로 진단받은 여자의 경우이다.

오해를 푸는 것의 중요성

루스 숙모(여성 · 75세)는 광범위한 골관절염을 제외하면 그녀의 전 인생을 통해 건강했으며 루스 가족 구성원이외의 임상의를 만난 적이 거의 없다(그녀의 남동생, 조카딸, 조카가 모두 의사이다). 루스 숙모는 유방에 작은 덩어리를 인지했고 그것은 암일 수 있음이 입증되었다. 내가 전화했을 때 그녀의 치료계획 수립하는 것을 돕기 위해 뼈 스캔과 CT 검사가 예정되어 있다고 말했다. 그녀는 불안해 했지만 나는 이것이 거의 기본적인 것이며 그녀의 나이에 암이 국소화되어 있기 쉽다고 그녀를 안심시킬 수 있었다.

운 좋게도 우리가 말한 것처럼 나는 그녀의 골관절염을 기억했으며 뼈 스캔에서 무엇처럼 보일 것인지 상상했다. 그리고 그녀에게 말했다.

"루스 숙모님, 제가 뼈 스캔에 대해 설명해 드릴 필요가 있겠네요. 스캔은 뼈에서 암종과 관절염의 차이를 보여 줄 수 없습니다. 관절염이 심하기 때문에 관절염이 있는 뼈는 언제나 비정상적일 것이며 검사에서는 크리스마스 트리처럼 밝게 보이기 쉽습니다. X-ray의 어디서나 밝게 보여질 것입니다. 그렇게 보이면 내가 한 말을 기억하고 걱정하지 마세요. 그것은 암종이 아니라 관절염입니다."

어떻게 지내고 있는지 묻기 위해 다시 전화했을 때 그녀는 말했다.

"너도 알겠지만 그럴 것이라고 말한 것처럼 되었단다. 뼈 스캔 후에 그들이 들어와서는 내게 여러 장의 X-ray를 찍어야 한다고 말하더구나. 암종이 모든 곳으로 퍼졌다고 확신하고 있었기 때문에 나는 굉장이 화가 났었단다. 그때 네가 내게 관절염이 있는 곳은 어디나 뼈 스캔상에서 비정상적일 것이라고 말했던 것을 기억해 냈단다. 그래서 즉시 차분히 가라앉히고 훨씬 편안하게 느낄 수 있었단다."

결과가 나왔을 때 모든 비정상 점들은 관절염 때문이었다. 다른 검사 결과 또한 음성이었고 국소적 치료 이후 10년 동안 감퇴되었다. 뼈 스캔 결과들과 그것에 대한 그녀의 반응을 예상해 교육하고 안심시키는 것에 의해 고통을 방지할 수 있었다. 그녀는 역으로 처음의 공포를 다루기 위해 배웠던 것을 사용할 수 있었다.

특히 환자가 통증의 원인을 오해하고 있을 때 또한 교육을 통해 통증의 강도를 줄여 줄 수 있다. 폐암과 간 전이가 된 나의 환자에게 급성 담낭염이 발생하였다.

그는 평상시 다소 금욕주의적이었지만 심지어 산통의 발작 동안 극단적으로 고통스럽게 보였다. 그에게 생긴 황달로 그의 병이 진행하였고 그가 죽어 가고 있음을 의미한다고 생각하는 것처럼 보였다. 내가 그가 담낭질환을 가지고 있음에 대해 말했을 때 그는 안심했을 뿐 아니라 통증의 강도가 1/3로 감소하였고 고통이 절반 이상 줄었으며 평소의 대처 기술을 회복하였다.

2차 세계대전 당시 외과의무관이었던 Dr. Henry Beecher는 보고된 통증의 정도와 통증의 경감을 위해 요구되는 진통제의 양이 상처의 정도보다 상처의 배경과 의미와 더 관계가 있음을 알았다. 외과의무관으로서 Dr. Beecher는 이탈리아의 안치오 공격에서 살아남은 심하게 상처 입은 병사들을 치료했다. 그는 그들이 상처를 위해 최소 또는 아예 진통제를 요구하지 않을 것임을 알았다(Beecher 1946). 나중에 민간인을 치료하면서, 군인이 입은 것과 맞먹을 만큼의 상처를 입은 민간인은 군인보다 훨씬 더 많은 진통제를 요구한다는 것을 그는 알게 되었다. 이런 민간인들에게 손상은 그들의 일상적 삶과 생활의 붕괴, 수입의 감소, 기능의 손상을 의미했다. 그러나 군인에게 손상은 집으로 가는 티켓을 보증했다. 통증의 의미는 통증 경험의 강도와 진통제의 요구를 바꾸었다(Beecher 1956).

그들이 직접적으로 요구하지 않더라도 그들의 두려움을 감소시키기 위해 환자를 교육하게 되면 언제나 통증 자극의 강도가 감소한다.

주의 환기/전환

주의를 다른 곳으로 돌리는 것은 통증과 진단과정을 겪는 암환자의 고통을 감소시키는 기술이다. 예를 들어 만약 환자가 국소마취하 유방조직 생검이 예정되어 있다면 그녀에게 시술이 진행될 동안 헤드폰을 끼고 테이프 재생기를 사용해 테이프로 된 음악이나 책을 들으라고 권유할 수 있다. 외과의사나 마취과의사도 보통 꺼려 하지 않으며(마취과의사는 종종 테이프를 바꾸는 것을 좋아할 것이다!) 환자는 수술실에서의 여러 소음으로부터 분리될 것이다. 머리에 장착하는 가상 현실 장비를 포함하여 주의 환기의 기술은 또한 항암치료를 받는 환자에게도 도움이 될 수 있다(Schneider et al. 2004).

유사하게 환자들은 집이나 그들이 관심을 가지고 있는 사회에서의 활동을 찾도록 격려되어야 하며 그래서 그들의 통증으로부터 관심을 돌려야 한다. 음악(듣거나 악기를 연주하는 것), 텔레비전, 영화, 카드놀이, 방문객들, 공예 또는 흥미로운 광경 모두 유용한 주의 환기의 방법일 수 있다.

이완 및 호흡

그러나 때때로 통증이 너무 강해서 주의 환기가 효과적이지 않은 경우 곧바로 통증의 강도를 낮출 수 있는 기술이 요구된다. 이완과 호흡은 그렇게 하기 위해 고안되었다. 그것은 긴장으로부터 근육을 자유롭게 하여 덜 상처 입도록 한다. 긴장은 감소되고 환자는 더 이완된다. 그들은 통증을 덜 느끼며 남은 통증에 더 잘 대처할 수 있다. 적은 정도의 통증이나 긴장을 가진 환자에게 이완은 단독으로도 효과적이다. 보통 약물요법을 요하는 더 강한 통증의 환자에게 완화 요법은 매우 효과적인 보조제이다. 이런 기술에 대한 최고의 연구는 호흡조절과 단계적 근육이완이다.

출산 시 통증 조절 위한 호흡 기술의 사용과 가장 유사하지만(예: Lamaze method) 그것들은 또한 다른 종류의 통증을 가진 환자들에게도 매우 효과적이다(아래에서 이완 운동의 샘플을 보자). 단계적 근육이완은 광범위하게 대부분의 환자들에게 사용될 수 있지만 이완시키기 전에 어떤 긴장이 필요하기 때문에 근육긴장이 너무 고통스러운 병변을 가진 환자에게서는 피해야 한다. 그것은 종종 최면술의 몰입경 유도의 한 부분이지만(아래에서 보자), 또한 그것 자체로 유용하다. 치료자(예: 훈련된 간호사 또는 심리학자) 또는 훈련된 가족 구성원은 환자가 근육이완 운동의 순서를 배우거나 근육 이완 다음의 근육 긴장의 순서를 배울 수 있도록 돕는다. 각각 다른 분량의 시간으로 처방된 다양한 요법이 있다. 각 주기는 5분에서 20분까지 지속될 수 있고 하루에 3회까지 반복될 수 있다.

순서가 완료되면 근육긴장도는 보통 눈에 띄게 줄어들며 환자는 훨씬 편안해 한다. 환자의 혈압, 맥박, 호흡수가 감소한다. 말초 혈관 확장이 증가하며, 치료자에 의해 만들어진 집중력과 암시의 감수성이 증가한다. 운동이 진행되는 동안 환자는 치료자에 의해 필요시 움직여도 된다는 허락에도 불구하고 같은 자세를 유지하며 가만히 있다. 그들은 고요하며 외부환경을 잊은 것처럼 보인다(이것은 또한 최면술의 몰입경에 들어선 것 같다).

간단히 말해 그들은 이완되어 보이고 활력 징후는 안정되었다. 그리고 이런 이완 상태에서 환자들은 증상을 어떻게 조절할 것이며 어떻게 자신에 대해 더 좋게 느낄 것인가에 관한 치료자의 암시에 더 감수성을 가진다. 환자 자신이 정말로 몇몇의 방법으로 더 좋게 느꼈다고 말한다. 조절 상태에서 더 좋게 느꼈고, 더 잘 잤으며, 토할 것 같은 기분이 덜하고 더 많이 먹고 마시며 통증과 불안도 덜했다. 이런 기술을 가르치진 않았으나 같은 심리적 지지 치료를 받은 환자와 비교했을 때 그들은 이런 이점들을 경험치 못했다.

이완 운동의 샘플 단계적인 완화요법에 관심이 있는 각각의 환자들에게 관례적으로 만들어 온 필기물을 즉석에서 주었다. 각각의 필기물은 호흡조절, 단계적 이완, 상상, 자기평가를 하도록 하는 제안을 포함했다. 만약 내가 환자들에게 통증을 줄이기 위해 상상을 하도록 가르쳤다면(아래에서 최면술을 보라) 나는 이것들을 필기물과 잘 결합시켰다.

최대로 상기할 수 있는 이미지를 창조하기 위해 환자가 청각, 시각 또는 근운동감각의 상상을 할 수 있는지 그렇지 않은지에 대해 판단할 수 있도록 노력했다. 또 여행력을 통해 좋아하는 장소와 다소 꺼려 하는 장소를 알아내고 알레르기, 두려움, 공포에 관한 것도 기록하였다. 나는 수영할 줄 모르는 사람에게 항해하고 있음을 상상하도록 요구하지 않을 것이고 또는 돼지풀 알레르기가 있는 사람에게 들판에서 걷고 있음을 암시하지 않을 것이다. 그것은 이완에 전도력을 갖기 어려울 것이다.

내가 이완 운동을 시작하기 전에 나는 환자들이 조용하며 빛의 강도가 낮춰진 방에서 가능한 한 편안하게 자세를 취한다고 확신했다. 그후에 이야기를 시작했다. 여기 Susan Harrison이라는 환자의 필기물 샘플이 있다. 필기물에서 각각의 생략부호의 점의 수는 다음 단어를 말하기 전에 내가 얼마나 오래 중단했는지를 나타내었다. 예를 들어 '…'은 짧은 중단, '……'은 더 긴 중단을 말한다. 나는 그녀가 호흡하도록 지도하면서 시작했다. 그후에 그녀의 들숨과 날숨에 나의 말의 시간을 맞추었다.

Susan… 눈을 감으세요… 좋아요… 이제 숨을 깊게 들이마시세요… 그리고 내쉬고…… 들이마시고…… 그리고 내쉬고…… (그녀에게 행동의 표본이 되기 위해 나는 날숨을 좀더 길게 하여 같은 비율로 숨을 쉽니다) 그리고 각각 들이마시고… 맞아요… 그리고 내쉬고…… (이제 더 느리게 말을 합니다) 당신은 더 편안하게 느낄 수 있습니다…… 그리고 더…… 편안하게… 움직임이 필요하다면… 당신 자신을 심지어… 더… 편안하게… 당신은 그렇게 할 수 있습니다… 단하나의 음성… 집중할 필요가 있는… 제 음성입니다…… 다른 어떤 소리도… 우리를 방해할 수 없습니다… 그리고 각각 들이마시고… 그리고 내쉬고…… 계속할 수 있어요… 더… 그리고 더 (들이마시면서 말합니다)…… 긴장(내쉬면서 말합니다)… 더… 그리고 더… 어떤 것… 당신 마음속에 있는… 내버리세요(들이마시며 말합니다)… 모두 밖으로(더 낮은 톤의 목소리로 내쉬면서 말합니다).

이제 상상을 통해 단계적 근육 이완을 시작합니다.

아마도… 당신 자신을 찾을 거예요… 오전 중 해변에서…… 또는 강가에서…… 또는 작은 호수…… 당신은 따라서 걷고 있습니다… 편안한 속도로… 혹은 땅의 부드러운 천 위에 눕습니다…… 태양이… 서서히 따뜻하게 합니다… 당신의 목 뒷부분…… 당신의 어깨…… 아래로 내려와서… 당신의 팔…… 당신의 손가락 끝에…… 따뜻함을 느낍니다… 그리고 편안함을……… 그리고 따뜻함은… 이제 퍼져 나갑니다… 당신의 목 뒷부분으로부터… 아래로 내려와서(더 낮은 톤의 목소리로 말합니다) 당신의 등…… 허리뼈의 아래

부분… 다리의 뒷부분으로 내려와서… 그리고 앞으로… 발가락의 끝에…… 목의 근육… 어깨… 팔… 등… 그리고 다리… 풀립니다…… 물속에서 끈이 풀리듯이…… 더 그리고 더 편안하게…… 더 그리고 더 느슨하게… 조각천 인형처럼…… 자유롭게…… 그리고 느슨하게…… 그리고… 기분 좋게…… 부드러운 느낌을 느끼세요… 따뜻하고… 피부에 불어오는 산들바람…… 공기 내음…… 빛… 나무 사이로 내려옵니다… 혹은 물 위에서 반짝입니다… 당신 아래 땅의 느낌…… 그리고 놀랄 만큼 안정되고… 편안한…… 자유로운… 이 장소의 느낌…… 당신은 정말 정말 잘 하였습니다.

만약 그녀의 통증을 줄이기 위해 최면술을 시행한다면 나는 여기에서 그것을 시작할 것이다. 작업의 마지막에 부드럽게 이런 특별한 장소로부터 그녀를 다시 데려올 것이다.

그리고 각 시간에… 당신은 앉습니다… 혹은 집에서 편안하게 눕습니다… 조용하고… 어둡고… 개인적인… 공간…… 그리고 훈련하세요…… 눈을 감고…… 숨을 들이마시세요…… 그리고 내쉬세요……… 그리고 부드럽게 당신의 근육을 따뜻하게 해 주는 태양을 느끼세요… 아래로 내려와서…… 풀립니다… 끈이 풀리듯이… 특별한 장소에… 이 놀랍고… 평화로운… 많이 이완되었으며…… 느낌… 이것은 당신이 당신 자신을 위해 할 수 있는 것입니다… 잘 했습니다… 당신에게 좋습니다…… 당신 자신을 위해 시간을 쓰는 것은 중요합니다… 필요하다면 언제나… 당신에게 그런 느낌을 되돌릴 수 있습니다… 부드럽게 돌아오면서… 매우 기쁜 느낌… 얼마나 잘… 오늘 했던 것… 그리고 다시 할 것… 부드럽게… 안전하게… 편안하게… 돌아옵니다(다시 돌아오는 신호로 문장 마지막에 내 목소리의 톤과 크기가 올라갑니다).

부모님과 나는 모두 이 시간 후에 이완되고 상쾌해짐을 느꼈다. 기술에 대해 설명하고 이야기를 취하며 처음의 이완 경험을 전달하기 위해 주어진 시간을 쓰는데 나는 보통 이런 처음의 시간을 위해 30분을 남겨 둔다. 그 뒤의 시간은 보통 단지 15분이 소요된다.

그리고 환자들이 집에서 훈련하기 쉽다. 각각의 시간은 5-10분 정도로 적게 소요되거나 30분 또는 그 이상 환자가 더 좋아하는 시간만큼 지속될 수 있다. 많은 사람들이 집에서 훈련할 때 도움받기 위해 운동을 진행하는 시간의 테이프를 원한다. 나는 그들이 테이프를 사용한 후에 그것이 그들에게 어떻게 개선이 되었는지 내가 확실히 알 수 있도록 할 것을 요청했다. 예를 들어, 그들은 그 시간 동안 나에게 설명하고자 했던 다른 특별한 장소에 관한 독특한 암시를 가질 수 있다.

이완 기술에 있어 전문가에게 환자들이 언급한 메모가 최면술의 논의 마지막에 포함되어 있다.

나는 나의 환자들에게 이완 요법을 사용하는 것을 아주 좋아한다. 그것이 우리들 사이의 의사소통을 향상시키는 특별한 유대를 만들며, 유대는 병이 진행될 때 매우 유용하다는 것을 알고 있다.

통찰 명상

명상의 세 가지 전형적인 모습은 집중력 있는, 묵상하는, 깨어 있는 것이다. 초월명상Transcendental meditation과 시술자가 단어, 주문, 상상에 초점을 둔 명상은 집중력 있는 것이다. 기도는 묵상하는 명상의 종류이다. 주의 깊은 명상의 전형적인 예는 vipassana와 Soto Zen의 전통이다. '통찰' 의 시술자는 이것이 심지어 고통스럽거나 두려운 신체 감각 또는 감정을 포함하더라도 '바로 여기, 바로 지금' 진행되고 있는 모든 것에 관심을 둔다. 환자는 명상 동안 나타나는 이런 감정들과 생각을 깨닫도록 격려되고 생기는 감정으로부터 감각을 분리하도록 격려된다. 그런 깨달음은 후에 환자가 덜 무섭고 또는 덜 불안하게 하는 감각의 의미들을 재구성 할 수 있다. 통찰 명상 동안 만약 과거 일과 감정들의 기억 또는 미래의 전망이 떠오른다면 그것들은 현재에 초점을 맞추기 위해 해산된다. 현재의 감각과 감정들에 집중함으로써 암환자는 차분해질 수 있고 시간을 보낼 수 있다. 약제가 효과를 나타낼 수 있는 시간을 갖는다. 환자들은 사건의 걱정거리로부터 감정적 거리를 두고 그들 자신의 조절 능력을 회복하며 더 쉽게 결정을 내릴 수 있다.

주의를 긴장 감소 행위로 완성시킨 Dr. Jon Kabat-Zinn은 7개의 무작위 임상시험 결과 일상적으로 주의의 행위를 유지한 사람들에게 중요한 건강상의 이익이 있음을 증명했다. 의학과와 예과 학생들은 일상적인 주의의 행위로 그들의 긴장을 감소시킬 수 있었다(Shapiro et al. 1998). 통찰 명상 수업에 참가한 사람들은 (1) 바디 스캔 명상 (주로 누워서), (2) 좌선(의자 또는 바닥에 앉아), (3) 깨어 있는 하타 요가Hatha-yoga의 세 종류의 명상을 배우는 동안 Asanas가 주의 깊게 수행되었다(Kabat-Zinn et al.1998). 환자들에게 오디오 테이프가 주어지고 일주일에 6일 매일 40분 동안 이러한 명상을 수행하도록 했다. 그들은 또한 매일의 평범한 활동을 하는 동안 깨어 있는 것을 포함해 각주마다 다른 비공식적인 명상을 수행한다.

일반적으로 통찰 명상을 수행하는 환자들은 통증, 불안, 우울, 피로를 덜 느낀다. 최근에 Dana-Faber Cancer Institute와 브리짐 여성 병원에서 수행한 비행조종사 연구에서 통찰 명상을 수행한 줄기세포와 골수이식 환자들은 심박수와 통증의 즉각적 감소와 줄어든 불안, 조절 능력에서의 증가를 보여 주었다(Bauer-Wu 2004, personal communication). 그러나 조용한 통찰 명상 묵상회에 참여한 몇몇 사람들에서 극히 드물지만 응급 정신병학적 중재를 필요로 하는 불안, 우울 또는 혼란을 보여 주었다. 그러한 일의 위험성이 있는 환자를 알아내는 것에 대한 자료는 충분치 않다. 이런 영역과 통찰 명상의 이점에 대한 연구는 향상되고 있으며 새로운 연구의 결과들이 암환자와 그 가족들에게 통찰 명상의 역할을 정의하는 데 도움을 준다.

요가의 논의에서 언급했던 Mary Jane Ott는 또한 통찰 명상의 훈련된 지도자다(그녀는 또한 영기 요법Reiki의 지도자이고 훈련된 가족치료사이다). 그녀는 우리의 통증과 고식적 치료팀의 모임을 명상으로 시작했다. 그것은 종종 '우리가 도달했다' 라는 사실에 우리의 관심을 기울이게 함으로써 시작되었다. 그녀는 우리가 현재에 초점을 두도록 도우며 그래서 우리보다 그전에 일들을 돌볼 수 있다. 끝 무렵에 우리는 '바로 여기, 바로 지금' 이라는 그녀의 격려를 들을 수 있다. 우리 각자에게 그런 2-5분은 우리가 모인 방에 우리의 흩어진 마음을 가져오게 하고 우리가 그렇게 했을 때 우리는 종종 상쾌해지고 우리가 해야 할 필요가 있는 일을 대단히 증강시키는 방법에 집중하게 된다.

최면술

이완 요법이 그것 자체로 도움을 줄 수 있는 반면에 또한 몰입경 상태로의 유도로써 최면 시술자에 의해 사용된다. 최면술은 의학적, 치과적, 산과적, 피부과적, 정신병학적으로 다양하게 사용된 오래되고 강력한 기술이다. 최면술은 특히 암환자에서 통증과 다른 증상의 경감에 효과적이다. 심지어 출혈을 감소시키는 데도 효과적이다(Rusputin이 잘 아는 것처럼).

Aesculapius와 그 추종자들은 Franz Anton Mesmer가 했던 것처럼 최면술 같은 기술을 사용했다. Mesmer와 비슷한 일을 했던 영국 외과의 John Elliotson과 James Esdaile 또한 통증을 이겨 낼 수 있는 생각의 힘을 믿었다. Esdaile(1850)는 비록 영국에 돌아왔을 때 비웃음을 사긴 했지만 인도에서 결과를 납득시키며 오직 마취로 최면술을 사용해 1,000건의 수술을 시행했다. Esdaile과 같은 시대의 스코틀랜드인인 James Braid는 자는 것 같은 상태의 의미라고 '최면술' 의 현상을 잘못 이름붙였다. 후에 최면술 상태의 환자는 자고 있는 것이 아님이 밝혀졌다.

둘째로 19세기 중반에 프랑스 의사인 Ambrose August Liebeault와 Hippolyte-Marie Bernheim은 최면술을 향상시키고 암시와 감수성의 개념을 소개했다. 그들은 최면술을 정상적 행위의 역할을 할 수 있다고 생각했다. Freud는 알려진 신경학자인 Bernheim과 함께 연구했는데 Freud는 그의 환자들에게 행해질 작업을 위해 몰입경이 필요하지 않다는 것을 알고는 그것을 버렸다.

1950년대 같은 오래전에 최면술은 미국과 영국에서 안전하고 효과적인 시술로 간주되었다. 지난 15년 동안 숙달된 시술자는 악성과 양성 통증 경감과 습관의 조절을 위해 최면술의 사용이 증가된 것을 알았다.

최면술은 많은 통제를 잃었을 때 환자가 상황을 조절할 수 있는 능력을 배울 수 있음으로써 얻게 되는 기술의 집합이다. 통증을 참거나 진통제가 효과를 나타낼 때까지 고통을 최소화할 수 있다. 그리고 필요한 약제의 양과 그에 따른 부작용도 최소화할 수 있다. 식욕이 증가하고 불면은 줄어들 수 있다. 환자들은 심지어 침대에서만 누워 지내는 환자도 그들의 능력에 대한 올바른 인식을 하며 고양된 자기 조절과 자기 존중의 느낌을 가질 수 있게 하는 새로운 독립심과 힘을 느낄 수 있다.

만약 최면술의 기술을 훈련받는 것에 관심이 있다면 American Society for Clinical Hypnosis가 개최하는 한 달에 4일의 훈련 기간 중에 참여할 것을 추천한다 (140N. Bloomingdale Road, Bloomingdale, IL 60108-1017, USA; telephone: 630-980-4740; fax: 630-351-8490; e-mail: info@asch.net; website: 〈www.asch.net〉). 협회는 초급자, 중급자, 고급자를 위한 강좌를 열며 첫 단계의 훈련이 끝나자마자 최면술을 사용할 수 있을 것이다.

정의 최면술의 논의에서 특별한 의미를 가진 단어들이 많이 있다. 이것은 몰입경, 유도, 자기최면, 이종최면, 암시, 주의산만, 해리, 음성 · 양성 환각을 포함한다. 최면술의 몰입경은 환자와 최면술자 간에 촉진된 의사소통에서의 변화된 인식의 상태이다. 유도는 최면 상태로 만드는 것을 돕기 위한 방법이다. 최면술자는 몰입경으로 유도하지 않고 환자가 그것을 경험하도록 돕는다. 만약 몰입경이 환자 자신에 의해 유도되면 그것은 자기 최면이라 부른다. 최면술자에 의해 유도되는 몰입경을 이종 최면이라 부른다. 빈번하게 몰입경 같은 상태가 일상적 삶의 사건에 의해 자연스레 유도된다. '통증이 있음에도 운동을 하고 있는' 운동선수는 몰입경 상태에 있기 때문에 그렇게 할 수 있다. 연극이 너무 마음을 사로잡아 오직 조명이 켜지고 나서야 비어 있는 것으로 알았던 양 옆자리에 사람이 앉아 있는 것을 발견하는 것처럼 몰입경은 또한 극장에서도 발생할 수 있다.

암시는 몰입경 상태에서 환자에게 주어지는 생각이다. 그리고 최소한의 분석,

비평, 저항을 통해 받아들여진다. 주의산만은 주의의 전환이다. 해리는 신체나 개성의 일부분이 다른 것들로부터 분리되거나 신체가 한 곳에 어떤 형태로 존재하지만 정신이 그 밖의 다른 곳에 존재함을 인식하는 것이다. 음성환각은 객관적으로 존재하는 것의 인식을 제거하는 것이다. 예를 들어 만약 몰입경 상태에서 창의 블라인드가 시끄럽게 펄럭일 때 암시가 그것을 듣지 못한다고 주어지면 듣지 못할 것이다. 양성 환각은 객관적으로 존재하지 않는 것을 인식하도록 유도한다. 그것들은 청각, 시각, 촉각적일 수 있다. 예를 들어, 손상받은 아이에게 상처를 치료할 동안 가상의 텔레비전을 통해 좋아하는 프로그램을 보고 있다고 유도하는 것은 어렵지 않다. 아래서 논의하는 것처럼 이런 방법의 일부 또는 모두가 통증을 인지하지 못하게 하는 데 도움을 줄 수 있다.

오해 의학적인 유용성에도 불구하고 최면에 대한 많은 오해가 있다. 도박장이나 유람선에서 사람을 닭으로 만든다는 최면술자의 유행이 이런 것의 몇몇을 설명해 준다. 그러나 의학적 또는 치과적 목적으로 사용되는 최면술은 오락이 아니라 치료적 기술이다. 몰입경의 환자들은 자고 있는 것이 아니다. 몰입경 상태에서 그들은 눈을 뜰 수 있고, 편안하게 앉을 수 있거나 걸을 수 있다. 누구도 저항적이라면 몰입경에 들어갈 수 없으며 몰입경 중 발생하는 일은 전적으로 주관에 달려 있다. 개인의 도덕적 또는 윤리적 신념을 어기는 어떤 일도 행해질 수 없다. 사람들은 그들이 그렇게 하길 원하면 언제나 몰입경에서 벗어날 수 있다. 최면술자가 그들의 의지를 거스르며 그들을 최면 상태로 유지하게 할 수 없다.

최면술은 그것 자체로 치료가 아니지만 환자의 몰입경 상태 동안 치료가 이루어질 수 있다. 최면술자는 환자에게 몰입경 상태를 경험하는 방법을 가르치며 몰입경 상태에서 도움이 되는 암시를 줄 수 있다. 최면 상태 그것 자체가 특별한 목적과 관련된 암시를 주고 받는 것을 촉진시킨다.

최면의 감수성 거의 모든 사람들이 유용한 몰입경을 경험할 수 있다. 인구의 단지 5-10%만이 어떤 정도에서 몰입경을 경험할 수 없다. 약 10%의 사람들은 너

✻ **진료포인트** 암환자들의 증상을 다루기 위한 최면술의 사용

- 최면술 자체로 치료는 아니지만 몰입경 상태에서 치료가 이루어질 수 있다.
- 거의 모든 사람들이 유용한 몰입경을 경험할 수 있다.
- 동기화된 환자일수록 몰입경의 작업으로부터 더 많은 이익을 얻을 수 있다.
- 최면술은 불면, 불안, 무력감, 통제력의 상실감의 고통으로부터 환자를 도울 수 있다.
- 환자들은 상상과 은유를 통해 고통스러운 증상을 완화시킬 수 있다.
- 만성적 통증을 가진 환자들은 현재를 위해 '의미 없는' 고통을 버리고 어제의 것도 내일의 것도 아닌 단지 '오늘의' 고통을 경험하는 법을 배운다.

무 숙련이 되어서 그들이 수술을 받을 동안 유일한 마취제로 몰입경의 암시를 사용할 수 있다. 평가된 감수성 정도의 차이가 최면에 의해 수행될 수 있는 것에 영향을 줄 수 있다. 그러나 통증의 경감을 위한 통제된 연구의 결과들은 다르다. 어떤 것은 최면을 거는 능력의 정도와 통증의 경감의 도달 사이에 관계가 있음을 보여주고 다른 것은 그러한 관계가 없음을 보여 준다.

임상적으로, 몰입경으로부터 이점을 얻을 수 있는 능력은 환자의 동기의 정도에 의존한다. 환자는 통증과 같은 문제를 해결하기 위해 몰입경을 사용하길 원한다. 일반적으로 좋은 직업력, 많은 친구들, 가족들과의 돈독한 관계 그리고 여가 활동을 가진 심각하게 우울하지 않은 창조적인 개인들은 최고의 피술자가 될 수 있다. 그러나 심지어 심각하게 우울한 사람이더라도 충분히 동기화되어 있다면 이점을 얻을 수 있다.

암환자에서의 유용성　최면술은 암환자에게 많이 사용된다. 그것은 오심, 구토, 불면, 불안, 그리고 무력감과 통제력의 상실을 치료하는 데 도움을 줄 수 있다. 위에서 서술한 예행연습의 기술은 몰입경 상태의 환자에게는 특히 생생하고 환자가 수술, 방사선 요법, 화학 요법의 시행 전에 예견되는 통증 또는 불편감을 다룰 수 있도록 돕는 것에 유용하다.

주의 깊게 통제된 연구에서, 또한 최면술은 급성 양성 통증(예: 치과적), 급성 의

인성 통증과 암성 통증의 경감에 있어 중요한 이점이 있음이 입증되었다. 이런 연구에서 최면술을 사용하는 환자들은 사용하지 않는 환자들에 비해 의미 있는 정도로 덜 통증을 느꼈다. 더 쟁점이 되는 것은 최면술이 통증을 경감시키는 다른 지적 기술보다 더 이점이 있는가 그렇지 않은가 하는 점이다. 비록 몇몇 영역에서 최면술이 우세했지만 대부분의 연구에서 동등함을 보였다.

최면술의 몰입경 동안 환자들은 통증과 다른 증상의 강도를 변화시키기 위해 상징images이나 은유metaphors를 사용할 수 있다. 예를 들어, 환자에게 0-100크기의 자동차 속도계를 마음속에 그리도록 요청할 수 있다. 그녀의 고통을 반영하는 수만큼 지시계를 움직이도록 요청한다. 다음에 지시계가 더 높은 수로 움직인다고 상상하도록 암시를 주고 증상 또한 그 강도에 있어 증가되었는지 그렇지 않은지를 묻는다. 보통은 그럴 것이다. 그 후에 처음보다 낮은 위치로 지시계를 움직이라고 암시를 주고 그녀가 그렇게 한다면 낮아진 증상의 강도를 느낄 것이다. 적절한 암시로 감소된 증상의 강도는 그녀가 몰입경에서 빠져나올 때까지 지속될 것이다.

환자에게 어떤 상상이 가장 강제적이기 쉬운지 판단하는 것은 중요하다. 속도계의 상상은 기계적으로 관심이 기울어진 사람 또는 운전하는 것을 좋아하는 사람에게 유용하다. 그러나 다른 관심사를 가진 사람에게는 도움이 되지 않는다. 음악적인 사람에게는 라디오의 소리 조절의 상상을 사용할 수 있다. 매우 시각적인 사람에게 당신은 증상의 강도를 변화시키기 위해 방에서 빛의 강도를 변화시키는 것처럼 변항기를 사용하도록 암시할 수 있다. 또 시각적인 사람들은 붉은색처럼 뜨겁고, 고통스러운 색으로부터 푸른색처럼 더 시원하고, 더 편안한 색으로 증상의 색을 변화시킬 수 있다.

만약 환자가 위험 신호로 보이지 않는 만성 통증을 가지고 있다면 당신은 환자가 필요하다고 느낄 때는 언제나 통증을 집어넣고 잠가 버릴 수 있는 다락방의 낡은 트렁크를 찾도록 도울 수 있다. 그는 여전히 새로운 통증과 그가 평가를 위해 당신에게 보고했던 존재하는 통증의 변화에도 반응할 것이다. 아이들은 우주선의 갑판에 가고, 그들의 통증에 부합하는 채색되어 있는 끈과 그에 맞는 조명 스위치를 찾고 싶어한다. 그들이 그것을 찾았을 때 스위치—그리고 그것과 함께 왔던 고통—를 '끈다'. 당신이 환자의 개성과 좋아하는 것, 싫어하는 것에 대해 안다면 어떤 수의 은유와 상상도 만들어 낼 수 있다.

또 아는 것처럼 만일 지루한 강의 또는 흥미로운 스포츠 대회에 이제까지 간 적이 있다면 시간을 주관적으로 바꿀 수 있다. 최면술을 사용해서 환자의 고통 없는 시간을 연장시키고 고통스런 시간을 단축시킬 수 있다. 그리고 그들의 고통을 경감하기 위해 그 무감각을 돌려주는 것을 가르치기 위해 척추마취 같은 다른 마취경험의 기억을 사용할 수 있다. 그들은 장갑과 같은 분포로 마취가 진행되며 '마취된' 손은 통증이 있는 신체 부분에 무감각을 확산시키는 데 사용한다고 배울 수 있다.

주의 전환 몽테뉴는 "우리는 외과의의 단 한 차례의 메스를 싸움이 한창인 전쟁터에서 검으로 열 차례 이상 강타하는 것만큼이나 느낀다"라고 썼다. 주말 미식축구와 야구선수들인 우리 평화시대의 전사들도 같은 현상을 경험한다. 타박상 또는 심지어 부러진 뼈가 명확하게 인식되는 것은 게임이 끝나 주의 전환이 사라지고 난 다음이다. 즉, 주의 전환은 통증의 강력한 완화자다.

환자가 불편한 상태에서 어떤 것을 해야 할 필요가 있을 때 심지어 인식하지 못하면서 우리의 대부분이 주의산만을 사용한다. 예를 들어, 골반 또는 직장 검사를 수행하면서 우리는 환자가 관심을 보이는 어떤 것에 대해 이야기함으로써 환자의 주의를 끈다. 나는 황홀한 이야기 이외 다른 마취 없이 흉골 골수 샘플을 채취하는 혈액내과의를 보았다. 심지어 그들은 환자가 그의 가슴에 주사 바늘이 박히고 골수가 채취되며 상처 부위에 밴드가 붙여지는 것을 깨닫기 전에 문 밖에 나와 있다.

그러나 환자가 최면술의 몰입경 상태일 때 주의 전환은 훨씬 더 강력하다. 몰입경은 상처와 상황에 의해 자연적으로 유도되었을 때 특히 응급실에서 효과적일 수 있다. 예를 들어 사지에 심각한 열상을 가진 환자가 있을 수 있다. 음성과 어깨에 손을 얹는 것 같은 비언어적 도구를 사용하여 몰입경을 유도하거나 깊게 빠지도록 도우며 환자에게 상처받은 사지가 새로이 떨어지는 가볍고 차가운 눈으로 덮인다고 상상하도록 암시를 줄 수 있다. 그때 시원함과 편안함이 상처받은 사지를 통해 퍼져 나간다고 암시할 수 있다. 이런 상상은 출혈을 잘 줄일 수 있다. 상처가 닫혀지는 동안 환자에게 얼마나 많은 바늘 땀을 꿰매야 하는지 생각하는 것에 집중하도록 요구할 수 있다. 그런 논의에 열중하여 몰입경 상태에서 그녀는 통증으로부터 주의를 딴 곳으로 돌릴 수 있다. 이런 기술은 특히 아이들에게 효과적이다.

해리　누워서 지내는 환자들은 고통에서 벗어나기 위해 몰입경 상태에서 종종 해리를 사용한다. 그들은 몰입경 상태에서 자기최면 또는 이형최면을 통해 좋아하는 휴가 장소에 갈 수 있으며 즐거웠던 경험을 되찾을 수 있다. 심지어 당신은 그들을 돕기 위해 거기에 있을 필요도 없다. 당신은 그들의 해리 능력을 증가시키는 암시들로 그들을 채울 수 있다.

또한 환자들은 몰입경 상태에서 그들 신체의 고통스러운 부분을 해리시키는 것을 배울 수 있다. 그때 그들은 신체 부분이 거기에 있지 않거나 그들의 것이 아닌 것 같은 경험을 할 것이다. 전자는 음성 환각이다. 후자는 해리이다. 예를 들어, 환자는 고통스러운 시술이 예상될 때 신체 부분을 해리시킬 수도 있다. 예를 들어, 팔이 신체의 실제 부분이 아니며 그것에 무슨 일이 일어나도 환자가 느끼는 것에 영향을 줄 필요가 없다는 점을 암시하면 정맥주사는 덜 고통스러울 수 있다.

당신은 이런 시술 동안 팔의 마취유도를 도움으로써 환자를 더 편안하게 할 수 있다. 그들이 몰입경 상태에서 당신은 그들이 전에 경험했던 무감각의 회상을 돕기 위해 알콜솜에 의한 시원한 감각을 이용하며 팔에서의 시원한 느낌이 무감각의 느낌에 이른다고 암시한다. 그때 바늘이 피부로 들어오고 그것을 느끼지만 아프지는 않을 것이다. 시술이 끝나면 당신은 감각이 정상적으로 돌아오지만 반면에 팔은 몇 시간 동안 무감각해진 상태로 머무르며 통증 자극(예: 극단적인 열)에 정상적으로 반응하지 않을 것임을 암시해야만 한다.

이완 요법 또는 최면술 요법 의뢰　위에서 서술한 기술들로 다량의 처리를 할 수 있는 반면에 몇몇 환자들은 통증을 경감시키기 위한 최면술과 완화요법의 사용에 있어 완전히 훈련된 사람과 함께 더 강한 작업으로부터 이점을 얻을 것이다. 그러나 환자들이 그러한 소개를 꺼려 한다는 것을 알게 된다. 그들이 통증을 가지고 있다는 것을 당신이 실제로 믿지 않는다는 의미로 당신의 제안을 오해할 수 있다. 또는 그들 스스로가 기술들에 대해 단지 두려워하고 있을 수도 있다. 그러므로 나는 다음과 같이 말함으로써 소개에 대해 미리 말해 둔다.

> 당신이 겪고 있는 통증 증후군은 매우 복잡한 것이지만 효과적인 치료책이 몇 가지 있습니다. 처음 암을 진단받고 종양전문의가 수술과 방사선 치료로 이익을 얻을 수 있다고 느꼈을 때를 떠올려 보세요. 각 치료의 부작용은 최소화되고 가능한 최상의 결과를 얻을 것이기 때문에 아마도 그것은 당신에게 이상적으로 보였을 것입니다. 자, 나는 당신의 통증을 경감시키기 위해 우리가 몇 가지 다른 방법들을 이용해야 한다고 생각합니다.
>
> 내가 처방한 약제를 복용하는 것과 더불어 당신의 통증을 경감시키기 위한 몇 가지 다른 기술들을 배우길 원합니다. 이것들 중 둘은 최면술과 이완 요법입니다. 당신과 같은 통증의 종류를 가진 사람들은 이런 기술들을 통해 많은 이익을 얻을 수 있습니다. 그리고 많은 통증 조절 약제가 필요하지 않기 때문에 부작용도 적습니다. 불행히도 나는 이완 요법을 가르치는 데 전문가가 아니지만, (심리학자, 정신과의사, 사회사업가, 간호사가) 그것들을 가르쳐 줄 수 있으며 가르치면서 행복해 할 것입니다.
>
> 사실 (그녀는) 당신의 통증을 경감시킬 수 있도록 도움이 되는 몇 가지 기술들을 가르쳐 줄 수 있습니다. 당신이 처음 (시술자practitioner를) 만났을 때, (그녀는) 이용하기에 또는 집에서 이용하도록 가르치기에 가장 효과적인 기술을 고르기 위해 내가 했던 것처럼 통증을 평가할 것입니다. (시술자는) 또한 가족들 중 관심 있는 누군가에게 이런 기술들을 가르치는 것을 행복해 할 것입니다. (그녀와) 함께하는 작업은 나와 함께했던 것처럼 친밀할 것입니다.
>
> 당신, 당신의 가족, (시술자), 그리고 나는 당신이 만족할 만큼의 통증 경감 정도에 도달하기 위해 함께하는 작업을 계속할 것입니다. 그래서 나는 당신이 사용하고 있는 치료방법

이 무엇이며 그것들이 각각 어떻게 도움이 되었는지에 대해 매우 듣고 싶습니다.

그런 소개에 잠재되어 있는 것은 환자가 실제로 통증이 있다는 믿음이다. 나는 또한 내가 추천한 동료와 그 또는 그녀가 통증을 개선하기 위해 제안할 기술에 있어 나의 신념을 전달했다.

바이오피드백

좁은 의미에서 바이오피드백은 환자가 근 긴장도나 피부 온도 같은 생리적 기능을 감시하고 그것을 완화하도록 돕는 목적의 전자 공학적 방법이다. 뇌졸중의 결과로 인한 연축성 사경, 강직, 또는 불완전 마비, 뇨 또는 변실금을 포함해서 몇몇 비 암성 질환자와 노인에서 바이오피드백이 유효함이 알려졌다. 그것은 또한 약한 정도의 고혈압 환자와 약간의 편두통 또는 긴장성 두통 환자들에게 효과적이지만 이런 환자들에 있어 이완의 다른 방법들보다 더 효과적이지는 않다. 그러나 암성 통증 및 다른 병인의 통증을 가진 환자들에서의 효과를 대조군과 비교한 연구는 없다.

음악 치료

1970년대에 Lucanne Magill, Susan Munro, Balfour Mount에 의해 미국과 캐나다에서 고식적 치료로 소개된 음악 치료는 "신체적, 정신사회적, 정신적 도움이 필요한 사람들 또는 증가된 삶의 만족을 가능하게 하는 더 심오한 자기 인식을 경험하고자 열망하는 사람들과의 치료적 관계에서 창조적이고 전문적으로 형성된 음악을 사용하는 것"이다(O'Callaghan 2004). 음악 치료는 개인 또는 집단에게 외래, 집, 병원에서 행해질 수 있다.

음악 치료는 기분전환, 주의산만, 그리고 증강된 이완을 준다. 비록 그것의 영향력이 유용하다고 기술된 연구는 거의 없지만 복합적인 통증의 문제를 가진 약간의 환자에게 도움이 된다. 음악 치료자는 활동적으로 음악을 만들고 노래를 쓰며 환자에게 의미가 있는 음악을 고르고 녹음하는 것을 포함해서 특별하게 훈련받은 사람들이다. 이끌렸던 이미지와 음악의 Bonny 방법으로 훈련된 치료자는 음악을 이끌렸던 이미지와 이완의 프로그램에 포함시킨다. 이 프로그램은 환자가 더 많은 자기 인식과 개인의 발달을 얻는 것을 돕는 것을 목표로 했다. 치료자 또는 지원자는 환자가 이완을 위해 고안된 테이프를 고르는 것을 돕거나 그들을 위해 개인의 테이프를 만들어 줄 수 있다.

음악 치료는 특히 삶을 회고하는 환자를 돕는 데 유용하다. 그 시간과 관계된 음악을 통해서 삶의 기억할 만한 시간으로 돌아가게 한다. 또한 환자들은 음악과 관련된 유물을 창조하기 위해 치료자와 작업할 수 있다. 그들은 그들에게 의미 있는 음악을 CD나 휴대용 디지털 재생기(iPod 같은)에 수록하고 비슷한 노래의 가사를 다시 쓰거나 그들이 말하고자 하는 바를 반영하는 새로운 노래를 만들 수 있다. 관찰적 연구는 환자, 가족, 의료진은 그들이 음악과 음악의 형식style을 선택할 수 있는 한 오랫동안 이런 치료에 긍정적인 반응을 나타냄을 보여 주었다. 단지 좋았던 시간을 기억할 수 있는 것만이 아니라 많은 경우에서 새롭고 행복한 경험을 통해 기쁨으로 어쩔 줄 모르는 느낌을 가진다(O'Callaghan 2004).

음악 임종학에서 시술자는 죽어 가는 환자들의 고통을 줄여 주기 위해 음악을 사용한다. Therese Schroeder-Sheker는 하프연주자, 가수, 작곡가, 임상의사 그리고 13년 전 음악 임종학의 영역을 개척하였던 교육자다. 그녀는 미국 몬태나 주 Missoula의 St. Patrick's Hospital과 Health Science Center에 the Chalice of Repose Project와 the School of Music Thanatology를 설립했다. 음악 임종학의 훈련은 5학기와 1년의 인턴생활을 거쳐야 한다.

Schroeder-Sheker는 처방된 음악을 전달하기 위해 피아노, 오르간, 류트lute, 기타, 또는 하프, 또는 이런 악기들을 북돋우는 키보드 등의 악기를 권장했다. 그녀는 이 작업에서 하프가 특히 효과적이라고 생각했다. 악기 연주자들은 환자 침대의 한편에 자리를 잡는다. Schroeder-Sheker는 보통 그녀가 수행하는 각성을 위해 두 명의 하프연주자를 이용했다. 각성은 1시간 또는 그 이상 지속될 수 있다.

매 세션 전후로 음악 임종학자는 환자의 맥박과 강도, 호흡의 패턴, 온도와 고통을 암시하는 얼굴 또는 몸 움직임의 어떤 신호를 평가한다. 음악은 죽어 가는 환자의 심박동과 호흡에 맞추어 동시에 진행되며 심히 고요하고 평화로운 결과를 얻을 수 있다. 호흡이 더 깊고 쉬워지며 얼굴 찡그림과 근육의 떨림이 사라지고 그 세션 전에 잠을 잘 수 없었던 환자는 깊은 잠을 들기 시작한다.

Schroeder-Sheker는 둘 다 적절한 협력자에 의해 완화될 수 있는 출생과 죽음의 과정 사이에 평행선을 그린다. 음악 임종학자는 그러한 협력자로서 활동한다. 그들은 환자와 그 가족 그리고 사랑했던 사람들이 그들의 감정을 표출하고 이별의 인사를 하도록 도와준다(Hilliard 2001). 그들은 "어떤 일의 신성함을 보호하도록 요구받게 되는데 죽음은 그러한 신성한 일 중 하나다" 라고 말한다.

예술 치료

예술 치료는 환자와 그 가족들이 그들의 생각, 희망, 그리고 두려움을 찾아내고 표현하기 위해 상징적 표현을 사용하는 것이다. 적극적으로 치료 중이거나 가족 구성원을(아이와 성인을 포함해서) 잃은 환자들이 참여할 수 있다(Pratt and Wood 1998). 그들은 예술 치료자의 도움으로 예술품을 창조하여 그것의 암시를 반성한다. 종종 그 과정은 예술품의 질보다 더 중요하다. 작품을 만듦으로써 환자는 억제되었던 감정을 표출할 수 있다. 예를 들어 임상의나 신을 향할 수 없었던 화 또는 노여움은 점토를 두드리는 것으로 나타날 수 있다. 이런 감정들이 알려지고 예술 치료자와 그것에 대해 상의할 수 있다. 희망, 감사 그리고 사랑 또한 말로는 쉽게 표현되지 않거나 충분하지 않을 때 예술 작품으로 표현될 수 있다.

예술 치료자는 대학원 과정에서 훈련되고 보증된다. 그들은 외래, 집, 수용시설 또는 병원에서 일할 수 있다. 예술 치료는 언어 또는 문화적 차이 때문이거나 그러한 중요한 문제에 관해 이야기하는 것이 쉽지 않은 이유에서나 환자 또는 그 가족들이 질병과의 투쟁 그리고 그것이 그들의 삶에 어떤 의미를 가지는지에 대해 언어적으로 의사소통하기가 어려울 때 특히 도움을 줄 수 있다. 몸의 이미지와 자신감 부족에 대한 신체적, 사회적, 심리적 그리고 정신적 노고, 염려는 모두 예술 치료자에 의해 탐구될 수 있는 영역이다. 예술 치료의 이점을 지지하는 연구들은 그것이 환자가 잘 살고 있다는 느낌을 가지는 데 기여한다고 말하지만(Reynolds 2000) 더 많은 연구가 필요하다(Wood 2003).

상담

환자와 그 가족은 종종 심리적이고 정신적인 상담으로부터 이익을 얻는다. 저자가 7장에서 불안과 우울의 평가와 치료를 재검토하면서 심리적인 상담에 대해 논의했으므로 여기서는 정신적인 상담에 초점을 두고자 한다.

정신적 필요는 사랑을 주고 받는, 희망을 가지는, 창의적으로 우리 자신을 표현하는, 그리고 우리 삶의 의미와 목적을 가지는 것의 필요로 정의된다(High-field and Cason 1983). 우리와 소원해졌던 사람들과 화해하고 죄책감과 부끄러움을 해결할 필요가 있다(Fitchett and Handzo 1998). 정신적 상담은 이러한 필요들을 말하며 희망과 의미를 다시 세우고 말기 환자가 평화로운 죽음을 방해하는 문제들을 해결할 수 있게 해 준다.

암의 진단은 종종 과거의 일을 반성하는 계기가 되고 — 성취, 실패, 사랑한 것과 잃은 것 — 가망에 모든 것을 투자할 시간이다. 또한 신, 우리가 사랑했던 사람, 우

정신적 상담의 목적

- 환자가 사랑을 주고 받고, 희망을 가지며, 그들 자신을 창의적으로 표현하고 그들 삶의 의미와 목적을 가질 수 있게 한다.
- 환자가 그들과 소원해졌던 사람들과 화해할 수 있도록 돕는다.
- 죄책감과 부끄러움을 해결해 준다.

리를 사랑했던 사람들과 우리의 관계를 재검토해 보는 시간이다. 우리는 우리의 실패와 화해하고 불안정하게 남겨진 관계의 종결을 지을 필요가 있다. 그리고 치료를 위해서가 아니더라도 희망을 찾는다. 우리는 우리에게 남겨진 그러한 목표들을 달성할 수 있으며 장엄하고 고통 없는 죽음을 맞을 것이라고 생각한다.

어떤 사람들에게는 그들이 삶 속에서 겪어 왔던 것이나 그들이 생각하는 가장 중요한 것을 전하는 길을 찾아내는 대단히 창의적인 시간이 될 것이다. 오디오 테이프 또는 비디오 테이프, 책, 스크랩북, 또는 그림을 통해 이루어지며 그런 작업은 우리가 뒤에 남겨 둘 필요가 있는 것을 표현한다.

그러나 혼자서는 의미를 찾을 수 없고 신 또는 그들이 사랑하는 사람으로부터 버려졌다고 느끼며 희망을 가질 아무런 이유가 없는 환자들이 있다. 그들은 고립되고 병에 의해 알지 못하는 어떤 사람, 가족과 친구들에게 이해받을 수 없거나 사랑받을 수 없는 누군가로 변했다고 느낄 수 있다. 결과적인 공허, 혼란, 절망은 매우 고통스러운 것이다. 목사, 사회 사업가, 심리치료사, 정신병전문의는 특히 그런 환자를 돕기 위해 훈련된다.

그러나 비록 우리가 이 영역에서 전문적이지는 않지만, Dr. Roderick Cosh는 정신적 고통을 가진 사람에게 매우 도움을 줄 수 있는 약간의 기본적인 기술들을 연마할 것을 권유한다. 즉 사람들과 함께하고 경청하는 능력이다. 그가 말한 것처럼 우리는 "사람들을 위해 그러한 것을 하는 데" 익숙해졌다(Cosh 1995). 우리가 검사 결과를 다시 생각해 보고 분석하며 상담자와 의논하고 말기 환자에게 특히 그들이 고통 속에 있다면 지시사항을 적는 데 보내는 시간을 사용하는 것에 대해 생각해 볼 필요가 있다. 우리는 실제로 그들이 우리에게 대답을 기대하지 않는다는 이해하에 그들의 정신적인 물음을 들어 줄 필요가 있다. 어떤 환자들에게는 내가 브라운 씨에게서 발견했던 것처럼 정신적 건강의 신호를 인지할지 모른다("나는 괜찮아요. 당신은요?" 1장을 보라). 다른 환자들에서는 특히 호스피스 또는 원목 같은 다른 팀의 구성원이 줄 수 있는 여가의 시간으로부터 이익을 얻을 수 있는 특별한 문제를 가진 환자의 이야기를 경청하는 과정에서 우리가 해결할지도 모른다.

Paula Balber(1995)는 "Hermes listener"의 논의에서 만약 우리가 경청하는 것을 선택한다면 환자가 자신의 신화myths를 개발할 수 있는 질문을 해야만 한다고 제안한다. 그 신화란 Joseph Campbell이 설명한 것처럼 그들 자신의 영웅이 여행을 계속하도록 하는 신화다. Campbell이 이야기한 것처럼 이 여행은 나쁜 소식을 전달하는 메신저의 도착 후 친우에게 작별 인사를 하는 것으로 시작된다(메신저는 바로 우리이며 그들에게 그들의 진단과 예후에 대해 말해 준다). 영웅은 안내자와 그가 고요한 마음과 정신으로 죽음을 직면할 수 없게 하는 모든 문제들과 마주치는 여행의 두 번째 단계로 그를 데려갈 동료를 얻게 된다.

건강 관리 전문가, 성직자, 또는 가족과 친구들은 이런 안내자와 보호하는 인물의 역할을 할 수 있다(Balber 1995). 그리고 이들은 환자가 자신들의 삶에 의미와 목적을 주었던 과거의 그 순간을 다시 떠올리는 이야기를 들려줄 때 전에 지나간 것과 그들 자신을 화해시키고 그들의 유산을 만듦으로써 도울 수 있다.

큰 보답이 있지만 그런 이야기를 듣는 것은 매우 어려운 일이다. "어린 시절은 어땠니요? 당신의 가족들에 대해 말해 주세요. 직업이 어떻게 되세요? 다음에 어떤 일이 일어날 거라고 생각하세요?" 같은 평범한 질문과 더불어 더 개인적으로 초점을 맞춘 질문을 할 수도 있다(Betts 1988).

> 내던져 버릴 수 없는 어떤 것이 있나요? 행운을 깨뜨리는 것은 무엇인가요? 인생의 전환점은 언제였나요? 가장 좋은 기억은 무엇인가요? 당신이 기대했던 것과 당신의 삶이 어떻게 다른가요? 어떤 가족에서 당신 자신을 인정합니까? 당신이 선택한 일 대신에 하고 싶은 일은 무엇입니까? 당신이 사랑했던 사람의 죽음에 어떻게 대처합니까?

이런 질문들은 이야기할 필요가 있는 문제에 대해 환자가 말하도록 돕는 여러 가지 이야기를 이끌어 내기 쉽다.

이야기 속에서 환자가 현재 직면하고 있는 문제를 위한 은유를 알아내기 쉽다. 환자는 과거에 그것을 어떻게 극복하고 대처했는지 그리고 어떻게 상황의 조절능력을 회복했는지에 대해 공포를 드러낼 수 있다. 당신은 그녀가 전에 이러한 문제들의 각각을 극복했던 방법에 대해 칭찬을 해 줄 수 있으며 그녀가 현재의 문제에 대해 실제로 언급하지 않은 상태에서 그렇게 함으로써 그녀가 그것들을 잘 처리할 수 있을 것이라고 자신할 것이다.

이야기는 또한 환자가 그들의 분노, 원망 또는 실망을 해제할 수 있는 중개자가 될지도 모른다. 청취자의 도움으로 환자는 과거의 고통스러웠던 일의 목적을 이해할 수 있거나 그가 죽기 전에 다시 보고 싶은 사람들과 화해할 수 있다. 개인적인 이야기는 환자가 전망과 의미를 회복하도록 돕는 그의 일생 전체적인 이야기의 일부분이 된다.

말과 언어 치료

말과 언어 치료는 환자가 의사소통하는 능력을 회복할 수 있도록 도울 수 있다. 또한 이 치료는 삼키는 데 어려움이 있는 몇몇의 환자에게 다시 먹는 것을 가능하게 할 수 있다. 말, 언어 그리고 연하 장애는 호스피스 프로그램에 등록되어 있는 약 1/4의 환자가 영향을 받았다(Jackson et al.1996). 문제가 예상될 때면 언제나 환자에게 빨리 언급해 주는 것이 중요하다. 예를 들어 인지 기능이 감퇴되고 있는 뇌전이 환자들, 수술 후 또는 호흡 유지를 위한 연장된 기관 삽관에 따라 말하는 능력을 잃을지도 모르는 환자들은 실제로 기능을 상실하기 전에 다른 의사소통 수단을(예: 의사소통을 위한 칠판을 사용) 사용하는 치료자의 훈련을 통해 이익을 얻을 수 있다. 최초의 평가 후에 치료자는 변화를 감시하고 말의 가청성과 청명을 증강시키기 위해 운동하게 하며 말의 상실을 보상하는 방법을 가르친다. 치료자는 또한 가족들에게 그들이 변화에 대처하며 앞으로의 일을 예상하고 환자와의 연계 능력을 최대화하는 방법을 배우는 것에 도움이 되는 정화와 교육을 할 수 있다.

말과 언어 치료자들은 또한 구강과 인두의 비정상적 기능으로 인해 삼키는 데 어려움을 가진 환자를 평가하고 치료적인 제안들을 해 줄 것이 요구된다. 그들은 흡입의 위험도를 평가하고 안전한 자세나 식사 시 자세 또는 흡입의 기회를 줄이기 위해 음식의 점성도가 수정될 수 있는 방법을 알려 줄 수 있다. 환자 또는 가족들이 식사 후에 자주 목이 메거나 기침을 하거나 또는 정상적인 구강 분비물을 처리하는 데 어려움이 있음을 발견하자마자 전원이 지시된다.

요약

암환자에서 통증과 다른 원인의 고통을 다루기 위한 비약물학적 방법은 치료 계획에 중요한 규모로 추가된다. 침술은 증상 관리의 중요한 부가물이 될 수 있다. 요가 연습은 마음, 신체 그리고 정신을 모아 주며 완전히 강화하고, 활력을 주고, 그들에게 정력을 준다. 환자들, 그들의 가족들 그리고 치료팀은 요가 연습을 통해 이익을 얻을 수 있다. 경감을 환자에게 제공하는 방법의 대부분은 친구와 가족에 의해 수행될 수 있고, 이런 돌보는 사람을 위한 만족의 중요한 근원일 수 있다. 이완, 통찰 명상, 또는 최면술의 시행과 정신적 상담가와의 작업은 병의 과정을 통해 통제력과 희망, 의미 깊음 그리고 자기 가치를 줄 수 있다. 말과 언어 치료자와의 작업을 통해 환자들은 의사소통의 능력과 먹는 능력 둘 다 증강시킬 수 있다. 예술과 음악 치료에 따르는 이런 접근은 암환자의 삶을 강화한다. 비슷하게 명상적 기술은 그 가족들과 그들을 돌보는 의사와 간호사의 삶도 강화할 수 있다.

참고문헌

GENERAL NONPHARMACOLOGIC STRATEGIES

Alternative Medicine: Implications for Clinical Practice. 1996. Videotape series (14 tapes with a 370-page syllabus), David Eisenberg, MD, Course Director. Harvard MED CME, PO Box 825, Boston, MA 02117-0825.

Cassileth BR. 1998. *The Alternative Medicine Handbook: The Complete Reference Guide to Alternative and Complementary Therapies*. New York: WW Norton.

Cassileth BR, Chapman CC. 1996. Alternative cancer medicine: a ten-year update. *Cancer Invest* 14:396–404.

Eisenberg DM, Kessler RC, Foster C, et al. 1993. Unconventional medicine in the United States. *N Engl J Med* 328:246–252.

Ferrell BR, Wisdom C, Rhiner M, Alletto J. 1991. Pain management as a quality assurance outcome. *J Nurs Quality Assurance* 5(2):50–58.

Lerner IJ, Kennedy BJ. 1992. The prevalence of questionable methods of cancer treatments in the United States. *CA Cancer J Clin* 42:181–191.

The physician and unorthodox cancer therapies. 1997. *J Clin Oncol* 15:401–406.

Weiger WA, Smith M, Boon H, et al. 2002. Advising patients who seek complementary and alternative medical therapies for cancer. *Ann Intern Med* 137:889–903.

ALTERNATIVE MEDICAL SYSTEMS

ACUPUNCTURE

American Academy of Medical Acupuncture. www.medicalacupuncture.org.

Cassileth BR, Shulman G. 2004. Complementary therapies in palliative medicine. In *Oxford Textbook of Palliative Medicine*, 3rd ed, Doyle D, Hanks G, Cherny N, Calman K (eds). Oxford: Oxford University Press.

Helms JM. 2004. An overview of medical acupuncture. In *Essentials of Complementary and Alternative Medicine*, Jonas WB, Levin JS (eds). Baltimore: Lippincott Williams & Wilkins (in press).

Mayer DJ. 2000. Acupuncture: an evidence-based review of the clinical literature. *Annu Rev Med* 51:49–63.

National Institutes of Health. 1998. National Institutes of Health Consensus Conference: acupuncture. *JAMA* 280:1518–1524.

Thompson JW, Filshie J. 1997. Transcutaneous electrical nerve stimulation (TENS) and acupuncture. In *Oxford Textbook of Palliative Medicine*, 2nd ed, Doyle D, Hanks GWC, MacDonald N (eds). Oxford: Oxford University Press.

YOGA

Coulter AH. 1998. Yoga and cancer: a move toward relaxation. *Altern Complement Ther* 4:150–158.

Feuerstein G. 1998. *The Yoga Tradition: Its History, Literature, Philosophy, and Practice*. Prescott, Ariz.: Hohm Press.

International Association of Yoga Therapists. www.iayt.org.

Khalsa SK. 1998. *Fly Like a Butterfly: Yoga for Children*. Portland, Ore.: Rudra Press.

Ott MJ. 2002. Yoga as a clinical intervention. *Advance for Nurse Practitioners* Jan:81–83, 90.

Raub JA. 2002. Psychophysiologic effects of hatha yoga on musculoskeletal and cardiopulmonary function: a literature review. *J Altern Complement Medicine* 8:797–812.

Salt of the Soul. 2000. Yoga Break: Yoga Exercises Designed for You at Your Desk or

Workspace. Interactive CD-ROM. Salt of the Soul, Inc. www.yogabreak.com.

MANIPULATIVE AND BODY-BASED METHODS

Bowsher D. 1988. Modulation of nociceptive input. In *Pain Management in Physical Therapy,* Wells PE, Frampton V, Bowsher D (eds). Norwalk, Conn.: Appleton and Lange.

Ferrell BR, Rhiner M, Ferrell BA, Grant M. 1993. *Managing Cancer Pain at Home,* part of a Patient Education Kit, which includes two audiocassettes and a self-care log. City of Hope, Mayday Pain Resource Center, 1500 East Duarte Road, Duarte, CA 91010.

Ferrell-Torry A, Glick O. 1993. The use of therapeutic massage as a nursing intervention to modify anxiety and the perception of cancer pain. *Cancer Nurs* 16:93–101.

Houts PS (ed). 1994. *American College of Physicians Home Care Guide for Cancer.* Philadelphia: American College of Physicians.

Lehmann JF, de Lateur BJ. 1994. Ultrasound, shortwave, microwave, laser, superficial heat and cold in treatment of pain. In *Textbook of Pain,* 3rd ed, Wall PD, Melzack R (eds). New York: Churchill Livingstone.

McCaffery M, Wolff M. 1992. Pain relief using cutaneous modalities, positioning, and movement. *Hospice J* 8:121–154.

Melzack R. 1994. Folk medicine and the sensory modification of pain. In *Textbook of Pain,* 3rd ed, Wall PD, Melzack R (eds). New York: Churchill Livingstone.

O'Gorman B. 1995. Physiotherapy in terminal care. In *A Challenge for Living: Dying, Death and Bereavement,* Corless IB, Germino BB, Pittman MA (eds). Boston: Jones and Bartlett.

Rhiner M, Ferrell BR, Ferrell BA, Grant MM. 1993. A structured nondrug intervention program for cancer pain. *Cancer Pract* 1:137–143.

Sluka KA, Walsh D. 2003. Transcutaneous electrical nerve stimulation: basic science mechanisms and clinical effectiveness. *J Pain* 4:109–121.

Spross JA, Wolff Burke M. 1995. Nonpharmacological management of cancer pain. In *Cancer Pain Management,* 2nd ed, McGuire DB, Yarbro CH, Ferrell BR (eds). Boston: Jones and Bartlett.

Woolf CJ, Thompson JW. 1994. Stimulation-induced analgesia: transcutaneous electrical nerve stimulation (TENS) and vibration. In *Textbook of Pain,* 3rd ed, Wall PD, Melzack R (eds). New York: Churchill Livingstone.

MIND-BODY INTERVENTIONS

Barkwell DP. 1991. Ascribed meaning: a critical factor in coping and pain attenuation in patients with cancer-related pain. *J Palliat Care* 7(3):5–14.

Beecher HK. 1946. Pain in men wounded in battle. *Ann Surg* 123:96–105.

Beecher HK. 1956. Relationship of significance of wound to the pain experienced. *JAMA* 161:1609–1613.

Benson H, Beary JF, Carol MP. 1974. The relaxation response. *Psychiatry* 37:37–46.

Egbert LD, Battit GE, Welch CE, Bartlett MK. 1964. Reduction of postoperative pain by encouragement and instruction of patients. *N Engl J Med* 270:825–827.

Fields HL, Basbaum AI. 1989. Endogenous pain control mechanisms. In *Textbook of Pain,* 2nd ed, Wall PD, Melzack R (eds). New York: Churchill Livingstone.

Loscalzo M. 1996. Psychological approaches to the management of pain in patients

with advanced cancer. *Hematol Oncol Clin North Am* 10:139–155.
Markenson JA. 1996. Mechanisms of pain. *Am J Med* 101(suppl 1A):6S–18S.
National Institutes of Health. 1995. *Integration of Behavioral and Relaxation Approaches into the Treatment of Chronic Pain and Insomnia.* NIH Technology Assessment Conference Statement. Bethesda, Md.: National Institutes of Health, US Department of Health and Human Services, Public Health Service.
Schneider SM, Prince-Paul M, Allen MJ, et al. 2004. Virtual reality as a distraction for women receiving chemotherapy. *Oncol Nurs Forum* 31:81–88.
Syrjala KL, Donaldson GW, Davis MW, et al. 1995. Relaxation and imagery and cognitive-behavioral training reduce pain during cancer treatment: a controlled clinical trial. *Pain* 63:189–198.
Talbot JD, Marrett S, Evans AC, et al. 1991. Multiple representations of pain in human cerebral cortex. *Science* 251:1355–1358.
Turk DC, Meichenbaum D. 1994. A cognitive-behavioral approach to pain management. In *Textbook of Pain,* 3rd ed, Wall PD, Melzack R (eds). New York: Churchill Livingstone.
Ulrich RS. 1984. View through a window may influence recovery from surgery. *Science* 224:420–421.
Wolsko PM, Eisenberg DM, Davis RB, Phillips RS. 2004. Use of mind-body medical therapies. *J Gen Intern Med* 19:43–50.

MINDFULNESS MEDITATION

Carlson LE, Ursuliak Z, Goodey E, et al. 2001. The effect of a mindfulness meditation–based stress reduction program on mood and symptoms of stress in cancer outpatients: 6-month follow-up. *Support Care Cancer* 9:112–123.
Center for Mindfulness in Medicine, Health Care, and Society. www.umassmed.edu/cfm.
Kabat-Zinn J. 1990. *Full Catastrophe Living: Using the Wisdom of Your Body and Mind to Face Stress, Pain, and Illness.* New York: Dell.
Kabat-Zinn J, Massion AO, Hebert JR, Rosenbaum E. 1998. Meditation. In *Psycho-Oncology,* Holland JC (ed). New York: Oxford University Press.
Shapiro SL, Schwartz GE, Bonner G. 1998. Effects of mindfulness-based stress reduction on medical and pre-medical students. *J Behav Med* 21:581–599.
Specca M, Carlson LE, Goodey E, Angen M. 2000. A randomized, wait-list controlled clinical trial: the effect of a mindfulness meditation-based stress reduction program on mood and symptoms of stress in cancer outpatients. *Psychosom Med* 62:613–622.

HYPNOSIS

Barber J (ed). 1996. *Hypnosis and Suggestion in the Treatment of Pain: A Clinical Guide.* New York: WW Norton.
Esdaile J. 1850. *Mesmerism in India and Its Practical Application in Surgery and Medicine.* Hartford, England: Silus Andrus and Son.
Genuis ML. 1995. The use of hypnosis in helping cancer patients control anxiety, pain and emesis: a review of recent empirical studies. *Am J Clin Hypn* 37:316–325.
Spanos NP, Carmanico SJ, Ellis JA. 1994. Hypnotic analgesia. In *Textbook of Pain,* 3rd ed, Wall PD, Melzack R (eds). New York: Churchill Livingstone.
Spiegel D, Moore R. 1997. Imagery and hypnosis in the treatment of cancer patients. *Oncology* 11:1179–1195.

Syrjala KL, Cummings C, Donaldson G. 1992. Hypnosis or cognitive-behavioral training for the reduction of pain and nausea during cancer treatment: a controlled clinical trial. *Pain* 48:137–146.

Syrjala KL, Roth-Roemer SL. 1996. Hypnosis and suggestion for managing cancer pain. In *Hypnosis and Suggestion in the Treatment of Pain,* Barber J (ed). New York: WW Norton.

Waxman D (ed). 1989. *Hartland's Medical and Dental Hypnosis,* 3rd ed. London: Balliere Tindall.

BIOFEEDBACK

Jessup BA, Gallegos X. 1994. Relaxation and biofeedback. In *Textbook of Pain,* 3rd ed, Wall PD, Melzack R (eds). New York: Churchill Livingstone.

MUSIC THERAPY

Aldridge D (ed). 1999. *Music Therapy in Palliative Care: New Voices.* London: Jessica Kingsley.

Hilliard RE. 2001. The use of music therapy in meeting the multidimensional needs of hospice and families. *J Palliat Care* 17:161–166.

Horrigan B. 2001. Interview with Therese Schroeder-Sheker: music thanatology and spiritual care for the dying. *Altern Ther* 7:69–77.

Music Therapy in Palliative Care. 2001. *J Palliat Care* 17(3).

O'Callaghan C. 2004. The contribution of music therapy to palliative medicine. In *Oxford Textbook of Palliative Medicine,* 3rd ed, Doyle D, Hanks G, Cherny N, Calman K (eds). Oxford: Oxford University Press.

Spross JA, Wolff Burke M. 1995. Nonpharmacological management of cancer pain. In *Cancer Pain Management,* 2nd ed, McGuire DB, Yarbro CH, Ferrell BR (eds). Boston: Jones and Bartlett.

ART THERAPY

Luzzatto P, Gabriel B. 1998. Art psychotherapy. In *Psycho-Oncology,* Holland JC (ed). New York: Oxford University Press.

Pratt M, Wood MJM. 1998. *Art Therapy in Palliative Care: The Creative Response.* London: Routledge.

Reynolds MW, Nabors L, Quinlan A. 2000. The effectiveness of art therapy: does it work? *Art Therapy: J Am Art Ther Assoc* 17:207–213.

Wood M. 2003. *The Contribution of Art Therapy to Palliative Medicine.* New York: Oxford University Press.

SPIRITUAL COUNSELING

Bailey SS. 1998. Comprehensive spiritual care. In *Principles and Practice of Supportive Oncology,* Berger AM, Portenoy RK, Weissman DE (eds). Philadelphia: Lippincott-Raven.

Balber PG. 1995. Stories of the living-dying: the Hermes listener. In *A Challenge for Living: Dying, Death and Bereavement,* Corless IB, Germino BB, Pittman MA (eds). Boston: Jones and Bartlett.

Betts D. 1988. Paper presented at the conference Telling Times: Stories of the Living-Dying. Chapel Hill, N.C.

Cosh R. 1995. Spiritual care of the dying. In *A Challenge for Living: Dying, Death and Bereavement,* Corless IB, Germino BB, Pittman MA (eds). Boston: Jones and Bartlett.

Fitchett G, Handzo G. 1998. Spiritual assessment, screening, and intervention. In *Psycho-Oncology,* Holland JC (ed). New York: Oxford University Press.

Highfield MF, Cason C. 1983. Spiritual needs of patients: are they recognized? *Cancer Nurs* June 6.
Lo B, Ruston D, Kates LW, et al. 2002. Discussing religious and spiritual issues at the end of life: a practical guide for physicians. *JAMA* 287:749–754.
Puchalski C, Romer AL. 2000. Taking a spiritual history allows clinicians to understand patients more fully. *J Palliat Med* 3:129–137.
Welch T. 1985. Existential and spiritual concerns. In *Outpatient Management of Advanced Cancer: Symptom Management, Support, and Hospice-in-the-Home*, Billings JA. Philadelphia: JB Lippincott.

SPEECH AND LANGUAGE THERAPY

Jackson P, Robbins M, Frankel S. 1996. Communication impediments in a group of hospice patients. *Palliat Med* 9:1–26.
Salt N, Davies S, Wilkinson S. 1999. The contribution of speech and language therapy to palliative care. *Eur J Palliat Care* 6:126–129.

7장 기타 증상관리

암환자들은 통증 이외에도 여러 종류의 질환으로 인해 고통을 받게 된다. 이번 장에서는 암환자에서 일어나는 통증 이외의 여러 문제와 치료에 대해 알아보도록 하겠다. 완화 치료와 호스피스팀(3장에 소개됨)은 치료 계획을 세우는 데에 기여하게 되며 그들의 역할은 이 장의 마지막에 기술되어 있다. 종합적인 완화치료에 관심 있는 경우, *Handbook of Palliative Care in Cancer*(1996), *Oxford Textbook of Palliative Medicine*, 제3판(2004), *Principles and Practice of Supportive Care in Oncology*, 제2판(2002)을 참조하여도 좋다.

이 장의 첫 번째 단원에서는 심리적 고민에 대해 초점을 맞추었다. 2003년에 NCCN(National Comprehensive Cancer Network)에서 암으로 인한 고민의 평가와 치료를 위한 지침을 발간하면서 심리적인 문제의 중요성을 인식하였다. 이 의학적 임상 지침(2003년, Ver 1.)을 준비한 위원회는 암과 관련된 고민의 유병률이 20-40%를 보이고 있으나, 환자의 10% 이하만이 도움을 받기 위해 의뢰된다는 사실에 주목하였다(NCCN 2003). 위원회의 구성원들은 두 명의 종양학자와 한 명의 환자 대변인과 함께, NCCN에서 심리 서비스나 상담을 제공하는 모든 분야(사회사업, 간호, 정신의학, 심리학, 성직자)의 대표들로 이루어졌다. 지침은 제시된 치료의 표준, 선별 검사들(고민척도와 임상적, 가족적, 감정적, 영적 · 종교적, 그리고 육체적 문제들의 일람표를 포함)과 심리적 고민(치매, 섬망, 기분장애, 적응장애, 약물남용, 인격장애)으로부터 고통받는 환자들을 위한 평가와 치료의 알고리즘을 제공한다. 2005년도에 갱신된 지침에서는 또한 정신과, 사회복지, 목회 서비스에 의뢰하기 위한 적응을 포함한다. 이 단원에서는 불안, 적응장애, 주요 우울증 그리고 상담에 대해 정리하였다.

심리적 문제

암환자들은 종종 불안감과 우울감을 경험하게 되며, 암을 진단받은 후 거의 50%의 환자가 적응장애, 10-20%가 불안장애, 5-10%가 우울증을 갖게 된다. 젊은 환자, 여성, 약물 중독, 낮은 사회경제적 상태의 환자에서 불안장애의 위험성이 높아지는데(Stark et al. 2002), 이런 불안감은 암에 대한 치료를 처음 받은 후 가장 높고 수년간 지속되며, 암이 완치되더라도 계속 지속될 수 있다. 보조 항암 치료를 하는 동안 점차 감소하다가 치료를 중단하면 다시 불안감을 느끼고 완치 기간이 길어지면 점차 감소하게 된다. 만일 암이 재발할 경우 불안감의 빈도가 증가하고 우울증의 빈도도 23-58%에 이르게 되며, 이러한 불안감과 우울증은 삶의 질을 감소시키게 된다(Stark et al. 2002). 그러나 환자들은 종종 효과적으로 치료될 수 있으며, 매우 진행된 질환을 가진 환자들조차도 치료될 수 있다.

불안

환자들은 다른 강도와 패턴의 불안감을 경험하게 되는데, 어떤 경우는 공황장애, 일반적 불안장애, 공포증으로 나타나기도 한다(Stark et al. 2002). 불안은 예를 들어 조절 불가능한 걱정, 임박한 종말의 느낌, 근육의 긴장, 좌불안석, 자율신경계 기능항진(두근거림, 발한, 입마름, 흉통), 오심 · 구토 · 설사, 벼랑 끝에 서 있는 느낌, 집중이나 휴식의 어려움, 불면증 혹은 과민성 등의 증상을 보일 수 있다. 불안한 사람들은 종종 자제력을 잃거나 무력감을 느낀다.

어떤 환자는 항암 치료 전에나, 추적 검사의 결과를 듣기 전에만 불안감을 경험하기도 하지만 어떤 경우는 만성적인 불안감을 호소할 수 있다. 그들의 불안감은 과장된 것일 수도 있지만 불안감이 완전히 없어지기는 힘들다. 또 심한 불안감에 의해 섬망을 겪을 수도 있으므로 환각, 정신운동 초조, 지남력 장애, 편집증 등을 보이는 환자는 불안감에 대한 치료를 해야 하며 이는 5장에 기술되어 있다.

간헐적으로 불안해 하는 환자의 접근은 무엇이 그런 기분을 호전시키고, 어떤 경우에 악화되는지를 알아보는 것이 중요하다. 따라서 이런 환자가 술을 마시거나, 약을 먹는지를 물어봐야 하며 환자가 무엇을 두려워하는지 정확히 알게 될 때까지 계속해서 질문을 해야 한다. 여러 질문들을 통해 과거 암에 걸렸던 환자의 가족이나 친구에 대한 고통스런 기억, 주사 바늘에 대한 두려움, 폐쇄공포증 등을 알아낼 수 있다.

환자의 불안감의 원인을 찾은 후에도 부가적인 심리적 혹은 영적인 문제들을 듣기 위해 노력해야 한다. 핸러핸 부인은 그런 환자였다.

확실성이 아닌 호기심

핸러핸 부인(여성 · 59세)은 치료에 반응하지 않는 광범위한 전이성 폐암환자였다. 그녀는 기혼으로 4명의 자녀를 두고 있고 작은 마을의 학교 교장으로 몇 년간 일했다. 우리는 그녀가 여름휴가 동안 호흡곤란 및 야간에 가슴이 두근거림을 호소하여 만나게 되었고, 평소에는 이완과 요가로 안정을 찾을 수 있었던 그녀가 최근 들어서는 그 방법으로 증상이 호전되지 않는다는 말을 들었다.

일단 그녀의 숨찬 증상이 산소를 증가시키면 호전된다는 것을 알아냈지만, 운동 시에는 여전히 해결되지 않았다. 그녀는 밤에 심장이 요동치는 느낌이 들어 잠을 깨면, 산소를 올린 후 증상이 나아졌고, 이런 일들이 낮에도 일어나기 시작했고 lorazepam(Aivan®)에 반응이 있었다.

들은 대로, 나는 요가와 이완요법을 향상시켜서 그녀를 돕는 방법에 초점을 맞춤과 동시에, 더 많은 산소로 호흡곤란을 치료하고, 다른 종류의 benzodiazepine으로 관련한 불안을 해소할 수 있을지에 대해서 생각하고 있었다. 그러나 불현듯, 나는 무엇이 그녀를 불안하게 하는 것인지 모르고 있다는 사실을 깨닫게 되었고 그녀에게 많은 질문을 하며 추적해 보았다.

그녀는 여름휴가 동안 직장에서 은퇴해야 하겠다고 결정했고 가을에는 직장으로 돌아가지 않겠다고 마음먹었다는 사실을 말해 주었다. 또한 눈물을 흘리면서 그녀의 자녀들이 그녀가 점점 쇠약해져 가는 상태를 대처하기 힘들어 할 것 같다고 말했다.

그녀가 울면서 얘기할 때, 그녀의 남편이 위로하는 것을 보면서, 나는 이야기의 가장 중요한 부분을 놓치고 있었다는 것을 깨달았다. 그녀는 직장을 그만두는 것, 자립하기 힘든 상황, 어머니나 아내로서의 역할을 못 할 것이라는 생각 등의 아주 많은 새로운 상실들로 괴로워하고 있었던 것이다. 직업의 짐을 벗어버리자, 그녀는 점차 쇠약해져 가는 건강과 가족들을 도울 수 없는 무력함에 상당한 초점을 맞출 수 있었다. 분명히 이런 사실은 불안감을 일으키는 데 중요한 역할을 하였고, 나는 경감시켜 줄 다른 방법들을 찾을 필요가 있었다.

우리는 불안을 일으키는 가능한 원인과, 그녀와 그녀의 가족들에게 호스피스 프로그램이 얼마나 도움이 될지에 대하여 함께 고민하였다. 그녀와 남편은 새로운 치료가 있다면 그만둘 수도 있다는 것을 이해하고는 기꺼이 참여 의사를 밝혔다. 요가 강사와의 예약을 하고 호스피스의 지지를 약속받은 후 그녀는 집으로 돌아갔다.

만성적으로 불안감을 느끼는 환자의 접근은 정신과적 과거력, 전반적 불안감의 증거, 우울, 사회적 공포증, 공황장애, 강박장애, 외상후 증후군 등을 포함해야 하며, 동반된 내과적 요인(심혈관계, 내분비, 대사장애, 신경장애, 호흡기)도 찾아보아야 한다.

불안—흔히 연관되는 의학적 상황

- 심혈관계: 협심증; 심근경색; 부정맥; 울혈성심부전; 혈액량 감소
- 내분비계: 고칼슘혈증; 저칼슘혈증; 갑상선저하증; 갑상선항진증
- 대사계: 고칼륨혈증; 저혈당; 저산소증; 저나트륨혈증; 발열
- 신경계: 좌불안석증; 뇌증; 부분 복합 발작장애
- 호흡기계: 천식; 만성 폐쇄성 호흡기 질환; 기흉; 폐부종; 폐색전증
- 약물: glucocorticoids; 좌불안석증을 유발하는 항구토제(예: Prochlorperazine, Reglan); 기관지 확장제, 베타 항진제; 자극제(methylphenidate); 항우울제(예: fluoxetine 좌불안석 유발가능); 카페인; 초단기 benzodiapine의 반동현상(예: Xanax®)
- 금단 증후군: 알코올; benzodiapine; Opioids

(출처 : Noyes et al. 1998, 555)

불안한 환자는 약물적 혹은 비약물적 치료에 반응할 수 있으며 상담은 이 장의 나중에 기술되어 있다. 이완 훈련, 최면, 행동 요법으로 효과를 볼 수 있고 6장에서 언급되어 있다. 불안(섬망과 관련 없는)에 대한 약물적인 치료는 benzodiazepines, 선택적 세로토닌 재흡수 억제제SSRI, 비전형적 항정신병치료제〔quetiapine (Seroquel®), mirtazipine(Remeron®)〕 등이 있다. Benzodiazepine은 경미한 불안장애 환자에서 사용할 수 있는데, lorazepam(Ativan®, 0.5-1mg 경구 혹은 설하정 t.i.d.)은 간헐적 불안 장애 환자에서 권장되는 치료이다. Clonazepam(0.25-0.5mg 경구, 0.5-1mg 취침 시)은 경증 중등증의 만성 불안 장애 환자에서 추가할 수 있다. 그러나 어떤 환자에서는 lorazepam 투여 시 증상이 악화될 수도 있다. Alprazolam(Xanax®, 0.25-2mg 경구 t.i.d-q.i.d)은 빠른 효과를 나타내는 약이지만, 반동효과로 짧은 시간에 다시 불안감이 생길 수도 있다. Oxazepam(Serax®, 15-30mg 경구 취침 시), Tamazepam(Restoril®, 7.5-30mg 경구 취침 시), Zolpidem(Stilnox®, 5-10mg 경구)은 불안으로 인한 불면증에 사용할 수 있다. Clorazepate(Tranxene®, 15-60mg/day 경구)은 불안 및 알코올 금단증상에 쓰이며, 심한 불안감이 있는 환자에서는 SSRI〔citalopram(Celexa®), escitalopram(Lexapro®)〕 혹은 mirtazapine (Remeron®)을 사용할 수 있다(표 7.1).

우울증

어떤 암환자가 우울증이 있는지 식별하는 것은 쉽지 않으며 여러 신체적 증상(식욕부진, 수면 장애, 피로, 체중감소)은 기저 질환 때문일 가능성이 있기 때문에 도움이 안 될 경우가 많다. 우울한 환자들은 슬프고, 울고 싶으며, 어떤 활동에도 기쁨을 얻기 힘들기 때문에 모든 일들이 의미 없게 느껴지고, 죄의식, 절망감, 무력감을 갖게 된다.

표 7.1 우울과 불안에 대한 약물 치료

Class/Drug	*Dose*	*Comments*
Benzodiazepines		
Lorazepam (Ativan®)	0.5–2 mg q1–4h max 10 mg/24 h	Tablets, sublingual tabs, and liquid available; tablets can be used p.r.
Clonazepam (Klonopin®)	0.5–1 mg p.o.	Can be given h.s., or up to t.i.d.; tablets have been used p.r. Do not exceed 4 mg/24 hr.
Alprazolam (Xanax®)	0.25–2 mg p.o. t.i.d.	Severe "rebound" effect; not recommended for chronic use.
Diazepam (Valium®)	5–10 mg p.r. h.s.	Useful for patients unable to take oral medication.
Oxazepam (Serax®)	15–30 mg p.o. h.s.	Insomnia from anxiety.
Temazepam (Restoril®)	7.5–30 mg p.o. h.s.	Insomnia from anxiety.
Zolpidem (Ambien®)	5–10 mg p.o. h.s.	Insomnia from anxiety.
Selective serotonin reuptake inhibitors		
Citalopram (Celexa®)	20–40 mg p.o. h.s.	Minimal sexual dysfunction.
Escitalopram (Lexapro®)	10–20 mg p.o. h.s.	Minimal sexual dysfunction.
Sertraline (Zoloft®)	50–200 mg p.o.	
Venlafaxine (Effexor®)	75–225 mg p.o.	Used alone or added to initial SSRI.
Paroxetine (Paxil®)	20–60 mg p.o. h.s.	Sedation; can be difficult to discontinue.
Fluoxetine (Prozac®)	20–80 mg/day p.o.	Stimulating; causes anorexia.
Psychostimulants		
Methylphenidate (Ritalin®)	5–60 mg p.o.	Divided doses (8 a.m., noon).
Dextroamphetamine (Dexedrine®)	5–60 mg p.o.	Divided doses (8 a.m., noon).
Others		
Clorazepate (Tranxene®)	15–60 mg/day p.o.	For anxiety from alcohol withdrawal.
Mirtazapine (Remeron®)	15–45 mg p.o. h.s.	Also enhances appetite.
Trazodone (Desyrel®)	50–400 mg p.o. h.s.	Sedating.
Tricyclic antidepressants		
Amitriptyline, doxepin, clomipramine, desipramine, nortriptyline	10–25 mg/day p.o. h.s	Increase to therapeutic dose (50–150 mg in divided doses).

✻ 진료포인트 암환자에서 우울증이 있음을 시사하는 신호

- 우울해 보이거나 우울한 감정을 표현
- 울음
- 어떤 활동에도 즐거움을 얻을 수 없음
- 보잘것없는 느낌, 죄의식, 절망적인, 의지할 데 없는 느낌
- 주의할 점: 식욕부진, 수면 장애, 체중 감소, 피로감 등은 많은 암환자에서 나타날 수 있으나 이런 신호들로 우울증을 확인할 수는 없다.

말기 암환자가 "당신은 우울하십니까?" 라는 질문에 "예" 라고 대답하는 경우는 거의 확실하게 우울증이 있다고 생각해도 되는데 이와 같이 진단에 유용한 질문들은 다음과 같다. 미래를 어떻게 보십니까? 병과 관련하여 상상하는 가장 두려운 것은 무엇입니까? 당신 인생에서 어떤 것이 가장 자랑스럽습니까? 무엇이 가장 힘들게 합니까? 좋아하는 것을 할 때 즐거움이 덜합니까?

우울한 증상은 다양한 내과적 · 사회적 · 영적 · 정신과적 질환의 양상으로 나타날 수 있다. 우울증을 일으키는 흔한 내과적 상태로는 저나트륨혈증, 고칼슘혈증, 중추신경계 종양, 고용량 인터페론 치료, 마약성 진통제, steroid 사용 등이 있으며, 경제적인 스트레스, 가족관계, 수면 박탈도 영향을 끼칠 수 있다. 이런 상황이 하나도 없다면 환자는 적응 장애나, 드물지만 우울증일 수도 있다.

우울증의 치료는 종종 매우 효과적이다. 4장에서 논의한 바와 같이, 암환자를 위해서 치료는 통증조절에 최적화시켜야 한다. 왜냐하면 조절되지 않는 통증은 우울과 자살 모두에서 주요한 위험요소이기 때문이다. 심리학적인 전략은 심리약물치료와 심리치료를 포함한다.

우울증에 효과적인 약은 여러 종류가 있는데 가장 빠른 작용을 보이는 약은 dextramphetamine과 methyphenidate(2.5-5mg 오전 8시, 정오, 최대 60mg)이며, 종종 며칠 내로 작용한다. SSRI는 즉각적인 반응을 필요로 하지 않는 경우에는 가장 먼저 사용할 수 있는 약이고 4-6주 정도 지나야 효과를 나타낸다. 처음 용량은

SSRI의 초회 및 최대 용량

- Citalopram(Celex®), paroxetine(Paxil®) 10mg/day 경구 1주 동안, 반응 없을 경우 매주 10mg씩 증량하여 최대 60mg까지 투여 가능
- Escitalopram(Lexapro®) 10mg/day 경구 1주 동안, 최대 20mg까지 증량
- Sertraline(Zoloft®) 50mg/day 경구 1주 동안, 다음엔 75mg, 25mg씩 늘려서 최대 200mg 까지
- Fluoxetine(Prozac®) 5-10mg 경구 1주 동안, 2주마다 10mg씩 증량, 최대 80mg까지, 긴 반감기 갖는 약
- Vanlafaxine(Effexor®) 37.5mg 하루에 2회 경구투여 1주 동안, 매주마다 75mg 증량하여 최대 225mg, 투약이 빠질 경우 opioid 금단 증상과 유사한 증상 발생 가능

낮게 시작하여 3-7일 후 매주마다 반응이 있을 때까지 혹은 최대 용량까지 용량을 증가시키면 된다. SSRI는 갑자기 투약을 중단시키면 안 되고 천천히 감량하여 중단한다. 만일 환자가 수 주에서 수 개월 생존이 예상된다면 자극제와 SSRI를 같이 시작하여 4주 후에는 자극제의 적정 용량을 줄여 나간다.

SSRI의 중요 부작용은 저나트륨혈증, 성기능 장애 혹은 성욕 감퇴, 위장관 기능 이상(오심, 설사, 냄새나는 방귀)이다.

Mirtazapine(Remeron®, 15mg 경구 취침 시, 최대 45mg/day)의 작용 기전은 정확히 알려진 바 없으나, 불면증에 효과적이며, 진정 작용과 식욕 촉진 효과도 있다. Trazodone(Desyrel®, 50mg 경구 취침 시, 최대 400mg/day) 역시 진정 효과가 있다. 삼환계 항우울제(amitriptyline, nortriptyline, desipramine)는 부작용으로 인해 진행성 암환자에서는 유용하지 않지만 환자가 신경병증성 통증을 호소하는 경우에는 낮은 용량(10mg 취침 시)으로 시작하여 주 단위로 10-20mg로 증가하여 투여해 볼 수 있다. 효과가 없을 경우에는 치료적 용량에 도달했는지 확인하기 위해 혈중 농도를 확인하고, 고용량의 경우 전도 장애 발생에 대비해 심전도를 체크한다.

만일 환자가 처음 치료 약제에 반응이 없을 경우 정신과 의사와 협진을 해야 한다. 정신과에 협진 의뢰해야 하는 경우는 다음과 같다. 임상의가 진단이 확실치 않

을 때, 환자가 정신병적 혼돈 상태 혹은 섬망일 때, 환자가 과거 중요 정신병적 질환 있는 경우, 가족 역기능이 예상될 때, 혹은 환자가 자살하려하거나 조력자살을 요청할 때.

암환자에서 자살을 시도할 위험성이 높은 것은 진행성 질환, 나쁜 예후, 조절 안 되는 통증, 우울증과 절망감, 섬망과 탈억제, 조절 상실과 무력감, 기존의 정신병, 자살시도의 과거력과 자살의 가족력, 탈진과 피로감 등의 경우다. 정신과 의사는 환자의 몸상태가 좋지 않다면 꼭 입원을 권유하지는 않더라도 가정간호기관과 가족이 적절한 주의를 기울이도록 도와야 한다.

상담

정신과적 치료 사회 사업가, 심리학자, 정신과 의사가 환자와 그의 가족들이 겪는 고통을 경감시켜 줄 수 있다. 이런 임상가들은 지지와 교육을 제공하고 고통을 악화시킬 수 있는 환자의 불안, 우울, 섬망에 대처하는 기술을 알려 줄 수 있다.

정신과적 치료는 암환자(개인적 혹은 집단)의 가족들이나, 중요한 친구들에게 시행될 수 있다. 집단은 다양한 단계의 정신과적 문제들의 동질감으로 인해 특히 도움이 될 수 있다. 전 단계를 지나온 사람들이 이제 그 단계에 직면한 사람과 성공담을 나눌 수 있다. 환자들과 가족들은 선험자가 됨으로써 자존감을 높여 줄 수 있다.

암이 없거나, 암에 걸린 적이 없었던 사람들을 위해 유용한 전략 이외에, 암환자에게 특별한 심리적인 요구에 대한 많은 정보가 있다. 유전학적 검사와 암 선별검사로부터 심리적, 사회적, 행동양식적으로 암의 위험과 생존에 영향을 미치는 요소들까지, 다양한 종류의 암 관련 연구가 진행되어 왔다. 정보는 암 생존자들, 특정한 암(예: 폐암, 유방암)환자들과 그들의 가족, 그리고 특별한 치료(예: 골수이식)를 받는 환자들의 필요에, 그리고 약리학적 · 비약리학적 치료에 이용 가능하다. 가족들과 전문적으로 환자를 치료하는 사람들 모두가 경험하는 심리적인 고통 역시 많이

진료포인트 암환자 치료에 있어서 정신과 의사와 상담자들의 역할

- 치료자들은 심리적, 감정적 지지를 제공해야 하고 암과 치료에 대한 교육을 해야 한다. 그들은 대처하는 기술을 가르친다.
- 치료자들은 환자와 그의 가족들의 의사소통을 촉진시킨다.
- 치료자들은 가족들의 심리학적 요구를 발견하고 제기한다.
- 치료자들은 적응장애, 불안감, 우울증, 섬망을 인식하고 치료한다.

알려져 있다.

심리-종양학psycho-oncology이라는 새로운 분야가 암환자의 정보와 연구에 기초한 치료에 책임이 있다. 심리-종양학에 대한 개요는 Dr. Jimmie Holland와 그의 동료에 의해 편집된 《심리-종양학*Psycho-Oncology*》이라는 책에 잘 나와 있다. 그녀는 책의 서론에서 "이 책은 정신 건강에 대한 전문가들이 많은 암환자들에게 기여할 수 있는 여러 방법들을 기술하고 있다"라고 쓰고 있다. 다음은 정신과 의사와 상담자들의 역할이다.

지지　위기개입 모델을 사용하여, 치료자들은 감정적인 지지를 제공하는 것과 옆에 있어 주는 것만으로도 암환자를 지지할 수 있다. 암환자들은 연속성을 요구하지만 병의 진단과 치료에는 일반 개업의, 방사선과 의사, 종양내과, 종양외과, 종양방사선과 의사 등 많은 전문가를 만나게 된다. 치료자는 연속성을 제공해야 한다. 필요하다면, 환자와 가족이 그들의 요구를 설명할 수 없다면, 그들을 위해 현재 그 환자를 치료하고 있는 어떤 종양학자에게든지 대변인이 되어줄 수 있다.

교육　치료자는 병에 대한 정보를 제공하고 스스로 지식을 습득할 수 있도록 도울 수 있다. 암환자들과 함께하는 치료자는 보통 병과 그것의 치료에 대해 잘 알고 있으며, 환자들이 그들의 종양학자들을 귀찮게 할까 봐 꺼리는 질문에 대해서도 묻기가 쉽다. 치료자는 2장에서도 논의했듯이, 진통제 복용에 대한 오해를 떨칠 수 있도록 도울 수 있다. 그들은 치료의 목적을 분명히 하고 치료와 관련하여 발생할

수 있는 부작용들에 대해 최대한 자세히 설명해 줘야 한다.

하지만 치료자들은 또한 환자가 쉽게 직면하게 되는 감정적, 심리적 스트레스를 예견하고, 도움을 줄 수 있도록 준비해야 한다. 암은 한 사람이 마주칠 수 있는 첫 위기는 아니다. 첫 위기는 시험에 통과하는 것 같은 쉬운 것일 수도, 전장의 최전선에 있는 것만큼 복잡한 것일 수도 있다. 치료자들은 환자들이 예전에 그 어려움을 어떻게 헤쳐 나갔었는지 기억하게 하고, 환자와 함께 고민하여 현재의 위기(암환자가 된 것)에 그 방법을 어떻게 적용할지를 도와줄 수 있다.

기술의 발전 환자들이 새로운 기술을 터득해 나가는 것을 돕는 일에 치료자들은 선험자 역할을 한다. 치료자들은 또한 치료에 있어서 아주 중요한 또 다른 기술을 가르칠 수 있는데, 그것은 환자 자신이 무엇을 원하는지 전문적인 치료자에게 설명하는 것이다.

환자들은 의사와 간호사에게 자신감 있게 말하는 데 익숙하지 않다. 그러나 환자 역할을 강요당할 때조차도, 환자는 사람으로서의 권리를 갖고 있음을 주장해야 할 필요가 있다. 병원에서는 종종 아무런 응급상황이 아닌데도 예의가 사라지는 경우가 있다. 예를 들어, 병원 경호원이 무엇인가를 할 때, 피검사를 할 때 환자는 이유도 없이 식사도 멈춰야 한다.

진통제가 안 듣는다고 말하기를 두려워할 필요도 없다. 치료자들은 '착한 환자 역할' 을 버리도록 도와줄 수 있다. 환자 스스로의 자존감을 얻는 것뿐만 아니라, 증상치료가 잘 되지 않는다면 솔직하게 모든 생각을 말하고 나눌 수 있을 것이다.

관련된 정신 질환의 치료: 불안, 우울, 그리고 섬망 불안과 우울증에 대한 심리치료는 종종 약물치료만큼이나 효과적이지만, 병용되거나 혹은 대치될 수 있다. 상담을 통하여 환자와 가족들의 고통의 원인이 되는 복잡하게 얽힌 관계들을 풀어갈 수 있다. 환자나 그의 가족들이 심리치료나 정신과적 도움으로 이득을 얻을 수 있음을 인식하기란 쉽지 않다(Breitbart et al. 2003). 그들은 환자를 정신과에 의뢰하는 경우에 우리가 환자를 '미쳤다' 라고 생각하는 것으로 잘못 해석하기도 한다.

나는 종종 환자와 가족들에게 왜 자문을 받으면 좋은지에 대해 시간을 내 설명하고, 특별히 그것이 도움이 될 것으로 기대한다. 다음은 애버나티 가족이 상담을 받음으로써 큰 이득을 보게 된 예이다.

심리 상담으로 인한 이득

존과 매리 애버나티는 나의 환자인 퍼트리샤(여성 · 26세)의 부모이다. 퍼트리샤는 광범위한 불응성 육종 환자였다. 퍼트리샤는 통증 때문에 다량의 마약성 진통제를 사용하고 있었고 통증은 비교적 잘 조절이 되어 그녀는 몸 상태가 되는 한 영화 감상이나 운동도 할 수 있는 상태였다. 몇 달 후 호스피스 간호사가 그녀의 점진적인 변화에 대해 알렸고 나는 그녀와 부모가 함께 살고 있는 집을 방문해야겠다고 마음먹었다.

슬퍼 보이는 퍼트리샤는 잘 먹지도 않았고, 예전처럼 친구를 만나러 나갈 의욕이 없다고 말했다. 그녀의 어머니는 그녀에게 점심 식사를 가져왔고 어머니가 나간 후 퍼트리샤는 눈물을 흘리며 그녀가 가족들에게 짐이 되는 것 같고, 자신이 아무 쓸모가 없는 존재라는 사실에 죄의식이 든다고 말했다. 그녀는 자살을 원하지는 않았지만 사는 것이 더 이상 의미가 없다고 생각하였다. 그녀는 나에게 그녀가 느끼는 기분을 부모님에게 말하지 말아 달라고 부탁했다.

나는 그녀의 방을 나온 후 퍼트리샤의 부모님을 만났고 그들의 걱정을 들었는데, 그들은 딸의 변화를 인식했지만 이것이 내가 처방하는 마약성 진통제 때문으로 생각했고 퍼트리샤의 상태가 왜 바뀌었는지 알려고 하지 않았다. 하지만 고통을 경감시켜 줄 뭔가를 원하였다.

나오기 전에, 나는 퍼트리샤와 그녀의 부모에게 그들의 생각이 달랐고 서로의 의사소통에 장애가 있음을 이야기 하였다. 나는 그녀가 우울증이 있다고 모두에게 말하고, 퍼트리샤와 같이 진행된 암환자에게는 흔히 발생하지만 치료에 잘 반응할 것이라고 말해 주었다. 나는 퍼트리샤 개인의 치료에 더하여서, 가족 치료가 서로를 이해하고 함께 나누는 데 도움을 줄 거라고 제시하였고, 그들은 동의하였다.

후에 치료자는 퍼트리샤의 증상이 상당히 호전되었고 가족과의 의사소통에도 좋은 반응을 보였다고 말했고, 그녀가 사망할 때까지 지지와 상담을 해 주었으며, 그녀의 부모가 사별을 잘 대처하도록 도와주었다.

만일 투병 중에 있던 당신의 부모나 가족이 이런 종류의 도움을 받아들일 수 있다고 확신한다면 치료 경험을 할 수 있도록 문을 열어 놓아야 할 것이다. 그렇게 함으로써 치료자와의 관계에 있어서, 그들은 당신, 당신의 스태프, 혹은 다른 가족 구성원들에게 어떤 "받아들일 수 없다"는 의구심을 갖지 않으면서 암에 대한 그들의 느낌을 환기하고 탐구할 수 있다.

조심스러운 준비를 통한다면 환자들이 협진 의뢰로 인한 배신감이나 거부감을 느끼지 않게 할 수 있다. 내과적 치료에 중점을 두고 있는 환자라도 사회사업가나 다른 치료진들의 협진에 의해 심리적 · 사회적 문제를 더 잘 인식할 수 있다는 사실을 명심해야 한다. 호스피스팀 구성원의 하나로서 치료자들은 24시간 연락 가능하며 응급 시에도 도움을 줄 수 있다.

구강 문제

많은 단순한 방법들이 환자들의 구강을 편안하게 하는 데 도움을 줄 수 있다. 잘 안 맞는 의치를 빼는 것, 구내염을 방지하기 위한 비타민과 미네랄의 섭취(예: 비타민 B, 비타민 C, 아연), 적당한 온도의 음식 섭취, 마르고 산도 높은 음식이나 매운 음식 피하기, 술과 담배 섭취 최소화 등이 포함된다.

매우 약해져 있는 환자에게조차도, 구강을 편안하게 하는 것은 규칙적이고 예방적인 구강 관리를 통해 최대화될 수 있다(표 7.2). 규칙적인 구강 관리는 환자나 가족에 의해 시행할 수 있고 이는 환자의 식욕을 자극하고 여러 원인으로 인한 불편감을 감소시키게 된다. 환자는 부드러운 칫솔, 치실, 무알콜 항균 구강 청결제나

진료포인트 구강을 편하게 유지

- 잘 안 맞는 의치를 제거한다.
- 비타민과 미네랄 부족을 보충한다.
- 적당한 온도의 음식을 섭취한다.
- 산도 높은 음식이나 매운 음식을 피한다.
- 술과 담배 섭취 최소화한다.
- 규칙적, 예방적 구강 관리(솔질, 치간 청소실, 무알콜 항균 구강 청결제로 세척하기)를 유지한다.

bicarbonate 용액을 사용하여 칫솔질을 계속해야 한다. 자세한 구강 관리 지침은 이 장의 마지막에 나열한 참고문헌에 기술되어 있다.

이런 예방적 치료에도 불구하고 암환자의 약 절반에서 구강의 불편감이 발생하게 되는데, 가장 흔한 원인은 칸디다 감염, 치료로 인한 점막염, 구강호흡이나 이전

표 7.2 구강 간호

Problem	*Therapy*
Routine maintenance	Multivitamins/minerals
	Brushing, flossing
	Antibacterial rinses (sans alcohol)
Candida	Troches (miconazole, clotrimazole) q.i.d.
	Ketoconazole (Nizoral®) 200 mg b.i.d. p.o.
	Fluconazole (Diflucan®) 200 mg p.o. day 1, then 100 mg/day p.o.
	Itraconazole (Sporanox®) (tablet or solution) 100–200 mg/day p.o.
	Amphotericin B solution (100 mg/ml) 1 ml t.i.d. to q.i.d., rinse and spit
Xerostomia	Sugar-free sour candies
	Moist gauze
	Pilocarpine (Salagen®) 5–10 mg t.i.d. p.o.
	Cevimeline (Evoxac®) 30 mg p.o. t.i.d.

방사선 치료로 인한 구강건조증, 진통제, 다른 증상에 의한 것 등이 있다. 이런 경우 간단한 치료 방법은 종종 매우 효과적이다.

칸디다

원인　암환자는 거의 90% 정도가 구강 칸디다 감염을 경험하게 된다. 구강, 식도 칸디다 감염은 최근에 항생제를 투여받은 환자에서 정상 상재균의 변화로 인해 생길 수 있다. 또한 치료적 steroid나 알부민 3g/dl 이하의 영양 결핍 상태로 인한 면역 결핍에 의해서도 진균 감염이 나타나게 된다.

면역 억제 환자에서의 발현　아구창은 식사 시 혀가 타는 듯한 느낌으로 나타나고 구강 검사에서, 항생제를 복용해 온 사람들에게서 보이는 고깃덩어리 같은 붉은색의 혀, 혹은 쉽게 벗겨지나 출혈이 동반되는 흰색의 판이 혀의 옆면, 볼, 잇몸, 입천장에 보인다. 의치가 있는 경우 식사할 때 구석입술염이나 칸디다 염증이 입천장에 나타나며 붉게 부어 보일 수 있다.

칸디다 식도염은 연하곤란을 통해 식욕 부진을 나타내게 되는데, 하부식도 괄약근이 가장 잘 침범되므로 음식 걸린 느낌으로 나타나게 된다. 아구창에 효과적인 국소 항진균제는 식도 칸디다 감염을 예방할 수 없다.

치료　Ketoconazole(200mg/day)은 효과적이며 저렴한 치료약이다. 그러나 오심을 일으킬 수 있고, 위산 존재하에 흡수가 잘 된다. 따라서 오심 · 구토가 발생하거나 위산 억제제를 투여하고 있는 환자의 경우에는 고가이지만 fluconazole (100mg/day 경구)이나 itraconazole(100-200mg 정제 혹은 현탁액)로 바꿔야 한다. Miconazole과 clotrimazole(Mycelex®)도 효과적이지만 하루에 4-5회 투여하여야 하고 구내정이라서 입 안에서 녹여서 복용해야 하기 때문에 불편하고 진행된 암환자나 구강 건조증 환자에서 효과가 떨어지는 단점이 있다. 어떤 환자의 경우에는 Amphotericin B 100mg/ml(1ml t.i.d to q.i.d, 머금고 뱉어냄)를 필요로 한다.

치료로 인한 점막염

치료로 인한 점막염은 항암 약물 치료나 방사선 치료, 골수 이식 환자에서 가장 흔하고 힘든 부작용이다. 이 경우 보통 생리식염수나 무균제로 매일 구강 세척을 함으로써 치료할 수 있으며 amifostine(자유 라디칼 억제제), benzydamine hydrochloride, antimicrobials(염증 사이토카인을 지연), 1-glutamine(1-glutamine의 손실을 대체), granulocyte colony stimulating factor, superoxide dismutase inhibitor 등을 이용한다(Sonis 2004).

새로운 치료법으로 재조합 인간 각질형성세포 성장 인자(recombinant human keratinocyte growth factor, rHU-KGF; palifermin from Amgen)는 통증을 호전시키는 데, 먹거나, 마시거나, 말하는 능력을 향상시키기 때문에 고용량의 항암 약물치료, 골수 이식 과정의 하나인 전신 방사선 조사 환자에서 사용될 수 있다(Peterson and Cariello 2004).

구강건조증

원인　입마름은 진행성 암환자에서 가장 흔히 호소하는 증상으로 어떤 경우는 침의 생산을 줄이게 되는 방사선 치료를 받는 환자에서, 다른 경우는 부작용으로 구강건조증을 일으키는 약을 복용하는 경우이다. 치료는 이 환자들과 분명한 기저 원인이 없는 사람들에서 종종 효과적이다.

환자가 투약하고 있는 약들을 조사해서 구강건조증을 일으킬 만한 약들은 중단하고 필요하다면 이런 부작용이 적은 약들로 바꾸는 것이 좋다. 또한 항히스타민, 항콜린제제, 특정 항경련제, 항정신병제, 수면제, 베타 수용체 억제제, morphine, 이뇨제 등이 구강건조증을 발생시킬 수 있기 때문에 이런 약들을 투여하는 경우 구강건조증이 더 잘 발생한다.

치료　경미한 구강건조증의 경우 무설탕의 신 레몬 사탕이나 다른 무설탕 사탕들이 유용할 수 있다. 구강 통증을 예방하고 충치를 막기 위해서는 설탕이 들어간

✻ **진료포인트** 구강 건조증의 치료

- 구강건조증을 일으킬 수 있는 약제를 최소화한다.
- 무설탕의 신 레몬 사탕이나 다른 무설탕 사탕을 시도해 본다.
- 규칙적인 구강 청결을 유지하고 fluoride 포함된 치약을 사용한다.
- 방사선으로 인한 구강건조증을 감소시키기 위해 Pilocarpine(Salagen®)이나 Cevimeline(Evoxac®)을 시도해 본다.

음식을 피하고 구강 청결을 규칙적으로 유지하면서 불소 양치를 고려해야 한다. 특히 구강이나 목에 방사선치료를 받는 환자에서 심장 이상이 없는 경우 Pilocarpine(Salagen®, 5-10mg 경구 t.i.d)이나 Cevimeline(Evoxac®, 30mg 경구 t.i.d)을 식사 1시간 전에 투여하여 침 분비를 유도할 수 있다.

위장관계 문제 Gastrointestinal Problems

복수

복수는 난소암이나 유방암에서 보통 흔하지만 비뇨생식계 혹은 위장관계 암, 심지어는 폐암에서도 발생할 수 있다. 일반적인 이뇨제(Aldactone[spironolactone] ± 경구 furosemide)에 반응하지 않는 복수의 경우 치료하기가 어려운데, 경구 hydrochlorothiazide를 추가하거나, 경구furosemide를 끊고 정맥furosemide 주입(100mg 24시간 동안) 또는 Bumex®(bumetanide, 0.5-2mg/day 경구 혹은 0.5-1mg IV—하루에 10mg는 넘지 않도록)가 효과적일 수 있다. 어떤 환자의 경우에는 병이 진행하거나 음식 섭취가 감소하기 전까지는 오히려 복수가 안정적이거나 감소하기도 한다.

복강정맥 단락(Peritoneovenous shunts) 환자의 여명이 수개월 이하라면 반복적 복수천자가 가장 적합한 치료 방법이다. 그러나 비교적 기대 수명이 긴 환자의 경우에는 복수가 중요한 문제이므로, 외과에 의뢰하여 국소 마취하에 복강정맥 단락을 고려해 볼 수 있다(Denver shunt, LeVeen shunt). 이런 단락술은 원래 간경화 환자에서 고안된 것인데, 암성 복수, 특히 비교적 오래 살 수 있는 전이성 유방암이나 난소암환자에서 유용하다.

Denver shunt는 정맥 카테터와 일방 판막one-way valve을 가진 압축 펌프를 결합하여 카테터를 복수에 위치시키는 방법이다(그림 7.1a). 정맥이나 복수액에 있지 않은 카테터의 부위는 피하에 위치하며, 펌프도 역시 압력을 더 쉽게 주기 위해 늑골 위쪽 피하에 위치했다(그림 7.1b).

숨을 들이마실 때 음압인 흉강 내 압력에 반응하여 복수액이 중추 정맥 순환으로 배액되는데 일방 판막을 통해(LeVeen shunt), 혹은 단일/이중 판막을 가진 압축 판막 시스템을 통해(Denver shunt) 이루어진다. 환자가 유발성 폐활량측정기를 사용할 경우 더 많은 양의 복수를 이동시킬 수 있다.

Denver shunt가 있는 70%의 환자들은 사망할 때까지 복수를 조절할 수 있다. 중요 합병증은 단락을 삽입한 지 수개월 내에 25-30%에서 발생하였는데, 암성 복수의 높은 단백질 농도로 인해 일방 판막의 폐쇄가 생겨 복수의 증가가 다시 생겼다. 다른 합병증으로는 10% 이하에서 이뇨제에 반응하는 폐부종이 있었고, 저절로 멈추었던 복수의 누출이 있었다. 5% 이하에서 임상적으로 중대한 파종성 혈관내 응고, 단락 감염(단락의 제거가 필요했음), 상대정맥 폐쇄가 발생했다(Faught et al. 1995). 암세포의 이식이 정맥 문합 부위에 일어날 수 있지만 이것이 환자의 사망을 앞당기거나 단락의 실패를 의미하지는 않는다.

복막암종증이 아닌 문맥 혹은 간정맥 폐쇄로 인한 복수의 외과적 치료로는 경목정맥 간내문맥간정맥 단락술(Transjugular Intrahepatic Portosystemic Shunt, TIPS)이 있는데 이는 간경화로 인한 간부전 환자의 복수에서 사용될 수 있지만, 암성 복수에서

그림 7.1 (a) Peritoneovenous Shunts와 (b) Shunt Placement.

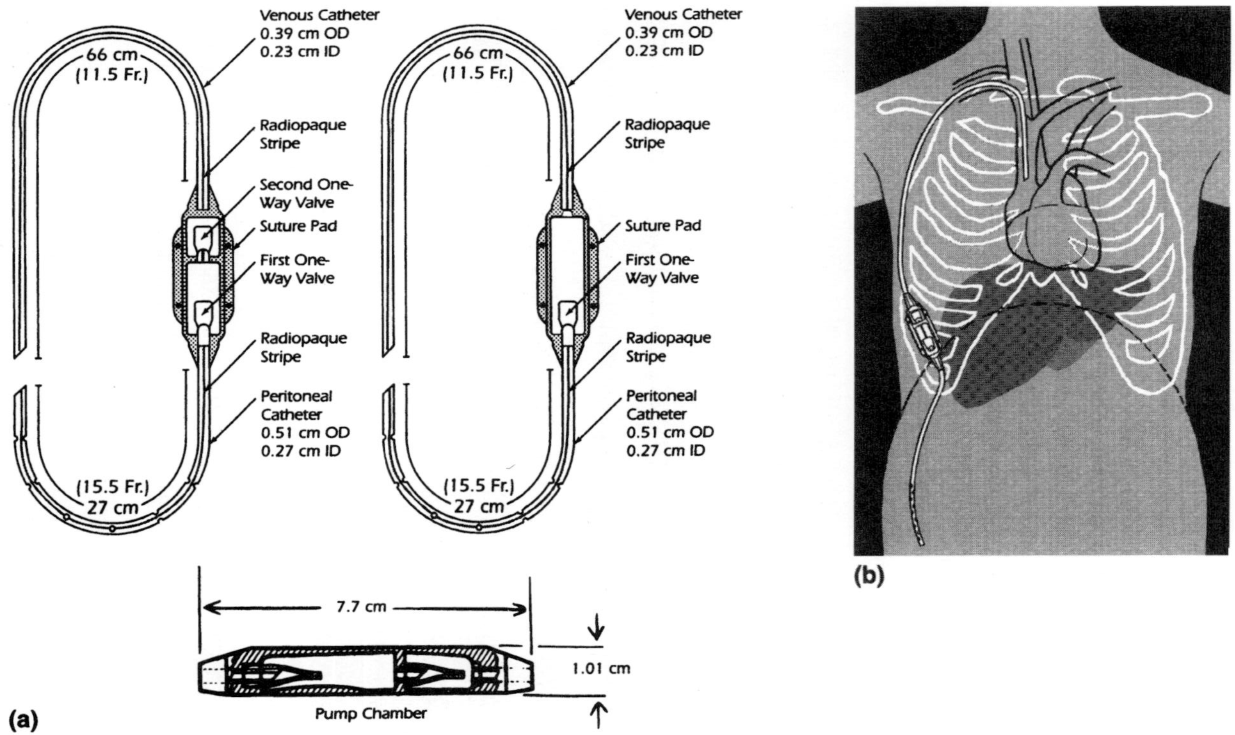

도 효과적이다.

설사

원인 설사는 변비나 오심·구토에 비해 드문 편이지만 4-10%의 말기 암환자에서 발생한다. 흔한 원인은 항암제 치료 후 새로 발생한 젖당 불내성, 약물 효과(metoclopramide, 과도한 변비약) 혹은 부작용(카페인, theophylline, 항생제), 간헐적인 장 폐쇄, 대변 매복, 괄약근 기능 부전(직장암 혹은 척수병변), 만성 방사선 장염, 감염, 신경 내분비종 등이 있다. 소세포폐암은 vasoactive intestinal peptide, calcitonin, gastrin 등을 분비할 수 있고, 가스트린종, 크롬친화성세포종, 악성 카르시노이드, 갑상선 수질암에서 분비되는 물질들이 많은 양의 설사를 일으킬 수 있다.

치료 상황에 따른 특화된 치료가 효과적이다. 설사가 세로토닌, substance P 에 의해 발생한 경우에는 Octreotide(150-300mg 피하 b.i.d 혹은 24시간 지속 정주)로 조절 가능하다. 급성 이식편대 숙주 반응에서 보이는 설사는 Octreotide(500mg IV 또는 피하 every 8hr)가 효과적이다(Ippoliti et al. 1997). 단순한 피하 펌프 사용을 교육한다면 집에서도 가족들이 쓸 수 있다.

특별한 치료가 가능하지 않거나 효과가 없을 때는 대증적 치료를 한다. 경구로 수분 공급하고, 이온 음료수를 마시게 하고, 지방이나 우유 등은 설사가 멈출 때까지 피하도록 교육한다. 설사 자체는 Loperamide(Imodium®)을 처음에 4mg 주고 다음에 2mg씩 최대한 16mg/24hr를 투여해 볼 수 있고, 만일 효과가 없을 경우 아편팅크제를 15-20drop을 경구 4시간마다 시도해 본다.

오심과 구토

원인 오심과 구토는 그 원인이 비가역적인 경우라도 치료를 통해 해결할 수 있다. 항암 약물 치료나 방사선 치료 외의 원인으로는 중추신경 8번이나 전정기관의 장애, 변비, 마약성 진통제, 중추신경계 질환, 신부전 또는 간부전, 위염이나 위궤양, 장 폐쇄, 저나트륨혈증, 고칼슘혈증 등이 있다.

✳ 진료포인트 오심의 비약물적 치료

- 자주, 소량으로 찬 음식을 먹어 본다.
- 나쁜 냄새나 미관상 좋지 않은 음식은 다른 가족을 위해 준비했더라도 피하도록 한다.
- 즐겁고 편안한 환경에서 식사를 한다.
- 최면이나 침술에 협진 의뢰해 본다.

치료 가능한 오심의 원인을 밝혀내는 것을 권장한다. 특별히 변비는 오심의 간과되기 쉬운 원인인데, 환자들은 자신이 많이 먹지 않기 때문에 장의 운동이 없는 것이라고 생각하는 경우가 많다. 마약성 진통제로 인한 변비의 치료는 5장에서 기술되어 있다. 다른 원인에 의한 오심은 약물적 치료와 비약물적 치료를 병행할 수 있다.

가족들은 자주, 소량으로 찬 음식(따뜻한 음식에 비해 냄새가 덜 나는)을 제공하며, 외관상 좋지 않거나, 냄새가 나는 음식은 피하는 것이 좋다. 어떤 환자에서는 침술, 최면, 점진적 이완 요법 또한 효과적이다.

치료는 오심의 원인을 치료하는 방향으로 진행되어야 한다(표 7.5). Prochlorperazine(Compazine®)은 마약성 진통제를 처음 투여하는 며칠 동안 발생하는 오심을 억제한다. Hyoscyamine(Levsin®), Scopolamine(TransdermScop®), Meclizine(Bonine®, Antivert®)은 마약성 진통제로 인한 지속적인 오심이나 방이 빙빙 도는 느낌 또는 멀미로 표현되는 오심에 매우 효과적이다. 마약이 원인이 아닌 위마비가 있는 경우에는 경구 Metoclopramide(10-20mg b.i.d to q.i.d)나 경피적 또는 정맥 주입(1-5mg/hr)으로 사용할 수 있다. 요독증 또는 간 전이 환자에서는 Haloperidol(Haldol®, 0.5-1mg t.i.d), Prochlorperazine(Compazine®, 5-10mg 6-8시간마다 경구 혹은 25mg 12시간마다), Olanzapine(2.5-5mg 경구 혹은 설하 b.i.d-q.i.d)을 시도한다. 뇌 전이가 있는 경우 Dexamethasone(10mg q.i.d 또는 40mg 아침마다)을 불안감을 호소하는 환자는 Lorazepam(Ativan®, 0.5-2mg 4-6시간마다 경구, 설하)이나 Hydroxyzine(Vistaril®, 25-100mg t.i.d 또는 q.i.d)을 투여한다.

치료로 인한 오심과 구토

항암 약물 치료로 인한 오심과 구토는 암환자의 골칫거리이다. 적절한 항구토제가 없다면, 60-80%의 환자가 오심과 구토를 경험하게 된다. 다행히 과거 수년 동안 오심과 구토에 대한 이해와 이의 치료가 발전하였고, 내가 임상에서 처음 진료하기 시작할 때에는 Cisplatin 같은 약의 부작용은 항구토제에 반응이 별로 없어서 고환암의 치료에 사용할 수 없었다. 그러나 많은 항암제의 발전에 의해 오심과 구토의 치료 또한 발전하게 되었다.

비록 소수의 환자에서 문제로 치부되는 동안에도, 우리는 현재 더 안 좋은 증상을 유발하는 약들을 복용하는 환자의 75%에서 보이는 즉시형, 지연형 오심과 구토 모두를 미리 예방할 수 있고, 덜 독한 약제를 사용함으로써도 더 잘 다룰 수 있게 되었다(Berger and Clark-Snow 2001). 우리의 환자와 가족들의 고통이 줄어들수록 임상 의사의 짐도 가벼워질 것이다.

어떤 환자들은 항암 약물 치료를 받을 때 오심, 구토의 위험성이 더 높아지는데, 이러한 위험성이 높은 경우는 60세 이하, 멀미를 잘 하는 과거력, 여성, 특히 임신 오조를 겪었던 여성(Gralla et al. 1999) 등이다. 흥미롭게도 음주는 예방적 반응을 보이며 특히 Cisplatin에 의한 오심에 효과적이다. 하루에 5잔 이상(100g 이상)의 술을 마셨던 사람은 같은 용량의 항암제와 같은 항구토제를 투여받더라도 그렇지 않은 사람보다 오심과 구토를 덜 경험하는 경향이 있다(Berger and Clark-Snow 2001; Sullivan et al. 1983).

표 7.3 오심과 구토에 대한 약물 치료

Etiology of Nausea	*Drug*	*Dose*
KNOWN ETIOLOGY		
Initiation of opioid therapy	Prochlorperazine (Compazine®)	10 mg p.o. t.i.d. to q.i.d. or 25 mg b.i.d. p.r.
Vertigo	Hyoscyamine (Levsin®)	1–2 tsp. (elixir) or 1–2 tablets p.o./sublingual/chewed q4h
	Scopolamine (Transderm Scōp)	1 patch q72h
	Meclizine (Bonine®, Antivert®)	25–50 mg t.i.d. p.o.
Delayed gastric emptying	Metoclopramide (Reglan®)	10–20 mg b.i.d. to q.i.d. p.o. or 1–5 mg/hr IV or SQ
Uremia, liver metastases	Haloperidol (Haldol®)	0.5–1 mg t.i.d. p.o., p.r., or SQ
	Prochlorperazine (Compazine®)	5–10 mg p.o. q4–6h or 25 mg p.r. b.i.d. or t.i.d.
Brain metastases	Dexamethasone	10 mg q.i.d. or 40 mg every morning p.o., p.r., or SQ
Anxiety	Lorazepam (Ativan®)	0.5 to 2 mg q4–6h p.o. or sublingual
	Hydroxyzine	25 to 100 mg t.i.d. or q.i.d. p.o.
Bowel obstruction	Octreotide (Sandostatin®)	150–300 μg SQ b.i.d. or 300–600 μg/24 hr continuous SQ infusion
UNKNOWN ETIOLOGY		
	Metoclopramide (Reglan®) +	10–20 mg p.o./SQ/IV q4h or 1 hr before meals +
	dexamethasone	10 mg p.o., p.r., or SQ b.i.d.
Refractory nausea	Dexamethasone + metoclopramide (Reglan®) +	10 mg p.o., p.r., SQ, or IV b.i.d. + 60–120 mg SQ or IV in 24 hr +
	Hydroxyzine	50–100 mg t.i.d. p.o., SQ, IV
	or	
	Diphenhydramine	25 mg t.i.d. to q.i.d. p.o., SQ, or IV
	Olanzapine (Zyprexa®, Zydis®)	2.5–5 mg p.o./sublingual q.h.s. to q.i.d.
Nausea still refractory	Ondansetron (Zofran®)	4–8 mg b.i.d. or t.i.d. p.o. or IV
	Granisetron (Kytril®)	1 mg b.i.d. p.o. or IV
	Haloperidol (Haldol®)	1–2 mg p.o. t.i.d. to q.i.d., 2–10 mg IV b.i.d. to t.i.d.
Other	Tetrahydrocannabinol (Marinol®)	2.5–10 mg p.o. b.i.d. to t.i.d.

병태생리학 항암 약물 치료가 오심과 구토를 일으키는 기전은 정확히 알려져 있지 않다. 항암치료로 인한 급성 혹은 지연성 오심·구토의 가능한 기전은 연수의 신경망을 자극하는 것으로 생각되어지고 있다. 많은 신경전달 물질이 관여하는데, 세로토닌, 도파민, substance P 등이 있다. 따라서 세로토닌 타입3(5-HT_3) 수용체, 도파민(D2) 수용체, neurokinin(NK1) 수용체를 억제하는 약들이 항암치료로 인한 오심과 구토를 예방할 수 있다(Gralla et al. 2002). 항암제 투여하고 1일 내 발생하는 구토는 '급성' 구토, 2-5일 사이에 발생하는 경우는 '지연성' 구토라고 한다.

또한 '예기성' 오심과 구토는 과거 항암제 치료 시 경험했던 오심과 관련된 생각, 냄새, 소리에 의해 나타나는 것을 말한다. 멀미(Leventhal et al. 1998; Morrow 1984)가 있었거나, 투약 시 느꼈던 냄새, 걱정, 과거의 오심과 구토 등이 예기성 오심과 구토를 일으킬 수 있다(Andrykowski and Jacobsen 1993; Berger and Clark-Snow 2001).

불행하게도 예기성 오심과 구토가 있는 환자들은 항암치료를 받지 않아도 증상이 생긴다. 단순히 병원에 있는 것 혹은 병원과 관계한 사람과 있는 것만으로도 구토할 수 있다. 공항에서 예전 환자를 우연히 마주쳤다고 상상해 보자. 나는 그녀의

항암 약물 치료로 인한 오심과 구토의 위험 인자

- 항암제 치료로 인한 급성 오심 혹은 구토의 과거력
- 약물의 구토 유발 정도
- 50세 이하
- 여성
- 임신 오조
- 적은 알코올 섭취
- 멀미
- 전반적인 불안 상태
- 장시간의 주입
- 주입 동안 냄새나 맛의 인식

미소가 일그러지는 것을 보았고, 그녀만큼이나 무척 기분이 안 좋았다.

치료 　예기성 및 지연성 오심과 구토를 예방하는 가장 좋은 방법은 항암제 주입 전후에 적극적인 항 구토제 사용으로 증상을 없애 주는 것이다. 급성 구토가 없는 15%의 환자는 지연성 구토를 일으킬 수 있다. 급성 구토를 나타냈던 50-75% 환자는 지연성 구토를 경험하게 된다(Roila et al. 2002).

예기성 구토가 발생한 환자에게는 약물적, 비약물적 접근을 같이 사용한다. 비약물적 치료는 최면(Redd et al. 1982), 상상을 통한 점진적 근육 이완(Buish and tope 1992), 전신적 탈감작(Morrow and Morrel 1982), 기분 전환 기법(Redd et al. 1987) 등이 있다. Lorazepam은 특히 이러 환자에게 유용하다. 그것은 항암치료를 둘러싼 사건을 기억하지 못하게 하고 불안을 감소시킨다(Laszlo et al. 1985).

항암제로 인한 급성 혹은 지연성 오심과 구토를 치료하기 위해서 지침서를 이용하는데(Koeller et al. 2002), 이 지침은 항암치료와 방사선치료의 구토 유발 정도(표 7.4), 항구토제의 부작용, 환자의 선호와 성격을 바탕으로 항구토제의 선택을 권유하고 있다. 처방프로그램이 없는 환자에서는 항암치료에 따른 기간 동안 비용의 차이가 외래처방을 결정할 수 있다.

항암제 약의 부작용은 나이에 따라 다른데, 젊은 환자가 오심 · 구토의 유발 가능성이 높다. 따라서 젊은 환자에서는 현제 중등도의 구토 효과가 있는 약을 쓰고 있더라도 고위험군에서 사용하는 항구토제를 포함한 다약제로 처방한다(Jonson et al. 1979). 또 젊은 환자는 Cannabionoid(Marinol®)가 노인에서보다 더 효과적이다. 30세 이하에서는 Metoclopramide 투여 시 개구장애, 사경 발생 위험률이 30세 이상에 비해 높다(27% : 2%, Kris et al. 1983). 또한 노인 환자의 경우 Metoclopramide 사용 시 추체외로 증상이 발생할 수 있고, 항콜린제에 감수성 예민해지며, Diphenylhydramine 투약에 졸리운 부작용이 생길 수 있다(Jonson 1977). 이와 같이 Metoclopramide는 고용량에서 독성이 있어서 5-HT_3 수용체 길항제로 대치하고 있다.

표 7.4 항암치료 약제의 구토 유발 가능성에 따른 구분

High	
Carmustine (>250 mg/m^2)	Lomustine (>60 mg/m^2)
Cisplatin	Mechlorethamine
Cyclophosphamide (>1500 mg/m^2)	Pentostatin
Dacarbazine (>500 mg/m^2)	Streptozocin
Dactinomycin	
Moderate	
Carboplatin	Hexamethylmelamine (p.o.)
Carmustine	Idarubicin
Cisplatin	Ifosfamide
Cyclophosphamide (<1500 mg/m^2)	Irinotecan
Cyclophosphamide (p.o.)	Melphalan
Cytarabine (>1 g/m^2)	Mitoxantrone (>12 mg/m^2)
Doxorubicin	Procarbazine (p.o.)
Epirubicin	
Low	
Aldesleukin (IL-2)	Methotrexate (100 mg/m^2)
Asparaginase	Mitomycin
Cytarabine (<1 g/m^2)	Mitoxantrone (<12 mg/m^2)
Docetaxel	Paclitaxel
Doxorubicin (<20 mg/m^2)	Temozolomide
Etoposide (p.o.)	Thiotepa
Fluorouracil (<1000 mg/m^2)	Topotecan
Gemcitabine	
Minimal	
Bleomycin	Trastuzumab
Capecitabine	Vincristine
Etoposide	Vinblastine
Methotrexate (<100 mg/m^2)	Vinorelbine
Rituximab	

출처 : J. M. Koeller, M. S. Aapro, R. J. Gralla, S. M. Grunberg, P. J. Hesketh, M. G. Kris, and R. A. Clark-Snow, Antiemetic guidelines: creating a more practical treatment approach, *Supp Care Cancer* 10:519-522, 2002.

항구토제의 가격 비교(한 가지 항암치료를 위한), 2003

Drug	Days Needed/Chemocycle	No. of Pills	Cost
Reglan(metoclopramide)	2.5	10	+
Compazine	2.5	10	+
Dexamethasone	2.5	10	+
Marinol(dronabinol)	2.5	10	++
Zofran(ondansetron)	3.3	10	++
Kytril(granisetron)	2.5	5	+++
Emend(aprepitant)	3	3	+++

메모 (+: 10달러 이하, ++: 150달러 이하, +++: 250-350달러)

5-HT$_3$ 수용체 길항제 5-HT$_3$ 수용체 길항제(Ondansteron, Granisteron, Palonsetron)는 급성 오심과 구토에 효과적이다. 가장 효과적인 약제는 Ondansteron, Granisteron, Palonsetron이며 중등도 이상의 구토 위험성을 가진 항암제를 투여하는 경우에 dexamethasone과 같이 경구 혹은 정맥으로 투여할 수 있다(Koeller et al. 2002). 이런 약제들을 dexamethasone과 병용 투여 시 75% 환자가 구토를 경험하지 않게 된다. 새로운 약제인 Palomosetron은 40시간 동안 5-HT$_3$ 수용체를 억제하기 때문에 지연성 오심과 구토를 예방할 수 있다. Ondansetron은 방사선 치료로 인한 구토를 예방한다(Roberts and Priestman 1993; Scarantino et al. 1992).

Ondansetron과 다른 5-HT$_3$ 수용체 길항제는 metoclopramide보다 훨씬 부작용이 적고, 추체외로 증상도 매우 드물어서(Halperin and Murphy 1992) 근긴장성 반응, 좌불안석(심한 안절부절, '바지에 개미가 들어간 것 같은 느낌'), 졸리움, 지연발생 운동이상증Tardive dyskinesia 등이 일어나지 않는다. 환자는 변비나, 경미한 두통, 간기능 수치의 상승을 보일 수 있다(Berger and Clark-Snow 2001).

Corticosteroids Corticosteroid가 어떻게 오심과 구토를 예방하는지 정확하게 알려져 있지는 않지만, Cisplatin 같은 항암제로 인한 뇌부종을 감소시킨다고 생각된다(Roila et al. 2002). Corticosteroid는 중등도 이하의 구토 위험성을 가진 항암제 사용 시 단독으로 사용될 수 있고, metoclopramide나 5-HT_3 수용체 길항제(Berger and Clark-Snow 2001), NK-1 억제제와 같이 투여할 수도 있다. Dexamethasone과 methylprednisolone은 가장 연구가 많이 이루어진 약제이지만, 아직까지 어떤 것이 더 우월한지 밝혀진 연구는 없다.

NK-1 inhibitors 통증 신호에 중요한 역할을 하는 신경전달 물질인 Substance P는 구토를 일으킬 수 있고 항암제로 인한 오심과 구토와 연관되어 있다. 효과는 NK-1 수용체를 통해서 일어나는데, 뇌혈장벽을 통과하는 약제인 NK-1 억제제 aprepitant는 Cisplatin 치료 후 발생하는 지연성 오심과 구토에 특별히 효과적이다(Campos et al. 2001). Aprepitant 자체로는 부작용이 거의 없지만, CYP3A4의 억제제이므로 dexamethasone이나 항암제의 혈중 농도를 증가시킬 수 있다. 또한 Warfarin에 의한 INR 지연을 크게 감소시킬 수도 있다. Aprepitant는 항암제 치료 첫날이나 2일째에 지연성 오심 혹은 구토를 예방하기 위해 추가한다(de Wit et al. 2003; Hesketh et al. 2003; Kris 2003).

그 밖의 약물 위와 같은 약제에 반응이 없는 환자는 Haloperidol, droperidol, prochlorpera-zine, scopolamine 혹은 비전형정 항정신병 치료제 olanzapine 등이 도움이 될 수 있다(Berger and Clark-Snow 2001; Passik et al. 2002). 그러나 이런 약물들은 심각한 부작용을 일으키기도 하는데, haldol과 droperiodol은 근긴장성 반응, 좌불안석, 저혈압 등이 일어날 수 있다. 경피형 scopolamine은 안구 및 구강 건조증이 발생하고, olanzapine은 보통 거의 부작용이 없지만 드물게 간질 역치를 낮추거나, 신경이완 악성 증후군, 인슐린 저항성 당뇨가 보고된 적도 있다.

병합 항구토제 치료 중등도 이하의 낮은 구토 위험성을 가진 약물로 치료할 경우에 오심을 예방하는 약을 쓰지 않거나 dexamethasone 단독으로 사용한다. 그러나 높은 구토 위험성을 지닌 약물을 사용할 때에는 위에 기술된 치료지침에 따라 불안과, 기억상실, 혹은 알려진 부작용을 방지하기 위하여 몇 가지 항 구토제를 병합하여 투여해야 한다.

급성 혹은 지연성 오심과 구토의 예방

구토 위험성 치료	1일 치료	치료 2-4, 5일
고위험군	Dex + 5HT$_3$ RA (+aprepitant)	Dex + metoclopramide 혹은 Dex+5HT$_3$ RA (+aprepitant 2일, 3일)
중등도	Dex+5-HT$_3$ RA	Dex

항암제의 구토 위험성은 앞의 표에서 기술되었음. aprepitant는 지침에는 포함되지 않았으나 aprepitant 사용 가능하기 전에 이 지침이 발표되었음.

Dex=dexamethasone; 5-HT$_3$RA=5-HT$_3$ receptor antagonist

(출처 : Koeller et al. 2002)

급성 오심 · 구토에는 ondansetron 같은 5-HT$_3$ 수용체 길항제와 dexamethasone 같은 corticosteroid, 선택적으로는 lorazepam 같은 항불안제를 병합하는 것을 권고하고 있다. 지연성 오심과 구토의 위험 인자를 많이 가지고 있는 환자는 aprepitant(NK-1 억제제)를 추가하기도 한다.

오심 · 구토의 가능성이 높은 환자의 경우 항암제 치료 기간 동안 적정한 기간의 항구토제를 항암제 요법에 포함시켜야 하며 아래 요약된 바와 같이 4-5일에는 지연성 구토를 막기 위해 metoclopramide나 dexamethasone을 투여하는 것이 좋다. 구토 위험성이 높은 한 가지 약이나 중등도 구토 위험성 있는 약제 두 가지를 사용할 경우에 구토의 위험성이 높아진다. 또 여러 개의 위험 인자를 가진 환자는 중등도 이하의 구토 위험성을 가진 약제로 치료하더라도 구토 가능성이 높다.

장 폐쇄

장 폐쇄가 있는 환자에서 나이가 많지 않고, 복수가 없으며, 전에 복부에 방사선 치료를 받지 않았고, 다수의 폐쇄가 의심되는 경우에는 완화 수술을 위해 외과에 협진 의뢰해야 한다. 수술 전 일시적인 치료로 비위관 삽입이 필요할 때도 있고 octreotide가 도움을 줄 수 있다.

수술을 할 수 없는 상황에서는 경피적 내시경적 위루술으로 위문부 폐쇄를 호전시킨다. 장 폐쇄가 심하지 않은 사람에서는 경련통을 조절하기 위해 opioid나 scopolamine(60mg/24hr), haloperidol(5mg/24hr)을 사용한다(Baines 1997). 이 방법은 부분 장 폐쇄나 마비가 있는 환자의 오심과 구토를 조절할 수는 없으므로 장운동 촉진제(metoclopramide 1-2mg/hr)를 추가한다.

불응성 오심 및 구토, 많은 양의 구토가 있는 경우, Octreotide가 매우 효과적이다. Octreotide는 성장호르몬, gastrin, secretin, vasoactive intestinal petide, pancreatic polypeptide, insulin, glucagons의 분비를 억제하고, 위산, 펩신, 췌장 효소, bicarbonate의 분비도 억제한다.

Octreotide는 특히 진행성 난소암으로 장 유착, 암세포 전이, 반복적인 장 폐쇄

진료포인트 수술적 적응이 되지 않는 환자에 있어서 장 폐쇄

- 위문부 폐쇄
  - 경피적 내시경적 위루술(PEG), octreotide
- 하부 위장관 폐쇄
  - 초기 : 오심, 구토와 복부 경련통이 있는 경우, opioid, scopolamine(60mg/24hr) 혹은 scopolamine 패치, 그리고 haloperidol(5mg/24hr)을 투여한다.
  - 불응성 오심/구토 : 부분 장 폐쇄와 장 마비만 있다면, metoclopramide(1-2mg/hr)을 첨가하고 haloperidol의 중단을 고려한다.
  - 많은 양의 구토 혹은 불응성 오심/구토
    (1) scopolamine과 haloperidol을 중단하고, octreotide(300-600μg/24hr, 피하)를 첨가한다. 혹은
    (2) haloperidol을 중단하고 metoclopramide를 증가시킨다. 부작용에 대응하기 위해 diphenhydramine(25mg, 매 12시간)과 lorazepam(1-2mg t.i.d, p.r.n.)을 첨가한다.

가 있는 환자에서 이득을 볼 수 있다. 용량은 150-300mg/subcutaneously, 하루에 2회(혹은 300-600mg/24h 연속 피하 주입)이고, 약 3일(1-6일 사이) 정도 지나면 오심 · 구토가 감소하면서 비위관 배액이 현저히 감소하게 된다. 한 환자에서는 배액량이 2L에서 100ml로 감소하였다. 반 이상의 환자가 집에서 생활할 수 있을 정도로 증상이 호전되었다(Mercadante 1994).

원인 미상의 오심과 구토

원인이 확실하지 않은 오심에는 증상 완화 치료를 시행한다. Metoclopramide (Reglan®, 10-20mg 경구/피하/IV 6시간마다 혹은 식사 1시간 전)가 1차 경험적 치료제로 권고된다. 이 정도의 용량은 부작용이 거의 없으나, 오심이 지속된다면 dexamethasone(10mg 경구 또는 피하 b.i.d)을 추가해 본다. Olanzapine은 비전형적인 항정신병약물로서 섬망을 치료하는 데 사용하며, 도파민, 세로토닌 같은 많은 신경 전달 물질의 수용체를 차단한다. 또한 원인 불명의 오심에 효과적이고, 추체외로 부작용을 일으키지 않는 장점이 있다. 용량은 2.5mg 취침 시에 시작하여 필요 시 5mg 4회로 증량할 수 있다.

만일 환자가 dexamethasone을 추가하고 48시간 지나도 오심을 계속 호소하면, 경구 혹은 경피적 dexamathasone을 유지하고 metoclopramide를 증량(연속 주입 혹은 피하 60-120mg 24시간 동안)한다. 만족할 만한 효과를 보이지 않는 환자는 세 번째 약을 추가한다. Hydroxyzine(Vistaril®)(50-100mg t.i.d), ondasetron(Zofran®, 4-8mg 경구 b.i.d to t.i.d), granisetron(Kytril®, 1mg 경구 b.i.d.), haloperidol(Haldol®, 1-2mg 경구 b.i.d. to t.i.d) 혹은 diphenhydramine(Benadryl®, 25mg t.i.d to q.i.d) 등이다. 마지막 약은 metoclopramide 주입으로 인한 추체외로 증상에 유용하다. Ondansetron과 granisetron은 추체외로 증상과 관련이 없지만 변비와 용량에 비례하는 두통을 유발한다.

항구토제를 경피적으로 병합하는 경우는 metoclopramide(30mg)+haloperidol(Haldol®, 1.5mg)+promethazine(Phenergan®, 6.25mg)이 24시간 동안 주입가능하다. 이런 약제를 직장으로 병합하여 사용할 수도 있다.

동반되는 의식 변화가 크게 문제되지 않는 환자는 dronabinol(tetrahydrocannabinol, Marinol®, 2.5-10mg 경구 b.i.d to t.i.d.)이 효과적이나, 흡수는 다양하다.

호흡기계 문제

호흡 곤란

호흡 곤란은 진행성 암환자와 그의 가족들을 숨이 막혀 죽을 것 같은 두려움을 주는 증상이며 환자의 40%에서 발생한다. National hospice study(Reuben and Mor 1986)에서는 호흡 곤란이 환자의 사망 마지막 6주에는 70% 정도에서 생긴다는 것을 알았다. 빠른 호흡에만 신경을 쓰면 호흡곤란을 놓칠 수 있다. 한 연구에서는 호스피스 환자의 77%가 호흡 곤란을 경험하지만 39%만이 기록되어 있었다(Thomas and von Gunten 2003).

병태 생리　호흡 곤란은 (1) 모세혈관과 폐포의 경계의 J 수용체 (2) 신장에 반응하는 폐와 기도, 흉벽내의 기계수용체 (3) 저산소증에 반응하는 대동맥과 경동맥체 (4) 이산화탄소 증가에 반응하는 중추 화학수용체 등에 의해 매개된다. 이산화탄소가 75mm Hg 이상으로 증가하면 엔돌핀이 분비되면서 호흡 곤란이 감소하고 졸리운 상태가 된다.

환자는 다음 세 가지 상황에서 호흡 곤란을 호소하게 된다. 숨 쉬는 것이 힘들 때(간질성 폐질환 혹은 흉수가 있을 때), 이산화탄소가 높을 때, 뇌에서 필요하다고 예상되는 정도보다 적게 환기된다고 인식할 때 등이다. 뇌는 운동하는 근육으로부터의 정보를 받아들여서 필요한 정도의 공기 유량를 기대하게 된다. 기대되는 것보다 적은 공기 흐름이 생길 때 환자는 호흡 곤란을 경험하게 된다.

원인　호흡 곤란이 있는 환자의 25%는 특별한 원인을 찾을 수 없지만, 근육 약화나 불안감 등이 관여한다. 다른 75%는 신체검사와 몇 가지 간단한 검사를 통해(흉부 X선 검사, 전해질, 혈액 검사, 맥박 산소 측정) 원인을 알 수 있다. 가장 흔한 원인은 폐나 심장의 이상, 복수, 빈혈, 상대정맥 증후군 등이다.

심낭 삼출과 심낭 압전은 특히 암환자의 호흡 곤란의 포착하기 어려운 원인이다. 심막을 침습하는 종양은 두껍고 딱딱해져서 소량의 액체라도 심장 충만을 방해하게 되며, 심막이 침범되어 경직된 경우에는 심낭 압전이 생기더라도 흉부 방사선 사진에서 심장 크기가 정상으로 보일 수 있다. 따라서 종격동 질환이 있는 환자에서 배액 후에도 계속 좌측 흉수가 존재할 경우 의심해 봐야 한다.

상대 정맥 증후군은 주로 폐암환자에서 나타나고, 림프종과 다른 암의 10%에서도 특히 중심 정맥 카테터의 응고가 있는 경우 발생할 수 있다. 환자는 호흡 곤란 외에도 진행된 경우 두통, 흐린 시력, 얼굴, 목, 상지의 부종 및 붉어짐을 나타내며, 흉부 방사선 사진에서 우측 상종격동에 질환을 발견할 수 있고, 핵의학검사나 MRI 검사에서 상대정맥의 혈액 흐름 감소를 보여 준다.

치료　불안한 환자는 약물적, 비약물적 치료가 도움이 될 수 있는데, lorazepam(0.5-2mg 4-6시간마다, 경구 혹은 설하), clonazepam(0.5-1mg 경구 취침 시)이며 〈표 7.1〉에 열거된 다른 약들이 불안감을 줄이게 도와준다. 또한 조절되지 않는 공황장애나 매우 불안한 환자에게는 midazolam(0.2-0.5 IV 매우 천천히) 혹은 morphin〔5-10mg IV 혹은 분무기(nebulizer)〕 혹은 다른 마약성 진통제나 chlorpromazine(25mg 경구 또는 IV) 등을 사용해 본다. 이완 요법이나 최면 상상 등이 효과적인 보조 치료가 될 수 있다. 호스피스팀의 구성원들을 포함한 숙련된 임상의가 환자를 교육할 수 있다. 최면 임상의는 미국 임상 최면회(140 North Bloomingdale Road, Bloomingdale, IL 60108-1017, USA; telephone: 630-980-4740; fax: 630-351-8490; e-mail: info@asch.net)의 회원 명단에 올라와 있다.

가능하면 적정한 방법을 통해 호흡 곤란의 특별한 원인을 알고 이를 교정해야 한다. 호흡 곤란은 매우 좌절할 만한 증상이기 때문에 환자가 단지 몇 달을 더 살 수 있더라도 기저원인을 밝혀서 적극적인 치료를 위해 노력해야 한다. 예를 들면 70%의 상대 정맥 증후군 환자는 방사선 치료에 평균 3개월 정도에 반응을 보이고, 고용량의 corticosteroid도 추가할 수 있다. Steroid가 효과 없다면 일주일 후에 줄여 가거나, 방사선 치료가 끝나면서 서서히 줄여 나가면 된다. 빈혈로 인한 저산소증에는 수혈을 시도할 수 있고, 심낭 삼출액은 심낭 천자를 시행한다. 이산화탄소 과다 환자에서조차도 산소 포화도를 88-90% 유지하기 위해서는 산소를 적용한다 (pO2 55-60mmHg).

기관지, 혈관, 림프관 폐쇄를 회복시키는 것도 호흡 곤란을 감소시킬 수 있다. 체외 혹은 기관지내 방사선 치료, 레이저 치료, 냉동용법, 스텐트 등이 도움을 주기도 한다. 기관지 폐쇄를 가진 어떤 환자의 경우는 이런 방법으로 호전이 안 될 수도 있지만, 방사선 치료가 림프관과 주위 혈관의 압박을 감소시키는 효과를 보인다. 고용량의 corticosteroid(Solumedrol® 80mg IV 하루에 3회)도 림프성 종양 전이 환자에게 도움을 준다.

흉막 삼출 주로 폐암 · 유방암환자에서 호흡 곤란의 흔한 원인이지만 다른 암에서도 발생할 수 있다. 신체 활동이 많지 않은 환자의 경우 산소나 마약성 진통제로 조절되는 경우가 많다.

그러나 어떤 환자들은 흉막 삼출을 배액시키는 것만이 호흡 곤란을 호전시킬 수 있다. 삼출액은 거의 97%의 환자에서 한 달 내 다시 생기기 때문에 대부분의 암성 삼출액 환자는 한 번의 단순 흉강 천자보다는 bleomycin이나 doxycyclin을 이용한 경화치료를 시행했고(Moffett and Ruckdeschel 1992), 탈크 현탁액이 더 효과적으로 나타났다(Shaw and Agrawal 2004). 항암 약물인 Mitoxantrone(40mg) 또한 효과적인 경화제로, 흉관 배액 후 주입하여 20명의 모든 환자에서 완전 관해를 보였고 두 달 내 흉수의 재발이 없었다(Morales et al. 1995).

광범위한 삼출액이 있거나, 흉강에 빠른 속도로 삼출액이 생성되는 환자는 경화제만으로는 효과적으로 배액되지 않게 된다. 또한 배액이 적절히 이루어지더라도 폐가 다시 펴지지 않게 되며, 이런 환자들의 삶의 질은 흉수 삼출액이나 허탈된 폐에 의해 매우 위협받으므로, 환자들의 적절한 여명(예: 유방암 혹은 림프종 환자)을 고려하여 수술적 치료를 시도해 볼 수 있다.

어떤 외과의사들은 전신 마취를 견딜 만한 환자는 개복 수술의 적응이 된다고 믿는다. 그들은 talc 흉막 유착술을 할지, 흉막 카테터를 삽입할지 결정하게 된다. 삼출액을 모두 배액시킨 후 폐가 다시 완전히 팽창하면 talc 흉막 유착술을 시행하는데, 이를 통해 90%의 환자에서 흉수의 재발을 예방하는 것으로 나타났다. 그러나 흉수 배액 후 폐의 재팽창이 없다면 흉막 카테터(Pleurx)를 삽입한다.

한 무작위 시험에서 Denver Pleurx 흉막 카테터가 흉관이나 경화 요법만큼 호흡곤란 및 삶의 질을 호전시키는 것으로 나타났다(Putnam et al. 1999). Pleurx 카테터는 구멍이 뚫린 24cm 길이, 15.5 Fr 실리콘 카테터로, 폴리에스테르 커프가 감염 위험성을 줄여 준다. 카테터의 구멍 뚫린 끝은 흉강 내에 위치하고 몇 인치의 중간 부분은 경피에 터널을 형성하여 환자의 흉막액이 배액된다.

임상 시험에서 이 카테터를 가진 환자는 훨씬 일찍 퇴원을 했고(평균 재원 기간, 1일 : 6.5일; $p<0.0001$) 집에서도 배액이 이루어졌다. 자발적인 경화가 46%에서 발생하였다(중앙값 29일). 삽입 후 부작용은 10%(10-96명 환자)에서 일어났다. 세 명은 발열 혹은 기흉이 발생했고 두 명은 카테터 위치가 잘못되었고, 한 명은 재팽창 폐부종, 한 명은 과잉진정으로 인한 이산화탄소 과다성 호흡 부전이 발생했다. 후기 재발(21%), 통증 악화, 초기 입원 합병증(10-14%)은 두 군 간에 유사했다. 또한 몇 개의 다른 보고도 이 카테터의 안정성과 유용성을 보고한 바 있다(Pollak 2002).

25%의 환자는 특별한 호흡 곤란의 원인을 알 수 없고, 이 경우 대증적 치료가 가능하다. 이런 환자와 기저원인을 되돌릴 수 없는 환자의 경우에는 다양한 치료가 사용된다(표 7.5).

표 7.5 호흡곤란, 기침 및 딸꾹질의 대증치료

Cause	*Drug*	*Dose*
Dyspnea from anxiety/panic	Lorazepam (Ativan®)	0.5–2 mg p.o. or sublingual q4–6h
	Clonazepam (Klonopin®)	0.5–1 mg p.o. h.s. or b.i.d.
	Midazolam (Versed®)	0.2–0.5 mg IV slowly or 0.1–3 mg/hr SQ
	Morphine[1]	5–10 mg IV, p.o., or by nebulizer
	Chlorpromazine (Thorazine®)	25 mg p.o., p.r., or IV
Dyspnea—other etiology	Hydrocodone	5 mg q4h p.o. or SQ; titrate upward as needed
	Morphine[1]	15 mg q4h p.o. or SQ; titrate upward as needed
	Morphine[1] + dexamethasone (nebulized)	2.5–5 mg morphine + 2 mg dexamethasone in 2.5 ml normal saline q4h
		Can add albuterol (0.5 ml) if wheezing is present
Cough	Dextromethorphan elixir	15–30 ml q6h p.o. p.r.n.
	Hyoscyamine (Levsin®)	1–2 ml (drops) or 1–2 tablets p.o./sublingual/chewed q4h
	Glycopyrrolate (Robinul®)	0.1–0.2 mg IV t.i.d. to q.i.d.
	Scopolamine (Transderm Scōp®)	1–3 patches q72h
	Codeine	30–60 mg q4h p.o.
	Morphine[1]	5–20 mg q4h p.o.
	Albuterol	0.5 mg in 2.5 mg normal saline
	Nebulized lidocaine	2 ml of 2% lidocaine in 1 ml of normal saline, for 10 min
	Nebulized morphine[1] + dexamethasone	2.5–5 mg morphine + 2 mg dexamethasone
Hiccups	Metoclopramide (Reglan®)	10–20 mg t.i.d. or q.i.d. p.o., p.r., or 10 mg q4h IV
	Proton pump inhibitor	Dosing variable
	Chlorpromazine (Thorazine®)	25–50 mg IV once; then 25–50 mg t.i.d. p.o. or p.r.
	Haloperidol (Haldol®)	2–10 mg/day p.o. p.r., or 0.5–2 mg IV q4h
	Sertraline	50–100 mg/day p.o.
	Baclofen (Lioresal®)	5–10 mg p.o. b.i.d. to 20 mg t.i.d.
	Nifedipine	10–20 mg p.o. t.i.d.

1. 다른 마약성 진통제가 morphine을 대체할 수도 있다. 동등 진통용량으로 시작하고 적절히 용량을 적정한다.

열린 창문 앞에 앉는다거나, 가볍게 돌아가는 팬 앞에 얼굴을 댄다거나 하는 간단한 방법이 호전을 가져올 수도 있다. 아편계 약물을 안 쓰던 사람의 경우 낮은 용량의 hydrocodone이나 다른 아편제제를 시도해 본다. 가장 효과적인 치료는 경구 혹은 분무 아편제제로, dexamathasone과 병합하여 쓰기도 한다. 일반적인 초회 용량은 2.5-5mg morphine, 2.5-5mg preservative free morphine 혹은 1mg hydromorphone(Dilaudid)과 2mg의 dexamethasone 2.5ml/0.9%식염수를 4시간마다 필요 시 사용하며, 천명이 들리는 환자는 albuterol(0.5ml)을 추가해 본다. 마스크를 이용하여 5-6L/min 산소 분무치료를 하는 것도 도움이 된다.

아편계 약물의 용량은 호흡 곤란이 호전될 때까지 증량할 수 있으며, Leicestershire 호스피스의 보고에 따르면 50mg까지 사용 가능하다. 어떤 환자의 경우 흡입 morphine이 기관지 수축을 일으킬 수 있어서(Ahmedzai 1997) 처음 투여 시 천식치료를 할 수 있는 간호사나 의사의 감시하에 시작해야 한다.

이런 부작용이 발생한 환자는 기관지 히스타민 유리를 일으키지 않는 fentanyl로 대치할 수 있는데, 분무 fentanyl(25mg in 2ml saline)은 산소 포화도를 호전시키고, 호흡수를 낮추어 준다(임상 시험에 동의한 35명의 환자, Coyne et al. 2002). 91%의 환자가 치료 5분 내에 편안함을 느끼고 적어도 1시간가량 유지된다. 적은 용량의 분무 아편제제는 직접적으로 아편계 수용체에 작용하기 때문에 효과적이지만, Cochrane review는 분무 아편제제가 다른 투여 방법에 비해 이득이 없다고 보고하였다(Jennings et al. 2001).

기침

원인　기침은 진행성 암환자의 40%에서 나타나며 호흡 곤란과 유사한 원인에 의해 발생하는데, 인두, 후두, 상기도에 있는 수용체에 의한 미주신경 자극으로 매개한다.

기침은 후비루, 감염, 심부전, 천식/만성 폐쇄성 폐질환, 식도 역류, ACE 억제제를 사용하는 환자에서도 일어날 수 있다. 특정한 암과 관련된 원인은 기도 폐쇄, 연하 장애를 포함한다. 연하 장애는 암세포의 9번, 10번 중추 신경계 침범 혹은 암성 수막염 등이 있으며 정상 인두 근육의 이완 시에는 일어나지 않기 때문에 이런 환자는 일반적인 분비물도 흡인되어 기침이 일어나게 된다.

치료 위에 나열된 비암성 원인에 대한 치료는 매우 효과적이다. 레이저나 방사선 치료는 기도 폐쇄로 인한 기침을 호전시킬 수 있다. 폐쇄가 없는 환자는 흉부 물리 치료, 가습, 흡인이 도움된다.

기침을 치료하는 약제들이 〈표 7.5〉에 열거되어 있다. Hyoscyamine(Levsin®), scopolamine(transderm Scop®)이 과도한 분비액을 줄여 준다. 끈적거리는 점액 때문에 기침을 하는 환자는 거담제, 점액 용해제보다는 식염수 분무, albuterol(0.5mg in 2.5mg of normal saline) 혹은 terbutaline 등이 도움이 될 수 있다. Ipratropium은 증상을 악화시키므로 가능한 끊어야 한다.

특정한 치료가 불가능하거나, 효과 없을 때는 경구 아편제제가 가장 효과적이다. 단맛의 엘릭시르제를 함유한 dextromethrphan 혹은 아편제제는 초치료로 추천되고, methadone 시럽 역시 유용하다.

이런 치료에 불응성일때는 좀더 높은 용량의 경구 혹은 흡입 아편제가 필요할 수도 있다. 또 흡입 마취제(2% lidocaine 2ml를 1ml 식염수와 혼합하여 10분간)를 하루에 3회 사용하기도 하지만, 이런 마취제는 환자의 오심 반사를 일시적으로 없앨 수 있으며 흡인가능성을 피하기 위해 처음 첫 한 시간에는 환자에게 불편한 것이 없는 지 물어야 한다. 어떤 환자는 기관지 수축이 일어나기도 하므로 처음 사용 시에는 잘 관찰해야 한다.

객혈

폐암환자의 50-70%는 객혈로 고생하게 되는데, 이로 인해 25% 정도만이 호스피스로 입원 치료를 하게 된다. 비교적 드문 발생률이지만 이런 객혈을 경험하는 환자는 매우 놀라게 된다. 객혈이 악화될 때 무엇을 해야 하는지를 가족들에게 알려줌으로써 그들의 불안감을 감소시킬 수 있다(다량의 객혈 시 대처 방안은 8장 참조).

일반 환자들과 비슷하게 암환자의 객혈의 원인은 기관지염, 폐렴, 폐색전증이 대부분이지만, 두경부암환자의 경우 암 재발을 의미하기도 한다. 과거 방사선 치료를 받은 환자라도, 소량의 추가적인 방사선 치료로 90%에서 출혈을 조절할 수 있다. 찬 생리식염수로 기관지 세척, 국소 에피네프린, 국소 fibrinogen-thrombin 용액, 풍선 압박법, 레이저 치료 등도 도움이 된다. 기관지 동맥의 색전술은 특히 기관지 확장증, 염증이 있는 환자에서 효과적이지만, 반 이상의 암환자에서도 출혈을 멈추는 효과를 보였다(Hayakawa et al. 1992). 따라서 최적의 치료는 환자의 출혈 부위와 방사선, 폐, 혈관의 전문가가 치료할 수 있는 지의 두 가지 모두에 따라 달라지게 된다.

딸꾹질

딸꾹질은 환자를 당황하게 하고 좌절시키며, 식사하거나, 마시거나, 자는 것을 방해하는 증상이다.

원인　위식도 역류나 위 압박이 있는 환자는 심한 딸꾹질의 위험성이 높다. 딸꾹질은 미주신경, 횡경막 신경이 손상된 환자나, 특정 대사성 질환(요독증, 저나트륨혈증, 저칼슘혈증)에서 많이 나타난다. 또한 benzodiazepine, barbiturates, progesterone, anabolic steroid, iv corticosteroid, 항암제(cisplatin), hydrocodone의 부작용으로도 발생할 수 있다. 미확인된 귀 감염, 인두염, 식도염, 복수, 폐렴, 흉수염, 심낭염 등이 있는지를 찾아서 교정하는 것이 필요하다.

치료　비약물적 치료는 과립형 설탕, 많은 양의 물 삼키기, 목 뒤를 차가운 헝겊으로 문지르기, 숨 참기, 숨 참는 동안 발살바법 등이 있다. 불응성 딸꾹질 환자의 경우, 횡경막 신경 차단(bupivacaine으로) 혹은 용해법이 필요하지만, 이런 시술이 필요한 경우는 거의 없다. 약물적 치료가 〈표 7.5〉에 나열되어 있다. Metoclopramide가 가장 효과적이다. 위식도 역류로 인한 딸꾹질은 프로톤 펌프 억제제에 반응한다. 경구약을 먹을 수 없는 환자는 10mg IV 4시간마다, 경구 섭취 가능한 환자는 10-20mg을 하루에 3-4회 투여한다. Chlorpromazine(Thorazine®, 25-50mg IV, 경구 또는 경직장 t.i.d.)도 매우 효과적이지만(80% '완치'), 심각한 체위성 저혈압을 유발할 수 있다. Haloperidol(Haldol®, 2-5mg 경구 또는 0.5-2mg IV)도 효과적이고 특히 노인에서 안전한 편이다. Nifedipine(10-20mg 경구 t.i.d), sertraline(50-100mg/day 경구), baclofen(5-10mg 경구 t.i.d. 필요 시 증량) 또한 효과적이다.

피부 문제

균상의 병변

피부에 암이 균상으로 자라는 것은 특히 이전에 외모에 자신 있었던 환자에게는 매우 당황스럽고, 수치스러워서 자존감을 잃게 만들기도 한다. 병변은 고통스러울 뿐 아니라, 분비물과 악취를 풍기게 되면 가족들조차 환자 근처에 가기 싫어할 수 있다.

1차 피부암과 두경부암이 항암치료나 방사선 치료에 안 듣게 되면, 균상의 피부 병변을 만들게 되고 전이할 수 있다. 유방암은 특히 흉벽이나 두피에 피부에 쉽게 전이를 할 수 있으나, 신장암의 10%, 다른 암의 5%도 피부 전이를 일으킨다. 항암약물 치료와 방사선 치료는 처음 피부 전이 발생 시 고려하는 치료이며 출혈을 줄이는 데 비교적 효과적이다. 수술 또한 완화 요법으로서 재발성 유방암, 광범위한 흑색종 전이에서 사용된다.

증상 치료 이런 상처는 완전히 회복되지 않기 때문에 특별한 치료 방법에 불응성인 종양에서는 증상에 따른 치료가 유용하다. 궤양 병변으로 인한 통증은

✲ **진료포인트** 균상 피부 병변의 관리

· 상처를 깨끗하게 유지한다.
· 조심스럽게 죽은 조직을 제거한다.
· 항생제를 사용한다.
· 출혈을 조절한다.
· 악취를 조절한다.
· 통증을 완화시킨다.
· 적절한 두께의 상처 치료 재료를 도포한다.

morphine 주입된 IntraSite gel(0.1% w/w solution), 무균성 거즈로 호전될 수 있다(Twillman et al. 1999). 피부 관리 프로토콜과 표는 *Oxford Textbook of Palliative Medicine, Principles and Practice of Supportive Care in Oncology, Handbook of Palliative Care in Cancer*에 나와 있다. 병원과 가정간호기관에는 지침이 잘 마련되어 있다. 동료 중에 노인과 상처치료 전문간호사 Sarah Kagan(M.S.N., C.R.N.P)과 장루전문간호사 Ilene Fleisher와 Diane Bryant는 친절하게도 다음에 권유되는 물품을 제공해 주었다. 문의사항이 있다면 간호기관을 이용해 보라.

상처 소독 상처를 무균 생리식염수, lactated Ringer's, 가정에서 준비되는 식염수 용액〔1스푼의 소금, 0.17리터(1파인트)의 끓인 물〕을 이용하여 깨끗하게 닦는다. 혐기성균이 집락화되어 있는 상처는 metronidazole 주사제액을 부드럽게 흘러내리게 하거나 스폰지 거즈를 댄다.

죽은 조직 제거술 젖은 식염수 드레싱을 사용하여 조심스럽게 괴사 조직을 제거한다. 건조하지만 화농된 조직은 효소성 debriding ointment(collagenase, Accuzyme®) 혹은 Debrisan® 같은 젤을 사용한다. Debrisan®은 polysaccharide dextranomer granule로 구성되어 있어서, 깨끗하고, 적은 상처에 반 밀봉 드레싱을 할 수 있다. 과립이 박테리아와 죽은 세포들은 상처 밖으로 끌어낸다.

습윤성, 삼출성 상처는 hydrofiber, collagen, calcium alginates, hydrophillic foam, cadexomers/polymer를 포함한 흡수성 드레싱을 사용한다. 널리 사용하고 있는 이 물질의 상품명은 Aquacel®, hydrofiber wound dressing, Kaltostat®, Sorbsan®, Iodosorb®, Allevyn®이다. 고장성 식염수 드레싱은 글자 그대로 상처에 소금을 뿌리는 격이므로 피해야 한다. 감염의 매질을 제공하고 환자를 당황스럽게 하는 짓무른 상처에서 나오는 삼출물을 방지하기 위해 흡수성 폼 위에 두꺼운 거즈와 alginate 드레싱을 댄다. Alginate® 드레싱은 제거할 필요가 없고 목욕할 때 씻어 내면 된다(von Gunten 2002).

항생제 국소 혹은 전신 항생제의 추가를 고려한다. 호기성 박테리아는 쉽게 균사형의 종양을 감염시킬 수 있다. 포도상 구균과 다른 흔한 균들은 삼중항생제연고나 mupirocin같은 국소항생제에 반응한다. 그람 음성 세균은 항문, 비뇨기계 주위에서 잘 발생하므로, silver sulphadiazine 크림과 potassium permangate 좌욕이 감염 재발을 예방해 준다. 혐기성 세균은 국소 metronidazole에 반응하며, 곰팡이는 Nizoral® 혹은 다른 ketoconazole 크림에 반응하고, 통증성의 바이러스 병변은 acyclovir에 듣는다.

출혈의 조절 광범위한 삼출성 출혈은 약간의 친수성 젤에 1g을 섞어 만든 sucralfate paste에 의해 조절된다. 1:1,000 에피네프린 용액을 적신 거즈, thrombin을 적신 Gelfora, Avitene, 국소 thromboplastine, Surgicell 등 역시 이용될 수 있다. Silver nitrate stick은 단독 출혈점을 위해 남겨 두어야 하고, 비부착성, 습성붕대가 붕대 교환 시 발생하는 상처나 삼출액을 줄인다.

악취의 조절 대부분이 혐기성인 악취를 발생시키는 세균을 제거해야 한다. 신생모세혈관, 피부의 독성에도 불구하고, 처음에는 항균 용액인 quarter strength Dakin' s 혹은 1% chlorhexidine gluconate를 고려해야 한다. 이런 용액들은 비싸지는 않지만 불편하고 효과가 떨어질 때도 있다. Metronidazole gel(0.75%)을 바르면서 필요 시 metronidazole을 경구로 투여(200-400mg 경구 t.i.d)한다. Metronidazole은 50%의 환자에서 효과적이며, 예전에 사용했었던 환자에서도 45% 정도의 반응을 보인다.

국소 아로마치료와 Vitamine A, D 연고를 섞어서 악취를 조절하고 기분을 좋게 할 수 있다. 처음으로 쓰는 essential oil은 라벤더(진정, 향기), 티트리 오일(항균, 세척), 페퍼민트(향기, 세척)들이 있으며, 1 온스당 10-30방울을 추가한다.

비용 때문에 metronidazole을 사용할 수 없다면, Maalox®를 시도해 본다. 냄새를 발생시키는 세균의 성장을 막는 바르는 요구르트나 버터우유, 세균과 물을 놓고서 경쟁하는 파우더 설탕이나 꿀 등의 자연 용법이 효과적일 수 있다. 요구르트는 또한 작열감을 완화시킨다. 0.25% 메탄올이 정상적인 피부의 소양감을 줄이기 위한 제제에 추가되기도 한다.

통증 완화 일련의 연구에서 국소 아편제가 피부 궤양으로 인한 통증을 완화시킨다고 보고하였다(Twillman et al. 1999). Morphine-infused intraSite gel(0.1w/w solution or 1mg morphine)을 깨끗한 궤양에 바른 후 4×4인치의 거즈로 덮는다. 혹은 gel을 드레싱할 때 넣는다. 하루에 두 번씩 새로운 gel을 드레싱할 때 바꾸어 주면 된다. 이 연구에 따르면, 0.15%에서만 morphine 농도 증가가 필요했다. 피부 궤양으로 심한 통증을 호소하던 9명 중 8명의 환자가 완전한 통증의 호전을 보였고 특별한 부작용은 없었다. 이중맹검 위약대조 실험이 계획 중이다.

창상 처치 창상 처치는 많은 목적이 있다. 이는 과도한 삼출물, 세균 독소, 죽은 피부 세포를 제거하고, 보습의 깨끗한 환경을 유지하여 세균이 침투하지 못하도록 한다. 또 향후 손상으로부터 보호와 편안함을 제공한다. 환자가 호중구 감소상태가 아니더라도, 깨끗한 장갑을 포함한 무균 기법이 필요하다.

이 모든 것을 이룰 드레싱을 위해서, 서로 다른 작용을 하는 층으로 구성되어야 한다. 피부를 덮는 헝겊은 무균성이어야 하고, 삼출물은 통과시켜야 하고, 피부에 붙지 않아야 한다. 수성콜로이드 드레싱(Duoderm®, Granuflex®, Hydrogel®,

Xeroform®)은 삼출액이 많지 않은 상처 치료에 특히 유용하다. Alginate 드레싱(Katocarb®, Kaltostat®, Acuacel®)은 삼출액이 많은 경우에 더 좋다. 중간막은 흡습성이어야 하며, 바깥막은 charcoal dressing(예: Carboflex®)으로 냄새를 흡수해야 한다. 병변의 손상을 최소화하기 위해서는 더 이상 흡수를 못하거나 냄새를 조절할 수 없을 때만 드레싱을 바꿔야 한다. 제거하는 가장 좋은 방법은 적셔서 떼어 내는 것이다.

욕창

욕창은 침대에 주로 누워 있거나 말기 암환자에서 발생한다. 압력은 림프관, 혈관 등의 구조에 손상을 주어 피부 허혈을 일으키기 때문이다. 마찰, 짓무름, 장력 등이 압력 손상에 기여하며, 뼈가 돌출된 부위, 특히 좌골, 천골 부위에 잘 일어난다.

예방　욕창은 예방이 가능하므로 가족들을 교육시키는 것이 중요하다. 시간이 날 때마다 나는 물리치료사가 환자의 집에 방문하여 환자에게 필요한 물리치료를 제공하고 가족을 교육하도록 한다.

목표는 특히 뼈가 튀어나온 부위로의 압력을 경감하는데 주의하면서, 환자가 같은 상태로 누워 있는 시간을 최소한으로 하는 것이다. 여러 개의 베개를 사용하여 위치를 자주 바꾸고, 팔꿈치 · 발뒤꿈치 패드, 휠체어 쿠션들을 이용한다. 적절한 영양 공급과 수액 공급도 도움이 되며, 종합 비타민과 미네랄 제제 혹은 비타민 C(1,000mg/day)와 아연(220mg/day)을 음식에 추가한다.

물론 환자가 누워 있는 의자나 매트리스가 중요하지만 특히 노인이고 거동이 불가능한 경우 압력 궤양의 위험성이 증가한다. 팽창과 압축이 가능한 Air cell 같은 기구가 도움이 되는 데, 이런 매트리스의 선택은 환자의 필요에 따라 하면 된다. 욕창을 예방하고 치료하기 위한 AHCPR 지침은 그 효과에 따라서 가능한 선택사항을 분류하고 있다. 메디케어는 II기, III기의 단계에 있는 환자들에게 I범주의 제품을 제공하고, IV기의 환자들에게 II범주의 제품을 제공한다.

치료　균상 피부병변과 마찬가지로 욕창의 치료에 사용가능한 간호 프로토콜이 있다. 1994 AHCPR 지침서는 이 장의 마지막에 언급되어 있다. 일반적인 치료 원칙은 다음과 같다. 국소 치료 기법은 균상 피부병변에서 사용되는 것과 유사한데, 2003년 보고에 따르면 신경 성장 인자를 발에 직접 도포함으로써 3-4도의 압력 궤양이 현저히 호전되는 것을 보여 주었다(Landi et al. 2003). 그러나 말기 암환자는 이 연구에서 제외되었다.

오염의 예방과 전단력의 최소화　폴리우레탄 필름 혹은 수성콜로이드 드레싱(Tegaderm®, Duoderm®)은 괴사 조직 및 감염이 없는 욕창에 사용할 수 있다. 균상 피부병변에 드레싱하는 것과 같이, 치료자와 간호사는 필요할 때만 교환하도록 한다.

✻ 진료포인트　욕창의 치료

- 오염을 예방하고 전단력을 최소화한다.
- 상처를 보호하고, 치유를 촉진시킨다.
- 감염과 괴사 조직을 제거한다.

상처의 보호와 치유를 촉진하기　욕창이 감염되었거나, 괴사 조직을 가지고 있는 경우, 무균 식염수로 세척하고 효소제제〔Elase, Travase, Accuzyme, Santyl (collagenase), streptokinase〕로 가피를 제거한다. 균상 병변에서와 같이 삼출액이 거의 없는 부위에는 수성콜로이드 드레싱(Duoderm®, Granuflex®, Hydrogel®, Xeroform®)이, 삼출액이 많으면 alginate 드레싱(Katocarb®, Kaltostat®, Acuacel®)이 필요하다.

감염의 제거 및 조절 그리고 죽은 조직 제거술　Polysacharide dextranomer granule(Debrisan®)을 깨끗하고 보습 상처에 붓고, 반 밀봉 붕대로 덮는다. 그것들로 균과 죽은 세포들을 상처에서 제거할 수 있다. 다른 드레싱과 달리 상처가 깨끗해지고 치유될 때까지 매일 시행하며, 악취가 문제되면 숯 드레싱(Carboflex®)을 사용한다.

가려움증

원인 과거에는 통증과 가려움증이 같은 수용체에 의해 매개된다고 생각되었으나 최근 가려움증에 특이적인 신경이 중추, 말초신경계에 존재한다는 사실이 밝혀졌다(Oaklander et al. 2003). 이 신경의 손상이 예를 들면 얼굴의 대상포진 감염 시 통증보다는 가려움증을 일으키게 된다. 가려움증의 화학 수용체는 히스타민(H_2 아닌 H_1 수용체), 세로토닌(5-HT_2, 5-HT_3 수용체)을 포함한다.

왜 긁는 것이 가려움증을 호전시키는지는 정확히 알려진 바가 없지만, 가려운 부분의 통증이 가려운 느낌을 없애 주는 것으로 생각된다. 긁는 것이 수초성 A-델타 감각 신경 섬유를 활성화시켜 일시적으로 가려움증을 없애 준다. 게다가, 경막외 아편제와 동반되는 일반적인 가려움은 오직 통증경로의 아편유발 억제로부터 야기된다. 간부전으로 인한 가려움증은 내인성 아편계의 선택적 차단으로 인해 발생하므로 naloxone 혹은 naltrexone에 반응한다.

그러나 대부분의 진행성 암환자에서의 가려움증은 신경의 손상으로 인한 것이 아니고, 일반적인 원인인 마른 피부, 약의 알레르기 반응, 요독증, 담즙 울혈, 심리적 스트레스 같은 상황에서 일어난다. 또한 아편계 약물, 암의 피부 침범, 부종양기전(림프종, 호지킨씨병)에서도 나타날 수 있다. 골수증식성 질환을 가진 환자도

진료포인트 가려움증의 치료

- 미온수로 목욕하고, 향수나 입욕제는 피한다.
- 피부는 습기를 유지시키고 손톱을 짧게 유지한다.
- 차갑게 혹은 마취 크림을 도포할 수 있다.
- 경구 항히스타민 혹은 NSAIDs가 필요할 수도 있다.

가려움증을 호소한다. 그들은 열이나 다른 자극에 의해 피부의 비만세포 수가 증가 하여 가려움증을 일으킨다.

환자들에게 피부의 습기를 유지하고, 윤활제를 사용하고, 손톱을 짧게 자르고, 향수나 입욕제는 피할 것을 권하고 있다. 목욕은 미온수로 하고 오트밀 목욕을 시도할 수 있다. 멘솔을 포함한 크림, camphor, 페퍼민트, 콜로이드 오크밀 로션, 얼음 찜질으로 피부를 차갑게 식히는 것이 증상 호전에 도움을 주며 calamine 로션 혹은 caladryl(calamine 로션과 Benadryl 복합제), 국소마취제(benzocaine, ELA-Max®, EMLAr®)등을 사용한다. TENS 기계는 어떤 환자에서 좋은 효과를 보인다.

항히스타민제(예: Diphenhydramine[Bendadryl®])는 히스타민 분비로 인한 가려움증에 도움을 준다. 담도 폐쇄로 인한 가려움증은 스텐트나 폐쇄 림프절의 방사선 치료가 증상을 호전시키고, 폐쇄가 호전되지 않는다면 cholestyramine (Questran®), SSRI paroxetine(Paxil®), 5-HT_3 수용체 길항제 ondanstron, 혹은 methyltestosterone 등이 효과적이다. Paroxetine은 부종양 증후군 혹은 아편계 약

✻ 진료포인트 가려움증의 대증적 치료

원인	치료제
히스타민 유리	Diphenylhydramine
담즙 울체	Cholestyramine; paroxetine; ondansetron; mirtazapine; methyltestosterone
부종양 증후군	Paroxetine; mirtazapine
아편제	Paroxetine, ondansetron, naloxone, naltrexate
골수 증식성 질환	Ondansetron
신부전	Ondansetron, mirtazapine

용량 : Diphenylhydramine 25-50mg 경구 8시간마다; paroxetine 10-20mg/day 경구; ondansetron 8mg 경구 b.i.d to t.i.d; mirtazapine 15mg 경구 h.s.; methyltestosterone 25mg 설하 b.i.d 7-10일

물로 인한 가려움증에 도움을 주고, ondanstron은 아편계 약물로 인한 가려움증 및 골수 증식성 질환, 신부전으로 인한 가려움증에서 사용한다. Mirtazapine은 H_1과, 5-HT_2, 5-HT_3 수용체 길항제로 담즙 울체, 진행성 호지킨성, 비호지킨성 림프종, 신부전에서 효과적이라고 보고된 바 있다.

경구 항히스타민제는 비특이적 가려움증에 가장 효과적인 약이지만 낮에 졸리움을 유발할 수 있다. 졸림움이 발생하면 항히스타민과 pseudoephedrine을 병합한다. NSAIDs는 프로스타글란딘이 가려움증을 일으키는 경우 유용하다. 아편계 약물은 가려움증을 유발하므로 안 쓰는 것이 좋다. Naloxone 주입(0.2ug/kg/min)은 원발성 담도 경화증으로 인한 가려움증에는 쓸 수 있지만 암환자에서는 연구되지 않은 상태이다. Paroxetine(Paxil®)은 SSRI 항우울제로 여러 원인의 가려움증을 가진 5명의 환자에서 효과적이었고 용량은 5-30mg/day이다(Zylicz et al. 1998).

불면증

불면증의 기준은 30분 내에 잠들기 힘들거나, 수면이 유지되지 않는 것(누워서 잠들기 위해 노력하는 시간의 85% 이상 깨어 있는 경우)으로 정의한다(Savard and Marin 2001). 이런 문제는 적어도 1주일에 3회 이상 나타나고, 환자의 주간 생활에 장애를 주는 정도여야 한다. 환자는 일시적인 불면증(몇 달 이하), 단기 불면증(1-6개월), 혹은 만성 불면증(6개월 이상)을 가질 수 있고, 진행성 암환자 반수의 1/3에서 불면증을 가지고 있는데, 이런 경우는 잠들기 힘든 것보다는 수면 유지에 어려움을 겪는 경우가 많다.

잠들지 못하는 것은 환자보다는 가족들에게 고통스러운 것일 수 있으나 환자가 그것을 인지하는지 여부와 상관없이 수면의 결핍은 여러 가지 방법으로 고통을 주게 된다. 작게는 밤새 전화를 받는 전공의만큼이나 힘들게 느낀다. 하지만 그에 더하여 환자에게는 통증을 악화시키고 우울증을 일으킬 수도 있다.

원인　말기 암환자는 많은 불면증의 원인을 가지고 있는데, 통증, 우울증, 불안, 섬망, 호흡 곤란, 야간 저산소증, 오심과 구토, 가려움증, 홍조 등이 그 원인이 된다. 불면증을 유발하는 약제는 corticosteroid, 항구토제(prochlorperazine, metoclopramide, 5-HT_3 receptor antagonist)를 포함한다(Savard and Marin 2001). 환자는 낮에 활동을 안 하고 낮잠을 자기 때문에 수면 주기가 뒤바뀔 수 있다. 또한 심한 철 결핍, 요독증, 삼환계 항우울제, 말초 신경증이 있는 경우에는 하지 불안 증후군 때문에 깨어 있기도 한다. 어떤 사람은 소량의 카페인, 술에도 잠들기 힘들어진다.

치료　불면증은 약으로 혹은 비약물적 치료로 교정 가능하다.

적절한 전문적 상담을 받도록 한다. 불면증 환자는 심리적, 경제적, 영적 고통을 가지고 있으므로 이를 해결하기 위해 도와줘야 한다. 법률가의 방문으로 경제적 문제를, 호스피스팀으로부터 지지를, 성직자로부터 도움을 받을 수 있다.

이런 노력으로 충분치 않다면 다음으로 일반환자에게 적용하는 수면 전문가가 개발한 방법을 권유한다. 낮잠을 없애고 낮 동안에는 가능하면 침대에 있지 않도록 권한다. 또한 자고 일어나는 시간을 정해 놓고, 만일 누워서 30분 이상 잠들지 못할 때는 침대 밖이나 안에서 이완행동을 취하도록 한다. 점진적인 근육 이완, 바

진료포인트 불면증의 비약물적 치료

- 불면에 원인이 되는 고민에 대한 심리적, 법적, 영적 상담
- 낮잠을 피한다.
- 정해진 시간에 잠자리에 든다.
- 30분 동안 깨어 있다면 침대 안팎에서 이완 행동을 한다.
- 바이오피드백, 이완 치료, 최면

이오피드백, 최면 등이 특히 잠들지 못하거나 중간에 깨어 다시 잠들지 못하는 환자들에게 단기치료에 있어서 도움을 줄 수 있다. 그들이 원하면 이런 이완 기법을 가르쳐서 이완을 통한 수면에 도움을 준다.

이런 방법이 효과 없을 때 약물적 치료를 한다(표 7.6). 대조 실험에서 benzodiazepine, 항우울제, zolpidem(Ambien®), 그리고 한 연구에서 meatonin이 효과적이라는 보고 결과들이 있었다. 원인에 따라 약물을 선택하는 것이 좋다. 나는 앞서 통증, 불안, 우울에 대한 치료를 언급하였다. 섬망으로 인한 불면증에는 경구 quetiapine(Seroquel®)이 유용하고, 노인에서는 취침 시 25mg, 젊은 사람은 50mgdm로 시작하는 것이 좋다. Olanzapine(Zyprexa®, 2.5-5mg 경구 취침 시) 혹

표 7.6 불면증에 대한 약물 치료

Cause	*Drug*	*Dose*
Anxiety	Lorazepam (Ativan®)	0.5–2 mg p.o. h.s.
	Clonazepam	0.5–1 mg p.o. h.s.
Delirium	Olanzapine (Zyprexa®)	2.5–5 mg p.o. h.s.
	Haloperidol (Haldol®)	0.5–2 mg p.o. up to 10 mg p.o. in p.m.
	Quetiapine (Seroquel®)	25–50 mg p.o. h.s.
Menopausal symptoms	Venlafaxine (Effexor®)	37.5–75 p.o. b.i.d.
Restless leg syndrome		
Idiopathic	Dopamine agonists	
	Pramipexole (Mirapex®)	0.125 mg/day p.o.; increase by 0.125 mg q. 2–3 days as needed
	Levodopa-carbidopa (Sinemet®)	25/100 mg; 1–2 tabs. qhs
Painful	Gabapentin (Neurontin®)	100–300 mg p.o. h.s.
Other	Clonazepam (Klonopin®)	0.5–1 mg p.o. h.s.
Unknown	Oxazepam (Serax®)	10–20 mg p.o. h.s.
	Temazepam (Restoril®)	15–30 mg p.o. h.s.
	Trazodone (Desyrel®)	50–100 mg p.o. h.s.
	Zolpidem (Ambien®)	5–10 mg p.o. h.s.

출처 : C. J. Early, Restless Leg Syndrome, *New England Journal of Medicine*, 348 : 2103-2109, 2003.

은 haloperidol(Haldol®)은 초조함이 시작되기 전에 투여하고, 밤사이에 필요하다면 반복적으로 사용한다. 하지 불안 증후군에는 clonazepam 0.5-1mg이나 gabapentin 100-300mg을 경구로 투여한다.

불면증의 원인이 뚜렷하지 않을 때에는 oxazepam(Serax®) 10-20mg 혹은 temazepam(Restoril®) 15-30mg이 효과적이다. 초회 용량은 노인이나 마른 환자, 약을 설하로 투여받는 환자에서 줄여야 하며, 노인에서는 benzodiazepine에 발작적 초조함을 보일 수도 있다. 이럴 때는 trazodone이 유용하다.

쇠약과 피로

피로감은 전이성 암환자에서 통증보다 더 흔한 증상이지만, 병태생리, 원인, 효과적인 치료에 대해서는 알려진 연구가 별로 없다. NCCN 암 관련된 피로 지침서(Version 1.2003)는 피로감을 "암과 관련된 혹은 암치료와 관련된 일반적인 기능을 방해할 정도의 지속적인 피곤한 느낌으로, 건강한 사람의 피로와 비교하여, 암과 관련된 피로감은 훨씬 더 심하고, 휴식에 의해 호전되지 않는다" 라고 정의하고 있다. 많은 피로 평가도구가 역학, 원인, 치료에 대한 연구에 사용되고 있다. 여러 조사에서는 급성 백혈병 혹은 비호지킨성 림프종 환자의 50%, 항암치료나 방사선 치료를 받는 환자의 거의 대부분(96%) 혹은 암의 마지막 단계게 있는 환자들이 피로감으로 고통받고 있다고 발표하였다.

치료지침은 선별 검사 및 평가 프로토콜, 진행 중인 치료에 따른 분리된 지침, 장기간 추적 검사, 생의 마지막에서의 치료 등을 포함하고 있다. 선별 검사는 주관적인 경험이며, 정량화할 수 있다는 점에서 통증에서와 유사하다. 0점에서 10점으로 나누어 '피로감 없음' 에서 '상상할 수 있는 정도 중 최고로 피로' 로 판단하고,

여러 전문분야의 평가, 전문가와 가족 구성원들을 교육할 것을 권유한다. 7점은 '신체 기능이 현저히 감소' 를 의미하며 NCCN 지침서에서 4점 이상에서는 추가 검사를 권고하고 있다.

어떤 환자에서는 피로를 야기하는 기전은 알려져 있지 않지만 확실하고, 가역적인 원인이 있다(표 7.7). 통증, 불안감, 우울, 불면증이 중요한 원인이며, 약물 부작용, 호흡기 · 신장 · 간 · 심 부전, 감염, 부신 · 갑상선 기능장애, 신경과적 문제 등도 모두 쇠약을 일으키며, 원인이 해결된다면 쇠약도 해결된다.

특별한 원인이 없을 경우 혹은 치료에 반응 없을 경우, 정신각성제인 methylphenidate를 시도해 본다. NCCN 지침서는 환자에 따라 용량을 조절해서 사용하면 7일내에 효과를 볼 수 있다고 권고하고 있으며, 용량은 20mg/day까지 올릴 수 있다. 기면병에 사용되는 약인 modafilnil(Provigil®)은 아직 효과가 입증되지는 않았으나, 아편계 약물로 인한 수면에서 권하고 있다(Americal pain society 2004).(APS Guideline: Principles of Analgesic Use in the Treatment of Acute Pain and Cancer Pain, 5th edition)

Eaton-Lambert Syndrome

Eaton-Lambert Syndrome은 폐암에서 무력감을 일으키는 매우 드문 원인이다. 이런 환자는 '반 근육무력증' 을 경험하게 되는데 강해지는 양상이 점점 진행한다. 이는 근위부 근육을 침범하고 암에 완화되면 이 증상도 완화된다. 이것은 지속되거나 재발할 수 있다. 혈장 교환술과 신경전달물질을 방출하는 guanidine hydrochloride(125-500mg 경구 t.i.d.) 같은 약제가 도움이 된다.

빈혈

영국 완화의료 병동에서 연구한 바로는 빈혈 환자에서 수혈이 기력을 호전시킨다고 발표했으나 기전은 알려져 있지 않다(Gleeson and Spencer 1995). 수혈 전 환자

표 7.7 허약감과 피로에 대한 약물 치료.

Cause	*Drug/Procedure*	*Dose*
Anemia	Transfuse	
Renal failure	Erythropoietin (Epogen®) + iron	50–150 U/kg SQ t.i.w.
Cancer/treatment related	Erythropoietin (Procrit®) + iron	40,000–60,000 U SQ q. week
	Darbepoetin-α (Aranesp®) + iron	200–300 μg q 2 weeks SQ
Hypercalcemia	Pamidronate (Aredia®)	60–90 mg IV over 2 hr
	Zoledronic acid (Zometa®)	4 mg IV over 15 min
	Calcitonin	4–8 IU/kg SQ or IM q6–12h
	Gallium nitrate	100–200 mg/m^2/day IV over 5 days
Hyponatremia		
SIADH	Demeclocycline (Declomycin®)	300 mg p.o. b.i.d. to q.i.d. until Na^+ normal; 600–900 mg/24 hr p.o. maintenance
Adrenal replacement with tumor	Hydrocortisone +	20 mg every morning, 10 mg every evening +
	fludrocortisone (Florinef®)	0.05–0.15 mg/day p.o.
Hypokalemia from ectopic ACTH	Octreotide (Sandostatin®)	100–500 μg b.i.d. SQ
	Aminoglutethimide (Cytadren®)	Consult with oncologist/endocrinologist
	Metyrapone	Consult with oncologist/endocrinologist
	Mitotane (Lysodren®)	Consult with oncologist/endocrinologist
Hypoglycemia		
Insulinoma	Glucagon	Consult with endocrinologist
Mesenchymal tumors	Debulking surgery	
Anorexia	Adjust diet/supplements	
	Megestrol acetate (Megace®)	400 mg b.i.d. p.o.
	Dexamethasone	0.75–1.5 mg q.i.d. p.o., IV
	Prednisone	5 mg t.i.d. p.o.
	Methylprednisolone	16 mg b.i.d. p.o.
	Dronabinol (Marinol®) (δ-9-tetrahydrocannabinol)	2.5–7.5 mg t.i.d. p.o.
Anorexia and depression	Mirtazapine (Remeron®)	15 mg qhs
	Methylphenidate	2.5–10 mg p.o. 8 a.m. and noon

의 혈색소 수치는 4.9-10.7g/dl이었지만 수혈 후 증상 호전이 빈혈 정도와 연관을 보이지는 않아서, 수혈 전 혈색소가 7.9g/dl가 넘거나 이하인 환자 모두 증상의 호전을 보였다.

신부전으로 인한 빈혈이 있는 환자는 적혈구 생성인자(erythropoietin, 50-150U/kg t.i.w)와 경구 철분제제에 반응을 보였다. 골수 이형성이나 고형암환자 모두 반응했고, 안정적이거나 완적 혹은 부분적 관해를 보이는 항암치료를 받는 환자도 삶의 질이 향상되었으며, 혈색소 11-12g/dl에서 최대 효과를 보였다. 그러나 적혈구 생성인자는 진행되는 병에서는 쇠약과 피로감을 호전시키지는 못했다. 진행성이 아닌 암환자에서 알 수 없는 빈혈이 있을 때(혈색소 12g/dl 미만) 적혈구 생성인자 치료를 두 달간 시행한 연구도 있는데, 이 요법은 비용이 많이 들고 매주 혹은 3주마다 경피 주사를 해야 하며, 적혈구 생성 인자의 용량 조절, 경구 철분제제 병합 등의 문제점이 있다.

대사 이상

암과 관련된 대사 이상은 고칼슘혈증, 저마그네슘혈증, 저나트륨혈증, 저칼륨혈증, 고혈당, 저혈당 등이 있다(표 7.7).

고칼슘혈증 고칼슘혈증은 암 합병증 중 가장 흔한 대사 장애다. Bisphosphonate가 널리 사용되기 전까지 암환자의 10-40% 정도가 고칼슘혈증으로 보고되었다. 경미한 성격 변화, 피로, 식욕부진, 변비 정도를 호소하지만, 자세히 물어 보면 다뇨증, 오심, 수면증가, 집중력 장애, 전형적인 섬망 증세를 말하게 된다. 증상의 정도는 혈중 칼슘 농도보다 고칼슘혈증의 속도와 밀접히 연관되어 있다. 정신 상태의 변화는 칼슘 수치가 정상화되고 나서 몇 주 지나도 호전되지 않을 수도 있다.

항암제에 불응성이거나 더 이상 항암 치료 계획이 없는 과칼슘혈증 환자는 평균 생존기간이 한 달 미만이다. 이런 나쁜 예후는 치료 계획에 포함되어야 하므로 아

✻ **진료포인트** 암과 관련된 고칼슘혈증

· 환자는 경미한 증상을 나타낼 수 있다. 특히 오심, 변비, 정신상태의 변화.
· 증상의 정도는 절대적 칼슘 수치가 아닌 과칼슘혈증의 속도와 연관성이 있다.
· 정신 상태는 칼슘 수치가 정상화 되어도 수주 동안 회복되지 않을 수 있다.
· 적절한 수액 공급, 운동을 권장한다.
· 초치료는 수액 공급과 정맥 Bisphosphonate, 충분히 수액 공급된 후 furosemide 투여한다.
· 불응성 종양 혹은 종양에 대한 치료를 원치 않는 경우에는 호스피스에 의뢰한다. 평균 생존은 30일이다.

직 제공되지 않았다면 호스피스를 권한다. 증상이 있는 고칼슘혈증은 호스피스의 이점으로 보완될 수 있다.

골 전이는 경미한 고칼슘혈증을 일으키므로 적절한 수액 공급과 염분섭취로 회복시킬 수 있으며, thiazide 이뇨제는 고칼슘혈증과 관련된 약제이므로 중단하는 것이 좋다. 신체 활동을 안 할 경우 골 전이로 인한 골 흡수는 증가시켜 고칼슘혈증을 유발하기 때문에 신체 활동을 하는 것이 도움된다.

고칼슘혈증을 가진 암환자의 80%는 부갑상선 호르몬 관련 펩타이드(PTH related peptide)가 그 원인이다. 수액 공급 및 furosemide 이뇨제와 추가하여 특정한 약물적 치료가 필요하다. Pamidronate(Aredia®, 60-90mg IV 2시간 동안) 혹은 zolendronate(Zometa®, 4mg IV 15분 동안)가 외래에서도 사용한 약으로 부갑상선 호르몬 관련 펩타이드나 골 전이로 인한 고칼슘 혈증을 24-48시간 내에 회복시킬 수 있다. Pamidronate는 신기능 부전 환자에서 더 선호되며, 정상 칼슘 수치는 수주에서 몇 개월까지 유지된다. 심한 고칼슘혈증 환자는 calcitonin(4-8IU/kg SQ 혹은 IV 6-12시간마다)을 추가하고, 정상 칼슘 수치에 도달하면 추가로 정맥 pamidronate 혹은 zolendronate를 줄 수 있으나, 몇 달 후 효과가 감소할 수 있다. 2차 약제인 plicamycin(25ug/kg)은 정맥을 경화시키고, 심각한 조직 손상을 일으켜 피부를 손상하기 때문에 더 이상 사용하지 않는다.

반복 투여 후에 plicamycin의 효과는 점차 감소하게 된다. 특정한 환자에서는 gallium nitrate를 한 번 투여하거나, 적극적인 수액용법과 함께 5일 동안 연속 정맥주입(100-200mg/m2/day)을 할 수도 있다. 이 약제는 비싸고, 신독성을 일으킬 수 있지만 80%의 환자에서 고칼슘혈증을 회복시킨다. 불행하게도 다른 약제와 같이 재발할 수 있다.

Corticosteroid는 steroid 반응성 종양인 다발성 골수종 혹은 림프종 혹은 1,25-dihydroxy vitamin D를 분비하는 드문 림프종에서만 효과적이다.

저마그네슘혈증 이뇨제나 platinum 유도체 항암제의 부작용이 지속되는 경우 발생할 수 있다. 이뇨제 용량을 조절할 수 없다면, 경구 magnesium oxide(400mg 매일 혹은 b.i.d)가 효과적이다.

저나트륨혈증 폐암환자에서 저나트륨혈증은 항이뇨 호르몬(ADH)의 과도한 생산 때문인 경우가 많다. 이런 항이뇨 호르몬 과다로 인한 증후군(SIADH)은 수분 제한으로 치료할 수 있지만, 진행성 암환자의 경우는 demeclocycline 같은 요붕증 유발 약제를 선호한다. 하루에 2회 300mg 경구투여로 시작하여 나트륨 수치가 정상화될 때까지 4회로 증가시킨다. 유지 용량은 600-900mg/day이고, 용량을 서서히 증가시켜야 위장관계 독성이 적고, 그 외에는 부작용이 없는 편이며 매우 효과적이다.

드물게 에디슨씨병으로 저나트륨혈증이 생길 수도 있다. 폐암의 전이가 부신을 침범하면 부신피질 기능 부전이 발생하여 저나트륨혈증, 고칼륨혈증이 나타난다. 경구 호르몬 투여 hydrocortisone(20mg 경구 매일 아침, 10mg 매일 저녁)과 fludrocortisone(Fluorinef®, 0.05-0.15mg 경구)이 적절하다.

저칼륨혈증 저칼륨혈증은 부종 치료제로 이뇨제의 사용, 드물지만 ACTH 의 과도한 분비로 인해 발생한다. 이소 ACTH의 합성을 억제하는 octreotide에 반응이 없다면, 약물적 부신 절제효과가 있는 다양한 약제 중 하나인 aminglutethamide, metyrapone, mitotane 등을 시도해 본다. 약물적 부신 절제를 시도하는 환자는 조심스러운 관찰이 필요하고, 성공적이라면 호르몬을 대치한다.

고혈당과 저혈당 척수나 뇌 전이가 있을 경우 사용하는 고용량의 부신피질 호르몬의 흔한 합병증인 고혈당이고 이는 일반 당뇨환자에서 쓰이는 치료에 반응한다. 인슐린 분비 종양으로 인한 저혈당은 드물고, 간의 당 합성과정에 장애를 일으키는 다른 종양에 의한 저혈당이 더 흔하다. 이런 종양의 1/5은 간암, 2/3는 중간엽 기원(중피종, 섬유육종, 신경섬유육종, 혈관주위세포종)의 종양이다.

단당류를 자주 경구 투여하는 것은 인슐린 분비 종양 환자에게 도움이 되며, 글루카곤의 정맥 주입이나 중심 정맥 카테터, 말초중심정맥관PICC을 통한 당의 주입이 필요할 수도 있다. 중간엽 기원의 큰 종양으로 고용량의 포도당의 주입이 필요한 환자는 완화적 용적 축소 수술을 고려한다.

식욕 부진과 영양 부족

식욕 부진은 진행성 암환자의 85%에서 발생하는 흔한 합병증이다. 만일 우울증에 동반되거나, 감염, 위장관 문제, 대사장애(고칼슘혈증), 입맛을 바꾸는 약의 부작용 metronidazole 때문이라면 교정 가능하다. 그러나 많은 환자에서 식욕 부진은 특별한 이유가 없기 때문에 입맛을 돋우는 잦은 식사, 보조제, 식욕증진제, 경구 혹은 정맥 영양 주입을 대증적 치료로서 고려해야 한다(표 7.7).

식사와 보조제 구미가 당기는 식사법을 탐구하고, 요리법과 적절한 영양정보가 담긴 책자를 제공함으로써 하루에 섭취량을 약 500칼로리 정도 늘릴 수 있다. 예를 들어 고기가 역겹다고 말하는 환자에게는 다른 음식으로 대체해야 한다. 견과류, 땅콩 버터, 단백질 파우더 등을 음료수에 추가하거나, 얼음, 바나나, 오렌지 등을 갈아서 추가할 수 있다. 많은 양의 음식을 먹기 힘든 환자는 소량씩 자주 먹도록 할 수 있고, 먹고 싶은 음식만 먹으면서도 영양소 걱정을 피하기 위해 종합 비타민을 권한다. 어떤 환자는 영양 보조제(예: Ensure®, Sustacal®, Resource®)를 좋아하고, 다른 사람들은 고칼로리 우유, 젖당불내성 우유, 젖당을 줄인 우유에 어떤 가루를 타서 먹는 아침을 좋아한다.

억지로 식사를 하게 하는 것과 고칼로리 식사 보조제를 먹는 것 중 어느 것이 더 좋은지 정확히 알려진 바는 없지만 한 달 정도 영양 상담을 받은 환자들은 대부분 과거 식사 습관으로 돌아간다.

입맛을 올리는 몇 가지 약제가 있는데, megesterol acetate(Megace®, 400mg b.i.d)가 입맛을 돋우고, 몸무게를 증가시킬 수 있고, 이는 외모에 신경을 쓰는 환자에게서 중요할 수 있다. 이 약이 근육 조직을 증가시키는 효과는 없으므로, 기력을 회복시킬 수는 없고, 몸무게가 증가하면 환자의 신체 활동에 오히려 제약이 될 수도 있다. 2주 정도 시도해 보아서 식욕의 변화나 몸무게 변화가 없으면 약을 중단한다. Megace는 중단하였을 때, 불현성 혹은 드물지만 부신결핍증상을 나타낼 수 있는 현성 부신 기능 억제가 생기기도 한다. 따라서 약을 중단하거나 수술 시, 내과적 질병이 발생 시 corticosteroid를 투약해야 한다.

Oxandrolone은 경구 testosterone 유도체로 AIDS/HIV 환자에서 체중을 증가시킨다고 알려져 왔다. 최근 전향적 연구에서는 몸무게 증가뿐 아니라, 체세포 양을 증가시키는 효과도 보고하고 있다. 10mg 경구로 하루에 2회 투여하면, 평균 체중 증가는 작지만 통계학적으로 의미 있으며 삶의 질 호전과 관련이 있다(체중 증가 2.6kg±3kg, 연조직 증가 3kg±2.9kg)(Earthman et al. 2002). 또한 oxandrolone(10mg 경구 b.i.d.)을 투여하는 131명의 암환자 유사한 호전을 보인 연구도 있으나, 이중 맹검 위약 실험에서는 유용하지 않았다(Tchekmedyian et al. 2003). Nandrolone은 androgenic anabolic steroid로 투석하는 환자나 AIDS 환자에서 효과를 보였으나 암환자와 관련된 자료는 부족한 편이다.

한 이중 맹검 교차 실험에서는 corticosteroid(0.75-1.5mg dexamethasone q.i.d, 5mg prednisone t.i.d., 혹은 10mg methyprednisolone b.i.d.)가 환자의 입맛을 호전시켰으나, 중대한 부작용 문제를 보이고, 몸무게와 영양 상태 변화는 없었다.

Dronabinol(δ9-tetrahydrocannabinol)(2.5-7.5mg t.i.d.-직장투여도 가능)은 특히 AIDS 환자에서 식욕을 촉진했으나 부작용으로 널리 사용하기 어려운 단점이 있다. 전향적 비조절성 연구에서 진행성 암환자의 식욕을 증가시켰지만 2.5mg b.i.d.정도의 소용량으로도 1/4의 환자에서 부작용이 발생하였다. Mirtazapine (Remeron®)은 소용량으로 입맛을 호전시킬 수 있고(15mg 경구 취침 시), olanzapine(Zyprexa®, 2.5-5mg 경구 취침 시)은 오심을 감소시켜 입맛을 호전시킨다. 이런 약들이 체중을 증가시킨다는 자료들은 없는 상태이다.

Adenosine triphosphate(75mg/kg IV infusion 30시간 동안 2-4주마다)는 3B, 4기 비소세포성 폐암환자에서 몸무게를 유지하고 경미한 체중 증가를 보였으나 이 연구는 이중맹검은 아닌 무작위 연구였다(Agteresch et. al. 2002).

Cyproheptadine, hydrazine sulfate는 처음엔 좋을 것 같았으나 더 이상 권하지 않는다. 몇 개의 무작위 위약 대조 실험에서 의미 있는 식욕, 음식 섭취, 몸무게의 증가를 보이지 않았기 때문이다.

경구/비경구 영양법 이것은 환자가 수술받았거나, 항암 치료, 방사선 치료 초기에 유용하다. 환자가 위장관암이나 암의 치료로 인해 먹거나 흡수하지 못하고, 특히 효과가 있을 것으로 기대될 때는 영양 공급을 위해 침습적인 방법이 필요하다.

방사선 치료를 받는 어떤 폐암환자들은 반복적인 후두 신경의 마비로 인해 흡인이 발생하기도 한다. 항암 방사선 치료를 받고 있는 두경부암환자나 식도 폐쇄 환자는 마비와 폐쇄가 해결될 때까지 몇 달 동안 비위관 영양, 급양 위루feeding gastrostomy, 공장루jejunostomy로 도움을 받을 수 있다. 지속적인 영양 공급(12시간 동안 밤에, 환자가 자는 동안)은 견딜 만하고 설사를 일으키지 않는다. 만일 설사가 발생하면 고장성 약제의 희석이나 다른 제제의 투여를 통해 해결한다.

영양관은 병원에서 삽입하게 되지만, 가족들에게 다루는 법을 가르쳐야 한다. 가끔은 환자가 직접 투여를 할 수도 있고, 보통은 자는 동안 연속 주입을 하게 된다. 모든 사람이 장비를 이용할 수 있고 문제가 생기면 언제 통보를 해야 하는지 확실히 하도록 가정간호를 통해 문제를 해결하는 것이 도움이 된다.

비경구 영양법은 경구로 투여할 수 없지만 암이 안정적이거나 천천히 진행하는 환자에게 유용하다. 비경구 영양법은 대부분의 암환자에게는 적응이 되지 않는다. 더 많은 열량과 몸무게의 증가를 가져올 수 있지만, 일상적인 비경구 영양법은 항암제로 인한 부작용을 줄이거나 수명을 연장시키지 못하고, 수술 전후의 사망률, 이환율을 줄이지 못한다. 선택된 집단(골수 이식 수여자, 심한 영양 결핍 환자, 간암에서 간절제술 시행한 환자)에서 도움이 될 수는 있다.

말기 진행성 암환자는 영양관이나 비경구 영양법이 큰 효과를 보기 힘들며, 그들은 배고픔이나 갈증을 거의 호소하지 않고, 소량의 물과 음식에도 만족한다. 그럼에도 불구하고 그들은 쇠약감이나 졸음이 음식이나 물 섭취가 부족해서라고 생각하기 때문에 경구 혹은 비경구 영양 공급을 원하게 된다. 영양 결핍은 쇠약감을 일으키지만 영양 부족을 회복시키는 것이 기력과 에너지를 증가시키지는 못하며, 그 원인은 확실치 않다.

드물게 이 모든 것을 설명한 후에도 환자들이나 가족들이 여전히 장관 혹은 비경구 영양법에 관심을 두는 경우가 있다. 몇몇 가족들에게 이것은 환자가 더 이상 먹기를 원하지 않기 때문에 개인적으로 거부한다는 느낌, 환자가 포기하고는 그들이 준비가 되어있지 않을 때 그들을 떠날 것이라는 느낌 혹은 환자가 계속 싸울 만큼 그들을 사랑하지 않는다는 숨겨진 걱정들 중 하나를 감추고 있기 때문이다.

다른 사람들은 아마도 장관 영양장치나 경관영양을 받는다는 의미를 충분히 이해하지 못하고 있을 수 있다. 경구 영양관, 급양 위루, 공장루의 합병증은 아래 나열되어 있다(Ahronheim 1996).

영양관 유지로 인한 문제

· 불편감
· 위치 변동
· 비강, 식도, 위, 장 미란 혹은 천공
· 출혈
· 복막염
· 복벽 누출(leakage) 혹은 봉와직염(cellulites)
· 장 폐쇄증(ileus, obstruction)
· 기흉
· 관 삽입 시 사용한 마취제의 부작용
· 환자의 거동 장애

수액 영양으로 인한 문제

• 전해질 불균형
• 더부룩한 느낌
• 역류
• 흡인
• 설사

환자나 그의 가족이 경구 영양법의 제한된 효과와 부작용을 이해하고, 장과영양이 야기하는 문제들을 이해한다면, 관심을 덜 갖게 될 것이다.

비경구 영양법은 카테터 삽입 시 수반될 수 있는 합병증(예: 기흉, 출혈), 그리고 이후의 합병증(예: 세균, 진균 감염, 카테타 폐쇄, 상대정맥 증후군으로의 이행)을 동반한다. 또한 이런 영양법은 환자의 수명을 증가시킬 수 없음이 알려졌지만, 이 결과는 10년 전에 이루어진 것이다. 더 많은 연구가 이루어지기까지는 영양 공급이 환자들의 짐을 덜어 주고 어느 정도 도움을 줄 수 있을 것으로 생각된다.

대처 방안

쇠약감이 회복되지 않을 경우에는 환자와 가족들이 이를 다루는 법을 알려 주는 것이 유용하다.

✳ 진료포인트 환자가 쇠약감과 피로를 대처하도록 돕기

- 최대한 침대 밖에서 시간을 보내도록 용기를 준다.
- 활동을 유지하도록 돕는 기구를 사도록 권한다.
- 가장 중요한 활동을 계속 하도록 용기를 준다.
- 감각, 지적, 사람간의 자극을 일깨운다.
- 환자의 증상에 좌절하는 가족들에게 심리적 지지를 제공한다.

환자는 예전에 아팠을 때 그랬던 것처럼, 침대에서 일정 시간 시간을 보내면 나아질 것이라고 착각한다. 침대에 누워서 보내는 시간을 최소화하고, 힘을 쓰는 일을 최대한 해 보라고 권유하는 것이 중요하다. 운동은 항암 치료를 받는 유방암 환자에서 피로감을 감소시키는 데 효과적이다(Miaskowski and Portenoy 2002). 특정한 환자에서는 물리 치료 자문이 도움을 줄 수 있다.

환자는 휴대 가능한 기구를 빌려서 운동량을 유지하는 것이 좋다. 보행기, 휠체어, 전기 침대, 샤워 의자 등이 그 예다. 많은 보험 회사들은 이런 기구들의 대여를 보장해 주므로 무료로 사용할 수도 있다.

자질구레한 집안일을 다른 이에게 맡기고, 낮 동안 짧은 기간의 휴식, 여행을 계획해 보라는 상식적인 충고는 놀랄 만큼 도움이 되기도 한다. 특히나 집안일로 가족의 역할이 정의되던 사람이 집안일을 포기하는 것이 매우 어렵다. 치료팀이 어떤 것이 가장 그들에게 중요하고 어떤 것은 포기하고 싶지 않은 지 등을 정리하도록 환자를 도울 수 있다. 예를 들면 요리가 쇼핑보다 중요하고, 밤에 목욕을 하는 것 보다는 독서를 하는 것이 더 만족스럽다 등이다.

침상에만 누워 있는 상태의 환자는 감각 신경, 지적, 사람 간의 자극이 중요하다. 음악을 듣고, 읽고 그림을 그리도록 북돋아 준다. 혹은 도서관에서 책을 빌리거나 테이프나 비디오로 된 책을 사거나, 다른 가족이나 친구나 호스피스 자원봉사자들에게 방문하게 하고, 게임을 하고 책을 읽어줄 수도 있다.

상상력이 풍부했던 내 친구는 어느 토요일, 그녀의 어머니 병실을 소풍 장소로 완전히 바꿔 놓았다. 다른 휴일에는 린넨과 식기류를 가져와서 회의 장소처럼 차려 놓고 그녀의 어머니를 초대하는 것처럼 꾸미기도 했다.

대부분의 경우에서 무력감은, 다른 사람들은 장애를 가졌다고 생각함에도 불구하고 만족스러운 인생을 살고 있는 환자에게는 골칫거리가 아니다. 가족들은 환자 자신보다 오히려 환자의 변화에 대해 고통스러워한다. 때로는 가족들이 가장 우리의 도움을 필요로 할 수도 있다.

호스피스 프로그램의 역할

병원이나 요양원, 외래 호스피스에 있는 환자들은 24시간 동안 그들의 증상에 도움을 주는 간호사와 의사의 보호를 받게 된다. 그러나 20%의 환자들은 집에서 지내며 임종을 맞기를 원한다. 그들의 가족들은 특히 더 어려운 시간을 보내게 된다. 암으로 죽어 가는 환자의 가족들은 여러 종류의 도움을 필요로 한다(Cherny et al. 1996).

- 환자를 편안하게 해 주기
- 정보와 의사소통
- 가족의 필요와 재원을 평가하기

- 보호에 대한 교육
- 응급 상황에 대한 준비
- 가족들이 어떻게 대처해야 하는지 정리하기
- 환자가 의식을 잃었을 때 가족 돌보기
- 죽음의 과정에 대한 준비
- 분쟁의 해결

호스피스팀의 구성원들은 이런 요구들을 충족시키기 위해 의사를 도울 수 있다. 호스피스 간호사와 사회 사업가는 세부 치료 전략을 짜고 환자의 복잡한 증상을 대처하는 데 훌륭한 능력을 지니고 있다. 3장에서 토론한 바와 같이 호스피스팀은 가족의 걱정을 예상하고 분석하여 환자와 가족의 심리적, 사회적, 경제적, 영적 문제를 해결한다. 간호사는 가족에게 환자를 돌보는 기술을 교육하고, 적절한 투약과 물품 그리고 서비스를 제공한다.

호스피스 간호사는 정규적으로 집을 방문하고, 필요 시 정보를 습득하여 가족과 의사에게 의사소통을 하게 해 준다. 어떤 환자는 1주에 한 번씩 방문해도 되고, 다른 환자의 경우 매일 방문이 필요할 수도 있다. 몇몇 환자는 24시간 도움을 필요로 하기도 한다. 간호사는 약과 응급 시 필요한 기구들을 제공하고, 가족들이 사망 과정을 준비하도록 도우며, 환자가 의식을 잃었을 때 가족들을 지지해 준다.

호스피스 프로그램은 24시간 연락 가능한 간호사가 있으며 응급 시 언제나 방문할 수 있다. 호스피스 간호사는 환자가 죽어 가는 순간에 투약을 조절하고, 가족들을 안심시키는 등 중요한 역할을 하게 된다. 그들은 또한 사별 직후, 편안함을 제공하고 어떤 지속적인 걱정이 있는지 평가하고 해결해 주려고 대화를 해 줄 것이다.

메디케어 호스피스는 모든 이런 서비스의 사용료를 지불한다. 인사행정, 투약, 의료 기구, 다른 환자를 편안하게 하는 서비스 행위(예: 죽은 조직 제거술을 위한 외과 협진)가 포함된다. 어떤 사람은 호스피스 정책에 대한 몇 가지 오해로 선택을 꺼려한다. 예를 들면, 환자는 앞으로는 주치의의 진료를 포기해야하는 것으로 생각할 수 있다. 이것은 사실이 아니다. Medicare Part B에 의하여 독립적으로 전문인 서비스에 대해 지불하도록 규정되어 있어, 환자들은 그들의 주치의를 계속 보고 치료를 받을 수 있다. 또한 통증이 급격히 증가하거나 섬망같이 입원을 필요로 하는 상태에서는 입원 치료를 하게 된다. 호스피스 프로그램은 4단계로 나누어서 진행된다. 즉 정기적 가정 간호, 지속적인 가정 간호(24시간), 위탁 치료, 입원 치료이다. 또한 호스피스 프로그램은 개인 병원과 계약하여 환자가 필요로 하는 곳에서 지속적인 치료를 받을 수 있다.

호스피스 서비스의 일정 부분은 메디케어 호스피스 기금이 없는 환자도 가능하다. 개인 보험, 간호 계획, 메디케이드 프로그램은 다양한 호스피스 기금을 제공하고 있다. 가난한 사람들도 역시 도움을 받을 수 있다. 지역 호스피스 대리점 중 일부는 비영리이고 일부는 영리이지만 제공받을 수 있는 서비스의 범주에 대해 정보를 제공해 줄 것이다. 의문 사항은 Hospice Association of America(228 7th Street SE, Washington, D.C. 20003, USA; telephone: 202-546-4759)에 연락하라.

완화의료팀의 역할

어떤 환자들은 호스피스 프로그램에 참여할 준비가 되지 않았다고 느낀다. 다른 이는 그들의 삶의 질에 지대한 역할을 했다고 느낄 만한 대증적 치료(비경구영양, 수혈)에 익숙해 하기도 한다. 이런 서비스들은 지역 호스피스 프로그램에서는 가능하지 않는 경우도 있다. 어떤 경우에는 완화의료팀과 종양치료팀이 같이 일하면서 호스피스의 다리 역할을 하기도 한다.

호스피스팀처럼 완화의료팀은 암환자와 가족들의 모든 측면에서의 고통에 주의를 기울인다. 어떤 완화의료팀은 환자가 거의 죽음의 순간에 도달했을 때 참여하지만, 다른 팀은 진단의 어느 시점(진단, 재발, 말기 치료)부터도 같이 참여할 수 있다. 그들은 협진, 일차 임상 치료를 제공한다. 대부분의 팀은 병원 중심이지만, 소수의 경우 외래 환자로, 왕진으로, 같은 기관에서 호스피스팀에 자문을 구하는 것으로 치료하기도 한다(Bilings and Pantilat 2001; Gazelle et al. 2001; Nelson and Walsh 2003).

불행하게도 대다수의 병원과 대학병원은 완화의료 서비스를 가지고 있지 않다. 1998년 AHA(American Hospital Association) 조사에 따르면, 오직 36%의 AHA 구성원이 완화 치료 서비스를 가지고 있고, 15%만이 말기 환자 서비스를 가지고 있었다(Pan et al. 2001). 2000년도 미국의 교육 병원(26%는 의과대학, 53%는 레지던트 교육 프로그램)은 단지 18%가 완화 치료 서비스를 제공하며, 19%는 입원환자, 22%는 호스피스 제휴를 가지고 있었다. 49%가 통증 서비스하고 있지만, 그 중에서 단지 23%가 완화 치료 협진 서비스와 입원실을 가지고 있다. 20%는 완화 치료 프로그램을 계획 중이었다(Billings and Pantilat 2001).

완화의료팀의 부족은 대부분의 호스피스팀이 병원에서 지원을 받는 것을 보면 알 수 있듯이, 그 효용성의 부족보다는 경제적 지지가 없기 때문이다(Billings and Pantilat 2001). 미국과 다른 곳에 있는 호스피스팀의 최근 보고서에 의하면, 상당한 수의 급성 치료 시설이 생겨났고, 그 일부는 독립적인 완화의료 병동을 가지고 있다(Gazelle et al. 2001; Jenkins et al. 2000; Ng and von Gunten 1998; Pierucci et al. 2001; Santa-Emma et al. 2002; Smith et al. 2003; Virik 2002).

완화의료팀은 항상 간호사, 의사(Billings and Pantilat 2001), 사회복지사, 목사, 약사, 상담가, 자원봉사자들(Billings and Pantilat 2001; Ng and von Gunten 1998)로 구성되어 있다. 이런 다양한 전문인력들로 구성된 팀이 고통의 신체적, 정신적 원인, 환자와 가족의 교육, 상담, 가족의 지지를 다루고 평가한다. 만일 환자와 가족이 종양 사회복지사에게 접근할 수 없다면, 완화팀의 사회복지사가 도움을 줄 수 있다.

이런 팀의 효용성에 대한 보고는 대부분 비조절성 연구이나, 그들은 환자의 신체적 증상, 만족감에 긍정적인 결과를 나타냈고 입원 비용과 자원 활용을 줄여 줬다(Gazelle et al. 2001; Manfredi et al. 2000; Smith et al. 2003). 체계적인 정량적 검사에서는 이런 완화 치료가 말기 환자에게 경미한 이득을 보였으나, 팀의 이점은 환자와 집에서 일할 때 가장 강력했다(Higginson et al. 2003).

완화의료팀은 입원과 외래환자 세팅 모두에서, 일차 종양팀에게 유용한 파트너다. 완화의료팀은 어려운 증상 조절을 의뢰받았을 때, 종종 질병의 진행과정 초기부터 환자와 가족을 알게 된다. 여러 주에서 여러 달 동안 환자와 가족과 함께해 온 이점으로, 완화의료팀은 어려운 가족모임에서 일차 종양팀을 쉽게 도와줄 수 있고, 환자와 가족이 일차 종양의와의 상담에서 간과할 수 있는 문제들에 대해 대답해 줄 수 있다. 완화의료팀은 '나쁜 소식' 을 전해야 할 때, 화학치료 중단을 권유할 때, 호스피스 치료 혹은 소생술에 대해 환자와 가족이 원하는 바를 결정하는 데 도움을 주는 것과 같이 목표나 가치를 찾을 때, 함께할 수 있다. 또한 중요한 것은, 완화의료팀은 당신과 스태프가 이 상황들 속에서 정확한 감정처리를 하는 데 있어 지지를 제공할 수 있다는 점이다. 팀은 고인을 기리는 일과 관련하여 감사와 애도를 표하는 데 도움을 주는 서비스까지도 해 줄 수 있다.

끝으로, 완화의료팀은 일하는 기관에서 스태프의 도덕성을 높이고, 스태프가 바뀌는 것을 줄이며, 완화의료와 생의 마지막 의료에 있어 스태프의 전문성을 높이는 데 도움을 주는 이점이 있다. 또한 학구적인 의료센터와 수련병원에 있는 완화의료팀은 완화의료에 관한 교육과 리서치를 제공한다(von Gunten 2002). 자문과 정규 혹은 비정규적인 교육을 통해 완화의료팀은 적극적인 치료를 받고 있는 환자들의 완화의료적 요구에 대한 교육을 제공할 뿐 아니라, 환자와 가족이 화학치료 없는 치료로 전환할 때 받는 스트레스에 대한 통찰력을 제공한다(Abrahm 2000; Oneshuck et al. 1997; Sheldon and Smith 1996; von Gunten et al. 1995). 팀은 표준화된 수련에서는 볼 수 없는 통합적 해결책과 실습을 하기 위한 공동의 문제에 참여한다(Beninghof and Singer 1992; Billings and Block 1997; Boaden and Leaviss 2000; Browne et al. 1995; James and MacLeod 1993; Nash and Hoy 1993).

완화의료의 교육 및 세미나에서, 의대생, 전공의, 전임의들은 여러 분야의 집단과 함께 일하는 방법, 치료가 이루어지는 곳(입원, 외래, 집)에서 포괄적인 치료를 제공하는 방법을 배우게 된다. 이런 교육은 진행성 암으로 고통받은 환자와 가족을 다루는 데 미숙한 임상의를 교육하고 훈련하는 데 좋은 개선책이 될 것이다(Billings and Block 1997; Ferrell et al. 1999).

요 약

진행성 암환자들은 통증의 여부와 더불어 많은 증상을 경험하게 된다. 이런 문제들의 원인은 때로는 아주 약해진 환자에서조차 해결될 수 있다. 그리고 만약 이런 문제들의 원인을 회복시킬 수 없다고 할지라도, 보통 매우 효과적인 대증치료가 있다.

이 장에서는 진행성 암환자를 괴롭히는 중요한 문제들을 알아보았다. 불안과 우울, 감염과 다른 구강내 병변, 복수 · 설사 · 오심 · 구토, 호흡 곤란 · 기침 · 객혈 · 딸꾹질, 균상 피부 병변 · 욕창 · 가려움증, 불면증, 쇠약과 피로. 또한 호스피스 프로그램과 완화의료팀의 역할을 검토해 보았다.

참고문헌

GENERAL REFERENCES

Berger AM, Portenoy RK, Weisman DE. 2002. *Principles and Practice of Supportive Care in Oncology,* 2nd ed, Philadelphia: Lippincott-Raven.

Doyle D, Hanks G, Cherny N, Calman K (eds). 2004. *Oxford Textbook of Palliative Medicine,* 3rd ed. Oxford: Oxford University Press.

Fallon M, O'Neill W (eds). 1998. *ABC of Palliative Care.* London: BMJ Publishing Group.

Holland JC. 1998. *Psycho-Oncology.* New York: Oxford University Press.

National Comprehensive Cancer Network (NCCN). 2003. The NCCN Clinical Practice Guideline: Distress Management (Version 1.2003). *JNCCN* 1:344–374; Version 1.2005; www.nccn.org.

Storey P, Knight CF, Schonwetter RS. 2003. *Pocket Guide to Hospice/Palliative Medicine.* Glenview, Ill.: American Academy of Hospice and Palliative Medicine.

Waller A, Caroline NL. 1996. *Handbook of Palliative Care in Cancer.* Boston: Butterworth-Heinemann.

ANXIETY AND DEPRESSION

Block SD. 2000. Assessing and managing depression in the terminally ill patient. *Ann Intern Med* 132:209–218.

Breitbart W, Bruera E, Chochinov H, Lynch M. 1995. Neuropsychiatric syndromes and psychological symptoms in patients with advanced cancer. *J Pain Symptom Manage* 10:131–141.

Breitbart W, Payne D, Passik SD. 2004. Psychological and psychiatric interventions in pain control. In *Oxford Textbook of Palliative Medicine,* 3rd ed, Doyle D, Hanks G, Cherny N, and Calman K (eds). Oxford: Oxford University Press.

Chochinov HM, Wilson KG, Enns M, Lander S. 1997. Are you depressed? Screening for depression in the terminally ill. *Am J Psychiatry* 154:674–676.

Derogatis LR, Morrow GR, Fetting J. 1983. The prevalence of psychiatric disorders among cancer patients. *JAMA* 249:751–757.

Endicott J. 1984. Measurement of depression in patients with cancer. *Cancer* 53:2243–2249.

Massie MJ, Popkin MK. 1998. Depressive disorders. In *Psycho-Oncology,* Holland JC (ed). New York: Oxford University Press.

Musselman DL, Lawson DH, Gumnick JF, et al. 2001. Paroxetine for the prevention of depression induced by high dose interferon alfa. *N Engl J Med* 344:961–966.

Noyes R, Holt CS, Massie MJ. 1998. Anxiety disorders. In *Psycho-Oncology,* Holland JC (ed). New York: Oxford University Press.

Rozans M, Dreisbach A, Lertora JJL, Kahn MJ. 2002. Palliative uses of methylphenidate in patients with cancer: a review. *J Clin Oncol* 20:335–339.

Stark D, Kiely M, Smith A, et al. 2002. Anxiety disorders in cancer patients: their nature, associations, and relation to quality of life. *J Clin Oncol* 20:3137–3148.

ORAL CARE

De Conno F, Sbanotto A, Ripamonti C, Ventafridda V. 2004. Mouth care. In *Oxford Textbook of Palliative Medicine.* 3rd ed, Doyle D, Hanks G, Cherny N, Calman K (eds). Oxford: Oxford University Press.

Regnard C, Fitton S. 1989. Mouth care: a flow diagram. *Palliat Med* 3:67–69.

Sonis ST. 2004. A biological approach to mucositis. *J Support Oncol* 2:21–32.

Toth BB, Chambers MS, Fleming TJ, et al. 1995. Minimizing oral complications of cancer treatment. *Oncology* 9:851–858.

Waller A, Caroline NL. 1996. Oral complications and mouth care. In *Handbook of Palliative Care in Cancer.* Boston: Butterworth-Heinemann.

CANDIDA

Greenspan D. 1994. Therapy of oral candidiasis. *Oral Surg Oral Med Oral Pathol* 78:211–215.

TREATMENT-INDUCED MUCOSITIS

Peterson DE, Cariello A. 2004. Mucosal damage: a major risk factor for severe complications after cytotoxic therapy. *Semin Oncol* 31:35–44.

XEROSTOMIA

Chambers M, Toth B, Martin C, et al. 1997. Assessment of salivary flow improvement in cancer patients with oral pilocarpine as treatment for analgesia-induced xerostomia. *Proc Am Soc Clin Oncol* 6:50a.

Ellershaw JE, Sutcliffe JM, Saunders CM. 1995. Dehydration and the dying patient. *J Pain Symptom Manage* 10:192–197.

Jacobs CD (ed). 1996. Medical advances in the treatment of xerostomia. *Oncology* 10(suppl):3–20.

Johnson JT, Ferretti GA, Nethery WJ, et al. 1993. Oral pilocarpine for post-irradiation xerostomia in patients with head and neck cancer. *N Engl J Med* 329:390–395.

GASTROINTESTINAL PROBLEMS

ASCITES

Burger JA, Ochs A, Wirth K, et al. 1997. The transjugular stent implantation for the treatment of malignant portal and hepatic vein obstruction in cancer patients. *Ann Oncol* 8:200–202.

Faught W, Kirkpatrick JR, Kreport GV, et al. 1995. Peritoneovenous shunt for gynecologic malignant ascites. *J Am Coll Surg* 180:472–474.

Kichian K, Bain VG. 2004. Jaundice, ascites, and hepatic encephalopathy. In *Oxford Textbook of Palliative Medicine,* 3rd ed, Doyle D, Hanks G, Cherny N, Calman K (eds). Oxford: Oxford University Press.

Rossle M, Ochs A, Gulberg V, et al. 2000. A comparison of paracentesis and transjugular intrahepatic portosystemic shunting in patients with ascites. *N Engl J Med* 342:1701–1707.

Wickremesekera SK, Stubbs RS. 1997. Peritoneovenous shunting for malignant ascites. *N Z Med J* 110:33–35.

CONSTIPATION/DIARRHEA

Billings JA. 1985. Constipation, diarrhea, and other GI problems. In *Outpatient Management of Advanced Cancer: Symptom Control, Support, and Hospice-in-the-Home.* Philadelphia: JB Lippincott.

Ippoliti C, Champlin R, Bugozia N, et al. 1997. Use of octreotide in the symptomatic management of diarrhea induced by graft-versus-host disease in patients with hematologic malignancies. *J Clin Oncol* 15:3330–3354.

Mercadante S. 1995. Diarrhea in terminally ill patients: pathophysiology and treatment. *J Pain Symptom Manage* 10:298–309.

Mercadante S. 2002. Diarrhea, malabsorption, and constipation. In *Principles and Practice of Supportive Oncology,* 2nd ed, Berger AM, Portenoy RK, Weissman DE (eds). Philadelphia: Lippincott-Raven.

Waller A, Caroline NL. 1996. Diarrhea and rectal discharge. In *Handbook of Palliative Care in Cancer.* Boston: Butterworth-Heinemann.

NAUSEA AND VOMITING/BOWEL OBSTRUCTION

Baines M. 1997. Nausea and vomiting, and intestinal obstruction. *BMJ* 315:1148–1150.

Baumrucker SJ. 1998. Management of intestinal obstruction in hospice care. *Am J Hosp Palliat Care* July/Aug:232–235.

Billings JA. 1986. Nausea and vomiting. In *Outpatient Management of Advanced Cancer: Symptom Control, Support, and Hospice-in-the-Home.* Philadelphia: JB Lippincott.

Bruera E, Seifert L, Watanabe S, et al. 1996. Chronic nausea in advanced cancer patients: a retrospective assessment of a metoclopramide-based antiemetic regimen. *J Pain Symptom Manage* 11:147–153.

Currow DC, Coughlan M, Fardell B, Cooney NJ. 1997. Use of ondansetron in palliative medicine. *J Pain Symptom Manage* 13:302–307.

Dundee JW, Yang J. 1983. Prolongation of the anti-emetic action of P6 acupuncture by acupressure in patients having cancer chemotherapy. *J R Soc Med* 83:360–362.

Fainsinger R, Spachynski K, Hanson J, Bruera E. 1994. Symptom control in terminally ill patients with malignant bowel obstruction. *J Pain Symptom Manage* 9:12–18.

Hammond DC (ed). 1990. *Handbook of Hypnotic Suggestion and Metaphors.* New York: WW Norton.

Lichter I. 1993. Results of antiemetic management in terminal illness. *J Palliat Care* 9:19–21.

Mercadante S. 1994. Assessment and management of mechanical bowel obstruction. In *Topics in Palliative Care,* vol 1, Portenoy RK, Bruera E (eds). Oxford: Oxford University Press.

Mercadante S. 1994. The role of octreotide in palliative care. *J Pain Symptom Manage* 9:406–411.

NCCN Antiemesis Practice Guidelines. Version 1. 2005. www.nccn.org.

Srivastava M, Brito-Dellan N, Davis MP, et al. 2003. Olanzapine as an antiemetic in refractory nausea and vomiting in advanced cancer. *J Pain Symptom Manage* 25:578–582.

TREATMENT-INDUCED NAUSEA AND VOMITING

Aapro MS, Thuerlimann B, Sessa C, et al., on behalf of the Swiss Group for Clinical Cancer Research (SAKK). 2003. Randomized double-blind trial to compare the clinical efficacy of ondansetron with metoclopramide, both combined with dexamethasone in the prophylaxis of chemotherapy-induced delayed emesis. *Ann Oncol* 14:291–297.

Andrykowski MA, Jacobsen PB. 1993. Anticipatory nausea and vomiting with cancer chemotherapy. In *Psychiatric Aspects of Symptom Management in Cancer Patients,* Breitbart W, Holland JC (eds). Washington, D.C.: American Psychiatric Press.

Berger AM, Clark-Snow RA. 2005. Nausea and vomiting. In *Cancer: Principles and Practice of Oncology,* 7th ed, DeVita VT, Hellman S, Rosenberg SA (eds). Philadelphia: JB Lippincott.

Buish TG, Tope DM. 1992. Psychological techniques for controlling the adverse side effects of cancer chemotherapy: findings from a decade of research. *J Pain Symptom Manage* 7:287.

Campos D, Pereira JR, Reinhardt RR, et al. 2001. Prevention of cisplatin-induced emesis by the oral neurokinin-1 antagonist, MK-869, in combination with granisetron and dexamethasone or with dexamethasone alone. *J Clin Oncol* 19:1759–1767.

Chang AE, Shiling DJ, Stillman RC, et al. 1979. Delta-9-tetrahydrocannabinol as an antiemetic in cancer patients receiving high-dose methotrexate: a prospective randomized evaluation. *Ann Intern Med* 91:819.

de Wit R, Herrstedt J, Rapoport B, et al. 2003. Addition of the oral NK-1 antagonist aprepitant to standard antiemetics provides protection against nausea and vomiting during multiple cycles of cisplatin-based chemotherapy. *J Clin Oncol* 21:4105–4111.

Gralla RJ. 2002. New agents, new treatment, and antiemetic therapy. *Semin Oncol* 29(suppl 4):119–124.

Gralla RJ, Osoba D, Kris MG, et al. 1999. Recommendations for the use of antiemetics: evidence-based clinical practice guidelines. *J Clin Oncol* 17:2971–2994.

Halperin JHR, Murphy R. 1992. Extrapyramidal reaction to ondansetron. *Cancer* 69:1275.

Hesketh PJ, Grunberg SM, Gralla RJ, et al., the Aprepitant Protocol 052 Study Group. 2003. The oral neurokinin-1 antagonist aprepitant for the prevention of chemotherapy-induced nausea and vomiting: a multinational, randomized, double-blind, placebo-controlled trial in patients receiving high-dose cisplatin. *J Clin Oncol* 21:4112–4119.

Hesketh PJ, Kris MG, Grunberg SM, et al. 1997. Proposal for classifying the acute emetogenicity of cancer chemotherapy. *J Clin Oncol* 15:103–109.

Italian Group for Antiemetic Research. 1997. Ondansetron versus metoclopramide, both combined with dexamethasone, in the prevention of cisplatin-induced delayed emesis. *J Clin Oncol* 15:124–130.

Johnson MH, Moroney CE, Gay CF. 1997. Relieving nausea and vomiting in patients with cancer: a treatment algorithm. *Oncol Nurs Forum* 24:51.

Koeller JM, Aapro MS, Gralla RJ, et al. 2002. Antiemetic guidelines: creating a more practical treatment approach. *Support Care Cancer* 10:519–522.

Kris MG, Tyson LB, Gralla RJ, et al. 1983. Extrapyramidal reactions with high-dose metoclopramide. *N Engl J Med* 309:433.

Kris MG. 2003. Why do we need another antiemetic? Just ask. *J Clin Oncol* 21:4077–4080.

Laszlo J, Clark RA, Hanson DC, et al. 1985. Lorazepam in cancer patients treated with cisplatin: a drug having antiemetic, amnesic, and anxiolytic effects. *J Clin Oncol* 3:864.

Leventhal H, Easterling DV, Nerenz DR, Love RR. 1988. The role of motion sickness in predicting anticipatory nausea. *J Behav Med* 11:117.

Morrow GR. 1984. Susceptibility to motion-sickness and the development of anticipatory nausea and vomiting in cancer patients undergoing chemotherapy. *Cancer Treat Rep* 68:1177.

Morrow GR, Morrell BS. 1982. Behavioral treatment for the anticipatory nausea and vomiting induced by cancer chemotherapy. *N Engl J Med* 307:1476.

Navar RM, Einhorn LH, Passik SD, et al. 2005. A phase II trial of olanzapine for the prevention of chemotherapy-induced nausea and vomiting: a Hoosier Oncology Group Study. *Support Care Cancer.*

Passik SD, Kirsh KL, Theobold DE, et al. 2003. A retrospective chart review of the use of olanzapine for the prevention of delayed emesis in cancer patients. *J Pain Symptom Manage* 25:485–488.

Redd WH, Andresen GV, Minagawa RY. 1982. Hypnotic control of anticipatory emesis in patients receiving cancer chemotherapy. *J Consult Clin Psychol* 50:14.

Redd WH, Jacobsen PB, Die-Trill M, et al. 1987. Cognitive/attentional distraction in the control of conditioned nausea in pediatric cancer patients receiving chemotherapy. *J Consult Clin Psychol* 55:391.

Roberts JT, Priestman TJ. 1993. A review of ondansetron in the management of radiotherapy-induced emesis. *Oncology* 50:173.

Roila F, Donati D, Tamberi S, Margutti G. 2002. Delayed emesis: incidence, pattern, prognostic factors and optimal treatment. *Support Care Cancer* 10:88–95.

Scarantino CW, Ornitz RD, Hoffman LG, Anderson RF Jr. 1992. Radiation-induced emesis: effects of ondansetron. *Semin Oncol* 6(suppl 15):19.

Sullivan JR, Leyden MJ, Bell R. 1983. Decreased cisplatin induced nausea and vomiting with alcohol ingestion. *N Engl J Med* 309:796.

RESPIRATORY PROBLEMS

DYSPNEA

Ahmedzai S. 1997. Nebulized drugs in palliative care. *Thorax* 52:575–577.

Bottomley DM, Hanks GW. 1990. Subcutaneous midazolam infusion in palliative care. *J Pain Symptom Manage* 5:259–261.

Chan KS, Sham MMK, Tse DMW, Thorsen AB. 2004. Palliative medicine in malignant respiratory diseases. In *Oxford Textbook of Palliative Medicine,* 3rd ed, Doyle D, Hanks G, Cherny N, Calman K (eds). Oxford: Oxford University Press.

Corner J, Plant H, Hern RA, Bailey C. 1996. Non-pharmacological intervention for breathlessness in lung cancer. *Palliat Med* 10:299–305.

Coyne PJ, Viswanathan R, Smith TJ. 2002. Nebulized fentanyl citrate improves patients' perception of breathing, respiratory rate, and oxygen saturation in dyspnea. *J Pain Symptom Manage* 23:157–160.

Dudgeon DJ, Rosenthal S. 1996. Management of dyspnea and cough in patients with cancer. *Hematol Oncol Clin North Am* 10:157–172.

Gleeson C, Spencer D. 1995. Blood transfusion and its benefits in palliative care. *Palliat Med* 9:307–313.

Hansen-Flaschen J. 1997. Advanced lung disease: palliation and terminal care. *Clin Chest Med* 18:645–655.

Jennings AL, Davies AN, Higgins JP, Broadley K. 2001. Opioids for the palliation of breathlessness in terminal illness. *Cochrane Database Syst Rev* 4:CD002066.

LeGrand SB, Khawam EA, Walsh D, Rivera NI. 2003. Opioids, respiratory function, and dyspnea. *Am J Hospice Palliat Care* 20:57–61.

Pollak JS. 2002. Malignant pleural effusions: treatment with tunneled long-term drainage catheters. *Curr Opin Pulm Med* 8:302–307.

Putnam JB, Light RW, Rodriguez RM, Ponn R, Olak J, Pollak JS, Lee RB, Payne DK, Graeber G, Kovitz KL. 1999. A randomized comparison of indwelling pleural catheter and doxycycline pleurodesis in the management of malignant pleural effusions. *Cancer* 86:1992–1999.

Reuben DB, Mor V. 1986. Dyspnea in terminally ill cancer patients. *Chest* 89:234.

Ripamonti C, Bruera E. 1997. Dyspnea: pathophysiology and assessment. *J Pain Symptom Manage* 13:220–232.

Simon PM, Schwartzstein RM, Weiss JW, et al. 1990. Distinguishable types of dyspnea in patients with shortness of breath. *Am Rev Respir Dis* 142:1009–1014.

Thomas JR, von Gunten CF. 2003. Management of dyspnea. *Support Oncol* 1:23–34.

Waller A, Caroline NL. 1996. Dyspnea. In *Handbook of Palliative Care in Cancer.* Boston: Butterworth-Heinemann.

Pleural Effusions

Moffett MJ, Ruckdeschel JC. 1992. Bleomycin and tetracycline in malignant pleural effusions: a review. *Semin Oncol* 19(2 suppl 5):59–63.

Morales M, del Carmen Exposito M. 1995. Control of malignant effusions with intrapleural mitoxantrone. *Support Cancer Care* 3:147–149.

Petrou M, Kaplan D, Goldstraw P. 1995. Management of recurrent malignant pleural effusions: the complementary role of talc pleurodesis and pleuroperitoneal shunting. *Cancer* 75:801–805.

Ponn RB, Blancaflor J, D'Agostino RS, et al. 1991. Pleuroperitoneal shunting for intractable pleural effusions. *Ann Thorac Surg* 51:605–609.

Shaw P, Agrawal R. 2004. Pleurodesis for malignant pleural effusions. *Cochrane Database Syst Rev* 1:CD002916.

Tsang V, Fernando HC, Goldstraw P. 1990. Pleuroperitoneal shunt for recurrent malignant pleural effusions. *Thorax* 45:369–372.

COUGH

Sutton P, et al. 1998. Use of nebulised saline and nebulised terbutaline as an adjunct to chest physiotherapy. *Thorax* 43:57–60.

Trochtenberg S. 1994. Nebulized lidocaine in the treatment of refractory cough. *Chest* 105:1592–1593.

HEMOPTYSIS

Hayakawa K, Tanaka F, Torizuka T, et al. 1992. Bronchial artery embolization for hemoptysis: immediate and long term results. *Cardiovasc Intervent Radiol* 15:154.

Lipchik RJ. 2002. Hemoptysis. In *Principles and Practice of Supportive Oncology,* 2nd ed, Berger AM, Portenoy RK, Weissman DE (eds). Philadelphia: Lippincott-Raven.

HICCUPS

Regnard C. 2004. Dysphagia, dyspepsia and hiccup. In *Oxford Textbook of Palliative Medicine,* 3rd ed, Doyle D, Hanks G, Cherny N, Calman K (eds). Oxford: Oxford University Press.

Smith HS, Busracamwongs A. 2003. Management of hiccups in the palliative care population. *Am J Hospice Palliat Care* 20:149–154.

Walker P, Watanabe S, Bruera E. 1998. Baclofen, a treatment for chronic hiccup. *J Pain Symptom Manage* 16:125–132.

Waller A, Caroline NL. 1996. Hiccups. In *Handbook of Palliative Care in Cancer.* Boston: Butterworth-Heinemann.

Wilcock A, Twycross R. 1996. Midazolam for intractable hiccup. *J Pain Symptom Manage* 12:59–61.

SKIN PROBLEMS

PRESSURE ULCERS / ULCERATING LESIONS

Allman RM, Walker JM, Hart MK, et al. 1987. Air-fluidized beds or conventional therapy for pressure sores. *Ann Intern Med* 107:641–648.

Beckett R, Coombes TH, Frost MR, et al. 1980. Charcoal cloth and malodorous wounds. *Lancet* II:594.

Bergstrom M, Bennett MA, Carlson SE, et al. 1994. Treatment of pressure ulcers. *Clinical Practice Guideline, No. 15.* Rockville, Md.: U.S. Department of Health and Human Services, Public Health Service, Agency for Health Care Policy and Research. AHCPR publication 95-0652.

Brennan S, Leaper D. 1985. Antiseptics and wound healing. *Br J Surg* 72:780–782.

DeConno F, Ventafridda V, Saita L. 1991. Skin problems in advanced and terminal cancer patients. *J Pain Symptom Manage* 6:247–256.

Foltz AT. 1980. Nursing care of ulcerating metastatic lesions. *Oncol Nurs Forum* 7:8–13.

Grocott P, Dealey C. 2004. Skin problems in palliative care: nursing aspects. In *Oxford Textbook of Palliative Medicine*, 3rd ed, Doyle D, Hanks G, Cherny N, Calman K (eds). Oxford: Oxford University Press.

Landi F, Aloe L, Russo A, et al. 2003. Topical treatment of pressure ulcers with nerve growth factor: a randomized clinical trial. *Ann Intern Med* 139:635–641.

Seiler W, Stahelin H. 1985. Decubitus ulcers: treatment through five therapeutic principles. *Geriatrics* 9:30.

Twillman RK, Long TD, Cathers TA, Mueller DW. 1999. Treatment of painful skin ulcers with topical opioids. *J Pain Symptom Manage* 17:288–292.

von Gunten CF. 2002. Three common issues in the palliative care of advanced head and neck cancer: skin, nutrition, and pain. In *ASCO Educational Book*, 38th Annual Meeting. Alexandria, Va.: American Society of Clinical Oncology.

Waller A, Caroline NL. 1996. Pressure sores. In *Handbook of Palliative Care in Cancer.* Boston: Butterworth-Heinemann.

Waller A, Caroline NL. 1996. Smelly tumors. In *Handbook of Palliative Care in Cancer.* Boston: Butterworth-Heinemann.

Wood DK. 1980. The draining malignant ulceration: palliative management in advanced cancer. *JAMA* 224:820–822.

PRURITUS

Bergasa NV, Talbot TL, Alling DW, et al. 1992. A controlled trial of naloxone infusions for the pruritus of chronic cholestasis. *Gastroenterology* 102:544–549.

Davis MP, Frandsen JL, Walsh D, et al. 2003. Mirtazapine for pruritus. *J Pain Symptom Manage* 25:288–291.

Goldman BD, Koh HK. 1994. Pruritus and malignancy. In *Mechanisms and Management of Pruritus*, Bernard JD (ed). New York: McGraw-Hill.

Larijani GE, Goldberg ME, Rogers KH. 1996. Treatment of opioid-induced pruritus with ondansetron: report of four patients. *Pharmacotherapy* 16:958–960.

Muller C, Pongratz S, Pidlich J, et al. 1998. Treatment of pruritus in chronic liver disease with the 5-hydroxytryptamine receptor type 3 antagonist, ondansetron: a randomized placebo-controlled, double-blind crossover trial. *Eur J Gastroenterol Hepatol* 10:865–870.

Oaklander AL, Bowsher D, Galer B, et al. 2003. Herpes zoster itch: preliminary epidemiological data. *Pain* 4:338–343.

Raderer M, Muller C, Scheithauer W. 1994. Ondansetron for pruritus due to cholestasis (letter). *N Engl J Med* 330:1540.

Schworer H, Hartmann H, Ramadori G. 1995. Relief of cholestatic pruritus by a novel class of drugs: 5-hydroxytryptamine type 3 (5HT-3) receptor antagonist: effectiveness of ondansetron. *Pain* 61:33–37.

Waller A, Caroline NL. 1996. Pruritus. In *Handbook of Palliative Care in Cancer.* Boston: Butterworth-Heinemann.

Zylicz Z, Smits C, Krajnik M. 1998. Paroxetine for pruritus in advanced cancer. *J Pain Symptom Manage* 16:121–124.

INSOMNIA

Earley CJ. 2003. Restless legs syndrome. *N Engl J Med* 348:2103–2109.

Kupfer DJ, Reynolds CF. 1997. Management of insomnia. *N Engl J Med* 336:341–346.

NIH Technology Assessment Panel on Integration of Behavioral and Relaxation Approaches into the Treatment of Chronic Pain and Insomnia. 1996. Integration of behavioral and relaxation approaches into the treatment of chronic pain and insomnia. *JAMA* 276:313–318.

Savard J, Marin CM. 2001. Insomnia in the context of cancer: a review of a neglected problem. *J Clin Oncol* 19:895–908.

WEAKNESS AND FATIGUE

General References

American Pain Society. 2004. *Principles of Analgesic Use in the Treatment of Acute Pain and Cancer Pain.* Glenview Ill.: American Pain Society.

Bruera E, Driver L, Barnes E, et al. 2003. Patient-controlled methylphenidate for cancer-related fatigue: a preliminary report. *Proc ASCO* 22:737.

Miaskowski C, Portenoy RK. 2002. Assessment and management of cancer-related fatigue. In *Principles and Practice of Supportive Oncology,* 2nd ed, Berger AM, Portenoy RK, Weissman DE (eds). Philadelphia: Lippincott-Raven.

National Comprehensive Cancer Network (NCCN). 2004. NCCN Clinical Practice Guidelines in Oncology: Cancer-Related Fatigue (version 1.2004). www.nccn.org.

Strasser F, Bruera ED. 2002. Update of anorexia and cachexia. *Hematol Oncol Clin N Am* 16:589–617.

Wang XS, Giralt SA, Mendoza TR, et al. 2002. Clinical factors associated with cancer-related fatigue in patients being treated for leukemia and non-Hodgkin's lymphoma. *J Clin Oncol* 20:1319–1328.

Exercise

Courneya KSS, Friedenreich CM. 1999. Physical exercise and quality of life following cancer diagnosis: a literature review. *Ann Behav Med* 21:171–179.

Pinto BM, Maruyam NC. 1999. Exercise in rehabilitation of breast cancer survivors. *Psychooncology* 8:191–206.

Eaton-Lambert Syndrome

Caracini A, Martini C, Simonetti F. 2004. Neurological problems in advanced cancer. In *Oxford Textbook of Palliative Medicine,* 3rd ed, Doyle D, Hanks G, Cherny N, Calman K (eds). Oxford: Oxford University Press.

Anemia

Danna RP, Rudnick SA, Abels RI. 1990. Erythropoietin therapy for the anemia associated with AIDS and AIDS therapy and cancer. In *Erythropoietin in Clinical Applications: An International Perspective*, Garnick MB (ed). New York: Marcel Dekker.

Eschbach JW, Egrie JC, Downing MR, et al. 1987. Correction of anemia of end-stage renal disease with recombinant human erythropoietin. *N Engl J Med* 316:73–78.

Gabrilove JL, Cleeland CS, Livington RB, et al. 2001. Clinical evaluation of once-weekly dosing of epoietin alfa in chemotherapy patients: improvements in hemoglobin and quality of life are similar to three times weekly dosing. *J Clin Oncol* 19:2875–2882.

Glaspy J, Bukowski R, Steinberg D, et al. 1997. Impact of therapy with epoietin alpha on clinical outcomes in patients with nonmyeloid malignancies during cancer chemotherapy in community oncology practice. *J Clin Oncol* 15:1218–1234.

Gleeson C, Spencer D. 1995. Blood transfusion and its benefits in palliative care. *Palliat Med* 9:307–313.

Hesketh PJ, Arena F, Patel D, et al., 2004. A randomized controlled trial of darbopoietin alfa administered as a fixed or weight-based dose using a front-loading schedule in patients with anemia who have nonmyeloid malignancies. *Cancer* 100: 859–868.

National Comprehensive Cancer Network. NCCN Clinical Practice Guidelines in Oncology: Anemia. Version 2.2004. www.nccn.org.

Ramakrishnan R, Cheung WC, Wacholtz MC, et al. 2004. Pharmakokinetics and pharmodynamics modeling of recombinant human erythropoietin after single and multiple doses in healthy volunteers. *J Clin Pharmacol* 9:991–1002.

METABOLIC ABNORMALITIES

General References

Bower M, Cox S, 2004. Endocrine and metabolic complications of advanced cancer. In *Oxford Textbook of Palliative Medicine*, 3rd ed, Doyle D, Hanks G, Cherny N, Calman K (eds). Oxford: Oxford University Press.

Hypercalcemia

Bower M, Stein RC, Hedley A, et al. 1991. The use of nasal calcitonin spray in the treatment of hypercalcemia of malignancy. *Cancer Chemother Pharmacol* 28:311–312.

Kovacs CS, MacDonald SM, Chik CL, Bruera E. 1995. Hypercalcemia of malignancy in the palliative care patient: a treatment strategy. *J Pain Symptom Manage* 10:224–232.

Morton AR, Ritch PS. 1998. Hypercalcemia. In *Principles and Practice of Supportive Oncology*, Berger AM, Portenoy RK, Weissman DE (eds). Philadelphia: Lippincott-Raven.

Thiébaud D, Jacquet AF, Burckhardt P. 1990. Fast and effective treatment of malignant hypercalcemia: combination of suppositories of calcitonin and single infusion of 3-amino 1-hydroxypropylidene-1-biphosphate. *Arch Intern Med* 150:2125–2128.

Warrell RP, Jr, Israel R, Frisone M, et al. 1988. Gallium nitrate for acute treatment of cancer-related hypercalcemia: a randomized double-blind comparison to calcitonin. *Ann Intern Med* 108:669–674.

Ectopic ACTH

Bertagna Z, et al. 1989. Suppression of ectopic ACTH secretion by the long-acting somatostatin analogue octreotide. *J Clin Endocrinol Metab* 68:988–991.

UNKNOWN OR IRREVERSIBLE CAUSES

Bruera E, Driver L, Barnes E, et al. 2003. Patient-controlled methylphenidate (PCM) for cancer-related fatigue: a preliminary report. *Proc ASCO* 22:2965.

Hanna AR, Sledge GW, Mayer ML, et al. 2003. Preliminary results of a phase II trial of methylphenidate in patients with breast carcinoma. *Proc ASCO* 22:727.

ANOREXIA AND MALNUTRITION

General References

Agteresch HJ, Rietveld T, Kerkhofs LGM, et al. 2002. Beneficial effects of adenosine triphosphate on nutritional status in advanced lung cancer patients: a randomized clinical trial. *J Clin Oncol* 20:371–378.

Billings JA. 1986. Anorexia and nutritional care. In *Outpatient Management of Advanced Cancer: Symptom Control, Support, and Hospice-in-the-Home.* Philadelphia: JB Lippincott.

Bruera E, Sweeney C. 2004. Pharmacologic interventions in cachexia and anorexia. In *Oxford Textbook of Palliative Medicine,* 3rd ed, Doyle D, Hanks G, Cherny N, Calman K (eds). Oxford: Oxford University Press.

Earthman CP, Reid PM, Harper IT, et al. 2002. Body cell mass repletion and improved quality of life in HIV-infected individuals receiving oxandrolone. *J Parenter Enteral Nutr* 26:357–365.

Tchekmedyian S, Fesen M, Price LM, Ottery FD. 2003. Ongoing placebo-controlled study of oxandrolone in cancer-related weight loss. *Proc ASTRO* 57:S283–284.

Watanabe S, Bruera E. 1996. Anorexia and cachexia, asthenia, and lethargy. *Hematol Oncol Clin North Am* 10:189–206.

Megace

Jatoi A, Loprinzi CL. 2002. Cancer anorexia/weight loss. In *Principles and Practice of Supportive Oncology,* Berger AM, Portenoy RK, Weissman DE (eds). Philadelphia: Lippincott-Raven.

Leinung MC, Liporace R, Miller CH. 1995. Induction of adrenal suppression by megestrol acetate in patients with AIDS. *Ann Intern Med* 122:843–845.

Loprinzi CL, Kugler JW, Sloan JA, et al. 1999. Randomized comparison of megesterol acetate versus dexamethasone versus fluoxymesterone for the treatment of cancer anorexia/cachexia. *J Clin Oncol* 17:3299–3306.

Loprinzi CL, Michalak JC, Schaiad DJ, et al. 1993. Phase III evaluation of four doses of megestrol acetate as therapy for patients with cancer anorexia and/or cachexia. *J Clin Oncol* 11:762–767.

Simons JP-FHA, Aaronson NK, Vansteenkiste JF, et al. 1996. Effects of medroxyprogesterone acetate on appetite, weight, and quality of life in advanced-stage non-hormone-sensitive cancer: a placebo-controlled multicenter study. *J Clin Oncol* 14:1077–1084.

Corticosteroids

Bruera E, Roca E, Cedaro L, et al. 1985. Action of oral methylprednisolone in terminal cancer patients: a prospective randomized double-blind study. *Cancer Treat Rep* 69:751–754.

Moertel C, Schutt AG, Reiteneier RJ, Hahn RG. 1974. Corticosteroid therapy of preterminal gastrointestinal cancer. *Cancer* 33:1607–1609.

Needham PR, Daley AG, Lennard RF. 1992. Steroids in advanced cancer: survey of current practice. *BMJ* 305:999.

Willox J, Corr J, Shaw J, et al. 1984. Prednisolone as an appetite stimulant in patients with cancer. *BMJ* 288:27.

Dronabinol (δ-9-Tetrahydrocannabinol)

Beal JE, Olson R, Laubenstein L, et al. 1995. Dronabinol as a treatment for anorexia associated with weight loss in patients with AIDS. *J Pain Symptom Manage* 10:89–97.

Voth EA, Schwartz RH. 1997. Medicinal applications of δ-9-Tetrahydrocannabinol and marijuana. *Ann Intern Med* 126:791–798.

Cyproheptadine

Kardinal C, Loprinzi CL, Schaid DJ, et al. 1990. A controlled trial of cyproheptadine in cancer patients with anorexia and/or cachexia. *Cancer* 65:2657–2662.

Hydrazine Sulfate

Kosty MP, Fleishman SB, Herndon JE, et al. 1994. Cisplatin, vinblastine, and hydrazine sulfate in advanced non-small-cell lung cancer: a randomized placebo-controlled, double-blind phase III study of the Cancer and Leukemia Group B. *J Clin Oncol* 12:1113–1120.

Loprinzi CL, Goldberg RM, Su JQ. 1994. Placebo-controlled trial of hydrazine sulfate in patients with newly diagnosed non-small-cell lung cancer. *J Clin Oncol* 12:1126–1129.

Loprinzi CL, Kuross SA, O'Fallon JR, et al. 1994. Randomized placebo-controlled evaluation of hydrazine sulfate in patients with advanced colorectal cancer. *J Clin Oncol* 12:1121–1125.

ENTERAL/PARENTERAL FEEDING AND HYDRATION

Ahronheim JC. 1996. Nutrition and hydration in the terminal patient. *Clin Geriatr Med* 12:379–391.

Ellershaw JE, Sutcliffe JM, Saunders CM. 1995. Dehydration and the dying patient. *J Pain Symptom Manage* 10:192–197.

McCann RM, Hall WJ, Groth-Junker A. 1994. Comfort care for terminally ill patients: the appropriate use of nutrition and hydration. *JAMA* 272:1263–1266.

Shike M. 1996. Nutrition therapy for the cancer patient. *Hematol Oncol Clin North Am* 10:221–234.

COPING STRATEGIES

Miaskowski C, Portenoy RK. 2002. Assessment and management of cancer-related fatigue. In *Principles and Practice of Supportive Oncology,* 2nd ed, Berger AM, Portenoy RK, Weissman DE (eds). Philadelphia: Lippincott-Raven.

HOSPICE

Billings JA. 1986. *Outpatient Management of Advanced Cancer: Symptom Control, Support, and Hospice-in-the-Home.* Philadelphia: JB Lippincott.

Cherny NI, Coyle N, Foley KM. 1996. Guidelines in the care of the dying cancer patient. *Hematol Oncol Clin North Am* 10:261–286.

Harris NJ, Dunmore R, Tsheu MJ. 1996. The Medicare hospice benefit: fiscal implications for hospice program management. *Cancer Manage* 3:6–11.

ROLE OF THE PALLIATIVE CARE TEAM

Abrahm JL. 2000. The palliative care consultation team as a model for palliative care education. In *Topics in Palliative Care,* vol 4, Portenoy RK, Bruera E (eds). Oxford: Oxford University Press.

Beninghof A, Singer A. 1992. Transdisciplinary teaming: an inservice training activity. *Teaching Exceptional Children* winter:58–61.

Billings JA, Block S. 1997. Palliative care in undergraduate medical education. *JAMA* 278:733–743.

Billings JA, Pantilat S. 2001. Survey of palliative care programs in the United States. *J Palliat Med* 4:309–314.

Boaden N, Leaviss J. 2000. Putting teamwork in context. *Med Educ* 34:921–927.

Browne A, Carpenter C, Cooledge C, et al. 1995. Bridging the professions: an integrated and interdisciplinary approach to teaching health care ethics. *Acad Med* 70:1002–1005.

Elsayem A, Swint K, Fisch MJ, et al. 2004. Palliative care inpatient service in a comprehensive cancer center: clinical and financial outcomes. *J Clin Oncol* 22:2008–2014.

Ferrell BR, Carron AT, Lynn J, Keaney P. 1999. End of life care in medical textbooks. *Ann Intern Med* 130:82–86.

Gazelle G, Buxbaum R, Daniels E. 2001. The development of a palliative care program for managed care patients: a case example. *J Am Geriatr Soc* 49:1241–1248.

Higginson IJ, Finlay IG, Goodwin DM, et al. 2003. Is there evidence that palliative care teams alter end-of-life experiences of patients and their caregivers? *J Pain Symptom Manage* 25:150–168.

Homsi J, Walsh D, Nelson KA, et al. 2002. The impact of a palliative medicine consult service in medical oncology. *Support Care Cancer* 10:337–342.

James CR, MacLeod RD. 1993. The problematic nature of education in palliative care. *J Palliat Care* 9:5–10.

Jenkins CA, Shulz M, Hanson J, Bruera E. 2000. Demographic, symptom and medication profiles of cancer patients seen by a palliative care consult team in a tertiary referral hospital. *J Pain Symptom Manage* 19:174–184.

Manfredi PL, Morrison RS, Morris J, et al. 2000. Palliative care consultations: how do they impact hospitalized patients? *J Pain Symptom Manage* 20:166–173.

Nash A, Hoy A. 1993. Terminal care in the community—an evaluation of residential workshops for general practitioner / district nurse teams. *Palliat Med* 7:5–17.

Nelson KA, Walsh D. 2003. The business of palliative medicine—part 3: the development of a palliative medicine program in an academic medical center. *Am J Hospice Palliat Care* 20:345–352.

Ng K, von Gunten CF. 1998. Symptoms and attitudes of 100 consecutive patients admitted to an acute hospice / palliative care unit. *J Pain Symptom Manage* 16:307–315.

Oneschuk D, Fainsinger R, Hanson J, Bruera E. 1997. Assessment and knowledge in palliative care in second year family medicine residents. *J Pain Symptom Manage* 14:265–273.

Pan CX, Morrison RS, Meier DE, et al. 2001. How prevalent are hospital-based palliative care programs? Status report and future directions. *J Palliat Med* 4:315–324.

Pierucci RL, Kirby RS, Leuthner SR. 2001. End-of-life care for neonates and infants: the experience and effects of a palliative care consultation service. *Pediatrics* 108:653–660.

Santa-Emma PH, Roach R, Gill MA, et al. 2002. Development and implementation of an inpatient acute palliative care service. *J Palliat Med* 5:93–100.

Sheldon F, Smith P. 1996. The life so short, the craft so hard to learn: a model for post-basic education in palliative care. *J Palliat Care* 10:99–104.

Smith TJ, Coyne P, Cassel B, et al. 2003. A high-volume specialist palliative care unit and team may reduce in-hospital end-of-life care costs. *J Palliat Med* 6:699–705.

Virik K, Glare P. 2002. Profile and evaluation of a palliative medicine consultation service within a tertiary teaching hospital in Sydney, Australia. *J Pain Symptom Manage* 23:17–25.

von Gunten CF. 2002. Secondary and tertiary palliative care in US hospitals. *JAMA* 287:875–881.

von Gunten CF, von Roenn JH, Gradishar W, Weitzman S. 1995. A hospice / palliative medicine rotation for fellows training in hematology-oncology. *J Cancer Educ* 10:200–202.

8장 삶의 마지막 나날 그리고 유족

임종환자

임종을 앞둔 며칠은 암환자나 그 가족뿐 아니라 그들을 돌보는 의료인에게 민감한 문제들에 직면하게 만든다. 의사들은 종종 "의사 · 환자 관계의 종료, 도움이 못 된다는 것과 실패했다는 느낌들, 자신 역시 유한적인 존재라는 자각의 증가, '해답 없는 질문들' 의 실재" 등으로 고통받는 것으로 밝혀졌다(Schaerer 1993). 또한, 임종을 앞둔 환자들을 돌본다는 것이 종양 전문의들의 정력 소모의 주요한 원인의 하나임이 밝혀진 바도 있다(Whippen and Canellos 1991). 따라서 우리에게도 어려운 과제이기는 하나, 우리는 이러한 환자와 그 가족들이 필요로 하는 보살핌을 전달하는 방법을 찾아야 한다.

아직 한 번도 임종을 앞둔 환자를 돌본 경험이 없다면, 당신이 그들에게 해 줄 것이 아무것도 없다고 생각할 수 있다. 그러나 사실은 그렇지 않다. 환자와 그 또는 그녀가 생존하고 있는 한, 그 가족들은 모두 당신의 방문과 지속적인 보살핌을 반길 것이다. 지금 일어나는 일들이 당신 탓으로 돌려질 것에 대해 걱정을 하지 말고, 당신의 직감에 따라 환자와 그 가족들에게 합당한 관심과 편안함을 제공해야 한다.

보살핌의 구성요소

환자들이 '좋은 죽음good death'을 위해 필요하다고 느끼는 것들은 무엇일까? 많은 환자들은 이렇게 말할 것이다.

- 신체적 편안함의 극대화
- 자아의 연속성 유지
- 관계들의 유지와 확대
- 본인의 삶과 죽음에 의미 부여하기
- 자제력 갖기
- 죽음에 대면/준비하기

(출처 : Block 2001, 2900)

이런 목표들을 달성하기 위해 환자들을 어떻게 도와줄 수 있을까? 유능한 정신과 의사이자 임종을 맞는 환자들과의 폭넓은 경험을 가진 교사로서 Ned Cassem 박사가 말하는 임종을 맞는 환자에게 필수적인 보살핌의 아홉 가지 요소들은 다음과 같다.

임종을 맞는 환자를 위한 보살핌의 구성요소

- 임상능력
- 편안함
- 동정심
- 평정심
- 아이들의 병문안
- 가족 간의 결속과 융화
- 일관성과 인내력
- 유쾌함
- 대화

이 요소들 중에서도 나에게 가장 중요한 요소는 환자의 신체적, 정신적 고통을 덜어 주기 위해 임상능력을 갖추는 것이다. 내가 환자의 고통을 견딜 만한 수준으로 내려 놓은 것을 알았을 때 다른 요소들은 자연스럽게 따르게 된다. 나는 동정심을 갖고 환자의 손을 잡고 대화를 한다거나, 정기적으로 방문하고, 유쾌하게 대하며, 진심으로 내가 느끼는 평정을 보여 줄 수 있다는 것을 알았다. 아이들이 환자와 가지는 병문안이 즐거워지고, 줄어든 스트레스로 가족들의 결속은 더욱 강화된다. 가족들이 임종을 맞이하는 환자와 가까이 지내고, 또한 그들이 원한다면 임종 시에도 함께할 수 있는 것을 수월하게 해 준다.

가족에 대한 지원

임종의 시기가 다가올수록 가능하면 언제든지, 환자가 참석한 가운데 가정에서 임종을 맞이할 수 있게 허가할 경우의 변화에 대해 검토하기 위해 가족 모임을 갖도록 노력한다. 팀 내의 간호사들 및 사회사업가들과 더불어 우리는 간병인들에게 추가적인 가정간호 자원 혹은 간병인이나 환자가 요양시설을 선호할 경우 만족할 만한 요양원 등을 주선해 주어야 한다. 가족 일원이 가정에서 간호할 계획이라면 필요한 도구와 서비스 중 일부가 병원침대, 이동 좌변기, 가정간호사 등일 것이다. 이러한 간호를 혼자서 하려고 할 때 간병인들은 특히나 쉽게 지치고 낙담하기 때문에 우리는 그들이 도움을 필요로 한다는 것을 유념하고 있어야 한다.

✻ **진료포인트** 임종을 맞이하는 마지막 며칠 동안의 의사소통

- 가족회의를 통해 다음에 일어날 법한 일에 대해 상의한다.
- 자주 통화하여 관심을 보이고 의학적 식이요법을 조정한다.
- 환자들이 가끔 '단념'하는 것에 대한 가족들의 허락과 남은 사람들의 '안위'에 대한 확신을 필요로 한다는 것을 얘기해 준다.
- 가족들에게 Byock 박사의 '다섯 문장'(Byock, 1997)에 대해 알려 준다.
  "나는 당신을 용서합니다.", "나를 용서해 주세요.", "감사합니다.", "나는 당신을 사랑합니다.", "안녕."
- 글로 적은 주의사항을 제공한다.
  "응급구조대(119)에 전화하지 마시오", '임종의 징후와 증상', '도움을 요청할 사람의 번호', '죽음이 임박했을 때 무엇을 해야 하는가'.
- 증상 관리에 대한 도덕적, 종교적 근심을 완화시킨다.
- 호스피스의 장점을 다시 상기시킨다.

이제 시간이 얼마 안 남았기 때문에 우리는 간병인들과 그들의 새로운 역할에 대해 명확하게 얘기해야 한다. 예전의 그들의 역할은 아마도 원래 종양팀의 눈과 귀의 역할로, 환자가 화학치료요법이라는 청룡열차에 올라탔을 때 드러내는 초기의 징후를 관찰해 주는 것이었다. 가족들은 혈구수 측정 결과나 건강악화의 어떠한 조짐에도 지나치게 경계하는 것이 어느새 그들 생활의 일부가 되어 버린 것을 느끼지 못할지도 모른다. 그들은 이제 이러한 임무를 포기하는 것이 환자를 위험에 노출시키지 않는 일이며, 남은 기간 동안에 그만큼의 비중 있는 다른 중요한 임무들을 해내야 함을 인식해야 한다. 환자들은 하고 싶은 이야기들, 전달하고 싶은 의미, 상속시켜야 할 유산 등이 있을 것이고 이것들을 해결하고 목적의식을 가지기 위한 도움이 필요할지 모른다. 우리는 환자와 가족들에게 이러한 임무를 도와줄 수 있는 호스피스 프로그램들을 이용해 보라고 장려할 수 있다. 의사소통은 실제로 환자의 가족들이 시련을 겪는 동안 우리가 줄 수 있는 가장 중요한 지원이다.

호스피스 프로그램에 등록되지 않은 환자가 가정에서 임종을 준비할 때 나는 최대한 노력하여 환자와 가족들에게 일주일에 두세 번씩, 마지막 몇 주간은 그 횟수

✲ 진료포인트 과도기

- 수면량 증가
- 식욕 상실
- 허약
- 착란
- 쓰러짐
- 실금

(출처 : Doyle-Brown 2000)

를 늘려 통화한다. 이 통화들은 엄청난 부담을 안고 있는 간병인들에게 특히 도움을 주는 것 같다. 나는 그들의 질문에 답해 주고, 감정적으로 지탱해 갈 수 있도록 하며, 그들의 노고를 칭찬하고, 나의 지속적인 관심을 보여 준다. 또한, 나는 임종 때까지 증상을 최선의 방법으로 조절할 수 있도록 보장하기 위해 환자의 식이요법을 자주 수정할 수 있는 기회를 가졌다.

가족들은 종종 환자의 임종 순간이 다가왔음을 어떻게 알 수 있는지 알고 싶어 한다. 어떤 이들은 어디에 중점을 맞추어 간호를 해야 할지 궁금해 한다. 환자의 투병기간 중에 그들은 자주 활기찬 코치가 되어 주어야 했다. 그들의 독려 없이 환자는 일시적인 좌절에서조차 쉽게 벗어날 수 없었을 것이다. 하지만 이번에는 환자가 임종을 맞으려고 하는 것이면 간병인으로서 그들의 임무는 달라지게 된다. 다른 가족 일원들은 환자와 함께 지낼 수 있는 시간이 몇 주에 불과하다. 휴가, 병가, 가정 대소사 휴가를 다 동원해도 휴가는 한정되어 있으므로, 다른 사람들은 그 이외의 시간을 간병인의 또 다른 의무로 간주할 수 있을 것이다.

Doyle-Brown(2000)이 환자가 몸져눕기 전의 상태인 '과도기' 라고 정의한 것의 징후들은 무엇이며 이것은 가족들에게 어떠한 영향을 끼치는가? 이 시기의 초기에 나타나는 특징들은 수면량의 증가, 거의 모든 식욕 상실 그리고 허약함이 포함된다. 간혹 어떤 간병인들은 환자들이 이 시기에도 자신을 조절할 수 있다고 착각하여 '그는 포기하고 있어요!' 라고 생각하며 환자한테 화가 나 있기도 하다. 이미 3장에서 언급했듯이, 특별히 준비한 음식을 거듭해서 거절당하는 것은 특히 괴롭다. 간병인들은 혼란스러운 환자들을 독립적으로 두는 것에 대해 본인은 아직도 그것이 가능하다고 생각할지라도 대단한 어려움을 느낀다. 어떤 환자들은 쓰러지거나 실금 현상이 나타나기 전까지 본인이 도움을 필요로 한다는 사실을 충분히 이해하지 못한다.

적절한 때라고 생각이 들 때 나는 간병인에게 환자의 죽음을 '허락' 해 주는 것이 매우 중요한 것임을 상기시킨다. 나도 몇 년 전 레지던트 한 명을 통해서 배우게 된 사실이었다. 어느 날 회진을 돌던 중에, 가라발디 씨가 나를 실망시키지 않기 위해 "안간힘" 을 쓰고 있고, 오직 나에게만 이제는 죽고 싶다는 얘기를 하지 않았다고 존이 살짝 전해 주었다. 즉시 가라발디 씨에게 그가 오랜 투병으로 휴식이 필요하다는 사실을 알고 있고, 그것은 나를 실망시키는 것이 아니라고 안심시켰다. 가라발디 씨는 명백히 안도하는 모습을 보였으며 1주가 지나기 전에 그는 사망했다.

그 일이 있기 전까지 누군가에게 '단념' 해도 된다라고 분명하게 말해 주는 것이 나에게 그렇게 중요한 것인 줄 몰랐다. 환자가 언어적으로 반응할 수 있든지, 나의 말을 알아들었다고 어떠한 방법으로 나타낼 수 있는지에 관계 없이 이 말은 반드시 해 줘야 할 말이다. 이제는 이런 지식을 환자 가족들과 나누고 그들의 사랑하는 가족에게 이렇게 일종의 허락을 해 주도록 권유한다. 또한, 임종을 맞는 사람에게 남은 가족들은 모두 '괜찮을 것' 이니 걱정하지 말라고 얘기해 주기를 부탁한다.

Dr. Ira Byock은 저서 *Dying Well*에서 임종을 앞둔 환자와 가족들 모두가 들어야 할 "다섯 문장—나는 당신을 용서합니다. 나를 용서해 주세요. 감사합니다. 나는 당신을 사랑합니다. 안녕"을 소개하고 있다. 어떤 가족들은 다른 가족들보다 쉽게 이 말들을 할 수 있기도 한데, 거의 모든 가족들이 결국에는 이 중 하나나 그 이상을 말할 수 있게 된다. 이는 환자와 가족 사이에 평화로운 감정을 고무시키는 것 같다.

주의사항에 대한 메모 가족들과 환자에게 전화를 걸어 주는 것 이외에도 호스피스 프로그램에서는 전화 옆에 붙여 놓을 수 있는 주의사항에 대한 메모를 가족들에게 준다. 호스피스 프로그램들은 자신들의 연락처가 적힌 스티커를 여러 장 나누어 준다. 주 7일, 24시간 언제든지 연락 가능한 번호들이다. 어떤 주들은 '병원 밖 장소' 에서 유효한 소생술 거절 양식을 구비하고 있다. 이러한 양식이 없는 주에서 진료하는 임상의의 경우에는, 주의사항에 추가적으로 '환자가 사망할 경우 응급구조대를 부르지 말 것' 을 추가하도록 권하고 싶다. 이유는 응급구조대를 부를 경우 구조 대원들은 억지로 환자를 소생시키려고 노력하기 때문이라고 나는 설명해 준다. 추가적으로 나는 가족의 일원 중 한 명에게 지역 구급차 회사에 환자는 의료에 있어 사전의사결정서Advance Directive가 있으며 소생을 바라지 않는다고 미리 알려 줄 것을 권한다. 또한 이런 지시서를 구급차 회사에도 보내어 기록을 갖고 있도록 하고 있다. 그러면 환자가 죽음에 임박하였을 때 응급구조대를 실수로 부르더라도 구조 대원들이 심폐소생술을 실시하지 않아야 하는 사실을 알고 있을 것이다.

주의사항에 사무실과 집 연락처를 추가적으로 포함시킨다. 호스피스 시설을 이용하지 않을 경우, 환자가 사망했을 때 가족에게 장례식장 연락처를 알려 달라고 하여 장례식 담당자와 연락하고 내가 사망진단서의 마무리를 책임지고 있는 사람이라고 알려 준다.

통증 조절에 대한 가족의 윤리적인 근심 그렇지 않다고 안심시킴에도 불구하고 가족들에게는 죽어 가는 사람에게 진통제를 준다는 것이 오히려 고민을 불러일으키는 주요한 원인 중의 하나이다. 그들은 고통을 감소시키려고 하다가 잘못하여 죽음을 재촉하게 되는 것이 아닌가 두려워한다. 비록 환자의 고통을 줄여 줄 다른 방도가 없더라도 그들은 종교적인 근심 —보통 이런 경우의 대처 방법에 관한 종교 지도자의 말씀에 대해 잘 모르기 때문— 이 있을 수도 있다.

2장에서 언급했고, 여기서 다시 한 번 반복할 만한 가치가 있는 것이, 만약 진통제를 사용하면 2차적인 영향에 의해 사용하지 않았을 때보다 비록 사망의 시기가 앞당겨질 가능성이 있더라도 가톨릭교, 유대교, 이슬람교는 모두 고통의 경감을 위한 노력을 권장하고 있다. 이것이 소위 말하는 '이중 효과의 원칙principle of double effect'이다. 이 점에 관해서 교리문답서는 아주 명확하다. 의도가 바로 그 해답이다. 유대교와 이슬람교는 가톨릭교와는 달리 대표자가 하나가 아니다. 그러나 최근의 문서들을 보면 두 교리의 성직자들로부터 나오는 대부분의 의견들이 가톨릭교의 성직자들과 동일하다는 것이다. 만약 간병인이나 의료인의 의도가 환자의 고통을 경감시켜 주기 위함이면 간병인은 그에 필요한 어떠한 약물이라도 주어야 한다. 이 세 종교들은 환자가 생명을 연장시키기 위한 인공적인 수단이나 별 도움이 안 될 치료(예: 인공호흡장치)를 거부할 수 있는 권리에 대해서도 같은 입장을 표명한다.

호스피스 프로그램으로의 위탁 이미 환자나 그 가족이 호스피스 프로그램에 위탁되는 것을 거절하였다 하더라도 나는 병원에서든 장기 요양원에서든 간에 임종을 맞이하는 모든 환자들에게 최대한 호스피스 서비스에 참여시키려는 노력을 하고 한다. 환자를 돌보는 계획은 수정되거나 간결화될 수 있는 것으로 신체적, 심리적, 그리고 정신적인 증상들 모두가 언급될 수 있다. 호스피스 종사자는 가족들이 느낄 상실에 대비시켜 주는 것을 시작으로 다른 사회적, 정신적 근심들을 돕고 환자의 사망 이후에는 유족 프로그램들을 통해서 지속적으로 도움을 줄 것이다.

임종을 바로 앞둔 며칠 전이나 한 주 전과 같은 시기에 호스피스 간호는 가족과 전문 간병인들에게 엄청난 위안을 제공하는데 그들이 한 번도 '자연사' 를 지켜보지 못한 경우에는 특히나 더 그러하다. 호스피스팀원들은 이미 '겪어 본 일' 이기 때문에 다음에 일어날 법한 일에 대해 설명해 주고 마지막 몇 시간, 며칠 동안의 증상관리에 대한 전문적인 견해를 제공해 줄 수 있다. 가정에 있는 환자들의 경우에는 호스피스 종사자가 가족들에게 환자의 용변, 섭식, 마사지, 그리고 투약에 관한 실질적인 교육을 제공해 줄 것이다. 임종의 시기가 다가올수록 호스피스 봉사자들은 환자의 질문에 대한 대답들을 제안해서 제공해 주고 가족들이나 병동, 장기 요양원의 직원에게 어떻게 임종이 곧 닥친다는 것을 알아볼 수 있도록 설명된 서류를 제공한다.

입원환자 병동팀에 대한 지원

병원에서 우리의 환자가 임종을 앞두고 있을 때 우리는 주치의 역할을 맡고 있는 종양팀, 병원 직원, 병동 직원(간호사, 보조원, 사회복지사)들이 환자와 그 가족들의 요구뿐 아니라 그들 자신이 경험하게 되는 고통스러운 감정에도 적응할 수 있도록 도와주어야 하는 부가적인 책임감을 느끼게 된다. 비록 서로가 처음 만나는 관계일지라도 임종의 과정은 종종 병동 직원들과 환자, 환자 가족을 서로 친밀하게 만들게 된다.

자책감과 불안감을 완화하기 위해서 우리는 환자의 병력, 남아 있는 치료의 한계, 그 치료들의 부담감 그리고 적절한 시기가 되면 환자가 추가적인 지지요법을 받는 한계에 대해 모든 팀원들과 함께 검토한다. 비록 우리가 최선의 노력을 기울이더라도 환자는 결국엔 사망할 것이고 그것은 누구의 책임도 아님을 상기시킨다. 이것은 큰 위안이 되어 줄 수 있다. 더욱 도움이 될 만한 것은 환자의 남은 시간과 남겨진 가족들의 치유과정을 향상시켜 줄 제안들을 해 주는 것이다.

그러나 챔피언 씨의 경우처럼 드물지 않게 병원 직원들은 환자나 그 가족들에게 부당한 분노의 대상이 된다.

챔피언 씨

챔피언 씨는 폐암에 대한 표준치료를 받았으나, 6개월 후 양측성 악성 흉막삼출액이 발생하여 입원하였다. 그에게는 양측에 흉관과 경화요법이 필요하였으며 저항성의 폐렴으로 발열이 있었고 심각한 영양실조 상태였다. 통증에 대한 조절에도 불구하고 그는 다량의 기도 분비물들을 제거하지 못하는 상태였으며 몹시 급하게 숨을 몰아쉬었고 반복적으로 저산소증이 나타났다. 상, 하지에서 폐색전이나 응혈은 발견되지 않았다.

챔피언 씨가 더 이상 자발 호흡에 의한 생존이 어려운 순간에 기관 내 삽관이나 소생술을 원하지 않는다고 그의 담당 종양의인 닥터 라이델에게 이야기했음에도 불구하고, 그의 의료차트에는 의료에 있어 사전의사결정이 기록되어 있지 않았다. 급속하게 악화되고 있던 챔피언 씨의 폐 상태 때문에 닥터 라이델로부터 챔피언 씨가 기관 내 삽관을 원치 않았다는 것을 확인하고 서류화해 줄 것을 부탁했었다.

다음 날 아침 자리에 있던 간호사들로부터 전날 우연히 듣게 된 격노한 챔피언 부인과 병원 직원의 대화 내용을 전해 들었다. 내용은 이러했다. "왜 닥터 라이델에게 그런 얘기를 남편과 하도록 했나요? 당신들이 남편에게 한 짓을 보세요. 그의 희망을 전부 빼앗아 버렸어요! 남편은 당신이 우리에게 그런 얘기를 하게 만들기 전까지는 멀쩡했어요? 지금의 그를 보세요!" 그녀는 그런 기분으로 시간을 조금 보낸 후 다음 날에는 남편의 계속적인 악화에 대해 그녀가 비난했던 그 의사와는 한 마디 얘기도 나누지 않았다.

닥터 라이델은 챔피언 씨가 삽관을 원치 않는다는 것을 확인해 준 이후부터 팀에서는 그의 진행성 호흡곤란을 증상에 따라 폐 세척, 흡입술, 산소, 항생제, 아편양 진통제로 치료했다. 그는 이틀 후에 별다른 고통 없이 죽었다. 우리가 모두 그의 곁에 모였을 때 그의 아내는 병원 직원에게 '그녀가 복도에서 한 말에 대해서' 용서를 구했다. 그녀가 주도하던 기도모임에도 그 주 후반에 모든 직원에게 보내 준 감사 선물들에도 의사들을 포함시켰다.

모든 병원 직원들이 이렇게 운이 좋은 것은 아니다. 챔피언 부인은 자신의 분노가 잘못 표출되었다는 것을 이해하고 직원들에게 사과를 했다. 많은 가족들은 그렇지가 않다. 그리고 환자를 돌보아 주던 인턴과 레지던트, 학생, 간호사 들에게는 환자의 죽음으로 인해 스스로 느끼는 부당한 자책감에 가족들의 불공평한 비난까지 더하여진다.

다른 경우에는 죽음이 코 앞에 다가왔고 다른 모든 가족과 진료팀의 만류에도 가족일원 중 하나가 환자를 위해 모든 것을 해 보라고 우길 때이다. Dr. Cassem은 이러한 요구를 하는 근본에는 죽어 가는 환자와 적극적인 치료를 원하는 가족간에 불화의 시기가 있었을 것이라고 말한다. 불화를 충분히 해결하지 못한 자책감에서 그러한 요구를 하게 된다는 것이다. '달성 가능한' 목표들을 명확하게 설명해 주고 고통받고 있는 가족 일원의 특별한 곤란한 점에 중점을 맞추어 가족회의를 실

✻ **진료포인트** 입원환자 병동팀에 대한 지원

- 팀원들에게 치료에 불응하는 병에 대한 약물의 한계를 상기시킨다.
- 불안감과 부당한 자책감을 해소해 준다. 환자/가족의 분노에 대해 설명한다.
- 환자와 가족들의 고통을 최소화할 수 있는 보살핌의 계획을 시행한다.
- 오해를 없애고 그들의 노고를 치하한다.
- 삽관과 심폐소생술에 관한 '사전의사결정서'를 기록/개정한다.
- 충분히 인지한 선택을 가능하게 하기 위하여 사실적인 예후를 설명하고, 기계적 환기를 포함하여 남아 있는 선택 가능한 치료에 대한 그 부담과 이득에 대해 사실적인 설명을 한다.

시하는 것은 그 사람에게 큰 도움이 된다.

이런 힘든 상황에서 병원 직원들을 반드시 지원하도록 한다. 그들은 종종 환자나 가족들의 무력함과 절망, 분노에 대한 공격대상임을 설명해 주어야 한다. 가족들의 공격을 개인적인 것으로 받아들이지 않고, 환자를 위해 그들이 지속적으로 노력을 하며, 일로써 모든 고민의 근원을 없애도록 격려한다. 사망으로 이어지는 입원기간 동안 그리고 사망자체 후에, 직원들이 혹시나 갖고 있을지 모르는 자신의 '과실'에 대한 오해를 없애고 그들이 환자에게 최선을 다해 편안하게 해 준 노고에 대해 치하한다. 함께 환자를 돌보았던 간호사로부터 듣는 칭찬은 특히 치유력이 있다. 이어서 병원 직원으로 하여금 간호사에게 그가 제공한 서비스에 대해 칭찬해 주도록 격려할 수 있다. 이런 지원은 젊은 의사들과 병동 직원들이 환자가 죽었을 때 경험하는 고통에서 벗어날 수 있게 해 주는 데 큰 도움이 되어 주며, 자신들이 훌륭하게 일을 잘 처리했다는 만족감을 인정하도록 해 준다.

소생술 상태 챔피언 씨의 경우에서는 위기의 순간이 다가오자 닥터 라이델은 챔피언 씨의 요청에 변동이 없었는지 단지 확인해 줄 것을 요구받았다. 나중에 그를 지탱해 주기 위해 삽관술이 필요해졌을 때(100% 재호흡 마스크 착용 상태에서 pH는 7.24, pCO_2 80mmHg, 그리고 pO_2 55mmHg이었다) 삽관을 하지 않음으로써 우리는 모두 챔피언 씨가 정한 범위 내에서 그를 간호해 주고 있다고 확신했다.

불행히도 1995 SUPPORT 연구에서 보면 의사들은 종종 생명을 위협하는 질병으로 고통받는 입원환자들의 요구를—단지 47% 만이 그들의 환자들이 소생술을 원치 않는 것을 알고 있었다—잘 알지 못하는 것으로 나타났다. 외래환자의 삼 분의 일은 의사에게 그들이 의료에 있어 사전의사결정서가 있다는 사실조차 얘기하지 않았다.

중증 질병 환자들이 아직 이성적인 결정을 할 수 있을 때 우리는 그들의 요구사항들을 알기 위해 최선을 다해야 하며, 이 지시들을 환자의 병원 안팎에 있는 건강관리팀 모두와 서로 나누어야 한다. 우리가 환자들에게 그들의 질병의 정도, 나머지 치료들이 남은 시간 동안 의미 있게 받아들여질 가능성, 그리고 인공 호흡기의 실체와 행여 떼어 내게 될 가능성 여부에 대해 사실적으로 얘기해 준다면 환자가 소생술이나 예방적인 삽관술에 관하여 충분한 정보를 근거로 한 결정을 할 수 있게 될 것이다.

위기의 순간에 닥쳐 곤란스러운 상의를 시작할 필요가 없고 우리는 궁극적으로 치료가 불가능한 질병의 상태에 있으며 편안하게 임종을 맞이할 가능성이 있는 환자에게는 소생술을 시도하지 않음으로써 본인이나 그 가족들이 불필요한 고통을 받지 않게 한다.

증상 관리 안내

임종을 앞둔 환자의 증상 관리는 도전적일 수 있다. SUPPORT 연구에서도 가족들이 종종 환자의 증상이 제대로 조절되지 않고 있다고 느꼈다고 밝히고 있다. 가족들이 생각하기를 의식이 있는 환자 중 40%가 극심한 고통에서 벗어나지 못했으며 폐암 혹은 다른 악성 질환에 더불어 다수의 기관이 망가진 환자 중에는 70%가 극심한 호흡 곤란을 겪었고 25%가 보통 수준의 불안이나 불쾌감을 겪었다(Lynn et al. 1997).

마지막 남은 기간 동안에는 환자의 편안함에 각별히 신경을 써야 한다. 환자가 병원에서 임종을 맞을 경우, 가능하다면 하루 세 번은 5분에서 10분을 함께 있도록 한다. 만약 당신이 방문할 때 가족들이 자리에 없다 하더라도 간호사가 당신의 방문을 기록해 뒀다가 그들에게 알려 줄 것이고 그러한 방문 자체만으로도 가족들은 큰 위안을 받을 수 있다. 환자의 침대 곁에 앉아서 환자가 고통, 섬망, 상기도 분비물 과잉분비(사전천명; 가래 끓는 소리), 또는 간대성 경련증의 징후들을 보이지 않는지 관찰하도록 한다. 그런 증상들이 나타날 경우 다음 쪽들에 제안되어 있는 방법을 참고하여 치료하도록 한다. 같이 있는 가족이나 친구에게 그들이 목격한 것에 대해 물어보고 그들이 가진 질문에 대답해 주도록 한다. 비록 환자가 여러 기계들에 의해 지탱하고 있거나 정맥 주입선을 부착하고 있더라도 그들에게 환자와 대화하고 만지는 것이 가능하다는 것을 알게 해 주어야 한다.

임종을 앞둔 환자의 복합적 증상 임종을 맞기까지 며칠에서 일주일 사이에 나타나는 다양한 증상들의 빈도수에 관한 자료는 다소 상충되기도 한다. 환자들은 보통 복합적인 증상을 보이는데, 각기 가진 질병의 진행 정도에 따라 다양하게 아래에 적힌 증상들의 조합이 나타난다.

임종 과정에서 나타날 수 있는 다양한 증상들

- 고통
- 거칠거나 젖은 호흡
- 호흡 곤란, 기침
- 소변의 요실금 또는 체내 축적
- 안절부절, 초조함
- 구역질, 구토, 식욕부진, 연하곤란, 구강 건조증
- 섬망
- 피로
- 존재에 대한 또는 정신적인 고통
- 사지의 냉각
- 변실금

진행성 암환자의 70%가 통증을 겪고 있고, 이 통증은 사망 시까지 지속적인 치료를 요한다. 거칠거나 축축한 호흡, 요실금 또는 체내 축적, 그리고 안절부절과 초조함은 임종 과정의 환자 중 절반 이상에서 나타나는 증상들이다.

임종 과정에 있음을 알아보는 법(마지막 10-14일)

- 혈압의 저하 및 심장 박동의 감소에 뒤따르는 탈수, 빈맥
- 발한, 차고 축축한 피부, 사지의 냉각화; 임종 직전, 반점 형성
- 가늘어진 숨소리, 무호흡 혹은 무호흡과 과호흡이 번갈아 일어나는 호흡, 불규칙한 호흡 패턴; 숨을 내쉴 때 그르렁거리거나 신음소리 냄
- 입이 늘어짐; 연하 곤란; 구역 반사 능력의 상실과 분비물의 고임에 의한 사전천명 유발
- 방광이나 직장의 실금
- 초조함±환각; 침묵; 환자는 깨어나기 힘듦

(출처 : Pitorak 2003)

환자 다섯 명 중 한 명은 숨이 찰 것이고 열 명 중 한 명 꼴로 구역질과 구토가 나타날 것이다. 진행성 암으로 사망하는 환자 중에 섬망을 겪는 환자는 88%(Lawlor et al. 2000) 이다. 섬망의 징후들에는 발한, 혼란, 급격한 하지 반사, 비비꼼, 이불을 꽉 붙드는 것이 포함되어 있다. 환자들은 삼키는 능력을 상실하고 대인관계도 줄어들게 된다. 이것은 마치 넓은 저택 안에서 갈수록 현관에서 먼 방으로 이동하는 것과 같다. 목소리나 접촉에 반응하는 것이 훨씬 오래 걸리게 되고, 언젠가부터 아무런 반응을 안 보일 수도 있을 것이다. 대부분의 가족들은 환자가 개인적인 감정으로 그들을 거부하는 것이 아니란 것을 알고 있다. 나는 이것을 단지 '환자가 현관까지 나오는 데' 너무나 많은 힘이 들기 때문이라고 종종 말한다.

어떤 환자들은 존재 자체나 정신적인 고통을 경험하지만, 다른 환자들은 정신적인 평안을 주는 뚜렷한 환상을 가진다. 어느 날 자정에 내가 돌보던 인도 환자가 자기 남편더러 '갠지스 강물' 을 갖다 달라고 했다. 그녀의 남편은 아내의 병이 얼마나 심각한지 그때까지 이해하지 못하고 있었다. 그러나 그녀의 요청 이후에서야

아내가 죽어간다는 것을 알아차렸다. 그들은 함께 슬퍼하고 대화하며 마지막 작별 인사를 나눌 수 있었다. 그녀는 다음 날 아침 사망했다. 그리고 어떤 아일랜드 출신의 환자가 홍조를 띄고 나에게 "아일랜드로 우리나라 사람들을 만나러 가요"라고 말해 주었다. 그녀는 그들이 손을 흔드는 모습을 볼 수 있었다. 나도 볼 수 있었을까? 그녀는 눈을 감은 채 "그 곳으로 가는 게 제게 주어진 일이에요. 그들이 저를 기다리고 있어요"라고 덧붙였다. 그녀는 계속 얘기를 했으나 게일어로 했다. 그 자리를 일어나며 나는 그녀에게 좋은 여행이 되길 바란다고 했다. 눈을 여전히 감은 채 그녀는 놀랍게도 영어로 "고마워요"라고 대답했다.

흔히 필요해지는 약물들　임종을 맞는 환자들이 겪는 대부분의 문제들은 좌약, 경피제 혹은 필요하다면 정맥주입을 이용한 몇 가지 종류의 약물들로 조절이 가능하다(표 8.1). 약물은 주로 가래 끓는 소리, 말기의 불안함, 초조함 또는 섬망에 따른 고통을 위해 필요하다. 어떤 환자들은 호흡 곤란이나 다양한 기타 문제들로 치료를 필요로 한다. 다른 어떤 방법으로도 고통이 조절되지 않는 소수의 환자들에게는 임시적인 진정제 치료가 필요할지도 모른다.

통증 조절　만약에 WHO의 암성 통증 완화지침서(이 책 5장을 참고)를 이용한다면, 죽음에 직면한 환자의 50%가 아무런 고통을 받지 않을 것이고, 25%는 가볍거나 중간 정도의 고통, 그리고 3%만이 극심한 고통을 겪을 것이다. 환자들은 면밀한 관찰을 필요로 하며 보통은 마약성 진통제와 비마약성 보조제를 둘 다 필요로 한다.

만약 환자가 알약을 삼킬 수 없는 경우에는 보통 구강 내 점막, 혀 밑, 직장 내, 경피적 투여 경로를 이용하는 마약성 진통제가 효과적이다. 그러나 일부의 경우에는 피하 주입 혹은 정맥의 이용이 가능하다면 정맥 주입이 필요할 수 있다. 농축된 morphine이나 oxycodone 용액(20-40mg/ml)은 매시간 또는 2시간마다 한 번씩 투약이 가능하며 대개 만족스러운 효과를 보인다. 서방형 마약성 진통제의 직장 내 투약은 FDA에 의해 승인되지 않았으나, 연구들이 밝히기를 직장 내에 넣은 서

표 8.1 임종을 맞이하는 마지막 날들에 비교적 흔한 문제의 치료

Problem	*Agent*	*Dose*
Baseline pain	Morphine/hydromorphone, oxycodone	Sublingual, SQ; individualized
	Fentanyl transdermal (Duragesic®)	Individualized
Breakthrough pain	Concentrated oxycodone or morphine solution	Individualized
Death rattle	Scopolamine	Transderm Scōp® 1–3 patches q3d; 0.1–2.4 mg / 24 hr SQ, IV
	Hyoscyamine (Levsin SL®)	0.125 mg sublingual t.i.d. to q.i.d.
	Glycopyrrolate (Robinul®)	0.1–0.2 mg IV t.i.d. to q.i.d.
	Atropine + morphine + dexamethasone	2 mg + 2.5 mg + 2 mg by nebulizer
	Atropine + furosemide	Atropine 1–2 mg IV + furosemide 20–40 mg IV
Anxiety	Lorazepam (Ativan®) or Alprazolam (Xanax®)	1 mg p.o.or sublingual q2h 0.25–2 mg p.o. t.i.d.
Delirium	Haloperidol (Haldol®)	2–4 mg p.o., SQ, IM, IV q. 30 min p.r.n. to total 20 mg / 24 hr
	Olanzapine (Zyprexa®, Zydis®)	2.5–5 mg p.o./sublingual qhs to b.i.d. plus p.r.n. q4h
	Chlorpromazine (Thorazine®)	25–50 mg p.o. q4–8h or 25 mg p.r. q4–12h; preferred for dyspnea
	Midazolam (Versed®)	2–3 mg load; 0.5–1 mg/hr SQ, IV; increase p.r.n. to 100 mg/24 hr
	Phenobarbital (Nembutal®)	120–200 mg p.r. q12–24h
Dyspnea due to anxiety/panic	Midazolam (Versed®)	0.5–1.0 mg IV slowly or 0.1–1.25 mg/hr SQ
	Morphine	5–10 mg sublingual, IV, or by nebulizer
	Chlorpromazine (Thorazine®)	25 mg p.o., p.r. q4–12h; or 12.5 mg IV q4–8h

방형 morphine의 흡수는 구강 내 투약 시와 같다는 것이다. 만약 고통이 새로운 문젯거리이고 환자가 마약성 진통제 투약의 경험이 전혀 없었던 경우에는 서방형 morphine 15–30mg/ml을 매 12시간마다 직장으로 투약하는 치료를 한다. 다른 방

안으로는 Fentanyl 경피 패치를 부착하고 액상 혹은 좌약 형태의 마약성 진통제를 진통제의 혈중 농도가 고통을 완화하는 데 적절한 수치가 될 때까지 첫 12시간 동안 투약한다.

비마약성 보조제도 좌약으로나 피하를 통해 사용될 수 있다. 이전에 경구 NSAIDs의 혜택을 입어 본 환자라면 indomethacin 좌약을 사용해 볼 수 있다. 뼈 통증이나 신경 통증으로 꾸준한 용량의 glucocorticoid를 복용해 온 환자들은 피하로 dexamethasone을 투여받을 수 있다. Doxepin의 직장 투여는 경구 삼환계 항우울제를 대신할 수 있다.

임종 직전에 많게는 절반의 환자가 증가된 마약성 진통제 투약량을 필요로 한다. 만약 계산된 마약성 진통제의 용량이 혀 밑, 경피적 투여, 직장 내 투여 등의 경로로 전달되기에 너무 크거나, 고통 완화가 이런 경로들을 통해서 만족스럽게 나타나지 않는다거나, 환자나 간병인이 이러한 경로들을 받아들이지 않을 경우에는 마약성 진통제 피하 주입이나 정맥이 이용 가능하다면 정맥주사로 주입을 하도록 한다.

이 두 가지 종류의 주입은 호스피스나 가정 간호사의 도움으로 가정 내에서 시행이 가능하다. 고통의 조절이 잘 되어 오던 환자에게는 정맥주사 주입 시 처음에는 마약성 진통제의 용량을 경구 복용량과 같게 한다(표 5.5 참조). 고통의 조절이 잘 안 된다면 용량을 약간만 늘려서 주도록 한다.

임종 과정의 가래 끓는 소리 　환자들은 보통 이 요란한 호흡에 대해 잘 인지하

진료포인트 약을 삼킬 수 없을 때의 통증 조절을 위한 약물요법

- 농축된 morphine/oxycodone 용액(20-40mg/ml)의 구강 내 점막 또는 설하 투약
- 좌약 형태의 서방형 마약성 진통제; Kadian 환약을 물에 띄워 섭식관을 통해 투약
- 좌약 형태의 보조제(예: NSAIDs, acetaminophen, doxepin)
- 마약성 진통제와 dexamethasone의 피하 주사 및 주입

✻ **진료포인트** 임종 때의 가래 끓는 소리에 대한 치료법

- 환자를 옆으로 기댄 자세로 눕힌다.
- 건조제를 투약한다.
  - Hyosocyamin(Levsin2 SL), 0.125 설하 투여.
  - Scopolamine
    scopolamine patch, 1개에서 3개의 패치를 3일에 한 번씩 교환.
    피하 주입, 0.1-2.4mg/24시간
  - Glycopyrrolate 0.1-0.2mg, IV 3-4회/일
  - Atropine
    흡입기 이용, 2mg atropine+2.5mg morphine+2mg dexamethasone
    Atropine 1-2mg 근육주사+furosemide 20-40mg 정맥주사

지 못하지만, 가족들에게는 큰 고통일 수 있다. 이는 임종을 앞둔 환자의 60-90%에서 나타나는 현상이다. 단순히 환자의 누운 자세를 바꿔 주는 것만으로도 도움이 많이 되는데, 환자가 숨 쉬는데 옆으로 눕는 것이 바로 눕는 것보다 용이하기 때문이다. 대부분의 환자들은 hyosocyamin(Levsin[2] SL), 겔 형태의 scopolamine, 경피용 패치 또는 주입액, glycopyrrolate 정맥주사, morphine과 dexamethasone을 혼합한 atropine 분무제, 또는 furosemide를 포함한 atropine 정맥주사와 같은 건조제의 도움을 받는다.

Scopolamine은 많게는 70%의 환자들에게까지 효과가 있는 것으로 보고가 되었다. 침의 분비물이 가래 끓는 소리의 원인인 환자의 경우에는 과잉 기관지 분비물이 원인인 환자들보다는 대부분의 경우에서 보다 적은 scopolamine 용량으로도 치료된다. 환자가 이 약품들 중 하나를 처방받을 경우 정기적으로 입안을 적셔 주어야 한다.

말기 안절부절증　　암으로 임종 과정에 들어선 환자의 절반이 안절부절함과 초조함의 징후를 보인다. 그들은 밤에 뒤척이고 신음 소리를 내며, 근육이 경련이나 발작을 일으키고, 간헐적으로만 깨어 있을 뿐이다. 비록 환자들이 바깥 세상과 차단

된 것처럼 보일 수 있지만 그들은 익숙한 목소리나 낯익은 손길에 안심을 한다.

가끔 초조함은 방광 충만, 분변 매복, 고통, 구역질, 또는 저산소증이나 분비물의 불충분한 제거로 인한 호흡 곤란과 같은 교정 회복 가능한 신체적인 문제에서부터 기인할 수 있다. 어떤 환자들은 마약성 진통제의 부작용 또는 높아진 혈중 마약성 진통제 농도에 의한 신장이나 간의 기능 저하에 의해 섬망이 나타난다. 이런 환자

진료포인트 말기 안절부절증/초조함에 대한 치료

- 교정 가능한 신체적인 문제 여부를 평가한다: 방광 충만, 분변매복, 고통, 구역질, 저산소증, 분비물, 마약성 진통제 부작용(특히 소변량이 감소하였을 경우), 현저한 탈수증
- 마약성 진통제의 종유, 용량, 제형을 바꿔야 할 필요성에 대해 고려한다(서방형에서 속효성으로 필요에 따라 바꾸도록 한다).
- 수분 공급을 고려한다(1-1.5 L/24시간).
- 심리적, 정신적 상담의 필요성에 대해 고려한다(예: 가족 간의 불화 해결이나 '단념'에 대한 허락을 받기 위해).
- 불안증을 위한 약물요법
  - Lorazepam(Ativan), 1mg 경구 혹은 설하 투여, q 2hr
  - Alprazolam(Xanax), 0.25-2mg 경구 투여, 3회/일.
- 경미한 섬망을 위한 약물 요법(7장 참조)
  - Haloperidol(Hadol), 2mg 경구, 피하 혹은 정맥 투여, 필요할 때 30분마다, 필요에 따라 용량을 두 배로 늘려서 총 20mg/24시간이 되게 한다.
  - Olanzapine(Zyprexa), 2.5-5mg 경구 투여. 2회/일. 필요한 경우 2.5mg을 4시간마다 추가적으로 투약 가능하다.
  - Chlorpromazine 25-50mg 경구 혹은 직장 내 투여. q 4-8hr. 호흡 곤란 환자들이나 진정 효과로 혜택을 볼 환자들에게 선호된다.
  - Phenobarbital(Nembutal) 120-200mg 직장 내 투여. q 12-24hr.
- 다루기 힘든 섬망을 위한 약물 요법
  - Midazolam 3mg 부하 후 이어서 0.5-1mg/hr 정맥 주입. 안정이 될 때까지 0.5-1mg/hr씩 주입 속도 증가.
  - Pentobarbital 3mg/kg 정맥 주입에 이어서 1-2mg/kg/hr 정맥 주입. 다른 약과 함께 조제 불가. 12시간 동안만 안정.

들은 마약성 진통제의 종류를 바꾸거나 통증에 대한 관찰을 빈번히 할 수 있다면 마약성 진통제의 양을 줄이거나 속효성 제제로 바꾸면 반응이 변화될 수 있다. 다른 환자들의 경우에는 해결되지 않은 정신적인, 심리적인, 또는 사회적인 문제들이 이러한 고통을 유발시킨다. 호스피스팀의 모든 일원들은 이러한 문제들을 기억해 두고 환자를 다시 침착하고 재평가할 것이다. 그들은 종종 문제의 원인을 발견하고 실행할 수 있는 해결책을 제안해 줄 수도 있다.

환자들은 lorazepam(Ativan®)이나 alprazolam(Xanax®)과 같은 가벼운 진정제, 정신적인 안도감, 멀어진 가족이나 친구로부터의 방문, 또는 단지 '단념' 에 대한 허락을 필요로 할 수 있다. 이것들을 준비해 줄 수 있게 되면, 종종 환자는 불안을 완전히 떨쳐버리고 차분하고 평온해 보인다.

그러나 다른 환자들은 섬망 상태에 있기 때문에 초조하고 흥분된 상태가 된다. 만약 심각한 탈수증을 예상한다면 다시 수분 공급하는 것을 고려한다. 이 환자들은 보통 haloperidol(예: Haldol®), olanzapine(Zyprexa®), chlorpromazine에 반응한다. 호흡 곤란이 있는 환자들에게 chlorpromazine은 섬망이나 호흡 곤란에 모두 효과적이며, 아마도 일차적 치료용으로 사용될 것이다. Chlorpromazine은 또한 haloperidol 보다 진정 효과가 좋으며, 여분의 진정효과는 이런 상황에서 도움이 될 것이다. Phenobarbital 좌약(Nembutal®) 또는 phenobarbital 정맥 주입 역시 종종 유익하게 사용된다. 심한 간대성 근경련에는 많은 용량의 midazolam(100mg/24hr 까지도)이 필요할 것이다.

호흡 곤란 죽음에 임박한 환자들 중 호흡 곤란을 겪는 환자들은 덜 중한 질병을 앓는 환자들과 마찬가지로 증상에 따른 동일한 치료를 받을 수 있다는 이점이 있다(표 7.5 참조).

심한 호흡 곤란의 지속에 따른 공황 상태에 대한 적극적인 치료는 이러한 환자들에게는 특별히 중요하며 호스피스의 간호사들은 가족들에게 morphine,

✻ **진료포인트** 공황상태를 불러 일으키는 호흡 곤란에 대한 치료

- Morphine, 5-10mg 설하, 경구, 정맥 혹은 흡입 투여
- Chlorpromazine, 25mg 경구 혹은 직장 내 투여, 또는 12.5mg 정맥주사
- Midazolam, 0.5-1.0mg 아주 천천히 정맥 주사

chlorpromazine, 또는 다루기 힘든 공황 상태를 위한 midazolam의 필수적인 투약 지도를 해 준다.

수분 공급　최근 미국의 오리건 주에서 발표된 보고서에 따르면 죽음을 재촉하기 위해 자발적으로 모든 음식과 수액을 거부한 호스피스 환자들이 호스피스 간호사가 보기에는 '편안한 임종'을 맞이했고 허기나 갈증을 호소하지도 않았다(Ganzini et al. 2003). 환자들이 허기나 갈증을 느끼는 것은 흔치 않은 일이지만, 마약성 진통제로 인하여 입 안은 말라 있을 수 있다. 영국 런던에 위치한 St. Christopher 호스피스의 전향적 연구에서도 탈수 상태의 임종환자와 일반적인 방법으로 수분 공급을 지속적으로 받은 임종환자에게서 나타나는 갈증과 입 마름에 대한 보고 사이에는 아무런 차이가 없었다(Ellershaw et al. 1995). 이러한 불만을 가진 환자들 중 90%가 넘는 환자들이 마약성 진통제를 투약받고 있었다. 그러므로 입 마름을 완화시키기 위해 탈수를 교정할 필요는 없다. 어떠한 대조군 연구에서도 다시 수분 공급을 하는 것이 효과적이라고 증명된 바가 없다. 입술을 얼음물에

✻ **진료포인트** 죽어 가는 환자들의 수액공급

- 상기할 것: 갈증 ≠ 탈수
- 얼음물에 적신 거즈로 입술에 수분 공급, 물 몇 모금 또는 일반 얼음이나 과일 맛의 얼음 조각을 권한다.
- 비경구적 수분 공급을 선택했다면 고통 증가를 피하기 위해 1-1.5L/day를 넘지 않도록 한다(예: 소변량의 증가, 폐의 분비물, 구역질과 구토, 복수 또는 폐나 말초 부위의 부종).

적신 거즈로 수분을 공급해 주거나, 물을 몇 모금씩 권하거나 얼음 조각이나 과일 맛 얼음 아이스크림을 주는 것이 보통 필요한 것의 전부이다.

비경구적인 수분 공급은 소변량의 증가, 폐나 말초 부위의 부종을 유발, 복수와 폐의 분비물 증가 또는 증가한 위의 분비물에 의한 구역질과 구토 등으로 실제 고통 증가를 불러일으킬 수 있다. 만약 비경구적 수분 공급을 지시했다면, 수분 공급의 양을 하루에 1 L에서 1.5 L로 제한하도록 노력하고 과잉 수분 상태를 조절하기 위해 이뇨제를 사용한다.

대량의 객혈　대량의 객혈은 극히 드물게 일어나는 편으로 어느 보고서에 따르면 암 병원에 입원한 500명의 환자 중에 7%에서만 발생했다. 임종 과정 환자의 경우에 보통은 덜 심각한 객혈이 앞서 일어나기 때문에 의사나 가정진료팀, 호스피스팀에서 환자와 가족들을 대비시킬 기회를 갖게 된다.

만약 환자의 방대한 출혈이나 객혈(예: 심장에서 가까운 머리나 목의 종양으로)

진료포인트 광범위한 객혈 또는 대량 출혈의 치료

- 혈액을 가릴 수 있게 짙은 색상의 수건, 이불, 또는 시트를 구해 두도록 한다.
- 적절한 때에 응급 정맥주입을 위해 PICC 라인을 삽입한다.
- 가족들이 약물을 정맥, 피하 또는 직장 내 경로로 투여하는 것에 대해 편안하게 느끼는지 확인하고 아래와 같이 올바른 투약법을 사용하도록 지도한다.
  - diazepam(10mg), lorazepam(2mg)의 직장 내 주입
    또는 midazolam(1-5mg)을 미리 채워 놓은 주사기로 정맥 주사
  - Morphine을 미리 채워 놓은 주사기로 정맥 혹은 피하 주사
    처음으로 마약성 진통제를 사용하는 환자의 경우 투여량: morphine 10mg
    마약성 진통제를 기존에 복용하던 환자의 투여량: '구제진통제' 용량과 동일
    예) 매일 600mg SR morphine을 24시간마다 복용하는 환자의 경우:
    　경구 구제진통 용량: 60mg; 정맥 구제진통 용량: 20mg(즉. 60mg/3)
    　진정제 용도로서의 마약성 진통제: morphine 20mg 정맥주사
- 출혈이 발생했을 때는 상체를 낮춘 체위에서 환자의 출혈 부위를 낮은 쪽으로 두는 법을 가족들에게 가르친다.

이 예상된다면 가족들에게 혈액을 가릴 수 있게 짙은 색상의 시트, 수건, 이불을 구비해 두라고 제안한다. 환자에게 진정제를 주기 위해 응급 정맥주사를 놓아야 할지도 모르기 때문에, 정맥 주입선을 갖고 있지 않은 환자에게는 말초 삽입형 중심정맥관PICC의 삽입에 대해 고려해야 한다.

호스피스 간호사가 광범위한 객혈이나 대량 출혈을 하는 환자를 위해 적절한 약물로 미리 채워진 주사기들이 담긴 응급 상자를 가정에 두고 갈 수 있다. 여기에는 가능할 때 정맥 주사로 놓을 morphine과 benzodiazepine이 포함되어 있다. Midazolam(Versed®)은 근육 내에 또는 정맥 내에 주사로 놓을 수 있고 diazepam이나 lorazepam(Ativan®)은 직장으로 투약할 수 있다. 이런 일이 발생하면 환자의 상체를 낮춘 체위에서 출혈 부위가 아래 쪽을 향하도록 놓아야 하며, 위에서 언급한 약물을 투여한다. 만약 간호사가 적시에 도착하면 함께 환자의 자세를 잡아 주고 약물을 투약하거나 필요하다면 morphine 또는/함께 midazolam의 지속적인 주입을 시작한다.

기타 증상들 배뇨관으로 인해 배뇨장애를 경험하는 환자에게 식염수에 lidocaine을 섞어 방광을 세척한다. 구역질과 구토가 장관 폐쇄 때문에 발생한 환자는 지속적으로 (또는 더하여) octreotide를 사용하고, 다른 이유로 구역질과 구토

진료포인트 기타 고통스러운 증상들에 대한 치료

- 카테타로 인한 배뇨장애: lidocaine으로 방광을 세척한다.
- 구역질과 구토
  - 장관 폐색이 원인인 경우: octreotide
    : 150–300μg 피하주사 2회/일 또는 300–600μg/24시간 피하주입.
  - 다른 이유가 원인인 경우
    : metoclopramide 30mg+haloperidol 1.5mg+promethazine 6.25mg.
    : 24시간 이상 동안에 걸쳐 피하 혹은 정맥 주입.
- 마약성 진통제 독성에 의한 간대성 근경련
  : midazolam 5mg(60세 이상은 2mg) 부하 후 10-100mg/24시간 정맥주입

가 발생한 환자는 metoclopramide와 haloperidol(Haldol®)과 promethazine (Phenergan®)을 더하여 안전하게 피하 내로나, 정맥 내로 주입할 수 있다. Famotidine으로 위장의 증상 완화를 받아 온 환자라면 이를 피하 주입으로 경로를 바꾸어 사용될 수 있다. 간대성 근경련은 midazolam에 반응한다. 이 약품들은 모두 가정에서 간병인이나 호스피스 간호사가 직접 투약할 수 있다.

완화 목적의 진정　전문적인 평가와 관리에도 불구하고 임종을 거의 앞둔 환자가 끊임없이 견딜 수 없는 신체적, 심리적 또는 영적 · 실존적 고통을 경험하는 경우 완화 목적의 진정 치료가 고려된다. 심리적 또는 영적 · 실존적 고통이 신체적인 문제와 함께 발생할 때 가장 흔하게 완화 목적의 진정을 바라게 된다. 이 시점에 전문적인 완화의학적인 보살핌과 훈련된 성직자에 의한 심리 요법, 그리고 정신과 의사에 의한 평가가 제공되어야 한다. 상담가들은 전에는 치료에 의해 좋아질 수 있는 과거에는 드러나지 않았던 문제들을 발견해 내거나 신체적, 심리적, 영적 혹은 실존에 관련된 증상들의 조절을 개선할 방법을 제안한다. 〈그림 8.1〉은 완화 목적의 진정 치료에 앞서 행해지는 평가와 관리의 알고리즘에 대한 설명이다.

불행히도 통증, 기침, 호흡 곤란, 발작, 초조함과 흥분 등의 증상을 조절하는 목적에서의 마약성 진통제, 신경 이완제 또는 benzodiazepine계 항불안제의 용량은 환자를 너무 깊게 진정시켜 의식불명이 뒤이어 일어난다. 어떤 윤리학자들은 앞에서 언급한 이중 결과의 원칙에 호소하며 '완화 목적의 진정 치료' 를 지지한다. 그들은 위해가 예상되지만 진정제 치료에 따른 의식불명에는 어떠한 고의성도 없다는 것이다. 반면에 의사들은 환자를 도와야 할 의무가 있고 도움을 줄 다른 대안이 있는 것도 아니다. 완화 목적의 진정은 이러한 두 가지 원칙에 모두 해당하므로(즉 어떠한 위해도 미리 의도된 것이 아니며 이득은 발생될 것이므로) 윤리적인 것으로 생각될 수도 있다. 다른 이들은 환자의 자율과 선행을 윤리적인 토대라고 말한다.

어떤 이들은 "죽음을 재촉하는 혹은 죽음을 초래하는 완화 목적의 진통제 투여"가 어떤 상황에서는 의무적으로 행해진다는 지나친 이론을 제창하기도 한다(Cavanaugh 1996). 환자를 통증이나 고통에서 벗어나게 해 줄 의무가 환자의 죽음을 재촉하거나 초래하는 것으로부터 지키는 의무보다 훨씬 큰 상황들이 올 수 있고 그런 상황에서는 마약성 진통제의 사용이나 다른 약품의 사용이 의무적이 된다고 Cavanaugh는 말한다.

건강관리팀과 환자, 그리고 가족들과의 의논은 대부분의 경우에 증상 조절의 성공이라는 측면에서 진정의 필요성과 허용 가능함에 있어 공감대를 형성할 수 있게 된다. 우리는 환자 또는 환자의 건강 관련 의사 결정 대리인에게 이에 대해 충분한 인지를 바탕으로 하는 공식적인 동의를 얻어야 한다. 게다가 Dr. Byock(1997)은

진료포인트 완화 목적의 진정

- 적응증: 환자는 언제 죽을지 모르며, 완화의학적인 보살핌과 심리적, 정신적 상담을 포함한 전문적인 관리에도 불구하고 고통(신체적, 심리적, 영적/실존적)을 겪고 있다.
- 가족 상담:
  - 환자와 가족 또는 필요하다면 건강관련 의사결정 대리인에게 이에 대해 충분한 인지를 바탕으로 하는 동의를 얻는다.
  - "나중에, 우리가 잘한 일이라고 여전히 생각할 것 같습니까? 다르게 했어야 할 일이 있다고 생각하십니까?"라고 묻는다.
- 간호사나 의사에 의한 면밀한 관찰을 시행한다.
- 가역적인 증상에 대한 투약 요법을 시작한다(예: 통증).

편안해지는 용량을 적정한다: 마약성 진통제의 피하 혹은 정맥 주입

- 마약성 진통제에 의해 다루기 힘든 증상들이나 견딜 수 없는 부작용이 있는 환자의 경우, 아래의 초기 복용량 중에 하나를 골라 편안해지는 용량을 적정한다(만약 환자가 지속적인 통증을 겪는다면, 다른 약을 투약하면서 마약성 진통제를 계속 주입한다).

Midazolam	0.5mg 단회 주사 후에 0.5-1.5mg/hr로 주입
Lorazepam	0.5-1mg/hr 주입
Phenobarbital	130mg을 30분마다 주사하여 총 1,000mg/24hr까지 가능
Pentobarbital	3mg/kg으로 부하 후에 1-2mg/kg/hr으로 주입
Thiopental	3-5mg/hr으로 주입

그림 8.1 임종기 초조(焦燥)

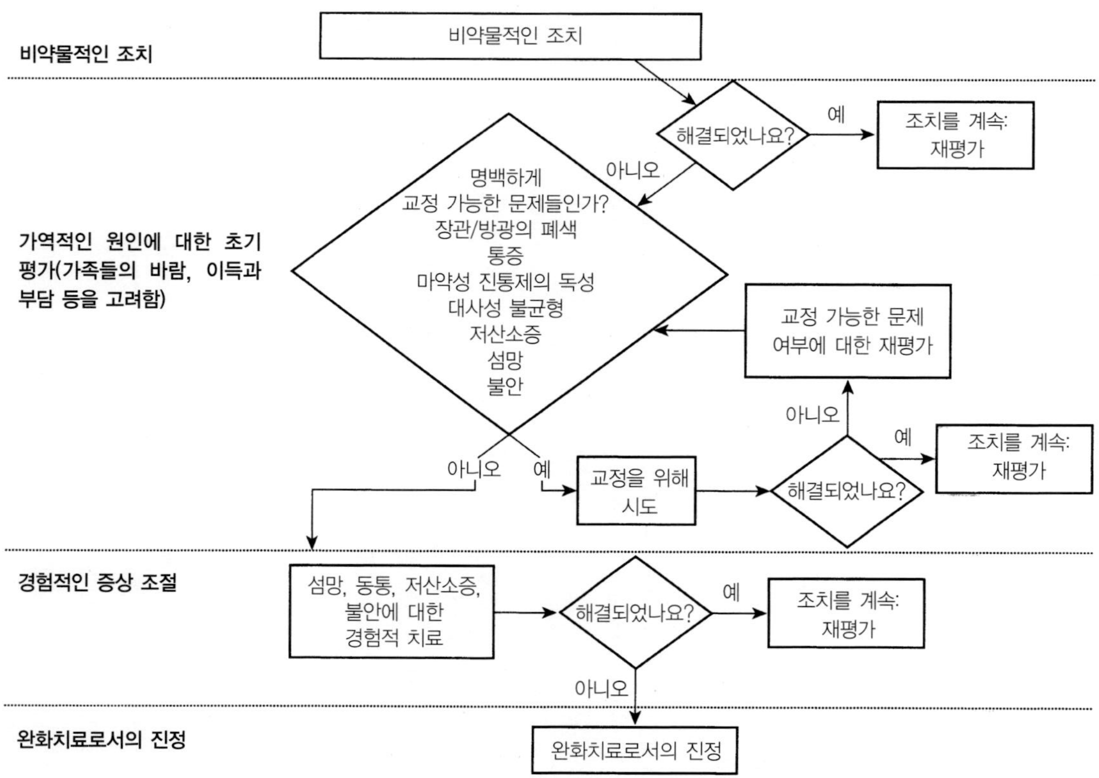

환자가 사망한 후에 가족들이 그들의 결정을 후회하지 않을 것임을 확신할 수 있도록 노력해야만 한다고 권고하고 있다. 그는 가족들에게 사망 이후 여러 달이 지났다고 상상하고 그때의 일들을 회고하면서 스스로 다르게 했어야 할 일이 있다고 생각하는지 묻게 한다. 만약 대답이 "아니오"일 경우, 그는 동의했던 계획대로 추진한다. 그는 이런 대화를 나누었던 가족들은 이후에 죄책감이나 후회가 생겨나지 않는다고 했다.

만약 위에 설명한 자세한 치료법들이나 마약성 진통제 투여가 효과적으로 고통스러운 증상을 완화시켜 주지 못한다면 benzodiazepine의 정맥 투여 또는 barbiturate의 직장 내, 피하 혹은 정맥 투여가 사용될 수 있고 효과가 있을 것이다. Benzodiazepine의 한 종류인 midazolam은 효과적이기는 하나 가격 또한 비싸다. 예외적인 경우에 마취 전문의들은 propofol을 제공해 줄 수 있다(Moyle 1995).

임종 직후

연구에 따르면 많은 병원 직원들이 환자들의 사망 이후에 무엇을 할지에 대해 훈련받지 못했다고 한다(Ferris et al. 1998). 만약 당신이 누군가의 임종에 참석했다면 또는 환자의 죽음을 '선언' 할 것을 요청받는다면, 그 자리를 떠나기 전에 참석한 모든 사람들 앞에서 애도의 말을 전하도록 한다. 그러한 표현이 상당히 위안이 된다. 당신이 기도에 초대되어 참석한다면, 그것은 매우 적절한 자리가 될 것이다. 참석한 사람들이 필요한 만큼의 시간을 들여서, 그들이 꼭 해야 할 말들과 일들을, 몸을 어루만져 주는 것을 포함하여, 다 하도록 권장한다. 가족들의 질문에 답하고, 만약 가족이 임종 때 없었다면, 그들에게 임종의 과정을 회고해서 알려 준다. 가족들이 환자의 고통에 대해 가진 근심거리들을 안심시켜 주도록 한다.

만약 안아 주는 것이 자연스럽게 느껴지고 지금이 그럴 때라고 생각된다면, 그리고 거기에 따르는 눈물도 있다면 그것은 모두 괜찮은 것이다. 단, 가족들이 오히려 당신을 걱정하는 일이 없도록 당신의 슬픔을 보여 주는 데 있어서 조금 절제하도록 한다. 또, 환자를 돌보았던 간호사나 병원 직원들에게도 위로의 말을 전한다. 만약 환자의 가족이 환자를 잘 돌봐 줬다는 치하를 하면, 환자를 같이 돌봤던 병원 직원들에게도 반드시 알려 주도록 한다. "그 환자 가족이 환자를 너무 잘 돌봐 줘서 정말 고맙다고 했습니다." 병원 직원과 일하는 사람은 그 직원이 환자의 죽을 때의 환경을 돌아보게 한다거나, 환자에 대해 느끼는 감정 그리고 환자를 간호하는 데 쏟은 정성을 인정해 줌으로써 그들이 슬픔에서 벗어날 수 있게 해 줘야 한다. 연구에 따르면 인턴들에게 특히 이와 같은 지원이 필요하다(Redinbaugh 2003).

간호사들은 환자의 요구에 따라 환자를 목욕시켜 주고 돌봐 준다. 어떤 종교에서는 사후에 특별한 의식을 하는 경우도 있다. 이런 요구 사항들은 환자의 사망 전에 미리 알아두어야 하며, 관계된 사람들에게 준비사항을 알려 주도록 한다. 어떤 유대인 환자들을 예로 들면, 시신의 목욕과 매장을 특별히 훈련받은 남자들 또는 여자들(Chevra Kadosha)이 직접 맡게 한다. 다음 장에서는 당신과 팀이 유족들을 어떻게 도울 수 있을지에 대해 논하고자 한다.

요약

임종을 맞는 환자는 이미 지친 가족에게 더한 부담을 선사한다. 환자가 가정에서 임종을 맞을 경우에는 특히 더하다. 하지만, 죽어 가는 사랑하는 가족을 가정에서 간호한 가족들은 종종 사랑하는 사람을 위해 최선을 다했다는 뜻 깊은 만족감을 나타낸다. 마지막 며칠, 몇 시간을 병원에 와 있어야 하는 가족들도 아마 그에 적절한 긍지와 성취감을 느낄 것이다.

대부분의 가족 일원들은 누군가가 죽는 것을 본 적이 없을 것이다. 환자가 가정에서 임종을 맞게 해 주기 위해 무엇이든 하고 싶지만, 그들은 죽음이라는 현실에 전혀 준비되지 않았다. 우리는 가정 호스피스팀과 함께 가족들이 임종의 시기를 알아차릴 수 있게 도움을 주고, 환자의 마지막 며칠 동안 가족들이 필요로 하는 전문 지식과 지원을 자주 제공해 줄 수 있다.

사별 가족

사랑하는 사람을 잃고 고통받는 가족들을 돕고자 노력한다면 환자와 가족에 대한 우리의 책임은 환자 사망 후에서 지속된다. 그들의 요구를 예상하고, 적절한 지원 프로그램을 개발하기 위하여, 슬픔과 애도의 다양한 측면과 양상을 이해하는 것이 도움이 된다. Dr. Colin Parkes, Dr. Therese A. Rando, Dr. Holly Prigerson의 저술들은 정상적 또는 문제가 있는 애도 반응에 대해 깊이 있고, 전문적이며, 임상적으로 유용한 논의를 원하는 의사나 다른 의료인을 위한 훌륭한 자료이다. 그들의 논술이 다음 논의의 기초가 되며, 이 분야에 종사하는 다른 이들의 연구뿐 아니라 그들 연구에 대한 참고 문헌은 이 장의 마지막에 나열하였다.

상실, 슬픔과 애도

남겨진 사람들은 다양한 상실로 고통 받는다. 사랑하는 사람의 상실과 더불어 정든 집을 떠나야 한다거나, 부인에서 미망인으로 사회적 위치의 변화와 같은 이차적 상실이 발생할 수 있다. 게다가 죽음은 수년 전 있었던 상실의 고통을 되살릴 수도 있다. 예를 들어 아버지의 죽음은 이혼 또는 자녀의 죽음과 같은 기억을 되살릴 수 있다. 사별 가족들은 또 가능했을 어떤 것—하지 못한 화해, 결혼식 날 교회의 중앙 통로를 따라 함께 걷고 있을 아버지, 21번째 생일파티—의 상실로 고통받는다. 죽음 앞에서, 남겨진 가족들은 이러한 상실의 소용돌이 속으로 들어가고 그들 아픔의 숨겨진 근원을 끌어내는 데 도움이 필요할 수 있다.

남은 사람들의 애도 과정은 상실의 자각에 대한 정신적, 행동적, 사회적, 신체적 반응을 경험하는 과정이다(Rando 1993). 남은 사람들이 겪는 슬픔의 강도는 고인과 연관된 다양한 요인들 그리고 고인과 남겨진 사람들과의 관계, 애도자의 성격, 죽음의 특성, 사회적 문화적 요소들에 기초하여 예측될 수 있다.

예를 들어, 고인과 매우 밀착되었거나 고인에게 매우 의존적인 경우, 또는 고인에 대한 커다란 양가 감정을 갖는 경우는 슬픔을 증폭시킬 수 있고, 임상적 우울증의 개인 병력이나 이전의 상실에서 많은 어려움을 보인 경우에서 역시 마찬가지이다. 갑작스럽거나 또는 사고로 인한 죽음, 자살, 살인 또한 슬픔을 증폭시킬 수 있고, 반면에 좋은 지지 기반과 종교적 의식은 슬픔을 줄일 수 있다.

슬픔Grief과 우울Pepression의 감별 때때로 비통함과 우울증세의 양상을 구분하는 것이 힘들 수 있다(Block 2001, Prigerson et al. 1996). Block은 슬픔에 잠긴 유족들이 신체적 고통, 수면과 식욕 장애, 집중력 감소, 사회적 위축과 그리움을 보일 수 있지만, 절망, 무력감, 무가치함, 죄책감, 자살 사고를 표현하진 않는다고 설명한다. 비통함을 느끼는 사람들은 여전히 때때로 기쁨을 느낄 수 있고, '죽음이 빨리 온다면' 하는 식의 단지 수동적인 바람과 앞으로의 미래에 대한 생각을 가질 수 있다. 그와 반대로 우울증을 보이는 사람에게는 어떤 것도 즐겁지 않고 그 느낌이 지속적이며 사라지지 않는다. 일부는 강렬하고 지속적인 자살 사고를 가질 수 있고 긍정적인 미래에 대한 느낌을 갖지 못한다.

우울증은 일상적인 슬픔에 비해 약물 치료에 더 잘 반응한다. Methylphenidate, SSRI, bupropion SR(sustained-release) 모두가 우울을 호전시키고 슬픔의 강도를 악화시키지 않는 것으로 알려졌다(Block 2001; Zisook et al. 2001). Prigerson은 슬픔과 우울증을 보이는 환자들을 광범위하게 연구했고, 그녀는 문제 있는 슬픔을 보이는 환자를 대상으로 시행한 무작위 연구에서 이런 환자들이 삼환계 항우울제나 대인 정신치료interpersonal psychotherapy로 호전되지 않는다는 사실을 보고했다(Prigerson and Jacobs 2001). 하지만 그들은 위기 중재, 'Guided mourning' 또는 단기 역동적 정신 치료에 반응할 수 있다. Paroxetin(Paxil®)은 '개방형 임상시험'에서 50% 정도 증상을 경감시키는 데 효과적이었다.

슬픔과 애도기, 그리고 애도의 과정 슬픔과 애도의 경험과 양상이 그러하듯 남겨진 사람들 개개인의 상실은 독특하다. 하지만 많은 사람들은 하나 이상의 판별이 가능한, 슬픔과 고인 없는 삶에 대한 재수정의 단계를 밟아간다. Dr. Rando는 슬픔과 애도의 3단계와 다시 온전하게 회복되는 대부분 생존자들이 경험할 수 있는 애도의 여섯 개 과정을 묘사했다. 세 단계는 임상 양상이 겹쳐 나타나는 기간이 있을 수 있고, 회피, 직면, 적응의 단계로 구성된다.

슬픔, 애도기와 애도의 6 'R' 과정

회피기

① 상실을 인지Recognize the loss

- 죽음을 알기
- 죽음을 이해하기

직면기

② 분리에 대한 반응React to the separation

- 아픔을 경험
- 이차적 상실을 인지하고 애도함
- 상실에 대한 모든 정신적 반응을 느끼고, 식별하고, 어떤 형태의 감정 표현하기

③ 고인과 그와 연관된 것들에 대한 회상과 재경험Recollect and reexperience

- 현실적으로 돌아보고 회상함
- 감정을 되살리고 재경험

④ 고인과의 오랜 애정과 지나간 일들에 대한 단념Relinquish

적응기

⑤ 지난 일을 잊지 않고 새로운 세상에 적응하기Readjust

- 추정적인 세계를 재조정
- 새로운 주체성을 확립
- 고인과의 새로운 관계를 만듦
- 세상에 존재하는 새로운 방식을 적용함

⑥ 회복Reinvest

회피기 동안 남은 사람들은 처음에 무덤덤하고, 혼란스러워하거나, 또는 멍해져 보일 수 있으나 죽음에 대한 현실성이 강렬해지면서 대개는 어떤 형태의 부정이 뒤따르게 된다. 통제되지 않는 날카로운 비명부터 당황스러운 고요까지 다양한 행

동이 예견될 수 있다.

직면기 동안 죽은 사람의 부재가 반복해서 그의 죽음을 분명히 하기 때문에 아픔은 더욱 커진다. 남은 사람들은 죽은 사람을 몹시 그리워하기 시작하고, 죽은 사람을 찾아 없을 때마다 강렬한 슬픔의 소용돌이가 생겨난다. 부정이 사라지고, 혼란과 우울, 무관심, 절망감이 자리를 잡는다(Parkes 1987). 이 시기 동안 남은 사람들은 대개 다양한 감정, 행동, 신체 증상 영적인 관심과 생각을 경험한다(보다 자세한 정신적, 행동적, 사회적, 신체 반응이 〈그림 8.2〉에 나열됨. Rando 1993).

가족들은 죽은 사람이 없는 환경에 적응해야만 한다. 시간이 흐르면서 결혼 관계, 가족 그리고 심지어 사회 속에서 고인이 수행한 역할이 점차 남은 사람들에게 드러날 수 있고 각각의 상실에 대해 슬픔이 요구될 수 있다. 이상적으로는 남은 사람들은 예를 들어 아이들을 관리하거나 가족 수입 같은 늘어나는 책임감에 적응할 것이다. 하지만 많은 사람들이 도움과 훈련을 필요로 한다.

아픔을 극복하기 위해서는 상실을 현실적으로 받아들이고 그 아픔을 경험하는 것이 필수적이다. 사람들이 만약 적당한 방법을 동원하여 그들 스스로 아픔을 느끼는 걸 허락하지 않는다면 상실을 넘어 일어서기란 참으로 어려운 일이다. 슬픔을 표현하지 못하도록 하는 가족 간의 구속과 암묵적 제한이 상실의 아픔을 적절히 경험하도록 하는 데 방해가 될 수 있다. 그런 감정을 나중에 처리하기로 하고 한쪽에 밀쳐두고, 그런 감정을 부인하는 것은 단지 자연스런 극복 과정을 방해하고 지연시킬 뿐이다.

언제쯤 그렇게 될지 알 수 있는 시간표는 없지만, 결국에 대부분 유족들이 세 번째 단계인 적응기에 도달하게 된다. Rando 박사는 이 단어를 주의 깊게 선택했다. 그것은 아픔의 종결이나 사랑하는 사람의 사망 이전 상태로의 복귀를 암시하진 않는다. 그것은 삶이 결코 똑같지는 않을 테지만, 남은 사람들은 예전의 관계나 책임을 다시 찾기 위해서 적응해야만 한다는 걸 암묵적으로 알게 되는 상태로 진행한다는 것이다. 그리고 새로운 누군가를 사랑하는 것이 죽은 사람의 기억을 저

그림 8.2 예상되는 것-사별 가족을 위한 지침

예상되는 것

당신이 사랑하는 누군가를 잃은 상실감으로부터의 회복은 종종 오랜 시간이 걸리는 고통스런 과정이다. 그러나 고통을 겪으며 회복될 수 있다면 모든 게 더 나아질 수 있다. 대부분의 사람들은 애도의 슬픔이 6개월에서 2년간은 지속한다고 한다. 모든 사람들이 저마다 특별하기 때문에 당신은 당신만의 방식과 속도로 이 과정을 지나가야 한다.

흔히 일어나는 일/행동

두려움과 불안
화를 냄과 죄책감
우울과 절망
소외감과 동경
심리적 고통의 물결침
혼돈 그리고 집중 혹은 의사결정의 어려움
공포심과 울음
부끄러움
안절부절함
그리움
무력함
안심
희망

영적 반응

믿음은 더 강건해질 수도 있고 바뀌기도 하며 포기될 수도 있다

흔한 신체적 증상

식욕의 감소 혹은 증가
활력의 감소; 근력의 감소
오심과 설사
성욕의 감소 혹은 증가
불면 혹은 수면과다
목에 무언가 걸린 느낌의 지속
가슴이 죄여 오는 느낌과 숨 막히는 느낌
소음에 대한 과도한 예민함
현실처럼 생생한 꿈
입마름

흔한 생각

불신
"다만 …만이라도" 혹은 "만약 …더라면 어땠을까?" 같은 생각이나 과거의 추억에 사로잡힘
환자 자신의 존재감
"난 지금 도대체 어떤 존재일까?"

해야만 하는 것

1. 당신이 상실의 감정을 느끼고 있음을 인정하고 허용하라.
2. 사별 후의 비통함에는 사람마다 독특함이 있다는 사실을 알고 있으라.
3. 일부 부정적인 감정이 생길 수도 있다는 것을 예상하라.
4. 다른 이들의 도움을 기꺼이 받아들이라. 다른 이들이 당신을 어떻게 도울 수 있을지 알려 주라.
5. 혼자만의 시간을 갖도록 하라.
6. 육체적인 활동에 참여해 보라.
7. 애도의 감정과 회복의 과정에 관한 책을 읽어 보라.
8. 당신이 느끼는 상실감에 대해 다른 사람과 이야기해 보라.
9. 지역사회의 지지모임에 참여해 보라.
10. 가장 중요한 것은 어느 시점엔가는 당신의 고통이 반드시 줄어들 것이라는 사실을 명심하라.

하지 말아야 할 것

1. 중요한 변화들을 갖지 말라.
2. 사회적 활동에서 스스로 위축되려는 시도는 금물.
3. 과도한 음주와 흡연은 피하라.

이럴 땐 꼭 연락하라

1. 어떤 것이든 질문이 생기거나 보다 더 정보를 얻고 싶어질 때.
2. 보다 전문적인 상담을 받아 보고 싶어질 때.

출처 : J. Abrahm, M. E. Cooley, and L. Ricacho, Efficacy of an educational bereavement program for families of veterans with cancer, *Journal of Cancer Education*, 10:207-212, 1995; with permission.

버리는 건 아니란 것을 깨닫고 상실의 위험을 감수하면서 새로운 누군가를 찾고자 노력하려는 결정은 훨씬 더 어려운 일이다. 남은 사람들은 고인, 새로운 정체성, 그리고 새로운 사회적 역할과 관계를 만들어 나가야 한다.

직면기를 거쳐 적응기에 들어선 후나 심지어 수년이 지난 후에도 남은 사람들은 Rando 박사가 "사후 일시적인 슬픔의 북받침Subsequent temporary upsurges of grief"이라고 부르는 것을 경험할 수 있다. 이러한 재발성 슬픔의 소용돌이를 유발하는 것에는 기념일, 명절, 그리고 계절적 변화, 사랑하는 사람이 죽은 나이와 같은 나이가 되었을 때, 다른 아이가 먼저 죽은 아이와 같은 나이가 되었을 때, 같이 즐겼던 취미 활동, 고인을 떠올리게 하는 것들(예: 음악, 냄새, 좋아하는 것), 지난 상실의 고통을 되살리는 개인적 또는 사회적 충격 등이 있다. 슬픔의 심각성은 상실 초기의 슬픔의 정도와 비례할 수 있다.

중재　　예견되는 일들에 대한 지도가 그려지자, 의료인이나 연구자들은 유족들의 고통을 줄여 주기 위한 중재법을 개발해 왔고 그 가치를 입증해 왔다. 일부는 환자 죽음의 예측에서부터 시작하고 이에 대해선 이전 장에 기술되었다. 이것은 숙련된 자세로 진단과 말기 예후에 대하여 대화하고, 신체적 편안함 뿐 아니라 감정적, 정신적, 영적 지지를 함께 제공하며 가족들이 드러난 문제를 해결하도록 돕는 것을 포함한다. 또한 마지막 며칠간 지지를 제공하고 가능한 평안한 죽음을 맞도록 돕는 것이 중요하다.

공식적인 애도 프로그램은 대개 환자 사망 첫해에 이루어지고, 적응은 대개 그때까지 잘 이루어진다. 공식적인 프로그램이 끝난 후에도, 사별 가족들은 자신들에게 유용했던 사별 활동에 지속적으로 참가하기를 반긴다.

사별 프로그램의 예

사별 후에 잘 대처하는 가족들조차 환자 사망 이후까지 확장된 가족지원 프로그램으로 도움을 받을 수 있다. 모든 가정 호스피스팀은 사별한 해에 계속해서 도움을 주고 호스피스 서비스를 받지 않은 가족들의 프로그램 참여 역시 환영한다. 게다가 당신은 여러 해에 걸친 당신만의 사별 프로그램을 제공하는 방안도 고려해 볼 수 있다. 다양한 사람들이 그 과정에 참여할 수 있고, 그것은 그들 각자에게 매우 의미 있는 일이 될 것이다.

환자 사망 시—회피기 우리가 사용하는 프로그램은 사망 직후 바로 시작된다. 가족들은 흔히 쇼크 상태에 빠져 있다. 그들의 감정은 매우 변화가 심해 순간순간 변한다. 그들은 이런 변덕스러움—한순간 분리된 듯 무감각해졌다가 다음 순간 미칠듯한 느낌—이 끔찍하게 느껴질 수 있고 우리는 이런 반응이 정상적인 것이며, 그들이 자신을 통제하는 것에 대해 걱정해선 안 된다는 것을 알려 주려 노력한다.

만약 내가 슬프다면, 나는 내가 그들과 함께 울게 내버려 두어도 좋다. 또 만약 그들이 말할 필요가 있는 것처럼 보이면 나는 그들이 나에게 그들의 감정을 말하는 걸 자연스럽게 여기도록 하기 위해 유도 질문을 던진다. 나는 가족들이 종종 죽음의 상황을 돌이켜 보고 싶어하고 그들 자신에게 환자가 고통받지 않았으며, 할 수 있었던 모든 것이 이미 시행되었다는 걸 확인시키려 한다는 것을 알게 되었다. 나는 항상 그들을 칭찬할 만한 무언가, 예를 들어 환자에 대한 그들의 지극한 보살핌이라든가 환자를 위한 가족들의 지지적인 역할 같은 것을 찾으려 애쓴다. 그리고 환자가 그런 가족을 가지고 있었다는 것은 얼마나 행운이었는지를 확인시켜 준다. 설사 내가 환자 사망 시에 함께하지 못하더라도, 나는 전화 통화를 통해서 가능하다면 이런 종류의 격려와 지지를 많이 해 주려고 노력한다.

최초 추적 관찰 전화 다음으로 환자 사망 후 24-48시간 이내에 우리의 애도와 도움을 전하기 위해 사별 가족에게 전화한다. 이 전화 통화를 통해 우리는 편안함을 주고 가족들이 환자 사망에 대한 이야기와 그것이 가족들에게 갖는 의미에 대해 다시 말할 수 있는 기회를 준다. 만약 필요하다면 우리는 심한 감정의 변화와 가족들이 겪고 있는 슬픔의 다른 증상들이 정상적인 것이라는 걸 다시 확인시켜 준

진료포인트 사별 가족 지지

- 환자 죽음에 대한 가족들의 반응이 정상적이라며 가족들을 안심시켜라.
- 가족들이 죽음의 상황을 되돌아보고 싶어한다면 동정 어린 마음으로 들어라.
- 당신이 슬픔에 찬 가족들을 계속 도울 것이라며 안심시켜라.
- 환자 사망 후 첫해에는 정기적으로 계획된 스케줄에 따라 가족에게 전화를 하거나 편지를 써라; 그들이 당신과 접촉하려 할 때까지 기다리지 말아라.
- 슬픔의 증상 및 대처법, 그리고 가족이 원한다면 전문적인 내용이 담긴 교육 자료를 제공하라.
- 가족들을 추모 행사에 초대하라.
- 슬픔이 오래 지속될 위험이 있는 가족 구성원을 선별하여 환자가 죽기 전이라도 전문가에게 지지를 의뢰하라.

다. 감정을 이입하여 가족들의 이야기를 듣고, 무조건적이고 지속적인 지지를 보여 준다. 계속 만날 수 있는지 묻고 대략 한 달 안에 다시 전화하겠노라 하고 대화를 마무리한다. 우리는 또 환자 사망 후 일주일이 지나 사별 가족에게 편지를 쓴다(그림 8.3). 좋은 문상 편지 쓰기의 원칙에 대한 자세한 내용은 End of Life/Palliative Education Resource Center website(www.eperc.mcw.edu)의 Fast Fact and Concept #22에서 찾을 수 있을 것이다.

만약 가족들이 호스피스 프로그램에 참여하고자 한다면, 우리는 호스피스팀의 모든 구성원들은 여전히 그들에게 문을 열어 놓고 있다는 걸 상기시켜 준다. 일부 사별 가족들은 호스피스 간호사, 사회 사업가, 자원 봉사자, 또는 신부나 목사와 친밀한 관계를 갖게 될 수도 있고, 이것은 사별 가족들이 고인을 알고 있는 친숙한 누군가와 함께 일하는 것을 용이하게 만들어 줄 수 있다.

사망 후 4-6주—직면기가 회피기를 대체함 편지를 보낸 한 달 후쯤, 다시 전화해서 도움이 될 만한 다양한 자료들을 보내 준다. 편지(그림 8.3)와 다양한 읽을거리들을 보내 주고, 여기에는 슬픔에 대한 묘사 그리고 슬픔에 빠진 사람들이 흔히 겪게 되는 감정과 신체 증후, 또 그것에 대처하기 위해 해야 할 일과 해서는 안

그림 8.3 사별 가족에 보내는 편지

임종 1주 후에 보내는 편지

Dear ________________ :

We share your sadness about your loss of ________________. We realize how hard it is when death occurs and want to let you know how important it is to be with family and friends at this time. If we can help you in any way, please call us at ________________. Again, all of us in the Hematology/Oncology department send our deepest sympathy.

Sincerely,

임종 3–6주 후와 임종 후 6개월이 지나 다시 보내는 편지

Dear ________________ :

When we spoke on the phone, you said you would like more information to help you understand what you have been going through since ________________ died. We have therefore enclosed information describing common feelings many people experience at the loss of a loved one as well as a list of books you could read that discuss these issues and a list of groups in your area that you could try for more support.

We realize that this is a hard time for you and we offer this information in the hope that it may be of some help. If you have any questions or want to talk with someone, please feel free to call us at ________________ and ask for me.

Sincerely,

기념일에 보내는 편지

Dear ________________ :

We were thinking of you because we know that this time of year may be difficult, since this is the first time without ________________. Others around you may also be thinking of ________________ at this time. We want you to know that it is OK to talk about your loved one, of your memories of those special times together.

Remember to take one day at a time. If you find yourself feeling anxious, depressed or lonely, please feel free to call. We all hope you find comfort and peace at this time. If there's anything we can do to help, please call.

Sincerely,

출처 : J. Abrahm, M. E. Cooley, and L. Ricacho, Efficacy of an educational bereavement program for families of veterans with cancer, *Journal of Cancer Education*, 10:207-212, 1995; with permission.

되는 일들이 포함된다(그림 8.2).

예를 들어, 이 시점에서 사별 가족이나 친구들이 떠나 보낸 사람을 떠올리게 만드는 친숙한 장소나 물건을 접했을 때 처음 그랬던 정도의 갑작스럽고 어쩔 줄 모를 슬픔을 경험하는 것은 정상적인 일이다("사후 일시적인 슬픔의 북받침"). 또 그들은 슬픔 대신에 혼자 남겨졌다는 것 때문에 화가 날 수도 있고 우울해질 수도 있으며 대개 일정 기간 어떤 것에도 관심을 갖지 못하는 것을 경험하게 된다.

호스피스에서 주최하는 모임뿐 아니라 그 밖의 사별 가족 지지 모임 목록까지 발송자료에 포함시키는데, 그 이유는 숙련된 사별에 관한 상담가나 유사한 상실로 고통받는 사람들과의 대화가 회복에 도움이 될 수 있기 때문이다. Widow to Widow, 자녀를 잃은 부모 모임, Compassionate Friends, Candlelighters(website: www.candle.org)와 같은 모임들은 사별 가족들이 삶을 다시 시작하는 데 필요한 많은 이해와 도움을 제공할 수 있다. 사망 당시 상황이나 고인이 죽음에 대해 어떻게 알게 되었는지는 그것이 더 이상 상처가 되지 않을 때까지 여러 번 반복될 필요가 있을지 모른다. 고인은 그 이야기로 가족이나 친구들에게 짐을 지우는 걸 달갑지 여기지 않을 테지만 사별 전문 상담가나 유사한 상황을 겪는 다른 이들과의 대화는 매우 도움이 될 수 있다.

다른 접촉들　　대부분의 사별 가족들이 그렇게 원해 왔기 때문에, 우리는 6개월쯤 후에 다시 전화를 걸어 다양한 자료를 제공하는 것을 되풀이한다. 이제 막 적응기에 접어든 많은 가족들은 그들이 매우 도움이 될 수 있다는 걸 발견한다. 우린 또 추모식에 참가하기도 하고 추모식을 준비하는 데 도움을 주기도 한다. 그리고 슬픔이 다시 몰려올 거라는 예견 속에 사망 1주기 추모식에 맞춰 편지를 보내고 추수감사절 몇 주 전에는 '기념일에 보내는 편지' 를 보낸다(그림 8.3). 유족들은 흔히 이런 지속적인 관심에 매우 감사해 한다.

우리들은 처음에 이런 전화나 편지들이 잊혀져 가는 아픈 기억을 떠올리게 함으로써 부작용을 불러일으킬지 모른다고 우려했다. 하지만 우리가 이 프로그램을 시작할 때부터 함께 일해 왔고, 환자나 가족들을 모르는 한 연구 간호사가 표준화된 질문을 바탕으로 유족들과 전화 인터뷰를 시도했는데, 그녀는 사별 가족 중 어느 누구도 이런 중재가 해가 된다고 느끼지 않는다는 걸 밝혀 내었다.

나는 당신이나 당신의 의료진 또한 그 과정이 매우 보람 있는 일이란 걸 발견하게 될 거라고 생각한다.

병적 애도 반응

처음 강렬한 고통과 슬픔의 시기가 지난 후에, 대부분 가족들은 매우 잘 지낸다. 하지만 일부 가족에선 그렇지 못하다. 이런 가족들의 경우 사별 과정이 매우 심각하고 오래 지속되고, 이런 경우의 많은 사람들은 회피기를 넘어 적응기에 도달하지 못한다. 이런 사별 가족들은 '병적, 문제가 있는 애도 반응complicated mourning'을 경험하고 있는 것이다.

누가 위험성이 있는가? 죽음 그 자체의 특성, 사별한 사람들과 고인과의 관계가 갖는 다양한 속성은 심각한 정신적 고통의 위험성이 높은 사별 가족을 예견할 수 있다(Kissane 2004; Rando 1993; Raphael 1977).

정상적인 슬픔과 애도 반응을 지연시키거나 왜곡시킬 수 있는 죽음

- 예상치 못한 갑작스러운 죽음(말기 질환자의 경우도 해당)
- 외상이나 폭력에 의한 죽음, 또는 시신이 훼손된 죽음
- 오랜 기간의 투병 후 죽음
- 막을 수 있었을 것 같은 죽음

이런 특성을 갖는 사망의 경우 유족들은 '예기치 않은 애도 증후군'이라 불리는 증상을 나타낸다. 부정이 매우 강해서 애도 반응이 지연되거나 없고 유족들은 외상 후 스트레스 장애의 전형적 증상을 나타낸다. 그런 사별 가족들은 죽음을 초래

병적 애도 반응의 특징

- 기준 1: 4개의 분리 고통seperarion distress 증상 중 매우 심한 3개 증상
  증상: (1) 애도 (2) 고인을 계속 찾음 (3) 고인에 대한 침식적instrusive 사고
  (4) 사별 후 지나친 고독loneliness
- 기준 2: 8개 외상성 고통traumatic distress 증상 중 매우 심한 4개 증상
  증상: (1) 미래에 대한 무의미purposelessness 또는 헛된futility 느낌
  (2) 무감각, 분리detachment의 주관적 느낌 또는 감정적 반응의 결여
  (3) 사망을 인정하기 어려움
  (4) 삶이 공허empty하고 의미 없다meaningless는 느낌
  (5) 자기 자신의 일부가 죽었다는 느낌
  (6) 무너진 세계관world view(예: 안전 의식, 신뢰, 조절 능력의 상실)
  (7) 증상을 가장하거나 고인에게 유해한 행동
  (8) 고인에 대한 지나친 분노 또는 반감, 과민함
- 기준 1, 2를 모두 만족하거나, 6개월 이상 증상이 지속될 때, 또는 신체적, 사회적 또는 직업적 기능의 심각한 손상을 초래할 때, 환자는 병적 애도 반응을 위한 알고리즘의 기준에 부합된다.

(출처 : Prigerson and Jacobs 2001)

한 사건이 되풀이되는 악몽을 꾸거나 환각을 경험할 수 있다. 그들은 죽음의 상황을 연상케 하는 소리나 광경에 대한 반응으로 불안과 공황 증세를 경험할 수 있다.

Prigerson은 병적 애도 반응으로 인한 증상은 수년간 지속될 수도 있다고 보고하였다(Prigerson and Jacobs 2002). 이런 유족들은 사회적 기능 장애나(심장 질환, 암, 고혈압과 같은) 건강상의 문제가 발생할 위험이 높다. 그녀는 병적 애도 반응으로 고통받는 환자를 식별하기 위한 민감하고 특이적인 진단적 알고리즘을 만들었다.

고인에 대해 화가 나 있었거나 양가감정을 지닌 사람들은 '갈등적 애도Conflicted grief' 로 고통받는다. 환자 사망 시에 생존자들은 종종 아무런 감정이 없거나 안도감을 느낄 수도 있지만 수개월 후에는 그리움, 죄책감, 상실의 느낌이 분명해진

다. 대조적으로 위에 열거된 다른 특성을 가진 사람들은 '만성 애도 반응Chronic grief'으로 고통받는다. 애도 반응은 일 년이 지나도 처음만큼 강렬하여 그 결과 삶에 적응하기 위한 어떤 노력도 이뤄지지 못한다.

정상 애도 반응을 왜곡시키는 애도자의 특징 및 고인과 관계의 특징

- 고인에 대한 양가감정이나 분노를 갖는 경우
- 의존성
- 해결되지 못한 또 다른 상실
- 부가적인 스트레스 상황이 있는 경우
- 사회적 지지의 결여

애도 반응 위험도 분석 도구 나는 진료현장에서, 위에 언급된 요인 외에 위험성이 높은 사람을 결정하기 위해 런던 St. Christopher 호스피스에서 개발한 애도반응 위험도 분석 도구Bereavement Risk Assessment Tool를 사용해 왔다(그림 8.4). 위험도가 높은 가족은 15점 이상이거나 무슨 이유에서건 평가자가 판단하기에 못 적응할 것 같은 가족(특별한 도움을 요구함)이나 아주 못 적응할 것(긴박한 도움 필요) 같은 가족들이다. 예를 들어 집에 어린아이들이 많은 경우나, 분노와 죄책감의 감정이 많은 경우, 집밖에서 일하지 않는 사람들, 고인과 늘 붙어 있고, 얽매여 있었던 사람들은 이 분석 도구상에서 15점을 쉽게 넘는다.

병적 애도 반응 찾아내기 환자가 사망하기 전에는 고위험군으로 보이지 않던 유족들이 사망 수개월 후에도 해소되지 않는 비통함을 나타내는 수도 있다. 예를 들어 일부는 계속 부정의 단계에 머물러 본격적인 애도 반응을 시작하지도 못한다. 그들은 결코 슬퍼 보이지 않을 수도 있고 심지어 장례식을 거부할 수도 있다. 다른 일부의 경우에는 결단을 내리지 못할 수도 있다. 그들은 의욕을 상실한 채, 죄책감과 자기힐책에 빠져 있고, 자기 파괴적 행동을 보이고, 결국에는 환자 사망 시

그림 8.4 사별에 관련된 위험도 측정 도구

PATIENT NAME ____________ S/O NAME ____________ DATE ____________

A. Children <14 @ Home:	B. Occupation of Principal Wage Earner:	C. Anticipated Employment of Key Person:	D. Clinging or Pining:
0 None 1 One 2 Two 3 Three 4 Four 5 Five or more	1 Professional and executive 2 Semiprofessional 3 Office and clerical 4 Skilled manual 5 Semiskilled manual 6 Unskilled manual	0 Works full time 1 Works part time 3 Retired 4 Housewife 5 Unemployed	1 Never 2 Seldom 3 Moderate 4 Frequent 5 Constant 6 Constant, intense
E. Anger:	**F. Self-reproach:**	**G. Relationship Now:**	**H. How Person Will Cope:**
1 None (or normal) 2 Mild irritation 3 Moderate; occasional outburst 4 Severe; spoils relationships 5 Extreme; bitter	1 None 2 Mild, vague 3 Moderate 4 Severe 5 Extreme; major problem	1 Close, intimate 2 Warm supportive family 3 Family supportive, but live a distance 4 Doubtful 5 None of these	1 Well; normal grief and recovery without special help 2 Fair; may need no special help 3 Doubtful; may need special help 4 Badly; requires special help 5 Very badly; requires urgent help

총점 〉 15 = 고위험군이다. H항목의 점수가 4 혹은 5인 경우는 즉각적인 도움이 필요하다.

출처 : C. Parkes and R. Weiss, *Recovery from Bereavement*, copyright ©1983 by Colin Murray Parkes and Robert S. Weiss; with permission of Basic Books, a member of Perseus Books, L.L.C.

발병하여 중요한 기념일마다 재발하는 주요 우울증이 생길 수 있다(Block 1985).

여전히 다른 일부는 고인의 개인적 영향력이 사라지는 걸 용납하지 못한다. 그들은 매우 흥분하지 않고는 고인이 된 친척에 대해 이야기할 수 없다. 그러나 그들은 고인 사망 수개월 후에도 반복해서 사별에 대해 이야기하고, 급격하게 감정의 변화를 보인다. 결국에 이들 중 일부는 고인과 의사 또는 죽은 사람을 치료한 다른 사람들에 대해 강한 분노를 보일 수 있다.

치료　이 분야에 종사해 온 의사와 연구자들은 정신적 이환율을 최소화하기 위해 높은 위험도의 가족 구성원을 위한 심리적 지지를 환자가 사망하기 전부터 시작해야 한다고 제안한다. 위험도가 낮은 가족들의 경우, 우리는 환자 사망 후에도 밀접한 접촉을 유지하면서 그들이 도움을 요청할 땐 곧바로 강력한 지지를 시작해야 한다.

일부 가족 구성원들의 경우 예를 들어 가라앉지 않는 분노, 신앙적 위기 또는 죄책감을 갖는 경우 계속적인 영적 상담이 매우 도움이 된다. 자기 힐책, 고인에 대한 의존성 또는 양가 감정을 갖는 사람들은 사별 문제에 대해 경험이 많은 치료자에 의해 시행되는 개별적 또는 집단 정신치료로 도움을 받을 수 있다. 이런 치료와 필요한 경우 적절한 투약으로 많은 고통받는 사별 가족들은 정신적 평형을 유지하고 되찾을 수 있다. 이 주제에 대한 전문가들의 토의를 확인하려면 Dr. Rando의 1993년 저서《병적 애도 반응의 치료*Treatment of Complicated Mourning*》을 참고하면 된다.

해소되지 않는 슬픔 하지만 불행한 유족들의 경우, 슬픔이 결코 줄지 않을 것처럼 보인다. 이런 사람들은 위로할 길이 없다. 우리는 그들의 감정이 그들의 과오가 아니란 걸 기억해야만 한다. 바로 그들 뇌의 생화학적 변화가 있었고, 그들의 세상은 지금 매우 다르다는 것이다. 그들은 마음이 찢어지는 듯 슬프고 시간이 흐르면, 물론 쉽진 않겠지만 그들 중 일부는 지혜를 발견하게 될 수도 있다.

이런 사람들에게 나는 지속적인 지지를 제공하고 동정 어린 마음으로 듣고 가능한 한 여실히 말해 준다. 나는 그들의 이야기들을 들어 주고, 표현할 필요가 있는 절망과 분노를 이해하려 노력하면서 내 관심이 그들에게 가져다줄 어떤 작은 위로를 주고자 한다. 내가 그들에게 특별한 위치에 있다는 걸 이해한다. 나는 그들이 애도하는 사람을 알고 있고, 그들이 자신의 감정을 자유롭게 얘기할 수 있는 유일한 사람일지도 모른다. 나는 그들을 판단하려 하거나 그들에게 극복하라고 다그치거나 재촉하지 않는다. 그러나 일정 시점에서 그들이 슬픔에 갇히거나 압도되었다고 느끼고, 스스로 삶의 균형을 찾기 위한 방법을 구하기 시작한다면, 그때 그들이 필요로 하는 도움을 위해 내게 기대는 것을 덜 주저하게 될 것이다.

요약

우리가 환자와 가족에게 제공할 수 있는 마지막 서비스는 유족들이 상실로부터 회복되는 과정을 돕는 것이다. 소수의 경우 우리의 도움이 그들의 나머지 삶을 위해 필요할 것이다. 하지만 대다수는 치유될 것이고, 설사 그들이 이전과 완전히 똑같지는 않겠지만 새로운 정체성과 사회적 역할에 융합할 것이다.

사별자들에게 요구되는 용기는 Fred Chappell의 소설 *I Am One of You Forever*에 잘 표현되었다. 그것은 비극적 죽음을 알리는 전보가 폐기될 수 없다는 내용의 마법과 진실로 가득한 이야기이다. 우리는 그 가족의 아들로부터 들었다.

> 그러고 나서 어느 날 저녁, 나는 의자를 테이블에 가까이 끌어다 앉고는 전보를 뚫어지게 보았다. "그것이 나에게 하는 대로 가만히 내버려 두시오(Let it do to me what it can)." 막 해질녘이었고 그 전보는 방 안에서 가장 빛나고 있었다. 나는 얼마나 오랫동안 그것을 바라보며 앉아 있었는지 모른다. 방이 어두워지고 창 밖 하늘엔 별이 빛나기 시작했다. 마침내 그 전보의 모양이 변하기 시작했다. 서서히 글자가 주름지고 휘감아지면서 손바닥 크기의 선명한 노란색 꽃잎을 가진 장미 형태로 변했다. 그것은 테이블보 위를 날아다니는 듯했다. 그러고 나서 그것은 고통스러운 작은 흐느낌 소리를 내었다. 그 소린 예전 눈먼 강아지가 엄마의 따뜻한 옆구리를 찾을 수 없을 때 내던 소리 같았다. 그리고 그 소리와 함께 전보는 어둠 속 구멍 속으로 소용돌이치듯 사라져 버렸다. 나는 그것이 사라지는 것을 보았고, 내 심장은 밝아오기 시작했다. 잠시 몸이 흔들리고 혼란스러웠지만 나는 일어날 수 있었고, 떳떳하게 어둠 속 나의 길을 찾아서 뒤돌아보지 않고 방 밖으로 걸어 나갔다.
>
> 나는 할머니, 아버지, 어머니가 각자 이런 의식을 경험해야만 했고, 우리 각자는 그 전보가 사라지기 전에 다른 변화를 겪는 것을 보았지만 결코 서로에게 이야기하지 않았다고 생각한다.

사별 가족이 슬픔과 직면할 수 있는 힘을 찾도록 지지함으로써, 우리는 고인과 가족에 대한 우리의 마지막 의무를 다할 수 있다.

참고문헌

THE DYING PATIENT

Block SD. 2001. Psychological considerations, growth, and transcendence at the end of life: the art of the possible. *JAMA* 285:2898–2905.

Breitbart W, Chochinov HM, Passick S. 2004. Psychiatric symptoms in palliative care. In *Oxford Textbook of Palliative Medicine,* 3rd ed, Doyle D, Hanks G, Cherny N, Calman K (eds). Oxford: Oxford University Press.

Bruera E. 1997. Research into symptoms other than pain. In *Oxford Textbook of Palliative Medicine,* 2nd ed, Doyle D, Hanks GWC, MacDonald N (eds). Oxford: Oxford University Press.

Byock I. 1997. *Dying Well: Peace and Possibilities at the End of Life.* New York: Riverhead Books.

Cassel CK, Omenn GS (eds). 1995. Caring for patients at the end of life. *West J Med* 163:223–305.

Cassem NH. 1991. The dying patient. In *Massachusetts General Hospital Handbook of General Hospital Psychiatry,* Cassem NH (ed). St Louis: Mosby–Year Book.

Cavanaugh TA. 1996. The ethics of death-hastening or death-causing palliative analgesic administration to the terminally ill. *J Pain Symptom Manage* 12:248–254.

Cherny NI, Coyle N, Foley KM. 1994. Suffering in the advanced cancer patient; a definition and taxonomy. *J Palliat Care* 10:57–70.

Cherny NI, Coyle N, Foley KM. 1996. Guidelines in the care of the dying cancer patient. *Hematol Oncol Clin North Am* 10:261–286.

Cherny NI, Portenoy RK. 1994. Sedation in the management of refractory symptoms: guidelines for evaluation and treatment. *J Palliat Care* 10:31–38.

Conill C, Verger E, Henriquez IL, et al. 1997. Symptom prevalence in the last week of life. *J Pain Symptom Manage* 14:328–331.

Cowan JD, Walsh D. 2001. Terminal sedation in palliative medicine—definition and review of the literature. *Support Care Cancer* 9:403–407.

Coyle N, Adelhardt J, Foley KM, Portenoy RK. 1990. Character of terminal illness in the advanced cancer patient: pain and other symptoms during the last four weeks of life. *J Pain Symptom Manage* 5:83–93.

Doyle-Brown M. 2000. The transitional phase: the closing journey for patients and family caregivers. *Am J Hospice Palliat Care* 17:354–357.

Ellershaw JE, Sutcliffe JM, Saunders CM. 1995. Dehydration and the dying patient. *J Pain Symptom Manage* 10:192–197.

Ferris TGG, Hallward JA, Ronan L, Billings JA. 1998. When a patient dies: a survey of medical housestaff about care after death. *J Palliat Med* 1:231–240.

Fine PG. 1999. Low-dose ketamine in the management of opioid nonresponsive terminal cancer pain. *J Pain Symptom Manage* 17:296–300.

Fish DN. 1991. Treatment of delirium in the critically ill patient. *Clin Pharmacol* 10:456–466.

Fürst CJ, Doyle D. 2004. The terminal phase. In *Oxford Textbook of Palliative Medicine,* 3rd ed, Doyle D, Hanks G, Cherny N, Calman K. (eds). Oxford: Oxford University Press.

Ganzini L, Goy ER, Miller LL, et al. 2003. Nurses' experiences with hospice patients who refuse food and fluids to hasten death. *N Engl J Med* 349:359–365.

Golf M, Paice JA, Feulner E, et al. 2004. Refractory status epilepticus. *J Palliat Med* 7:85–88.

Greene WR, Davis WH. 1991. Titrated intravenous barbiturates in the control of symptoms in patients with terminal cancer. *South Med J* 84:332–337.

Grond S, Zech D, Schug SA, et al. 1991. Validation of World Health Organization guidelines for cancer pain relief during the last days and hours of life. *J Pain Symptom Manage* 6:411–422.

Knight CF, Schonwetter RS. 2003. *Pocket Guide to Hospice/Palliative Medicine*. Glenview, Ill.: American Academy of Hospice and Palliative Medicine.

Lawlor PG, Gagnon B, Mancini IL, et al. 2000. Occurrence, causes and outcome of delirium in patients with advanced cancer: a prospective study. *Arch Intern Med* 160:786–794.

Lynch M. 2003. Palliative sedation. *Clin J Oncol Nurs* 7:653–665, 667.

Lynn J, Teno JM, Phillips RS, et al., for the SUPPORT Investigators. 1997. Perceptions by family members of the dying experience of older and seriously ill patients. *Ann Intern Med* 126:97–106.

McIver B, Walsh D, Nelson K. 1994. The use of chlorpromazine for symptom control in dying cancer patients. *J Pain Symptom Manage* 9:341–345.

Moyle J. 1995. The use of propofol in palliative medicine. *J Pain Symptom Manage* 10:643–646.

Pitorak EF. 2003. Care at the time of death: how nurses can make the last hours of life a richer, more comfortable experience. *Am J Nurs* 103:42–52.

Quill TE. 1996. *A Midwife through the Dying Process: Stories of Healing and Hard Choices at the End of Life*. Baltimore: Johns Hopkins University Press.

Quill TE, Lo B, Brock D. 1997. Palliative options of last resort: a comparison of voluntarily stopping eating and drinking, terminal sedation, physician-assisted suicide, and voluntary active euthanasia. *JAMA* 278:2099–2104.

Redinbaugh EM, Sullivan AM, Block SD, et al. 2003. Doctors' emotional reactions to recent death of a patient: cross sectional study of hospital doctors. *BMJ* 327:185.

Scavone JM, Greenblatt DJ, Goddard JE, et al. 1992. The pharmacokinetics and pharmacodynamics of sublingual and oral alprazolam in the post-prandial state. *Eur J Clin Pharm* 42:439–443.

Schaerer R. 1993. Suffering of the doctor linked with the death of the patients. *Palliat Med* 7(suppl 1):27–37.

Study to Understand Prognoses and Preferences for Outcomes and Risks of Treatment (SUPPORT). 1995. A controlled trial to improve care for seriously ill hospitalized patients. *JAMA* 274:1591–1598.

Truog RD, Berde CB, Mitchell C, Grier HE. 1992. Barbiturates in the care of the terminally ill. *N Engl J Med* 327:1678–1682.

Vachon MLS. 1987. Occupational stress in the care of the critically ill, the dying and the bereaved. Washington, D.C.: Hemisphere.

Vanio A, Auvinen A, with members of the Symptom Prevalence Group. 1996. Prevalence of symptoms among patients with advanced cancer: an international collaborative study. *J Pain Symptom Manage* 12:3–10.

Waller A, Caroline NL. 1996. Terminal care. In *Handbook of Palliative Care in Cancer*. Boston: Butterworth-Heinemann.

Wanzer SH, et al. 1989. The physician's responsibility toward hopelessly ill patients:

a second look. *N Engl J Med* 320:844–849.
Whippen DA, Canellos GP. 1991. Burnout syndrome in the practice of oncology: result of a random survey of 1000 oncologists. *J Clin Oncol* 9:1916–1920.
Wilcock A, Twycross R. 1996. Midazolam for intractable hiccup. *J Pain Symptom Manage* 12:59–61.

THE BEREAVED

Abrahm JL, Cooley ME, Ricacho L. 1995. Efficacy of an educational bereavement program for families of veterans with cancer. *J Cancer Educ* 10:207–212.
Barry LC, Kasl SV, Prigerson HG. 2002. Psychiatric disorders among bereaved persons: the role of perceived circumstances of death and preparedness for death. *Am J Geriatr Psychiatry* 10:447–457.
Block SD. 1985. Coping with loss. In *Outpatient Management of Advanced Cancer: Symptom Control, Support, and Hospice-in-the-Home,* Billings JA. Philadelphia: JB Lippincott.
Chappell F. 1985. *I Am One of You Forever.* Baton Rouge: Louisiana State University Press.
Chappell F. 1996. *Farewell, I Am Bound to Leave You.* New York: Picador USA.
Chochinov H, Holland JC, Katz LY. 1998. Bereavement: a special issue in oncology. In *Psycho-Oncology,* Holland JC (ed). New York: Oxford University Press.
Kissane DW. 2004. Bereavement. In *Oxford Textbook of Palliative Medicine,* 3rd ed, Doyle D, Hanks G, Cherny N, Calman K (eds). Oxford: Oxford University Press.
Parkes CM. 1987. *Bereavement: Studies of Grief in Adult Life,* 2nd ed. Madison, Conn.: International Universities Press.
Parkes CM. 1998. Bereavement in adult life. *BMJ* 316:856–859.
Prigerson HG, Bierhals AJ, Kasl SV, et al. 1996. Complicated grief as a disorder distinct from bereavement-related depression and anxiety: a replication study. *Am J Psychiatry* 153:1484–1486.
Prigerson HG, Jacobs SC. 2001. Caring for bereaved patients: "All the doctors just suddenly go." *JAMA* 286:1369–1376.
Rando TA. 1984. *Grief, Dying, and Death: Clinical Interventions for Caregivers.* Champaign, Ill: Research Press.
Rando TA. 1993. *Treatment of Complicated Mourning.* Champaign, Ill: Research Press.
Raphael B. 1977. Preventive intervention with the recently bereaved. *Arch Gen Psychiatry* 34:1450–1454.
Worden JW. 1985. Bereavement. *Semin Oncol* 12:472–475.
Zisook S, Shuchter SR, Pedrelli P, Sable J, Deaciuc SC. 2001. Bupropion sustained release treatment for bereavement: results of an open trial. *J Clin Psychiatry* 62:227–230.

의료인을 위한 참고문헌

BOOKS

Palliative Care

Berger, Ann M., Russell K. Portenoy, and David E. Weissman, eds. *Principles and Practice of Supportive Oncology,* 2nd ed. Philadelphia: Lippincott-Raven, 2002.

A superb text that includes useful reviews of all aspects of supportive oncology. It is particularly helpful for an American audience because the drugs recommended are available in the United States. It also offers very practical management suggestions and includes descriptions of the appropriate roles of invasive therapies for palliation. A must for every oncology fellowship program.

Billings, J. Andrew. *Outpatient Management of Advanced Cancer: Symptom Control, Support, and Hospice-in-the-Home.* Philadelphia: J. B. Lippincott, 1985.

An outstanding resource for clinicians. In addition to the Part One coverage of symptom control, Part Two, Psychosocial Support, and Part Three, Hospice-in-the-Home, present a unique, insightful approach to the concerns of dying patients and their families. Extensively referenced. (Out of print.)

Breitbart, William, and Jimmie C. Holland, eds. *Psychiatric Aspects of Symptom Management in Cancer Patients.* Washington, D.C.: American Psychiatric Press, 1993.

Much of the information is this volume is included in the newer Oxford Textbook of Palliative Medicine *(listed below), but, as the title indicates, this 1993 book contains more information on specific psychiatric aspects. It is a clear, well-written volume. Of particular interest to those in primary care is the treatment of organic mental disorders and the chapter on the stress associated with caring for cancer patients.*

Buckman, Robert. *How to Break Bad News: A Guide for Health Care Professionals.* Baltimore: Johns Hopkins University Press, 1992.

An insightful guide to the conversations of physicians with patients and their families: why patients thought physicians said what they did, and why patients responded in the ways they did. Valuable to clinicians and educators as well as students.

Christakis, Nicholas A. *Death Foretold: Prophecy and Prognosis in Medical Care.* Chicago: University of Chicago Press, 1999.

A brilliant discussion of the challenges of making and communicating prognoses; required reading for all who care for patients with advanced illness.

Doyle, Derek, Geoffrey W. C. Hanks, Nathan Cherny, and Kenneth Calman, eds. *Oxford Textbook of Palliative Medicine*, 3rd ed. Oxford: Oxford University Press, 2004.

A comprehensive, thoroughly referenced, useful textbook on all aspects of palliative care and care of dying patients. A standard in the field.

Fallon, M., and W. O'Neill, eds. *ABC of Palliative Care*. London: BMJ Publishing Group, 1998.

As the title suggests, a primer for those new to the field of palliative care.

Faulkner, Anne, and Peter Maguire. *Talking to Cancer Patients and Their Relatives*. Oxford: Oxford University Press, 1994.

This book contains a superb description of the components of the conversations that nurses and physicians must have with cancer patients. It is full of useful suggestions for how to deepen and improve these conversations so that we can discern what is troubling our patients and their families.

Gallagher-Allred, Charlotte R., and Madalon O'Rawe Amenta, eds. *Nutrition and Hydration in Hospice Care: Needs, Strategies, Ethics*. New York: Haworth Press, 1993 (paperback edition 1997).

A very clearly written, thorough discussion on the ethical, philosophical, and practical issues surrounding nutrition and hydration in patients who are near the end of life.

Holland, Jimmie C. *Psycho-Oncology*. New York: Oxford University Press, 1998.

This comprehensive text is an excellent resource for those interested in various aspects of psychological care not only of patients and their families, but of the medical personnel who care for them (nurses, house staff, etc.).

Houldin, Arlene D. *Patients with Cancer: Understanding the Psychological Pain*. Philadelphia: Lippincott, 2000.

Dr. Houldin is an insightful clinician who shares the lessons she has learned from years of counseling cancer patients.

Rolling Ferrell, Betty, and Nessa Coyle, eds. *Textbook of Palliative Nursing*. New York: Oxford University Press, 2001.

A state-of-the art discussion of the subject; required for all hospital libraries and those of palliative care programs.

Saunders, Cicely, Mary Baines, and Robert Dunlop. *Living with Dying: A Guide to Palliative Care*, 3rd ed. Oxford: Oxford University Press, 1995.

In just 56 pages, Dame Cicely, the founder of the modern hospice movement in England, provides a splendid overview of the essential elements of caring for dying cancer patients, their families, and the staff responsible for them.

Stone, Douglas, Bruce Patton, and Sheila Heen. *Difficult Conversations: How to Discuss What Matters Most*. New York: Penguin Books, 1999.

The lessons of this book, written for businesspeople by the group who wrote Getting to Yes, *are highly applicable to the conversations that must be undertaken in palliative care.*

PAIN AND SYMPTOM MANAGEMENT

Andrews, Tom. *The Hemophiliac's Motorcycle*. Iowa City: University of Iowa Press, 1994.

Eloquent evocations and narrative poems telling what it was like growing up with hemophilia in the pre–home care era, and then living in the peri-HIV era.

Barber, J., ed. *Hypnosis and Suggestion in the Treatment of Pain: A Clinical Guide*. New York: W. W. Norton, 1996.

This book includes an orientation to hypnotic evaluation and a discussion of the use of hypnosis in pain syndromes (including cancer pain) and in children and elders.

Irving, G. A., and M. S. Wallace, eds. *Pain Management for the Practicing Physician*. New York: Churchill Livingstone, 1997.

An excellent resource for physicians who want a general, practical text about pain—its anatomy, physiology, pharmacology, and treatment. This book provides descriptions and treatment algorithms for the most frequently encountered nonmalignant and malignant pain syndromes.

McGuire, Deborah B., Connie Henke Yarbro, and Betty Rolling Ferrell, eds. *Cancer Pain Management*, 2nd ed. Boston: Jones and Bartlett, 1995.

Edited by nurses who are leaders in this field, this book is an excellent source of information on all aspects of cancer pain assessment and management, including both pharmacologic and nonpharmacologic therapies for adults and children. Extensively referenced.

Parris, Winston C. V., ed. *Cancer Pain Management: Principles and Practice*. Boston: Butterworth-Heinemann, 1997.

This multi-author, comprehensive book is for those who want to know more about cancer pain management than is given in the Handbook of Palliative Care in Cancer *or the AHCPR* Management of Cancer Pain: Clinical Practice Guideline No. 9 *(both listed under Handbooks/Primers) but less than is given in the* Oxford Textbook of Palliative Medicine *(listed above). The authors include representatives of all the relevant disciplines who work with cancer patients in pain. The book includes more detail on neurolytic procedures than is found in many texts. Extensively referenced.*

Ripamonti, Carla, and Eduardo Bruera, eds. *Gastrointestinal Symptoms in Advanced Cancer Patients*. New York: Oxford University Press, 2002.

Twycross, Robert, ed. *Pain Relief in Advanced Cancer.* New York: Churchill-Livingstone, 1994.

A superlative, clinically relevant, comprehensive review of pain and suffering from one of the most experienced clinicians in the field of hospice and symptom management.

Wall, P. D., and R. Melzack, eds. *Textbook of Pain,* 3rd ed. New York: Churchill Livingstone, 1994.

An exhaustive textbook, authoritative and wide-ranging in scope, edited by two original thinkers who are among the modern founders of the field of pain research and management.

DEATH AND DYING

Blank, Linda L., ed. *Caring for the Dying: Identification and Promotion of Physician Competency.* Philadelphia: American Board of Internal Medicine, 1996. Available from Linda L. Blank, telephone: 215-446-3500, ext. 3567; American Board of Internal Medicine website: www.abim.org.

Two documents are available: (1) Educational Resource Document *(250 references and listings of other information resources) and (2)* Personal Narratives of Physicians Caring for Dying Patients.

Byock, Ira. *Dying Well: Peace and Possibilities at the End of Life.* New York: Riverhead Books, 1997.

Dr. Byock is a past president of the American Academy of Hospice and Palliative Medicine. In this book, he uses the narratives of the patients and families he has cared for to explore the possibilities for growth even at the end of life.

Byock, Ira. *The Four Things That Matter Most: A Book about Living.* New York: Free Press, 2004.

Expanding on themes raised in Dying Well, *Dr. Byock offers a continued meditation on how families and patients can communicate the important things to each other when the patient's time is short.*

Callahan, Daniel. *The Troubled Dream of Life.* New York: Simon & Schuster, 1993.

Dr. Callahan, of the Hastings Center, explores our "illusion," as he calls it, of control regarding our choices of how we die—our medical options, euthanasia, and "the pursuit of a peaceful death." He urges us to reframe how we perceive death—accepting it as a part of nature, rather than regarding it as a moral evil to be fought at any cost.

Corless, Inge B., Barbara B. Germino, and Mary A. Pittman. *A Challenge for Living: Dying, Death, and Bereavement.* Boston: Jones and Bartlett, 1995.

A compilation of essays by leaders in a variety of disciplines on the physical, psychosocial, and spiritual needs of the patient and the caregivers, as well as the needs of the bereaved. Each essay is referenced.

Curtis, J. Randall, and Gordon D. Rubenfeld, eds. *Managing Death in the Intensive Care Unit: The Transition from Cure to Comfort*. Oxford: Oxford University Press, 2001.

Dr. Curtis and colleagues have written a very useful series of essays that deal with the ethical and practical aspects of caring for dying patients in the ICU.

Diamant, Anita. *Saying Kaddish: How to Comfort the Dying, Bury the Dead, and Mourn as a Jew.* New York: Schocken Books, 1998.

Kuhl, David. *What Dying People Want: Practical Wisdom for the End of Life*. New York: Public Affairs, 2002.

Lief, Judith L. *Making Friends with Death: A Buddhist Guide to Encountering Mortality.* Boston: Shambhala, 2001.

Mojtabai, A. G. *Soon: Tales from Hospice.* Cambridge, Mass.: Zoland Books, 1998.

Parkes, C., and R. Weiss. *Recovery from Bereavement*. New York: Basic Books, 1983.

This book and that written by Therese Rando, listed below, provide clinicians with comprehensive discussions of bereavement and of the treatment of those who cannot seem to recover from the patient's death.

Quill, Timothy E. *Death and Dignity.* New York: W. W. Norton, 1993.

A thought-provoking book by the noted advocate of palliative care, patient dignity, and the patient's right to die. Chapters include Making Choices and Taking Charge, Reconsidering Medicine's Goals and Values, Medical Technology, Comfort Care and Its Limits, Physician Assisted Suicide, and Advance Directives. Includes a bibliography.

Rando, Therese A. *Treatment of Complicated Mourning*. Champaign, Ill.: Research Press, 1993.

This book and that written by C. Parkes and R. Weiss, listed above, provide clinicians with comprehensive discussions of bereavement and of the treatment of those who cannot seem to recover from the patient's death.

GENERAL INTEREST

American Cancer Society. *Guidelines on Support and Self Help Groups.* Atlanta: American Cancer Society, 1995.

A practical, working manual for those interested in developing various types of support or self-help groups sponsored by the American Cancer Society. Evaluation tools and references are included.

Atul, Gawande. *Complications: A Surgeon's Notes on an Imperfect Science.* New York: Picador, 2002.

A beautifully written book full of insight from a superb physician and teacher.

Aulisio Mark P., Robert M. Arnold, and Stuart J. Younger, eds. *Ethics Consultation: From Theory to Practice.* Baltimore: Johns Hopkins University Press, 2003.

A valuable resource for institutions that wish to train ethics consultants and start ethics committees. Of particular utility is the chapter on core competencies for health care ethics consultation.

Bandeira, Manuel. *Selected Poems* (bilingual ed., trans. David R. Slavitt). Riverdale-on-Hudson, N.Y.: Sheep Meadow Press, 2002.

Poems of love and death.

Bigby, Judyann, ed. *Cross-Cultural Medicine.* Philadelphia: American College of Physicians, 2003.

A very well-written and well-edited contemporary account of the issues that must be considered as clinicians care for patients from the variety of cultures within the United States. The book includes, but is by no means limited to, discussions on communicating about the illness and its prognosis and rituals surrounding dying patients.

Broyard, Anatole. *Intoxicated by My Illness.* New York: Fawcett Columbine, 1992.

Anatole Broyard, journalist and author, died of metastatic prostate cancer. This very moving, very lively collection of articles deals with a number of subjects of interest to physicians, including what he expected from his own physicians, as well as a discussion of other books about cancer. It also includes a short story that mirrors Broyard's experience as one of his parents died of cancer.

Cancer Care. *A Helping Hand: The Resource Guide for People with Cancer,* 2nd ed. Available from Cancer Care, Inc., 1180 Avenue of the Americas, New York, NY 10036-3602; telephone: 1-800-813-HOPE (4673) or 212-221-3300; e-mail: info@cancercare.org; website: www.cancercare.org.

A comprehensive and detailed listing of the growing number of services available across the country to people with cancer. In addition to the addresses, telephone and fax numbers, and e-mail addresses for hundreds of resources for people with cancer, each organizational listing contains a description of its mission and the services it provides.

Cassell, Eric. *The Nature of Suffering and the Goals of Medicine.* New York: Oxford University Press, 1991.

A seminal work from a physician and scholar who elucidates the unspoken assumptions that impede successful care of the dying in America today. He analyzes the structural, personal, and professional barriers that separate us from our patients and prevent us from understanding and appreciating their goals and values. He comprehensively yet concisely delineates the nature of suffering. All physicians caring for patients with acutely disabling or chronically advanced illness will benefit from the insights they can gain from this book.

Cassileth, Barrie R. *The Alternative Medicine Handbook: The Complete Reference Guide to Alternative and Complementary Therapies.* New York: W. W. Norton, 1998.

Dr. Cassileth is an internationally known expert on alternative medicine and unorthodox therapies. This book is an extremely valuable reference tool for those of us working with patients who seek these therapies in addition to those we offer—Dr. Cassileth suggests that this includes at least one-third to one-half of cancer patients.

Field, M. J., and C. K. Cassell, eds. *Approaching Death: Improving Care at the End of Life.* Washington, D.C.: Institute of Medicine, National Academy Press, 1997.

de Sponde, Jean. *Sonnets of Love and Death,* bilingual ed, trans David R. Slavitt. Evanston, Ill.: Northwestern University Press, 2001.

Hall, Donald. *Without.* New York: Houghton Mifflin, 1998.

Lynch, Thomas. *The Undertaking: Life Studies from the Dismal Trade.* New York: Penguin Books, 1997.

Pastan, Linda. *Carnival Evening: New and Selected Poems, 1968–1998.* New York: W. W. Norton, 1998.

The poem, "The Five Stages of Grief" is of special interest to those of us trying to understand how to help our bereaved patients.

Price, Reynolds. *A Whole New Life: An Illness and a Healing.* New York: Atheneum, 1994.

A cautionary tale for physicians by novelist and short story writer Reynolds Price, who had locally advanced cancer; he chastises us for what he terms our "clinical distance."

Remen, Rachel Naomi. *Kitchen Table Wisdom: Stories That Heal.* New York: Riverhead Books, 1996.

Remen, Rachel Naomi. *My Grandfather's Blessings: Stories of Strength, Refuge, and Belonging.* New York: Riverhead Books, 2000.

Rachel Remen is co-founder and medical director of the Commonweal Cancer Help Program. She has extensive experience in the clinical care of those who are suffering and facing life-threatening illnesses as well as in teaching undergraduate, graduate, and practicing physicians how to heal the pain of their own losses—and to become better physicians in the process. In both of these very readable, engaging books, she uses stories that teach by indirection and very powerfully convey her message.

Roth, Philip. *Patrimony.* New York: Simon & Schuster, 1991.

A wonderful revelation of Philip Roth's relationship with his father—their time together when Roth was a child and the years in which his father's life was profoundly altered by a rare brain tumor. Roth was the primary caregiver for his father during this time, and he writes about the experience as only he can.

Stone, John. *Where Water Begins: New Poems and Prose.* Baton Rouge: Louisiana State University Press, 1998.

Sulmasy, D. P. *The Healer's Calling: A Spirituality for Physicians and Other Health Care Professionals.* New York: Paulist Press, 1997.

Daniel Sulmasy is a philosopher, a health services researcher, a Franciscan Friar, and a medical oncologist. In this eloquent, thoughtful book he relates his "personal experience of being a man of faith engaged in the work of a health care professional" as a basis for our own self-explorations. Chapters include Spirituality and the Health Care Professional; Medicine, Love and the Art of Being Uncertain; The Wine of Fervent Zeal and the Oil of Compassion; God-Talk at the Bedside; Prayer and the Five Senses: A Physician's Meditation; Suffering, Spirituality, and Health Care; and Wounded Healers.

Webb, Marilyn. *The Good Death: The New American Search to Reshape the End of Life.* New York: Bantam, 1997.

Marilyn Webb is an investigative journalist who spent six years exploring this topic. In this almost 500-page volume, she shares the stories of patients and families for whom death provided either the opportunity for growth or unremitting pain, and explains the many factors that contributed to such different outcomes.

Other Books of Interest

Annas, G. J. *The Rights of Patients: The Basic ACLU Guide to Patient Rights,* 2nd ed. Carbondale: Southern Illinois University Press, 1989.

Benson, Herbert, with Marg Stark. *Timeless Healing: The Power and Biology of Belief.* New York: Scribner (Simon & Schuster), 1996.

Jonsen, A. R., M. Siegler, and W. J. Winslade. *Clinical Ethics,* 3rd ed. New York: McGraw-Hill, 1992.

Parris, Winston C. V. *Cancer Pain Management: Principles and Practice.* Boston: Butterworth-Heinemann, 1997.

Patt, Richard B. *Cancer Pain.* Philadelphia: Lippincott-Raven, 1996.

HANDBOOKS/PRIMERS/GUIDELINES

Palliative Care

Hallenbeck JL. *Palliative Care Perspectives.* Oxford: Oxford University Press, 2003

MacDonald, Neil, ed. *Palliative Medicine: A Case-Based Manual.* Oxford: Oxford University Press, 1997.

This book is designed for physicians who wish to teach principles of palliative medicine to medical students, residents, or fellows. Thirty symptom problems and psychosocial issues are addressed in carefully designed cases, along with relevant references.

National Consensus Project for Quality Palliative Care. *Clinical Practice Guidelines for Quality Palliative Care.* NHPCO Marketplace, Dept 929, Alexandria, VA 22334-0929; telephone: 800-646-6460; website: www.nhpco.org/marketplace

Storey, Porter. *Primer of Palliative Care,* 3rd ed. American Academy of Hospice and Palliative Medicine. Glenview, Ill.: AAHPM Press, 2004. Available from AAHPM, telephone: 703-787-7718; e-mail: aahpm@aahpm.org; website: www.aahpm.org.

A useful primer for managing the most distressing symptoms: pain, dyspnea, nausea and vomiting, anorexia, constipation, restlessness and delirium, and psychological, social, and spiritual distress. It contains a useful annotated bibliography of key references.

Storey, Porter, and Carol F. Knight. *Hospice/Palliative Care Training for Physicians: A Self Study Program.* American Academy of Hospice and Palliative Medicine. Dubuque, Iowa: Kendall/Hunt Publishing, 1996, 1997, 1998, 2003. Available from AAHPM, e-mail: aahpm@aahpm.org.

This eight-part UNIPAC series offers an excellent, modular, case-based study program for those interested in learning more about palliative care. Pre- and post-tests are included, and CME credit is available for each module. Volumes include: I. The Hospice/Palliative Medicine Approach to End-of-Life Care; II. Alleviating Psychological and Spiritual Pain in the Terminally Ill; III. Assessment and Treatment of Pain in the Terminally Ill; IV. Management of Selected Non-pain Symptoms in the Terminally Ill; V. Caring for the Terminally Ill: Communication and the Physician's Role on the Interdisciplinary Team; VI. Ethical and Legal Decision Making When Caring for the Terminally Ill; VII. The Hospice/Palliative Medicine Approach to Caring for Patients with HIV/AIDS; VIII. The Hospice/Palliative Medicine Approach to Caring for Pediatric Patients. Modules can be purchased individually or in sets (for a discount).

Storey, Porter, Carol F. Knight, and Ronald S. Schonwetter. *Pocket Guide to Hospice/Palliative Medicine.* Glenview, Ill.: American Academy of Hospice and Palliative Medicine, 2003.

Waller, Alexander, and Nancy L. Caroline. *Handbook of Palliative Care in Cancer.* Boston: Butterworth-Heinemann, 1996.

An extremely well-organized, useful, inexpensive handbook containing clear, succinct recommendations for evaluation and treatment of the multitude of physical and emotional symptoms experienced by patients with cancer. An excellent addition to the library of any clinician caring for cancer patients. Referenced.

PAIN

American Pain Society. *Principles of Analgesic Use in the Treatment of Acute Pain and Cancer Pain,* 5th ed. Glenview, Ill.: American Pain Society, 2003. Available from American Pain Society Publication Orders, 4700 W. Lake Avenue, Glenview, IL 60025-1485.

Gordon, Debra B., June L. Dahl, and Karen Kunz Stevenson, eds. *Building an Institutional Commitment to Pain Management: The Wisconsin Resource Manual for Improvement.* Madison: Wisconsin Cancer Pain Initiative, 1996.

Immunex Corporation. *A Guide to Pain Management in Advanced Prostate Cancer: Health Care Professional Edition.* Seattle: Immunex Corporation, 1997. Available from Immunex Corporation, telephone: 1-800-220-6302.

This free booklet, produced by the corporation that sells Novantrone, has a reasonable discussion of options for these patients; it contains a listing of pain management resources and copies of pain assessment tools. Included is a copy of the patient edition, which is also available separately.

Miaskowski C, Cleary J, Burney R, et al. *Guideline for the Management of Cancer Pain in Adults and Children.* APS Clinical Practice Guidelines Series, No. 3. Glenview, Ill.: American Pain Society, 2005. www.ampainsoc.org.

This landmark publication is a consensus document prepared by the leading national pain experts from numerous clinical fields. It contains assessment and management guidelines, including pharmacologic and nonpharmacologic techniques, guidelines for treating the elderly, and assessment and management tools.

DEATH AND DYING

Lynn J. and J. Harrold. *Handbook for Mortals: Guidance for People Facing Serious Illness.* New York: Oxford University Press, 1999.

Handbook for Mortals *is a straightforward, clearly written manual that I give to patients and families who are facing a terminal prognosis. It includes practical suggestions and seeks to empower families to get the information they need from their health care providers. It is a valuable book also for nurses and physicians who are not familiar with the demands that caring for these patients place on them and on families as they try to navigate the health care system and care for the patients at home.*

Parkes, Colin Murray, Pittu Laungani, and Bill Young, eds. *Death and Bereavement across Cultures.* New York: Brunner-Routledge, 1997.

In the editors' words, this handbook "describes the rituals and beliefs of the major world religions; explains their psychological and historical context; shows how customs are changed by contact with the West, and considers the implications for the future." It also includes an exploration of mourning traditions throughout the world.

SERIES

Bruera, Eduardo, and Russell K. Portenoy, eds. *Topics in Palliative Care.* Oxford: Oxford University Press, 1997, 1998 (2 vols), 2000.

UNIPAC Series. *Hospice/Palliative Care Training for Physicians: A Self-study Program.* Larchmont, N.Y.: Mary Ann Liebert, 2003.

JOURNALS

ISSUES DEVOTED TO PALLIATIVE CARE OR CARE OF THE TERMINALLY ILL

Cherny, N. I., and K. M. Foley, eds. Pain and palliative care. *Hematology/Oncology Clinics of North America,* February 1996. Philadelphia: W. B. Saunders.

This issue gives a concise, comprehensive, up-to-date discussion of the important topics in palliative care and pain, edited by noted experts in this field. Extensively referenced.

Ferrell, Bruce A., ed. Pain management in the elderly. *Clinics in Geriatric Medicine,* August 2001. Philadelphia: W. B. Saunders.

Matzo, Marianne L., and Joanne Lynn, eds. Death and dying. *Clinics in Geriatric Medicine,* May 2000. Philadelphia: W. B. Saunders.

Excellent review of issues arising in the care of the terminally ill geriatric patient; not limited to cancer patients.

Rousseau, Paul C. Palliative care. *Primary Care: Clinics in Office Practice,* June 2001. Philadelphia: W. B. Saunders.

Relevant Medical Journals

These journals are for physicians interested in practical, useful articles discussing improvements in symptom management or hospice-related subjects. Authors include clinicians from a variety of medical and other clinical disciplines.

Alternative Medicine Alert. American Health Consultants, P.O. Box 71266, Chicago, IL 60691-9986; telephone: 1-800-688-2421; fax: 1-800-850-1232.

The American Journal of Hospice and Palliative Care. 470 Boston Post Road, Weston, MA 02193; telephone: 617-899-2702.

Innovations in End-of-Life Care. An on-line journal from Last Acts; highlights promising practices in end-of-life care; website: www2.edc.org.

The Journal of Pain and Symptom Management. Russell K. Portenoy, editor. Elsevier Science, Inc., 655 Avenue of the Americas, New York, NY 10010; telephone: 1-800-437-4636; fax: 212-633-3680; e-mail: usinfo-f@elsevier.com.

Journal of Palliative Medicine. Charles von Gunten, editor-in-chief. Mary Ann Liebert, Inc., 2 Madison Avenue, Larchmont, NY 10538; telephone: 914-834-3100; fax: 914-834-3582; website: www.liebertpub.com.

Pain. Elsevier Science, Inc., 655 Avenue of the Americas, New York, NY 10010; telephone: 1-800-437-4636; fax: 212-633-3680; e-mail: usinfo-f@elsevier.com.

PATIENT EDUCATION MATERIALS FOR CLINICIANS

Aspen Reference Group. *Pain Management, Patient Education Manual.* Aspen Publishers, Inc., 200 Orchard Ridge Drive, Gaithersburg, MD 20878; telephone: 1-800-638-8437; website: www.aspenpub.com.

This loose-leaf manual (in binder form) is designed to help physicians provide customized patient education on managing pain. Updates are available yearly at an additional fee.

Palliative Care Patient and Family Counseling Manual. Aspen Publishers, Inc., 200 Orchard Ridge Drive, Gaithersburg, MD 20878; telephone: 1-800-638-8437; website: www.aspenpub.com.

This loose-leaf manual (in binder form) is designed to help physicians provide customized patient education on palliative care topics. Updates are available yearly at an additional fee.

Scriptographic Booklets. Channing L. Bete Co., Inc., 200 State Road, South Deerfield, MA 01373-0200; telephone: 1-800-628-7733; fax: 1-800-499-6464.

Booklets are available on a wide range of topics of interest to patients with cancer and their families. Subjects include (but are not limited to) pain management, advance medical directives, social work services, hospice under Medicare, home care, long-term care, grief, depression, adult and child bereavement, and dying.

CD-ROM

Completing a Life: An Interactive Multimedia CD-ROM for Patient and Family Education in End of Life Care. Information from www.completingalife.msu.edu.

VIDEOTAPES

Advances in the Use of Opioids in Pain Management. Purdue Frederick Company, Norwalk, CT 06850-3560.

Free videotape, produced in 1997. Also available is a monograph edited by pain management experts Richard Payne, Michael H. Levy, Stephen P. Long, and Winston C. V. Parris.

Alternative Medicine: Implications for Clinical Practice. Harvard MED-CME, P.O. Box 825, Boston, MA 02117-0825.

Videotape of a three-day conference at Harvard Medical School and Beth Israel Hospital, directed by David Eisenberg, M.D., director of Beth Israel Hospital's Center for Alternative Medicine (14 videocassettes and a 370-page syllabus).

Before I Die: Medical Care and Personal Choices. PBS Home Video, 320 Braddock Place, Alexandria, VA 22314; telephone: 1-800-424-7963; fax: 703-739-5269.

Segmented version available from Crystal Coleman, telephone: 703-827-8771; fax: 703-827-0783; website: www.wnet.org/archive/bid.

Interested clinicians and educators can obtain a video of the entire 1997 broadcast or a special edition that is divided into segments for discussion purposes. Also available are copies of the Viewer's Guide and additional support materials to use as a study guide as part of an educational program on end-of-life issues.

Helping to Control Cancer Pain. Purdue Frederick Company, Norwalk, CT 06850-3560.

This 1993 video is available free of charge.

On the Edge of Being: When Doctors Confront Cancer. Developed by Cerenex pharmaceuticals, a Division of Glaxo, Inc.; telephone: 1-800-824-2896.

Provided free to physicians, this video is an excellent resource for seminar leaders who teach medical students, residents, or fellows about the experiences associated with cancer, cancer treatment, and helping patients who are dying. The physicians appearing in the video either had cancer, still have it, or had a loved one who died of cancer. They discuss a wide range of topics such as having cancer, experiencing the health care system as a patient, losing a child, and facing death. The episodes could also be edited and used individually. Running time about 45 minutes.

Spirituality and Healing in Medicine. Harvard MED-CME, P.O. Box 825, Boston, MA 02117-0825; telephone: 617-432-1525; fax: 617-432-1562.

A series of four videotapes of a conference on Spirituality and Healing in Medicine held at Harvard Medical School in 1995. Hindu, Buddhist, Jewish, Catholic, Islamic, Hispanic-Pentecostal, Christian Science, and Seventh-Day Adventist spiritual healing practices are discussed. A much shorter overview, Healing Words, Healing Practices, *is also available.*

WEBSITES/DATABASES (SEE ALSO PATIENT AND FAMILY BIBLIOGRAPHY)

American Medical Association. Caregiver Self-assessment Tool. www.ama-assn.org.

A caregiver self-assessment tool designed to help caregivers recognize their need for home health services. Clinicians can refer caregivers to this website to help them recognize how much stress they are experiencing, and encourage them to ask for help. The tool is available in English and Spanish.

American Society of Clinical Oncology. People Living with Cancer. www.plwc.org.

The website of the American Society of Clinical Oncology (ASCO) is designed for people living with cancer and their families and friends.

Bailey, F. Amos, Palliative Response. www.hospice.va.gov *and* www.hospice.va.gov/Amosbaileybook/index.htm.

These websites offer the full text of F. Amos Bailey's manual on palliative care, Palliative Response. *Dr. Bailey helped develop the innovative programs at Balm of Gilead hospice and wrote a clear, concise manual for hospice care.*

Cancer Information Network. www.cancernetwork.com.

CANCERLIT Topic Searches. www.cancer.gov/cancerinfo.

Cansearch (National Coalition for Cancer Survivorship). www.canceradvocacy.org.

Center to Advance Palliative Care. www.capcmssm.org.

The Center to Advance Palliative Care (CAPC) website is the resource for administrators and clinicians who wish to plan, fund, and sustain a hospital-based palliative care program. The website also lists the schedule of management training seminars offered by CAPC.

Cochrane Collaboration. http://hiru.mcmaster.ca/cochrane.

Reviews of research evidence, including pain and symptom management and care at the end of life.

Department of Health and Human Services, Healthfinder. www.healthfinder.gov.

Educating Physicians in End of Life Care. www.epec.net.

The Educating Physician in End of Life Care (EPEC) 14-module curriculum, developed and refined by the AMA, is downloadable free of charge for AMA members.

End of Life Palliative Care. www.eperc.mcw.edu.

The End of Life / Palliative Education Resource Center (EPERC)—created by the innovators at the Medical College of Wisconsin, led by Dr. David Weissman—is a comprehensive resource site for clinicians and educators. It includes peer-reviewed educational materials and the very valuable "Fast Facts": one-page items containing practical, useful nuggets of palliative care information and communication techniques. All the material is available at no charge. More information about the program at the Medical College of Wisconsin can be found at www.mcw.edu/pallmed.

Growth House. www.growthhouse.org/palliative.

This website has posted tools for organizations that wish to develop an outpatient palliative care program. The toolkit and blueprint from the Kaiser Permanente Program are provided, as are suggestions on how to modify the program to different organizational structures.

HealthAnswers. www.healthanswers.com.

This database, created in partnership with the American Academy of Family Physicians, contains information from the AAFP and from the American Academy of Pediatrics, the National Health Council, the National Library of Medicine, the U.S. Pharmacopoeia, the American Society on Aging, the National Alliance for Caregiving, and the National Association for Home Care. While this database also offers materials for the lay public, a number of features are of interest to physicians. For example a Health Professionals Only area, focusing on CME, contains video transcripts and graphics on a number of topics for which CME credit is available. MEDLINE and AIDS-LINE databases are also available, as are bulletin boards and listings of patient education materials that can be purchased.

Initiative to Improve Palliative Care. www.iipca.org.

This website for the Initiative to Improve Palliative Care among African Americans contains valuable educational programs and listings of upcoming offerings.

Johns Hopkins Center for Cancer Pain Research. www.hopkinskimmelcancercenter.org/specialtycenters/hop.cfm.

The Johns Hopkins Center for Cancer Pain Research provides its opioid conversion program on this site as a free software download.

Last Chapters Forum. www.lastchapters.org.

As stated in the Journal of Palliative Medicine (vol. 6, p. 690, 2003), *this website "offers a collection of inspiring stories and video interviews of people who are facing death or chronic illness." It also hosts The Last Chapters Forum, through which viewers can discuss their reactions to the stories.*

Pain.com.www.pain.com.

Sponsored by Dannemiller Memorial Educational Foundation, this site includes interactive professional forums and chat rooms; the World Wide Congress on Pain's Virtual Library; on-line CME modules and accreditation; a weekly advice column; and over 200 links to other health care sites.

PainLink.www.edc.org/PainLink.

Sponsored by the Mayday Fund, a New York City foundation dedicated to relieving unnecessary pain.

Pain Medicine and Palliative Care Department at Beth Israel Medical Center. www.stoppain.org.

This website has valuable resources for pain control.

Partners Against Pain. www.partnersagainstpain.com/pro/pro.html.

Professional Education section has a summary of the latest consensus statement prepared by the American Academy of Pain Medicine and the American Pain Society: The Use of Opioids for the Treatment of Chronic Pain.

PDQ Search Service. Telephone: 1-800-345-3300; fax: 1-800-380-1575; e-mail: pdqsearch@icic.nci.nih.gov.

Monday to Friday 9 a.m. to 6 p.m., EST.PDQ is a government-sponsored database that contains information about cancer prevention, early detection, treatment, and supportive care. If you do not want to search the database yourself, the search service provides answers to questions sent by mail, fax, or e-mail. They'll also respond by express mail if you cover the cost.

UB Center for Clinical Ethics and Humanities in Health Care. http://wings.buffalo.edu/faculty/research/bioethics/index.html.

University of Pennsylvania Center for Bioethics. www.bioethics.upenn.edu.

University of Wisconsin Pain and Policy Studies Group. www.medsch.wisc.edu./painpolicy.

www.cme-webcredits.org/COIN.html.

A valuable educational palliative care website that also offers CME options.

ORGANIZATIONS (SEE ALSO PATIENT AND FAMILY BIBLIOGRAPHY)

American Academy of Hospice and Palliative Medicine, 11250 Roger Bacon Drive, Suite 8, Reston, VA 20190-5202; telephone: 703-787-7718; fax: 703-435-4390; e-mail: aahpm@aahpm.org; website: www.aahpm.org.

A professional organization for physicians in many medical specialties dedicated to the advancement of hospice/palliative medicine, its practice, research, and education.

American Hospice Foundation. www.americanhospice.org.

American Pain Society, 5700 Old Orchard Road, First Floor, Skokie, IL 60077; telephone: 708-966-5595; website: www.ampainsoc.org.

Publishes Directory of Pain Management Facilities.

Hospice Foundation of America. www.hospicefoundation.org.

Hospice and Palliative Nurses Association. www.hpna.org.

Mayday Pain Resource Center, City of Hope National Medical Center, 1500 E. Duarte Road, Duarte, CA 91010; website: www.cityofhope.org/mayday/Default.htm.

National Hospice and Palliative Care Organization. www.nhpco.org.

Pain Intervention Network, Janssen Pharmaceuticals (newsletter). Editor, Pain Intervention Network, RAR & Assoc., Inc., 180 S. Street, Murray Hill, NJ 07974.

Partners Against Pain, Purdue Frederick Company and Purdue Pharma. Purdue Frederick Company, Norwalk, CT 06850-3560; website: www.partnersagainstpain.com/index.html.

Patient education and other materials about the treatment of pain are available at no charge from the Purdue Frederick representative.

환자와 가족을 위한 참고문헌

BOOKS

General Reference

Babcock, Elise NeeDell. *When Life Becomes Precious: A Guide for Loved Ones and Friends of Cancer Patients*. New York: Bantam Books, 1997.

Elise Babcock founded Cancer Counseling, Inc., which has provided free professional counseling to cancer patients and their families since 1982. She has been a counselor for over 20 years. In this highly readable book, she answers very commonly asked questions about how to communicate about cancer, and gives families and friends practical suggestions on what they can do to help and support not only the patient but the caregiver and other family members. It also contains a helpful listing of community resources.

Barnard, David, and Anna M. Towers, Patricia Boston, and Yanna Lambrinidou. *Crossing Over: Narratives of Palliative Care*. Oxford: Oxford University Press, 2000.

Billings, J. Andrew. *Outpatient Management of Advanced Cancer: Symptom Control, Support, and Hospice-in-the-Home*. Philadelphia: J. B. Lippincott, 1985.

An outstanding resource for families who want to understand more about symptom control and psychological and social support. This book presents a unique, insightful approach to the concerns of dying patients and their families. Extensively referenced. (Out of print.)

Buckman, Robert, in collaboration with the specialists at M.D. Anderson Cancer Center. *What You Really Need to Know about Cancer: A Comprehensive Guide for Patients and Their Families*. Baltimore: Johns Hopkins University Press, 1997.

Dr. Buckman is an experienced family physician and oncologist who has written several books on communication between people with cancer and their families, friends, and the physicians caring for them. This book is an excellent introduction to various types of cancer for people who do not have any medical background but who want to understand more about the disease and the treatments used.

Byock, Ira. *Dying Well: Peace and Possibilities at the End of Life*. New York: Riverhead Books, 1997.

Dr. Byock's inspirational book uses the narratives of patients and families he has cared for to explore the possibilities for growth even at the end of life.

Byock, Ira. *The Four Things That Matter Most: A Book about Living*. New York: Free Press, 2004.

Expanding on themes raised in Dying Well, *Dr. Byock offers a continued meditation on how families and patients can communicate the important things to each other when the patient's time is short.*

Cancer Care. *A Helping Hand: The Resource Guide for People with Cancer,* 2nd ed. Available from Cancer Care, Inc., 1180 Avenue of the Americas, New York, NY 10036-3602; telephone: 1-800-813-HOPE (4673) or 212-221-3300; e-mail: info©cancercare.org; website: www.cancercare.org.

A comprehensive and detailed listing of the growing number of services available across the country to people with cancer. In addition to the addresses, telephone and fax numbers, and e-mail addresses of hundreds of resources for people with cancer, each organizational listing contains a description of its mission and the services it provides.

Coleman, C. Norman. *Understanding Cancer: A Patient's Guide to Diagnosis, Prognosis, and Treatment*. Baltimore: Johns Hopkins University Press, 1998.

Dr. Coleman is professor and chairman of the Joint Center for Radiation Therapy in the Department of Radiation Oncology at Harvard Medical School. He seeks to help people with cancer prepare for encounters with physicians, understand the processes of diagnosis, and weigh the treatment options offered.

Corless, Inge B., Barbara B. Germino, and Mary A. Pittman. *A Challenge for Living: Dying, Death, and Bereavement*. Boston: Jones and Bartlett, 1995.

A compilation of essays by leaders in a variety of disciplines on the physical, psychosocial, and spiritual needs of the patient and the caregivers, as well as the needs of the bereaved. Each essay is referenced.

Doyle, Derek. *Caring for a Dying Relative: A Guide for Families*. Oxford: Oxford University Press, 1994.

A very clearly written, sensitive book from the director and consulting physician of St. Columba's Hospice in Edinburgh. It is useful for families not as a symptom management manual, but as a resource for how to deal with less tangible issues, such as visiting the cancer patient, truth telling, the place of food and drink, "unmentionable feelings," ethical issues, and "worrying events."

Finkbeiner, Ann K. *After the Death of a Child*. Baltimore: Johns Hopkins University Press, 1996.

The author, a science writer, lost her own son in a train accident when he was 18. After she had somewhat recovered, she wondered about the experiences of other parents who were similarly bereaved. She investigated thirty parents who had also lost children of various ages from a variety of causes and shares the results of her work in this book.

Gawande, A. *Complications: A Surgeon's Notes on an Imperfect Science*. New York: Picador, 2002.

A beautifully written, insightful work. It can be recommended also for clinicians.

Harpham, Wendy Schlessel. *When a Parent Has Cancer: A Guide to Caring for Your Children*. New York: HarperCollins, 1997.

This is actually two books, one for children (Becky and the Worry Cup) *and another that describes how to use the storybook for children of various ages. It has been highly recommended for any cancer patient who has concerns about how to discuss the cancer and the needs and fears it engenders in both the patient and the child.*

Houts, Peter S., ed. *Home Care Guide for Cancer.* Baltimore: Johns Hopkins University Press, 1996.

You can recommend this book to caregivers who need practical, step-by-step methods by which they can evaluate and manage the physical and psychosocial problems that they and the people they care for face.

Johnson, Judi, and Linda Klein. *I Can Cope: Staying Healthy with Cancer.* Minneapolis: Chronimed, 1994.

Judi and Linda developed the I Can Cope program, sponsored by the American Cancer Society. In the program, nurses and social workers guide cancer patients through the most common problems they face during and after treatment. This book will provide your patients with the core information delivered by the program, including information about cancer and its treatment and side effects, staying mentally healthy and active, communication issues, and resources available.

Levine, Margie. *Surviving Cancer.* New York: Broadway Books, 2001.

An incredibly useful narrative from a smart, strong, courageous woman who fought her cancer while maintaining her personal style and integrity every step of the way.

Lynn, J., and J. Harrold. *Handbook for Mortals: Guidance for People Facing Serious Illness*. New York: Oxford University Press, 1999.

Handbook for Mortals *is a straightforward, clearly written manual that I give to patients and families who are facing a terminal prognosis. It includes practical suggestions and seeks to empower families to get the information they need from their health providers. It is a valuable book also for nurses and physicians who are not familiar with the demands that caring for these patients place on them and on their families as they try to navigate the health care system and care for the patients at home.*

Remen, Rachel Naomi. *Kitchen Table Wisdom: Stories That Heal.* New York: Riverhead Books, 1996.

Remen, Rachel Naomi. *My Grandfather's Blessings: Stories of Strength, Refuge, and Belonging.* New York: Riverhead Books, 2000.

Rachel Remen is co-founder and medical director of the Commonweal Cancer Help Program. She has extensive experience in the clinical care of those who are suffering and facing life-threatening illnesses as well as in teaching undergraduate, graduate, and practicing physicians how to heal the pain of their own losses—and to become better physicians in the process. In these very readable, engaging books, she uses stories that teach by indirection and very powerfully convey her message.

Sankar, Andrea. *Dying at Home: A Family Guide for Caregiving,* revised and expanded edition. Baltimore: Johns Hopkins University Press, 1999.

Dr. Sankar, a medical anthropologist, was inspired to write this book by her work as a member of a home care team for two years and by her own experience caring for a dying relative at home. The stories she tells will be wonderfully helpful for families. They will recognize themselves in one or more of the families described, who relate how they dealt with the various problems that occurred while they cared for a dying relative at home.

ALTERNATIVE THERAPIES

Benson, Herbert, with Marg Stark. *Timeless Healing: The Power and Biology of Belief.* New York: Scribner (Simon & Schuster), 1996.

Cassileth, Barrie R. *The Alternative Medicine Handbook: The Complete Reference Guide to Alternative and Complementary Therapies.* New York: W. W. Norton, 1998.

Dr. Cassileth is an internationally known expert on alternative medicine and unorthodox therapies. This book is an extremely valuable reference tool for patients who seek these therapies, many of which can be used along with more traditional medical treatments.

BEREAVEMENT/GRIEF

Rando, Theresa A. *Grieving: How to Go on Living When Someone You Love Dies.* Lexington, Mass.: Lexington Books, 1988.

A comprehensive, useful book designed to help those who are mourning through the process of grieving. The author includes the specific problems faced by spouses, children, friends, and significant others. Includes both resource and reference lists.

ETHICS

Jonsen, A. R., M. Siegler, and W. W. Winslade. *Clinical Ethics,* 3rd ed. New York: McGraw-Hill, 1992.

PAIN

Cowles, Jane. *Pain Relief: How to Say No to Acute, Chronic & Cancer Pain!* New York: Mastermedia Limited, 1993.

Dr. Cowles is a medical journalist and patient's rights advocate who has written on a wide range of medical topics. She has had numerous experiences of inadequate pain control both for herself and her family and friends, even those suffering from cancer. After finishing this book, patients will have clear explanations for why this is so, guidelines that enable them to describe their problems to us more accurately, and lists of community and national resources on which they can call for additional help. The chapter on home care and home care resources is an unusual and especially useful one. Patients should be alert, however, to changes in addresses and phone numbers that may have occurred in the years since the book's publication.

Haylock, Pamela J., and Carol P. Curtiss. *Cancer Doesn't Have to Hurt: How to Conquer the Pain Caused by Cancer and Cancer Treatment.* Salt Lake City: Hunter House, 1997.

The authors are nurses who have worked with cancer patients for over twenty-five years. Their book would be useful for patients and families who want an overview of what is available to optimize relief of pain, including how it can be paid for. It also contains a list of resources for managing cancer pain.

Miaskowski C, Cleary J, Burney R, et al. *Guideline for the Management of Cancer Pain in Adults and Children.* APS Clinical Practice Guidelines Series, No. 3. Glenview, Ill.: American Pain Society, 2005. www.ampainsoc.org.

This landmark publication is a consensus document prepared by the leading national pain experts from numerous clinical fields, and includes pharmacologic and nonpharmacologic techniques.

Patt, Richard B., and Susan Lang. *You Don't Have to Suffer: A Complete Guide to Relieving Cancer Pain for Patients and Their Families.* New York: Oxford University Press, 1994.

You might recommend this book to patients who need more help understanding their pain or communicating to you how they feel, or who would like to use nonpharmacologic techniques to deal with their pain. It will also reinforce what you've told them about pain medications and their associated side effects.

RELIGIOUS TEACHINGS ON PAIN MANAGEMENT AND CARE OF THE DYING

Catechism of the Catholic Church. Pauline, St. Paul Books and Media, 1994.

The great matter of life and death. *Tricycle: The Buddhist Review,* Vol. 7, Fall. 1997.

Responsa of Rav Moshe Feinstein, Volume 1, Care of the Critically Ill, translated and annotated by Moshe Dovid Tendler. Hoboken, N.J.: KTAV Publishing House, 1996.

Rinpoche, S. *The Tibetan Book of Living and Dying*, P. Gaffney and A. Harvey, eds. New York: Harper San Francisco, 1993.

OTHER BOOKS OF GENERAL INTEREST

Albom, Mitch. *Tuesdays with Morrie: An Old Man, a Young Man, and Life's Greatest Lesson*. New York: Doubleday, 1997.

Mitch Albom writes a marvelous account of his "last course" with his former professor who is dying of Lou Gehrig's disease (amyotrophic lateral sclerosis). The reader joins this intelligent, sophisticated, and talented author on his unsentimental journey of self-discovery and deepening appreciation for previously unexamined aspects of life.

Anderson, Patrick. *Affairs in Order: A Complete Resource Guide to Death and Dying*. New York: Macmillan, 1991.

Barnett, Terry J. *Living Wills and More*. New York: John Wiley and Sons, 1992.

A guide for patients and their families who need more information on the legal requirements for ensuring that their wishes regarding medical care will be known, regardless of their medical condition.

Becker, Marilyn R. *Last Touch: Preparing for a Parent's Death*. Oakland, Calif.: New Harbinger Publications, 1992.

Ms. Becker, an M.S.W., offers this clearly written personal account of how she helped in her parents' final days, and how she coped with the experience.

Bone, R. C. *Reflections: A Guide to End of Life Issues for You and Your Family*. Available from National Kidney Cancer Association, telephone: 1-800-850-9132 or 847-332-1051; fax: 847-332-2978; website: www.nkca.org.

This free pamphlet, written by a physician who has since died of kidney cancer, is an excellent short introduction to a number of the important issues that dying people need to address.

Broyard, Anatole. *Intoxicated by My Illness*. New York: Fawcett Columbine, 1992.

Anatole Broyard, journalist and author, died of metastatic prostate cancer. This very moving, very lively collection of articles deals with a number of subjects of interest to patients as well as a discussion of other books about cancer. It also includes a short story that mirrors Broyard's experience as one of his parents died of cancer.

Buckman, Robert. *I Don't Know What to Say . . . How to Help Support Someone Who Is Dying*. Boston: Little Brown, 1989.

Dr. Buckman is an oncologist who has particular insight into how to communicate, even about subjects that are hard to discuss. His very practical suggestions will be of great benefit to friends and families of dying patients.

Chappell, Fred. *Farewell, I Am Bound to Leave You*. New York: Picador USA, 1996.

Fred Chappell is a master poet and storyteller. In this collection of short stories that reads like a novel, he retells the family tales told by a son-in-law to his son as they await the death of their much-beloved mother-in-law and grandmother. The first selection, The Clocks, and the end piece, The Voices, are surreal descriptions of the very real passing of a loved one.

Chappell, Fred. *I Am One of You Forever.* Baton Rouge: Louisiana State University Press, 1985.

The Telegram, a chapter in this novel, describes a family's experience of loss upon learning of the death of a beloved friend.

Dollinger, M., E. Rosenbaum, and G. Cable. *Everyone's Guide to Cancer Therapy.* Kansas City: Andrews and McNeal, 1991.

Dubler, Nancy, and David Nimmons. *Ethics on Call*. New York: Harmony Books, 1992.

A medical ethicist shows how to take charge of life and death choices.

Kabat-Zinn, J. *Full Catastrophe Living: Using the Wisdom of Your Body and Mind to Face Stress, Pain, and Illness*. New York: Dell, 1990.

A complete, step-by-step guide describing the philosophy and the day-to-day program of the Stress Reduction Clinic founded by Dr. Kabat-Zinn at the University of Massachusetts Medical Center.

Kübler-Ross, E. *On Death and Dying*. New York: Collier Books, Macmillan, 1969.

LeShan, Lawrence. *Cancer as a Turning Point: A Handbook for People with Cancer, Their Families, and Health Professionals,* revised edition. New York: Plume/ Penguin, 1994.

Dr. LeShan is a psychotherapist with over thirty-five years of experience in working with cancer patients. His book may be useful for those of your patients who are interested in exploring their inner life; it includes a workbook full of exercises to help them do this.

Nuland, Sherwin B. *How We Die: Reflections on Life's Final Chapter.* New York: Alfred A. Knopf, 1994.

You'll find Dr. Nuland's book especially valuable for those patients or families who have never seen anyone die and want to know what it will look like. The book contains much more than this and will be of interest to those who can deal with its graphic details.

Peck, M. Scott. *Denial of the Soul: Spiritual and Medical Perspectives on Euthanasia and Mortality.* New York: Harmony Books, 1997.

M. Scott Peck, author of, among many other works, The Road Less Traveled, *deals with the difficult subjects of emotional pain, euthanasia, and the importance of the soul. His is a thoughtful discussion that would be of interest to those engaged in the debate about physician-assisted suicide.*

Quill, Timothy. *A Midwife through the Dying Process: Stories of Healing and Hard Choices at the End of Life.* Baltimore: Johns Hopkins University Press, 1996.

Dr. Quill shares with the reader many moving stories of the people he has cared for.

Rosenbaum, Ernest. *Living with Cancer.* St. Louis: Mosby; New York: New American Library, Plume Books, 1982.

An experienced, empathetic oncologist provides patients and their families with useful suggestions and very helpful insights.

Rosenblum, Daniel. *A Time to Heal, A Time to Help: Listening to People with Cancer.* New York: Free Press, Macmillan, 1993.

Tells the stories of some people with cancer and the issues the cancer raises in their lives.

Sulmasy, D. P. *The Healer's Calling: A Spirituality for Physicians and Other Health Care Professionals.* New York: Paulist Press, 1997.

Daniel Sulmasy is a philosopher, a health services researcher, a Franciscan Friar, and a medical oncologist. In this eloquent, thoughtful book he relates his "personal experience of being a man of faith engaged in the work of a health care professional" as a basis for our own self-explorations. Chapters include Spirituality and the Health Care Professional; Medicine, Love and the Art of Being Uncertain; The Wine of Fervent Zeal and the Oil of Compassion; God-Talk at the Bedside; Prayer and the Five Senses: A Physician's Meditation; Suffering, Spirituality, and Health Care; and Wounded Healers.

Verghese, A. *My Own Country.* New York: Simon & Schuster, 1994.

The odyssey of a young physician who chooses to care for patients with AIDS in the rural South; its impact on him and his family, his patients and their families.

Webb, Marilyn. *The Good Death: The New American Search to Reshape the End of Life.* New York: Bantam, 1997.

Marilyn Webb is an investigative journalist who spent six years exploring this topic. In this almost 500-page volume, she shares the stories of patients and families for whom death provided the opportunity for either growth or unremitting pain, and explains the many factors that contributed to such different outcomes. She outlines the components of a good experience, barriers to be overcome, and allies to seek along the way.

VIDEOS/MOVIES

Cancer Pain Control: Winning the Battle and *Cancer Pain Control: Controlling Your Cancer Pain*. Marshfield Video Network, 1000 North Oak Avenue, Marshfield, WI 54449.

Videos made in 1990 by the Wisconsin Cancer Pain Initiative.

A Guide to Pain Management in Advanced Prostate Cancer. Immunex Corporation, Seattle; telephone: 1-800-220-6302.

This 1997 video is produced by the sellers of Novantrone, a chemotherapy drug approved for patients with hormone-refractory prostate cancer. Patients may find this useful as it discusses a variety of approaches to pain management. As expected, it suggests how useful Novantrone may be, though it does include appropriate disclaimers that not all patients will benefit. Free copies are available along with patient booklets and a Health Care Professional Edition.

Nature videotapes to relieve stress (e.g., *Rafting through Canyons at Dawn*). Environmental Television Network, 440 East 79th Street, Suite 6C, New York, NY 10021-1437; telephone: 212-861-2385 or 1-800-752-5843; e-mail: envtv@concentric.net.

Running time 30 minutes each.

To Gillian on Her Thirty-seventh Birthday. Columbia Pictures.

This 1996 movie is a compelling, believable story of a bereaved husband and daughter who, a year later, after much pain, gain the insights and strength they need to accept their loss.

CD-ROMS

Completing a Life: An Interactive Multimedia CD-ROM for Patient and Family Education in End of Life Care. Information from www.completingalife.msu.edu.

Easing Cancer Pain. American Cancer Society, telephone: 1-800-723-0360; sample can be viewed at the Easing Cancer Pain website: www.commtechlab.msu.edu/sites/cancer-pain.

This interactive CD-ROM was designed by researchers at Michigan State University to help cancer patients and their families learn more about pain management. Viewers visit a "fireside retreat" from which they can choose paths that lead to information about assessment, barriers, treatment, and personal narratives told by cancer patients and their spouses and children.

WEBSITES/DATABASES

ABCD—Americans for Better Care of the Dying. www.abcd-caring.org.
American Cancer Society. www.cancer.org.
American Medical Association. Caregiver Self-assessment Tool. www.ama-assn.org.

A caregiver self-assessment tool designed to help caregivers recognize their need for home health services. Clinicians can refer caregivers to this site to assist them in recognizing how much stress they are experiencing, and encourage them to ask for help. The tool is available in English and Spanish.

American Society of Clinical Oncology. People Living with Cancer. www.plwc.org.

ASCO's website is for people living with cancer, their families and friends.

Bailey, F. Amos, Palliative Response. www.hospice.va.gov *and* www.hospice.va.gov/Amosbaileybook/index.htm.

These websites offer the full text of F. Amos Bailey's manual on palliative care, Palliative Response. *Dr. Bailey helped develop the innovative programs at Balm of Gilead hospice and wrote a clear, concise manual for hospice care.*

Candlelighters Childhood Cancer Foundation. www.candle.org.

Information on written materials, over 400 peer support groups, and contacts for all family members nationwide.

Caregiver Survival Resources. www.caregiver911.com.
Catholic Health Association of the United States. www.chausa.org.
Center to Advance Palliative Care. http://capc.org/programs.

This website has posted tools for organizations that wish to develop palliative care programs in the inpatient or outpatient setting.

Counseling for Loss. www.counselingforloss.com.
Crisis, Grief & Healing Discussion. www.webhealing.com.

A Web page created by psychotherapist Tom Golden.

Dying Well. www.dyingwell.com.
Eldercare Web. www.elderweb.com.
Growth House. www.growthhouse.org/palliative.

The best website for information on palliative and end-of-life care, with extensive links to other websites. Includes professional forums, electronic versions of books, an electronic bookstore, and information on hospice, palliative care, pain, and grief. Telephone number for healthcare providers: 415-863-3045

HealthAnswers. www.healthanswers.com.

This database was created in partnership with the American Academy of Family Physicians. It contains an online U.S. Pharmacopoeia drug reference and links to caregiving and patient support sites. The HealthAnswers Knowledge Base can be searched, like a CD-ROM, for information on an extensive variety of conditions.

Last Chapters Forum. www.lastchapters.org.

As stated in the Journal of Palliative Medicine *(vol. 6, p. 690, 2003), this website "offers a collection of inspiring stories and video interviews of people who are facing death or chronic illness." It also hosts The Last Chapters Forum, through which viewers can discuss their reactions to the stories. Partnership for Caring, Inc., telephone: 800-989-9455.*

Last Acts—Care and Caring at the End of Life. www.lastacts.org. Medicare Rights Center. www.medicarerights.org.

Provides free counseling services for Medicare beneficiaries who cannot afford private assistance.

National Alliance of Breast Cancer Organizations. www.nabco.org.
National Coalition for Cancer Survivorship. www.canceradvocacy.org.
National Family Caregivers Association. www.nfcacares.org.
OncoLink. www.oncolink.upenn.edu.
On-line Grief and Loss

To subscribe, send an e-mail message to rivendell@rivendell.org. In the body of the message, type: subscribe rivendell [your e-mail address].

Pain Medicine and Palliative Care at Beth Israel Medical Center, www.stoppain.org.

This website provides valuable clinical and educational resources for pain control, palliative care, and hospice. Telephone: 212-844-8970.

SeniorScape. www.seniorscape.com.

A valuable comprehensive educational site, including information on elder law, community resources for elders, senior health and nutrition, senior lobbying efforts, geriatric care, financial management in later years, and other topics.

ORGANIZATIONS

American Academy of Hospice and Palliative Medicine, 4700 W. Lake Ave., Glenview, IL 60025; telephone: 847-375-4712; website: www.aahpm.org.
American Brain Tumor Association, 2720 River Road, Suite 146, Des Plaines, IL 60018; telephone: 1-800-886-2282; website: http://hope.abta.org.
American Cancer Society, 1599 Clifton Road N.E., Atlanta, GA 30329 (National

Office); telephone: 1-800-227-2345 (call for phone number of local division); website: www.cancer.org.

American Foundation for Urologic Disease, 300 West Pratt Street, Suite 401, Baltimore, MD 21201-2463; website: www.afud.org.

For information on cancer of the prostate and bladder.

American Hospice Foundation, 2120 L Street NW, Suite 200, Washington, DC 20037; website: www.americanhospice.org.

American Society for Clinical Hypnosis, 140 N. Bloomingdale Road, Bloomingdale, IL 60108-1017; telephone: 630-980-4740; website: www.asch.net.

Bloch Cancer Foundation, Inc., 4410 Main Street, Kansas City, MO 64111; telephone: 816-932-8453; website: www.blochcancer.org.

Cancer Care, Inc., 1180 Avenue of the Americas, New York, NY 10036; telephone: 212-221-3300; website: www.cancercare.org.

See also Cancer Care Counseling Line, listed under Support Groups.

Cancer Information Service, National Cancer Institute, Office of Cancer Communications, Center Drive, Building 31, Room 10A10, Bethesda, MD 20892-2580; website: http://cis.nci.nih.gov.

Candlelighters Childhood Cancer Foundation, National Office, P.O. Box 498, Kensington, MD 20895-0498; website: www.candlelighters.org.

City of Hope Medical Center, 1500 East Duarte Road, Duarte, CA 91010-0269; telephone: 626-256-4673; website: www.cityofhope.org.

Compassionate Friends; telephone: 410-560-3358; website: www.compassionatefriends.org.

A self-help group for survivors of suicides.

Cure for Lymphoma Foundation, 215 Lexington Avenue, New York, NY 10016-6023; telephone: 212-213-9595; fax: 212-213-1987; e-mail: infocfl@aol.com; website: www.cfl.healthology.com.

Hospice Association of America, 228 7th Street SE, Washington, DC 20003; telephone: 202-546-5419; website: www.hospice-america.org.

Hospice Foundation of America, 2001 S Street NW, #300, Washington, DC 20009; telephone: 800-854-3402; website: www.hospicefoundation.org.

Hospice and Palliative Nurses Association, Penn Center West One, Suite 229, Pittsburgh, PA 15276; telephone: 412-787-9301; website: www.hpna.org.

International Myeloma Foundation, 12650 Riverside Drive, Suite 206, North Hollywood, CA 91607-3421; telephone: 800-452-2873; website: www.myeloma.org.

Leukemia and Lymphoma Society. telephone: 800-955-4572; website: www.leukemia.org.

Lymphoma Research Foundation of America, Inc., 8800 Venice Boulevard, Suite

207, Los Angeles, CA 90034; telephone: 310-204-7040.

National Brain Tumor Foundation, 22 Battery Street, Suite 612, San Francisco, CA 94111-5520; telephone: 415-834-9970; website: www.braintumor.org.

National Breast Cancer Coalition, 1101 17th Street NW, Suite 1300, Washington, DC 20036; telephone: 202-296-7477; website: www.natlbcc.org.

National Cancer Institute Cancer Information Service; telephone: 1-800-422-6227; fax: 301-402-5874 (CANCERFAX); website: www.cancer.gov.

National Cancer Institute Publications Ordering Service, P.O. Box 24128, Baltimore, MD 21227; telephone: 1-800-4CANCER (1-800-422-6237).

Easy to read booklets are available free of charge. Get Relief from Cancer Pain *and* Helping Yourself during Chemotherapy *are available in large print for those who are visually impaired.*

National Family Caregivers Association, 10400 Connecticut Avenue, Suite 500, Kensington, MD 20895; telephone: 1-800-896-3650; website: thefamilycaregiver.org.

National Hospice Organization, 1901 North Moore Street, Suite 901, Arlington, VA 22209; telephone: 1-800-658-8898; website: www.nhpco.org.

National Hospice and Palliative Care Organization. www.nhpco.org.

National Kidney Cancer Association, 1234 Sherman Avenue, Suite 203, Evanston, IL 60202; telephone: 800-850-9132; website: www.nkca.org.

National Ovarian Cancer Coalition, Inc., 500 NE Spanish River Boulevard, Suite 8, Boca Raton, FL 33431; telephone: 1-888-OVARIAN (1-888-682-7426); fax: 561-393-7275; e-mail: NOCC@ovarian.org; website: www.ovarian.org.

Wisconsin Cancer Pain Initiative, Cancer Pain Resource Center, Medical Science Center, Room 3671, 1300 University Avenue, Madison, WI 53706; telephone: 608-265-4013; fax: 608-265-4014; e-mail: wcpi@facstaff.wisc.edu; website: www.aacpi.uisc.edu/wcpi.

Pamphlets and videos for children and adults are available.

Y-ME, National Breast Cancer Organization, 212 West Van Buren, 4th Floor, Chicago, IL 60607; telephone: 1-800-221-2141; 24-hour Hot Line: 312-986-8228; website: www.y-me.org.

SUPPORT GROUPS

American Cancer Society, National Office, 1599 Clifton Road N.E., Atlanta, GA 30329; telephone: 1-800-227-2345; website: www.cancer.org.

Send for Guidelines on Support and Self Help Groups, *1995.*

Bone Marrow Transplant Family Support Network, P.O. Box 845, Avon, CT 06001; telephone: 1-800-826-9376; website: www.employerhealth.com.

Cancer Care, Inc., 1180 Avenue of the Americas, New York, NY 10036; telephone: 1-800-813-HOPE (4673) or 212-221-3300; website: www.cancercare.org.

An organization that offers free counseling and other services to cancer patients and their families. Staffed by social workers.

Cancer Care Counseling Line; telephone: 1-800-813-4673 (1-800-813-HOPE); Monday to Friday, 9 a.m. to 5 p.m. EST; e-mail: CancerCare@aol.com.

This is a free counseling line sponsored by Cancer Care, Inc., in which callers can receive one-to-one counseling from experienced oncology social workers, as well as referrals, free educational materials, and information on telephone support groups and educational seminars. All Cancer Care, Inc., services are free of charge.

Cancer Information Service; telephone: 1-800-4CANCER (1-800-422-6237); TTY: 1-800-332-8615.

This is the National Cancer Institute's national telephone service; staff answer questions in English and Spanish and distribute NCI materials.

CHEMOcare, Cleveland Clinic Foundation, sponsored by Ortho Biotech. www.chemocare.com.

Cancer patients are paired with a volunteer who has had the same type of cancer.

Hospice Education Institute, 3 Unity Square, P.O. Box 98, Machiasport, ME 04655-0098; telephone: 800-331-1620 or 207-255-8800; website: www.hospice-world.org.

The Hospice Education Institute provides information and education and referrals to local providers of hospice and palliative care.

Mary-Helen Mautner Project for Lesbians with Cancer, 1707 L Street NW, Suite 1060, Washington, DC 20036; telephone: 202-332-5536 (voice/TTY); fax: 202-265-6854; website: www.mautnerproject.org.

National Women's Health Network, 514 10th Street NW, Suite 400, Washington, DC 20004; telephone: 202-347-1140; website: www.womenshealthnetwork.org.

Office of Minority Health Resource Center, U.S. Department of Health and Human Services, P.O. Box 37337, Washington, DC 20013-7337; telephone: 800-444-6472; www.omhrc.org.

Provides information on health resources at federal, state, and local levels.

US TOO! International, Inc., 930 North York Road, Suite 50, Hinsdale, IL 60521; telephone: 1-800-80 US TOO (1-800-808-7866); www.ustoo.com.

Provides prostate cancer education and support.

The Wellness Community, 919 18th Street NW, Suite 54, Washington, DC 20006; telephone: 202-659-9709 or 888-793-9355; website: www.thewellnesscommunity.org.